DSM-5-TR®

AMERICAN PSYCHIATRIC ASSOCIATION

DSM-5-TR 간편
정신질환진단통계편람

DESK REFERENCE
TO THE DIAGNOSTIC
CRITERIA FROM
DSM-5-TR

학지사

Preface

서문

    DSM-5-TR의 발간은 DSM-5 정신질환의 진단 분류와 부호에 대한 최신 정보를 제공하고, 70개 이상의 장애에 대한 진단 기준을 명확하게 해 준다. 빠른 참조를 위해 임상의는 DSM-5-TR 분류(즉, DSM-5-TR 챕터에 나오는 장애의 전체 목록, 아형, 특정자 및 진단부호)만을 포함하고, 매뉴얼의 사용을 설명하는 업데이트된 섹션, 그리고 최신 DSM-5 진단기준 세트와 부호화 노트 등을 포함하는 작고 편리한 매뉴얼이 유용하다는 것을 알게 될 것이다. DSM-5-TR로부터 나온 진단기준*에 대한 데스크 레퍼런스(Desk Reference)는 완전히 업데이트된 DSM-5-TR과 같이 사용하는 것을 의미한다. 데스크 레퍼런스의 적절한 사용은 진단 세트를 동반하는 장애를 기술하는 설명을 잘 숙지하여야 한다. DSM-5-TR 텍스트 설명은 가장 최신 문헌과 문화의 영향, 인종차별, 그리고 정신질환에 대한 차별의 영향을 반영하기 위해 포괄적으로 업데이트되었다.

    이 편리한 참조는 DSM-5-TR에 포함된 모든 업데이트된 ICD-10-CM 부호, 부호화 노트, 그리고 '지속적 비탄장애'라는 새로운 진단기준을 포함하는 DSM-5-TR의 기록 절차를 제공한다. 새로 제공되는 것은 현재(및 과거)의 자살 행동과 비자살적 자해를 의미하는 증상 부호 역시 가능하다. 임상가는 DSM-5-TR에서 섹션 III를 포함한 다음과 같은 추가 참조 정보를 얻을 수 있다: 새로운 측정 및 모델(평가 조치, 정신과 진단 및 문화에 대한 최신 텍스트 포함, 문화적 측면의 공식화와 인터뷰, 성격장애의 대체 DSM-5 모델, 추후 연구가 필요한 조건) 및 DSM-5-TR 부록(알파벳순 및 DSM-5 진단부호 목록의 ICD-10-CM 숫자 포함). 평가 방법 및 추가 정보는 www.psychiatry.org/dsm5에서 확인할 수 있다.

    정기적인 DSM-5-TR 부호화 및 기타 업데이트는 www.dsm5.org를 참조하기 바란다.

---

* 역주) 한글 번역본 『정신질환의 진단 및 통계 편람 제5판 수정판』의 진단기준을 이 책에서 사용하였다.

차례

○ 서문 Preface ◆ 3
○ DSM-5-TR 분류 DSM-5-TR Classification ◆ 6

PART

I DSM-5 기본 요소 DSM-5 Basics

편람의 활용
Use of the Manual ◆ 67

DSM-5의 법의학적 적용을 할 때 주의할 점
Cautionary Statement for Forensic Use of DSM-5 ◆ 80

PART

II 진단기준과 부호 Diagnostic Criteria and Codes

신경발달장애
Neurodevelopmental Disorders ◆ 85

조현병 스펙트럼 및 기타 정신병적 장애
Schizophrenia Spectrum and Other Psychotic Disorders ◆ 111

양극성 및 관련 장애
Bipolar and Related Disorders ◆ 127

우울장애
Depressive Disorders ◆ 151

불안장애
Anxiety Disorders ◆ 169

강박 및 관련 장애
Obsessive-Compulsive and Related Disorders ◆ 181

외상 및 스트레스 관련 장애
Trauma- and Stressor-Related Disorders ◆ 191

해리장애
Dissociative Disorders ◆ 203

신체증상 및 관련 장애
Somatic Symptom and Related Disorders ◆ 207

급식 및 섭식 장애
Feeding and Eating Disorders ◆ 213

배설장애
Elimination Disorders ◆ 221

수면-각성장애
Sleep-Wake Disorders ◆ 223

성기능부전
Sexual Dysfunctions ◆ 241

젠더 불쾌감
Gender Dysphoria ◆ 251

파괴적, 충동조절, 그리고 품행 장애
Disruptive, Impulse-Control, and Conduct Disorders ◆ 255

물질관련 및 중독 장애
Substance-Related and Addictive Disorders ◆ 263

신경인지장애
Neurocognitive Disorders ◆ 315

성격장애
Personality Disorders ◆ 351

변태성욕장애
Paraphilic Disorders ◆ 361

기타 정신질환 및 추가적 부호
Other Mental Disorders and Additional Codes ◆ 369

치료약물로 유발된 운동장애 및 치료약물의 기타 부작용 Medication-Induced Movement Disorders and Other Adverse Effects of Medication ◆ 373

임상적 관심의 초점이 될 수 있는 기타 상태
Other Conditions That May Be a Focus of Clinical Attention ◆ 395

○ 찾아보기 ◆ 421

DSM-5-TR 분류 DSM-5-TR Classification

각 진단명 앞에 해당하는 ICD-10-CM 부호를 제시하였다. 빈칸은 적용 가능한 아형이나 명시자, 물질관련장애에서 물질의 종류 등에 따라 ICD-10-CM 부호가 달라짐을 의미한다. 주기적인 DSM-5-TR 부호 업데이트 등은 www.dsm5.org를 참조하시오.

각 단원의 제목과 진단명 뒤에는 해당하는 본문이나 진단 기준의 쪽수를 괄호 안에 제시하였다.

모든 '다른 의학적 상태로 인한 정신질환'에 대한 주의사항: '[의학적 상태]로 인한 (정신질환의 이름)'에서, 대괄호 안에 적절한 의학적 상태의 이름을 표기하시오. 발병 원인이 되는 의학적 상태의 부호와 이름을 반드시 '의학적 상태로 인한 정신질환' 앞에 먼저 기재하여야 한다.

신경발달장애 Neurodevelopmental Disorders (85)

지적발달장애 Intellectual Developmental Disorders (85)
___.__ 　　지적발달장애(지적장애) (85)
　　　　현재의 심각도를 명시할 것:
F70　　　경도
F71　　　중등도
F72　　　고도
F73　　　최고도
F88　　　전반적 발달지연 (91)
F79　　　명시되지 않는 지적발달장애(지적장애) (91)

의사소통장애 Communication Disorders (92)
F80.2　　언어장애 (92)
F80.0　　말소리장애 (92)
F80.81　아동기 발병 유창성장애(말더듬) (93)
　　　　주의점: 늦게 발병한 경우에는 'F98.5 성인기 발병 유창성장애'로 진단

한다.

F80.82   사회적(실용적) 의사소통장애 (93)

F80.9   명시되지 않는 의사소통장애 (94)

자폐스펙트럼장애 Autism Spectrum Disorder (95)

F84.0   자폐스펙트럼장애 (95)

현재의 심각도를 **명시할 것**: 상당히 많은 지원을 필요로 하는 수준, 많은 지원을 필요로 하는 수준, 지원이 필요한 수준

다음의 경우 **명시할 것**: 지적 손상을 동반하는 경우 또는 동반하지 않는 경우, 언어 손상을 동반하는 경우 또는 동반하지 않는 경우

다음의 경우 **명시할 것**: 알려진 유전적 또는 기타 의학적 상태나 환경적 요인과 연관된 경우(**부호화 시 주의점**: 연관된 유전적 또는 기타 의학적 상태를 명시하기 위해 추가적인 부호를 사용하시오); 신경발달, 정신 또는 행동 문제와 연관된 경우

다음의 경우 **명시할 것**: 긴장증 동반(추가적인 부호 F06.1을 사용하시오)

주의력결핍 과잉행동장애 Attention-Deficit/Hyperactivity Disorder (99)

___.__   주의력결핍 과잉행동장애 (99)

다음의 경우 **명시할 것**: 부분 관해 상태

현재의 심각도를 **명시할 것**: 경도, 중등도, 고도

다음 중 하나를 **명시할 것**:

F90.2   복합형

F90.0   부주의 우세형

F90.1   과잉행동/충동 우세형

F90.8   달리 명시되는 주의력결핍 과잉행동장애 (101)

F90.9   명시되지 않는 주의력결핍 과잉행동장애 (102)

특정학습장애 Specific Learning Disorder (102)

___.__   특정학습장애 (102)

현재의 심각도를 **명시할 것**: 경도, 중등도, 고도

다음의 경우 **명시할 것**:

F81.0   읽기 손상 동반(단어 읽기 정확도, 읽기 속도 또는 유창성, 독해력 손상을

동반하는 경우 명시할 것)

F81.81   쓰기 손상 동반(철자 정확도, 문법과 구두점 정확도, 작문의 명료도 또
는 구조화 손상을 동반하는 경우 명시할 것)

F81.2   수학 손상 동반(수 감각, 단순 연산값의 암기, 계산의 정확도 또는 유창
성, 수학적 추론의 정확도 손상을 동반하는 경우 명시할 것)

운동장애 Motor Disorders (105)

F82   발달성 협응장애 (105)

F98.4   상동증적 운동장애 (105)

다음의 경우 **명시할 것**: 자해 행동을 동반하는 경우, 자해 행동을 동반
하지 않는 경우

다음의 경우 **명시할 것**: 알려진 유전적 또는 기타 의학적 상태, 신경발
달장애 또는 환경적 요인과 연관된 경우

현재의 심각도를 **명시할 것**: 경도, 중등도, 고도

틱장애

F95.2   투렛장애 (106)

F95.1   지속성(만성) 운동 또는 음성 틱장애 (107)

다음의 경우 **명시할 것**: 운동틱만 있는 경우, 음성틱만 있는 경우

F95.0   잠정적 틱장애 (107)

F95.8   달리 명시되는 틱장애 (107)

F95.9   명시되지 않는 틱장애 (108)

기타 신경발달장애 Other Neurodevelopmental Disorders (108)

F88   달리 명시되는 신경발달장애 (108)

F89   명시되지 않는 신경발달장애 (109)

조현병 스펙트럼 및 기타 정신병적 장애
Schizophrenia Spectrum and Other Psychotic Disorders (111)

다음 명시자를 조현병 스펙트럼 및 기타 정신병적 장애의 해당하는 부분에 적용한다:

ᵃ다음의 경우 **명시할 것**: 다음의 경과 명시자들은 장애의 이환기간이 1년 이상인 경우에만 사용할 것: 첫 삽화, 현재 급성 삽화 상태; 첫 삽화, 현재 부분 관해 상태; 첫 삽화, 현재 완전 관해 상태; 다중 삽화, 현재 급성 삽화 상태; 다중 삽화, 현재 부분 관해 상태; 다중 삽화, 현재 완전 관해 상태; 지속 상태; 명시되지 않음
ᵇ다음의 경우 **명시할 것**: 긴장증 동반(추가적인 부호 F06.1을 사용하시오)
ᶜ망상, 환각, 와해된 언어, 비정상적인 정신운동 행동, 음성 증상, 인지 손상, 우울, 조증 증상에 대한 현재의 심각도를 **명시할 것**

F21　　조현형 (성격)장애 (111)

F22　　망상장애ᵃ,ᶜ (111)
　　　　다음 중 하나를 **명시할 것**: 색정형, 과대형, 질투형, 피해형, 신체형, 혼합형, 명시되지 않는 유형
　　　　다음의 경우 **명시할 것**: 괴이한 내용 동반

F23　　단기 정신병적 장애ᵇ,ᶜ (113)
　　　　다음의 경우 **명시할 것**: 현저한 스트레스 요인을 동반하는 경우, 현저한 스트레스 요인을 동반하지 않는 경우, 주산기 발병 동반

F20.81　조현양상장애ᵇ,ᶜ (114)
　　　　다음의 경우 **명시할 것**: 양호한 예후 특징을 동반하는 경우, 양호한 예후 특징을 동반하지 않는 경우

F20.9　조현병ᵃ,ᵇ,ᶜ (115)

___.___　조현정동장애ᵃ,ᵇ,ᶜ (117)
　　　　다음 중 하나를 **명시할 것**:

F25.0　　양극형

F25.1　　우울형

___.___　물질/치료약물로 유발된 정신병적 장애ᶜ (118)
　　　　주의점: 적용 가능한 ICD-10-CM 부호에 대해서는 특정 물질/치료약물로 유발된 정신병적 장애에 대한 '물질관련 및 중독 장애'의 물질 분류를 참조하시오. 추가적인 정보를 위해서는 진단기준과 이에 상응하는 기록 절차를 참조하시오.
　　　　부호화 시 주의점: 물질에 대한 물질사용장애가 동반되어 있는지 여부에 따라 ICD-10-CM 부호가 달라짐. 어떤 경우에도 독립적인 물질사용장애의 진단이 주어지지 않음
　　　　다음의 경우 **명시할 것**: 중독 중 발병, 금단 중 발병, 치료약물 사용 후

발병

___.__   다른 의학적 상태로 인한 정신병적 장애[c] (121)

다음 중 하나를 명시할 것:

F06.2   망상 동반

F06.0   환각 동반

F06.1   다른 정신질환과 연관된 긴장증(긴장증 명시자) (122)

F06.1   다른 의학적 상태로 인한 긴장성장애 (122)

F06.1   명시되지 않는 긴장증 (123)

주의점: R29.818 '신경계와 근골격계를 침범하는 기타 증상'을 먼저 부호화하시오.

F28   달리 명시되는 조현병 스펙트럼 및 기타 정신병적 장애 (124)

F29   명시되지 않는 조현병 스펙트럼 및 기타 정신병적 장애 (124)

양극성 및 관련 장애 Bipolar and Related Disorders (127)

다음의 명시자를 양극성 및 관련 장애의 해당하는 부분에 적용한다:

[a]명시할 것: 불안증 동반(현재의 심각도를 **명시할 것**: 경도, 중등도, 중등도-고도, 고도); 혼재성 양상 동반; 급속 순환성 동반; 멜랑콜리아 양상 동반; 비전형적 양상 동반; 기분과 일치하는 정신병적 양상 동반; 기분과 일치하지 않는 정신병적 양상 동반; 긴장증 동반(추가적인 부호 F06.1을 사용하시오); 주산기 발병 동반; 계절성 양상 동반

[b]명시할 것: 불안증 동반(현재의 심각도를 **명시할 것**: 경도, 중등도, 중등도-고도, 고도); 혼재성 양상 동반; 급속 순환성 동반; 주산기 발병 동반; 계절성 양상 동반

___.__   제I형 양극성장애[a] (127)

___.__   현재 또는 가장 최근 조증 삽화

F31.11   경도

F31.12   중등도

F31.13   고도

F31.2   정신병적 양상 동반

F31.73   부분 관해 상태

F31.74	완전 관해 상태
F31.9	명시되지 않는 경우
F31.0	현재 또는 가장 최근 경조증 삽화
F31.71	부분 관해 상태
F31.72	완전 관해 상태
F31.9	명시되지 않는 경우
___.___	현재 또는 가장 최근 우울증 삽화
F31.31	경도
F31.32	중등도
F31.4	고도
F31.5	정신병적 양상 동반
F31.75	부분 관해 상태
F31.76	완전 관해 상태
F31.9	명시되지 않는 경우
F31.9	현재 또는 가장 최근 명시되지 않는 삽화

F31.81 제II형 양극성장애 (132)

현재 또는 가장 최근 삽화를 **명시할 것**: 경조증[b], 우울증[a]

현재 기분 삽화의 진단기준을 완전히 충족하지 않는 경우 **명시할 것**: 부분 관해 상태, 완전 관해 상태

현재 주요우울 삽화의 진단기준을 완전히 충족하는 경우 심각도를 **명시할 것**: 경도, 중등도, 고도

F34.0 순환성장애 (136)

다음의 경우 **명시할 것**: 불안증 동반(현재의 심각도를 **명시할 것**: 경도, 중등도, 중등도-고도, 고도)

___.___ 물질/치료약물로 유발된 양극성 및 관련 장애 (136)

주의점: 적용 가능한 ICD-10-CM 부호에 대해서는 특정 물질/치료약물로 유발된 양극성 및 관련 장애에 대한 '물질관련 및 중독 장애'의 물질 분류를 참조하시오. 추가적인 정보를 위해서는 진단기준과 이에 상응하는 기록 절차를 참조하시오.

부호화 시 주의점: 같은 분류의 물질에 대한 물질사용장애가 동반되어 있는지 여부에 따라 ICD-10-CM 부호가 달라짐. 어떤 경우에도 독립적인 물질사용장애의 진단이 주어지지 않음

다음의 경우 **명시할 것**: 중독 중 발병, 금단 중 발병, 치료약물 사용 후 발병

___.___   다른 의학적 상태로 인한 양극성 및 관련 장애 (139)

다음의 경우 **명시할 것**:

F06.33   조증 양상 동반

F06.33   조증 또는 경조증 유사 삽화 동반

F06.34   혼재성 양상 동반

F31.89   달리 명시되는 양극성 및 관련 장애 (139)

F31.9   명시되지 않는 양극성 및 관련 장애 (141)

F39   명시되지 않는 기분장애 (141)

우울장애 Depressive Disorders (151)

F34.81   파괴적 기분조절부전장애 (151)

___.___   주요우울장애 (152)

명시할 것: 불안증 동반(현재의 심각도를 **명시할 것**: 경도, 중등도, 중등도-고도, 고도); 혼재성 양상 동반; 멜랑콜리아 양상 동반; 비전형적 양상 동반; 기분과 일치하는 정신병적 양상 동반; 기분과 일치하지 않는 정신병적 양상 동반; 긴장증 동반(추가적인 부호 F06.1을 사용하시오); 주산기 발병 동반; 계절성 양상 동반

___.___   단일 삽화

F32.0   경도

F32.1   중등도

F32.2   고도

F32.3   정신병적 양상 동반

F32.4   부분 관해 상태

F32.5   완전 관해 상태

F32.9   명시되지 않는 경우

___.___   재발성 삽화

F33.0   경도

F33.1   중등도

F33.2　　고도

F33.3　　정신병적 양상 동반

F33.41　부분 관해 상태

F33.42　완전 관해 상태

F33.9　　명시되지 않는 경우

F34.1　　지속성 우울장애 (155)

　　　　　명시할 것: 불안증 동반(현재의 심각도를 **명시할 것**: 경도, 중등도, 중등
　　　　　도-고도, 고도); 비전형적 양상 동반

　　　　　다음의 경우 **명시할 것**: 부분 관해 상태, 완전 관해 상태

　　　　　다음의 경우 **명시할 것**: 조기 발병, 후기 발병

　　　　　다음의 경우 **명시할 것**: 순수한 기분저하 증후군 동반; 지속성 주요우울
　　　　　삽화 동반; 간헐적 주요우울 삽화 동반, 현재 삽화 동반; 간헐적 주요우
　　　　　울 삽화 동반, 현재 삽화를 동반하지 않음

　　　　　현재의 심각도를 **명시할 것**: 경도, 중등도, 고도

F32.81　월경전불쾌감장애 (156)

＿＿.＿＿　물질/치료약물로 유발된 우울장애 (157)

　　　　　주의점: 적용 가능한 ICD-10-CM 부호에 대해서는 특정 물질/치료약물
　　　　　로 유발된 우울장애에 대한 '물질관련 및 중독 장애'의 물질 분류를 참조
　　　　　하시오. 추가적인 정보를 위해서는 진단기준과 이에 상응하는 기록 절
　　　　　차를 참조하시오.

　　　　　부호화 시 주의점: 같은 분류의 물질에 대한 물질사용장애가 동반되어
　　　　　있는지 여부에 따라 ICD-10-CM 부호가 달라짐. 어떤 경우에도 독립적
　　　　　인 물질사용장애의 진단이 주어지지 않음

　　　　　다음의 경우 **명시할 것**: 중독 중 발병, 금단 중 발병, 치료약물 사용 후
　　　　　발병

＿＿.＿＿　다른 의학적 상태로 인한 우울장애 (160)

　　　　　다음의 경우 **명시할 것**:

F06.31　우울 양상 동반

F06.32　주요우울 유사 삽화 동반

F06.34　혼재성 양상 동반

F32.89　달리 명시되는 우울장애 (161)

F32.A　명시되지 않는 우울장애 (162)

F39　　명시되지 않는 기분장애 (162)

불안장애 Anxiety Disorders (169)

F93.0   분리불안장애 (169)

F94.0   선택적 함구증 (170)

＿.＿   특정공포증 (170)

다음의 경우 **명시할 것:**

F40.218   동물형

F40.228   자연환경형

＿.＿   혈액-주사-상해형

F40.230   혈액에 대한 공포

F40.231   주사와 수혈에 대한 공포

F40.232   기타 의학적 처치에 대한 공포

F40.233   상해에 대한 공포

F40.248   상황형

F40.298   기타형

F40.10   사회불안장애 (171)

다음의 경우 **명시할 것:** 수행 시 한정

F41.0   공황장애 (172)

＿.＿   공황발작 명시자 (173)

F40.00   광장공포증 (174)

F41.1   범불안장애 (175)

＿.＿   물질/치료약물로 유발된 불안장애 (176)

주의점: 적용 가능한 ICD-10-CM 부호에 대해서는 특정 물질/치료약물로 유발된 불안장애에 대한 '물질관련 및 중독 장애'의 물질 분류를 참조하시오. 추가적인 정보를 위해서는 진단기준과 이에 상응하는 기록 절차를 참조하시오.

부호화 시 주의점: 같은 분류의 물질에 대한 물질사용장애가 동반되어 있는지 여부에 따라 ICD-10-CM 부호가 달라짐. 어떤 경우에도 독립적인 물질사용장애의 진단이 주어지지 않음

다음의 경우 **명시할 것:** 중독 중 발병, 금단 중 발병, 치료약물 사용 후 발병

F06.4   다른 의학적 상태로 인한 불안장애 (179)

| F41.8 | 달리 명시되는 불안장애 (179) |
| F41.9 | 명시되지 않는 불안장애 (180) |

강박 및 관련 장애 Obsessive-Compulsive and Related Disorders (181)

다음의 명시자를 강박 및 관련 장애의 해당하는 부분에 적용한다:
[a]다음의 경우 명시할 것: 좋거나 양호한 병식 동반, 저하된 병식 동반, 병식 없음/망상적 믿음 동반

F42.2	강박장애[a] (181)
	다음의 경우 명시할 것: 틱과 관련된
F45.22	신체이형장애[a] (182)
	다음의 경우 명시할 것: 근육신체이형 동반
F42.3	수집광 (183)
	다음의 경우 명시할 것: 과도한 수집 동반
F63.3	발모광(털뽑기장애) (184)
F42.4	피부뜯기장애 (184)
___.__	물질/치료약물로 유발된 강박 및 관련 장애 (185)

주의점: 적용 가능한 ICD-10-CM 부호에 대해서는 특정 물질/치료약물로 유발된 강박 및 관련 장애에 대한 '물질관련 및 중독 장애'의 물질 분류를 참조하시오. 추가적인 정보를 위해서는 진단기준과 이에 상응하는 기록 절차를 참조하시오.

부호화 시 주의점: 같은 분류의 물질에 대한 물질사용장애가 동반되어 있는지 여부에 따라 ICD-10-CM 부호가 달라짐. 어떤 경우에도 독립적인 물질사용장애의 진단이 주어지지 않음

다음의 경우 명시할 것: 중독 중 발병, 금단 중 발병, 치료약물 사용 후 발병

F06.8	다른 의학적 상태로 인한 강박 및 관련 장애 (187)
	다음의 경우 명시할 것: 강박장애 유사 증상 동반, 외모에 대한 집착 동반, 수집광 증상 동반, 털뽑기 증상 동반, 피부뜯기 증상 동반
F42.8	달리 명시되는 강박 및 관련 장애 (188)

F42.9   명시되지 않는 강박 및 관련 장애 (189)

외상 및 스트레스 관련 장애
Trauma- and Stressor-Related Disorders (191)

F94.1   반응성 애착장애 (191)
다음의 경우 **명시할 것**: 지속성
현재의 심각도를 **명시할 것**: 고도
F94.2   탈억제성 사회적 유대감 장애 (192)
다음의 경우 **명시할 것**: 지속성
현재의 심각도를 **명시할 것**: 고도
F43.10   외상후 스트레스장애 (193)
다음 중 하나를 **명시할 것**: 해리 증상 동반
다음의 경우 **명시할 것**: 지연되어 표현되는 경우
＿.＿   6세를 넘은 개인의 외상후 스트레스장애 (193)
＿.＿   6세 이하 아동의 외상후 스트레스장애 (195)
F43.0   급성 스트레스장애 (197)
＿.＿   적응장애 (199)
다음의 경우 **명시할 것**: 급성, 지속성(만성)
다음 중 하나를 **명시할 것**:
F43.21   우울 기분 동반
F43.22   불안 동반
F43.23   불안 및 우울 기분 함께 동반
F43.24   품행 장해 동반
F43.25   정서 및 품행 장해 함께 동반
F43.20   명시되지 않는 경우
F43.81   지속적 비탄장애 (200)
F43.89   달리 명시되는 외상 및 스트레스 관련 장애 (201)
F43.9   명시되지 않는 외상 및 스트레스 관련 장애 (202)

해리장애 Dissociative Disorders (203)

F44.81   해리성 정체성장애 (203)

F44.0   해리성 기억상실 (204)

　　　　　다음의 경우 명시할 것:

F44.1   　해리성 둔주 동반

F48.1   이인성/비현실감 장애 (204)

F44.89   달리 명시되는 해리장애 (205)

F44.9   명시되지 않는 해리장애 (206)

신체증상 및 관련 장애 Somatic Symptom and Related Disorders (207)

F45.1   신체증상장애 (207)

　　　　　다음의 경우 명시할 것: 통증이 우세한 경우

　　　　　다음의 경우 명시할 것: 지속성

　　　　　현재의 심각도를 명시할 것: 경도, 중등도, 고도

F45.21   질병불안장애 (208)

　　　　　다음 중 하나를 명시할 것: 진료추구형, 진료회피형

___.__   기능성 신경학적 증상장애(전환장애) (208)

　　　　　다음의 경우 명시할 것: 급성 삽화, 지속성

　　　　　다음의 경우 명시할 것: 심리적 스트레스 요인을 동반하는 경우(스트레스 요인을 명시할 것), 심리적 스트레스 요인을 동반하지 않는 경우

　　　　　증상 유형을 명시할 것:

F44.4   쇠약감이나 마비 동반

F44.4   이상 운동 동반

F44.4   삼키기 증상 동반

F44.4   언어 증상 동반

F44.5   발작이나 경련 동반

F44.6   무감각증이나 감각 손실 동반

F44.6   특정 감각 증상 동반

F44.7   혼재성 증상 동반

F54	기타 의학적 상태에 영향을 주는 심리적 요인 (209)
	현재의 심각도를 **명시할 것**: 경도, 중등도, 고도, 극도
___.__	인위성장애 (210)
	명시할 것: 단일 삽화, 재발 삽화
F68.10	스스로에게 부여된 인위성장애
F68.A	타인에게 부여된 인위성장애
F45.8	달리 명시되는 신체증상 및 관련 장애 (211)
F45.9	명시되지 않는 신체증상 및 관련 장애 (211)

급식 및 섭식 장애 Feeding and Eating Disorders (213)

다음의 명시자를 급식 및 섭식 장애의 해당하는 부분에 적용한다:

[a]다음의 경우 **명시할 것**: 관해 상태

[b]다음의 경우 **명시할 것**: 부분 관해 상태, 완전 관해 상태

[c]현재의 심각도를 **명시할 것**: 경도, 중등도, 고도, 극도

___.__	이식증[a] (213)
F98.3	아동
F50.89	성인
F98.21	되새김장애[a] (213)
F50.82	회피적/제한적 음식섭취장애[a] (214)
___.__	신경성 식욕부진증[b,c] (215)
	다음 중 하나를 **명시할 것**:
F50.01	제한형
F50.02	폭식/제거형
F50.2	신경성 폭식증[b,c] (216)
F50.81	폭식장애[b,c] (217)
F50.89	달리 명시되는 급식 또는 섭식 장애 (218)
F50.9	명시되지 않는 급식 또는 섭식 장애 (219)

배설장애 Elimination Disorders (221)

F98.0 유뇨증 (221)

다음 중 하나를 **명시할 것**: 야간형 단독, 주간형 단독, 주야간형 복합

F98.1 유분증 (221)

다음 중 하나를 **명시할 것**: 변비 및 범람 변실금을 동반하는 경우, 변비 및 범람 변실금을 동반하지 않는 경우

___.___ 달리 명시되는 배설장애 (222)

N39.498 소변 증상 동반

R15.9 대변 증상 동반

___.___ 명시되지 않는 배설장애 (222)

R32 소변 증상 동반

R15.9 대변 증상 동반

수면-각성장애 Sleep-Wake Disorders (223)

다음의 명시자를 수면-각성장애의 해당하는 부분에 적용한다:

[a]다음의 경우 **명시할 것**: 삽화성, 지속성, 재발성

[b]다음의 경우 **명시할 것**: 급성, 아급성, 지속성

[c]현재의 심각도를 **명시할 것**: 경도, 중등도, 고도

F51.01 불면장애[a] (223)

다음의 경우 **명시할 것**: 정신질환 동반, 의학적 상태 동반, 다른 수면장애 동반

F51.11 과다수면장애[b,c] (224)

다음의 경우 **명시할 것**: 정신질환 동반, 의학적 상태 동반, 다른 수면장애 동반

___.___ 기면증[c] (226)

다음 중 하나를 **명시할 것**:

G47.411 탈력발작이 있거나 하이포크레틴 결핍이 있는 기면증(1형)

G47.419 탈력발작이 없으며 하이포크레틴 결핍이 없거나 측정이 안된 기면증

(2형)

G47.421   의학적 상태로 인한 탈력발작 또는 하이포크레틴 결핍이 있는 기면증

G47.429   의학적 상태로 인한 탈력발작과 하이포크레틴 결핍이 없는 기면증

호흡관련 수면장애 Breathing-Related Sleep Disorders (227)

G47.33   폐쇄성 수면 무호흡 저호흡ᶜ (227)

___.__   중추성 수면무호흡증 (228)

　　　　현재의 심각도를 명시할 것

　　　　다음 중 하나를 명시할 것:

G47.31   특발성 중추성 수면무호흡증

R06.3   체인-스토크스 호흡

G47.37   아편계 사용과 동반이환된 중추성 수면무호흡증

　　　　주의점: 아편계사용장애가 있다면 먼저 부호화하시오.

___.__   수면관련 환기저하 (228)

　　　　현재의 심각도를 명시할 것

　　　　다음 중 하나를 명시할 것:

G47.34   특발성 환기저하

G47.35   선천성 중추성 폐포 환기저하

G47.36   동반이환된 수면관련 환기저하

___.__   일주기리듬 수면-각성장애ᵃ (229)

　　　　다음 중 하나를 명시할 것:

G47.21   뒤처진 수면위상형 (229)

　　　　　다음의 경우 **명시할 것**: 가족성, 비24시간 수면-각성형과 중복

G47.22   앞당겨진 수면위상형 (230)

　　　　　다음의 경우 **명시할 것**: 가족성

G47.23   불규칙한 수면-각성형 (230)

G47.24   비24시간 수면-각성형 (230)

G47.26   교대근무형 (230)

G47.20   명시되지 않는 유형

사건수면 Parasomnias (230)

___.__   비급속안구운동수면 각성장애 (230)

다음 중 하나를 **명시할 것:**

F51.3 수면보행증형

다음의 경우 **명시할 것:** 수면관련 섭식 동반, 수면관련 성적 행동 동반(수면섹스장애)

F51.4 야경증형

F51.5 악몽장애[b,c] (231)

다음의 경우 **명시할 것:** 수면 개시 중 발생

다음의 경우 **명시할 것:** 정신질환 동반, 의학적 상태 동반, 다른 수면장애 동반

G47.52 급속안구운동수면 행동장애 (232)

G25.81 하지불안 증후군 (233)

___.__ 물질/치료약물로 유발된 수면장애 (234)

주의점: 적용 가능한 ICD-10-CM 부호에 대해서는 특정 물질/치료약물로 유발된 수면장애에 대한 '물질관련 및 중독 장애'의 물질 분류를 참조하시오. 추가적인 정보를 위해서는 진단기준과 이에 상응하는 기록 절차를 참조하시오.

부호화 시 주의점: 같은 분류의 물질에 대한 물질사용장애가 동반되어 있는지 여부에 따라 ICD-10-CM 부호가 달라짐. 어떤 경우에도 독립적인 물질사용장애의 진단이 주어지지 않음

다음 중 하나를 **명시할 것:** 불면형, 주간졸림형, 사건수면형, 혼재형

다음의 경우 **명시할 것:** 중독 중 발병, 금단 중 발병, 치료약물 사용 후 발병

G47.09 달리 명시되는 불면장애 (237)

G47.00 명시되지 않는 불면장애 (237)

G47.19 달리 명시되는 과다수면장애 (238)

G47.10 명시되지 않는 과다수면장애 (238)

G47.8 달리 명시되는 수면-각성장애 (238)

G47.9 명시되지 않는 수면-각성장애 (239)

성기능부전 Sexual Dysfunctions (241)

다음의 명시자를 성기능부전의 해당하는 부분에 적용한다:

[a]다음 중 하나를 **명시할 것**: 평생형, 후천형
[b]다음 중 하나를 **명시할 것**: 전반형, 상황형
[c]현재의 심각도를 **명시할 것**: 경도, 중등도, 고도

F52.32   사정지연[a,b,c] (241)
F52.21   발기장애[a,b,c] (242)
F52.31   여성극치감장애[a,b,c] (242)
            다음의 경우 **명시할 것**: 어떠한 상황에서도 극치감을 전혀 경험하지 못함
F52.22   여성 성적 관심/흥분장애[a,b,c] (243)
F52.6   성기-골반통/삽입장애[a,c] (244)
F52.0   남성성욕감퇴장애[a,b,c] (245)
F52.4   조기사정[a,b,c] (245)
___.__   물질/치료약물로 유발된 성기능부전[c] (246)
            주의점: 적용 가능한 ICD-10-CM 부호에 대해서는 특정 물질/치료약물로 유발된 성기능부전에 대한 '물질관련 및 중독 장애'의 물질 분류를 참조하시오. 추가적인 정보를 위해서는 진단기준과 이에 상응하는 기록 절차를 참조하시오.
            부호화 시 주의점: 같은 분류의 물질에 대한 물질사용장애가 동반되어 있는지 여부에 따라 ICD-10-CM 부호가 달라짐. 어떤 경우에도 독립적인 물질사용장애의 진단이 주어지지 않음
            다음의 경우 **명시할 것**: 중독 중 발병, 금단 중 발병, 치료약물 사용 후 발병
F52.8   달리 명시되는 성기능부전 (249)
F52.9   명시되지 않는 성기능부전 (249)

젠더 불쾌감 Gender Dysphoria (251)

다음의 명시자를 젠더 불쾌감의 해당하는 부분에 적용한다:

a다음의 경우 **명시할 것**: 성발달장애/차이 동반

b**주의점**: 성발달장애/차이가 존재한다면 추가적으로 부호화하시오.

___.___   젠더 불쾌감 (251)

F64.2   아동에서 젠더 불쾌감a,b

F64.0   청소년과 성인에서 젠더 불쾌감a,b

다음의 경우 **명시할 것**: 성전환 후

F64.8   달리 명시되는 젠더 불쾌감 (253)

F64.9   명시되지 않는 젠더 불쾌감 (253)

파괴적, 충동조절, 그리고 품행 장애
Disruptive, Impulse-Control, and Conduct Disorders (255)

F91.3   적대적 반항장애 (255)

현재의 심각도를 **명시할 것**: 경도, 중등도, 고도

F63.81   간헐적 폭발장애 (256)

___.___   품행장애 (257)

다음의 경우 **명시할 것**: 제한된 친사회적 정서

현재의 심각도를 **명시할 것**: 경도, 중등도, 고도

다음 중 하나를 **명시할 것**:

F91.1   아동기 발병 유형

F91.2   청소년기 발병 유형

F91.9   명시되지 않는 발병

F60.2   반사회성 성격장애 (259)

F63.1   병적 방화 (260)

F63.2   병적 도벽 (260)

F91.8   달리 명시되는 파괴적, 충동조절, 그리고 품행 장애 (261)

F91.9   명시되지 않는 파괴적, 충동조절, 그리고 품행 장애 (261)

물질관련 및 중독 장애 Substance-Related and Addictive Disorders (263)

물질관련장애 Substance-Related Disorders (266)

알코올관련장애 (269)

___.__   알코올사용장애 (269)

다음의 경우 명시할 것: 통제된 환경에 있음

현재의 심각도/관해를 명시할 것:

F10.10   경도

F10.11   조기 관해 상태

F10.11   지속적 관해 상태

F10.20   중등도

F10.21   조기 관해 상태

F10.21   지속적 관해 상태

F10.20   고도

F10.21   조기 관해 상태

F10.21   지속적 관해 상태

___.__   알코올 중독 (271)

F10.120   경도의 사용장애를 동반하는 경우

F10.220   중등도 또는 고도의 사용장애를 동반하는 경우

F10.920   사용장애를 동반하지 않는 경우

___.__   알코올 금단 (271)

지각 장해를 동반하지 않는 경우

F10.130   경도의 사용장애를 동반하는 경우

F10.230   중등도 또는 고도의 사용장애를 동반하는 경우

F10.930   사용장애를 동반하지 않는 경우

지각 장해를 동반하는 경우

F10.132   경도의 사용장애를 동반하는 경우

F10.232   중등도 또는 고도의 사용장애를 동반하는 경우

F10.932   사용장애를 동반하지 않는 경우

___.__   알코올로 유발된 정신질환 (272)

주의점: 각 질환은 본 지침서에 수록된 순서대로 제시되어 있다.

[a]명시할 것: 중독 중 발병, 금단 중 발병

ᵇ다음의 경우 **명시할 것**: 급성, 지속성

ᶜ다음의 경우 **명시할 것**: 과활동성, 저활동성, 혼재성 활동 수준

___.__	알코올로 유발된 정신병적 장애ᵃ (118)
F10.159	경도의 사용장애를 동반하는 경우
F10.259	중등도 또는 고도의 사용장애를 동반하는 경우
F10.959	사용장애를 동반하지 않는 경우
___.__	알코올로 유발된 양극성 및 관련 장애ᵃ (136)
F10.14	경도의 사용장애를 동반하는 경우
F10.24	중등도 또는 고도의 사용장애를 동반하는 경우
F10.94	사용장애를 동반하지 않는 경우
___.__	알코올로 유발된 우울장애ᵃ (157)
F10.14	경도의 사용장애를 동반하는 경우
F10.24	중등도 또는 고도의 사용장애를 동반하는 경우
F10.94	사용장애를 동반하지 않는 경우
___.__	알코올로 유발된 불안장애ᵃ (176)
F10.180	경도의 사용장애를 동반하는 경우
F10.280	중등도 또는 고도의 사용장애를 동반하는 경우
F10.980	사용장애를 동반하지 않는 경우
___.__	알코올로 유발된 수면장애ᵃ (234)

다음의 경우 **명시할 것**: 불면형

F10.182	경도의 사용장애를 동반하는 경우
F10.282	중등도 또는 고도의 사용장애를 동반하는 경우
F10.982	사용장애를 동반하지 않는 경우
___.__	알코올로 유발된 성기능부전ᵃ (246)

다음의 경우 **명시할 것**: 경도, 중등도, 고도

F10.181	경도의 사용장애를 동반하는 경우
F10.281	중등도 또는 고도의 사용장애를 동반하는 경우
F10.981	사용장애를 동반하지 않는 경우
___.__	알코올 중독 섬망ᵇˢ (322)
F10.121	경도의 사용장애를 동반하는 경우
F10.221	중등도 또는 고도의 사용장애를 동반하는 경우
F10.921	사용장애를 동반하지 않는 경우

___.___   알코올 금단 섬망[b,c] (323)

F10.131   경도의 사용장애를 동반하는 경우

F10.231   중등도 또는 고도의 사용장애를 동반하는 경우

F10.931   사용장애를 동반하지 않는 경우

___.___   알코올로 유발된 주요 신경인지장애 (340)

               다음의 경우 **명시할 것**: 지속성

___.___   기억상실-작화증형

F10.26   중등도 또는 고도의 사용장애를 동반하는 경우

F10.96   사용장애를 동반하지 않는 경우

___.___   기억상실 없음-작화증형

F10.27   중등도 또는 고도의 사용장애를 동반하는 경우

F10.97   사용장애를 동반하지 않는 경우

___.___   알코올로 유발된 경도 신경인지장애 (340)

               다음의 경우 **명시할 것**: 지속성

F10.188   경도의 사용장애를 동반하는 경우

F10.288   중등도 또는 고도의 사용장애를 동반하는 경우

F10.988   사용장애를 동반하지 않는 경우

F10.99   명시되지 않는 알코올관련장애 (273)

카페인관련장애 (273)

F15.920   카페인 중독 (273)

F15.93   카페인 금단 (274)

___.___   카페인으로 유발된 정신질환 (274)

               주의점: 각 질환은 본 지침서에 수록된 순서대로 제시되어 있다.

               명시할 것: 중독 중 발병, 금단 중 발병, 치료약물 사용 후 발병. **주의점**:
               이 종류의 물질은 일반의약품으로서 사용되었을 때도 해당하는 물질로
               유발된 정신질환을 일으킬 수 있음

F15.980   카페인으로 유발된 불안장애 (176)

F15.982   카페인으로 유발된 수면장애 (234)

               다음 중 하나는 **명시할 것**: 불면형, 주간졸림형, 혼재형

F15.99   명시되지 않는 카페인관련장애 (275)

대마관련장애 (275)

___.__　대마사용장애 (275)

　　　　다음의 경우 명시할 것: 통제된 환경에 있음

　　　　현재의 심각도/관해를 명시할 것:

F12.10　　경도

F12.11　　　조기 관해 상태

F12.11　　　지속적 관해 상태

F12.20　　중등도

F12.21　　　조기 관해 상태

F12.21　　　지속적 관해 상태

F12.20　　고도

F12.21　　　조기 관해 상태

F12.21　　　지속적 관해 상태

___.__　대마 중독 (277)

　　　　　지각 장해를 동반하지 않는 경우

F12.120　　　경도의 사용장애를 동반하는 경우

F12.220　　　중등도 또는 고도의 사용장애를 동반하는 경우

F12.920　　　사용장애를 동반하지 않는 경우

　　　　　지각 장해를 동반하는 경우

F12.122　　　경도의 사용장애를 동반하는 경우

F12.222　　　중등도 또는 고도의 사용장애를 동반하는 경우

F12.922　　　사용장애를 동반하지 않는 경우

___.__　대마 금단 (277)

F12.13　　경도의 사용장애를 동반하는 경우

F12.23　　중등도 또는 고도의 사용장애를 동반하는 경우

F12.93　　사용장애를 동반하지 않는 경우

___.__　대마로 유발된 정신질환 (278)

　　　　주의점: 각 질환은 본 지침서에 수록된 순서대로 제시되어 있다.

　　　　[a]명시할 것· 중독 중 발병, 금단 중 발병, 치료약물 사용 후 발병. 주의
　　　　점: 이 종류의 물질은 의약품으로서 처방되었을 때도 해당하는 물질로
　　　　유발된 정신질환을 일으킬 수 있음

　　　　[b]다음의 경우 명시할 것: 급성, 지속성

ᶜ다음의 경우 **명시할 것**: 과활동성, 저활동성, 혼재성 활동 수준

___.___ 대마로 유발된 정신병적 장애ᵃ (118)

F12.159   경도의 사용장애를 동반하는 경우

F12.259   중등도 또는 고도의 사용장애를 동반하는 경우

F12.959   사용장애를 동반하지 않는 경우

___.___ 대마로 유발된 불안장애ᵃ (176)

F12.180   경도의 사용장애를 동반하는 경우

F12.280   중등도 또는 고도의 사용장애를 동반하는 경우

F12.980   사용장애를 동반하지 않는 경우

___.___ 대마로 유발된 수면장애ᵃ (234)

다음 중 하나를 **명시할 것**: 불면형, 주간졸림형, 혼재형

F12.188   경도의 사용장애를 동반하는 경우

F12.288   중등도 또는 고도의 사용장애를 동반하는 경우

F12.988   사용장애를 동반하지 않는 경우

___.___ 대마 중독 섬망ᵇ·ᶜ (322)

F12.121   경도의 사용장애를 동반하는 경우

F12.221   중등도 또는 고도의 사용장애를 동반하는 경우

F12.921   사용장애를 동반하지 않는 경우

F12.921   약용 대마 수용체 효현제로 유발된 섬망ᵇ·ᶜ (324)

주의점: 약용 대마 수용체 효현제를 처방받아 복용한 이후 발생했을 경우로 한정. '처방받아 복용한' 치료약물에 의해 유발되었을 경우를 치료약물로 유발된 섬망이라고 하고, 그렇지 않으면 물질 중독 섬망으로 구분한다.

F12.99   명시되지 않는 대마관련장애 (279)

환각제관련장애 (279)

___.___ 펜시클리딘사용장애 (279)

다음의 경우 **명시할 것**: 통제된 환경에 있음

현재의 심각도/관해를 **명시할 것**:

F16.10   경도

F16.11   조기 관해 상태

F16.11   지속적 관해 상태

F16.20	중등도
F16.21	조기 관해 상태
F16.21	지속적 관해 상태
F16.20	고도
F16.21	조기 관해 상태
F16.21	지속적 관해 상태
___.__	기타 환각제사용장애 (281)

특정 환각제를 **명시할 것**

다음의 경우 **명시할 것**: 통제된 환경에 있음

현재의 심각도/관해를 **명시할 것**:

F16.10	경도
F16.11	조기 관해 상태
F16.11	지속적 관해 상태
F16.20	중등도
F16.21	조기 관해 상태
F16.21	지속적 관해 상태
F16.20	고도
F16.21	조기 관해 상태
F16.21	지속적 관해 상태
___.__	펜시클리딘 중독 (283)
F16.120	경도의 사용장애를 동반하는 경우
F16.220	중등도 또는 고도의 사용장애를 동반하는 경우
F16.920	사용장애를 동반하지 않는 경우
___.__	기타 환각제 중독 (283)
F16.120	경도의 사용장애를 동반하는 경우
F16.220	중등도 또는 고도의 사용장애를 동반하는 경우
F16.920	사용장애를 동반하지 않는 경우
F16.983	환각제 지속성 지각장애 (284)
___.__	펜시클리딘으로 유발된 정신질환 (284)

주의점: 각 질환은 본 지침서에 수록된 순서대로 제시되어 있다.

a명시할 것: 중독 중 발병, 금단 중 발병, 치료약물 사용 후 발병. **주의점**: 이 종류의 물질은 의약품으로서 처방되었을 때도 해당하는 물질로

유발된 정신질환을 일으킬 수 있음

___.__   펜시클리딘으로 유발된 정신병적 장애[a] (118)

F16.159   경도의 사용장애를 동반하는 경우

F16.259   중등도 또는 고도의 사용장애를 동반하는 경우

F16.959   사용장애를 동반하지 않는 경우

___.__   펜시클리딘으로 유발된 양극성 및 관련 장애[a] (136)

F16.14   경도의 사용장애를 동반하는 경우

F16.24   중등도 또는 고도의 사용장애를 동반하는 경우

F16.94   사용장애를 동반하지 않는 경우

___.__   펜시클리딘으로 유발된 우울장애[a] (157)

F16.14   경도의 사용장애를 동반하는 경우

F16.24   중등도 또는 고도의 사용장애를 동반하는 경우

F16.94   사용장애를 동반하지 않는 경우

___.__   펜시클리딘으로 유발된 불안장애[a] (176)

F16.180   경도의 사용장애를 동반하는 경우

F16.280   중등도 또는 고도의 사용장애를 동반하는 경우

F16.980   사용장애를 동반하지 않는 경우

___.__   펜시클리딘 중독 섬망 (322)

다음의 경우 **명시할 것**: 급성, 지속성

다음의 경우 **명시할 것**: 과활동성, 저활동성, 혼재성 활동 수준

F16.121   경도의 사용장애를 동반하는 경우

F16.221   중등도 또는 고도의 사용장애를 동반하는 경우

F16.921   사용장애를 동반하지 않는 경우

___.__   환각제로 유발된 정신질환 (285)

주의점: 각 질환은 본 지침서에 수록된 순서대로 제시되어 있다.

[a]명시할 것: 중독 중 발병, 금단 중 발병, 치료약물 사용 후 발병. **주의점**: 이 종류의 물질은 의약품으로서 처방되었을 때도 해당하는 물질로 유발된 정신질환을 일으킬 수 있음

[b]다음의 경우 **명시할 것**: 급성, 지속성

[c]다음의 경우 **명시할 것**: 과활동성, 저활동성, 혼재성 활동 수준

___.__   기타 환각제로 유발된 정신병적 장애[a] (118)

F16.159   경도의 사용장애를 동반하는 경우

F16.259   중등도 또는 고도의 사용장애를 동반하는 경우

F16.959	사용장애를 동반하지 않는 경우
___.__	기타 환각제로 유발된 양극성 및 관련 장애[a] (136)
F16.14	경도의 사용장애를 동반하는 경우
F16.24	중등도 또는 고도의 사용장애를 동반하는 경우
F16.94	사용장애를 동반하지 않는 경우
___.__	기타 환각제로 유발된 우울장애[a] (157)
F16.14	경도의 사용장애를 동반하는 경우
F16.24	중등도 또는 고도의 사용장애를 동반하는 경우
F16.94	사용장애를 동반하지 않는 경우
___.__	기타 환각제로 유발된 불안장애[a] (176)
F16.180	경도의 사용장애를 동반하는 경우
F16.280	중등도 또는 고도의 사용장애를 동반하는 경우
F16.980	사용장애를 동반하지 않는 경우
___.__	기타 환각제 중독 섬망[b,c] (322)
F16.121	경도의 사용장애를 동반하는 경우
F16.221	중등도 또는 고도의 사용장애를 동반하는 경우
F16.921	사용장애를 동반하지 않는 경우
F16.921	케타민 또는 기타 환각제로 유발된 섬망[b,c] (324)

주의점: 케타민 또는 기타 환각제를 처방받아 복용한 이후 발생했을 경우로 한정. '처방받아 복용한' 치료약물에 의해 유발되었을 경우를 치료약물로 유발된 섬망이라고 하고, 그렇지 않으면 물질 중독 섬망으로 구분한다.

F16.99	명시되지 않는 펜시클리딘관련장애 (285)
F16.99	명시되지 않는 환각제관련장애 (286)

흡입제관련장애 (286)

___.__	흡입제사용장애 (286)

특정 흡입제를 명시할 것

다음의 경우 명시할 것: 통제된 환경에 있음

현재의 심각도/관해를 명시할 것:

F18.10	경도
F18.11	조기 관해 상태

F18.11   지속적 관해 상대

F18.20   중등도

F18.21   조기 관해 상태

F18.21   지속적 관해 상태

F18.20   고도

F18.21   조기 관해 상태

F18.21   지속적 관해 상태

___.___   흡입제 중독 (288)

F18.120   경도의 사용장애를 동반하는 경우

F18.220   중등도 또는 고도의 사용장애를 동반하는 경우

F18.920   사용장애를 동반하지 않는 경우

___.___   흡입제로 유발된 정신질환 (288)

주의점: 각 질환은 본 지침서에 수록된 순서대로 제시되어 있다.

[a]명시할 것: 중독 중 발병

___.___   흡입제로 유발된 정신병적 장애[a] (118)

F18.159   경도의 사용장애를 동반하는 경우

F18.259   중등도 또는 고도의 사용장애를 동반하는 경우

F18.959   사용장애를 동반하지 않는 경우

___.___   흡입제로 유발된 우울장애[a] (157)

F18.14   경도의 사용장애를 동반하는 경우

F18.24   중등도 또는 고도의 사용장애를 동반하는 경우

F18.94   사용장애를 동반하지 않는 경우

___.___   흡입제로 유발된 불안장애[a] (176)

F18.180   경도의 사용장애를 동반하는 경우

F18.280   중등도 또는 고도의 사용장애를 동반하는 경우

F18.980   사용장애를 동반하지 않는 경우

___.___   흡입제 중독 섬망 (322)

다음의 경우 **명시할 것**: 급성, 지속성

다음의 경우 **명시할 것**: 과활동성, 저활동성, 혼재성 활동 수준

F18.121   경도의 사용장애를 동반하는 경우

F18.221   중등도 또는 고도의 사용장애를 동반하는 경우

F18.921   사용장애를 동반하지 않는 경우

___.___   흡입제로 유발된 주요 신경인지장애 (340)

다음의 경우 명시할 것: 지속성

F18.17   경도의 사용장애를 동반하는 경우

F18.27   중등도 또는 고도의 사용장애를 동반하는 경우

F18.97   사용장애를 동반하지 않는 경우

___.___   흡입제로 유발된 경도 신경인지장애 (340)

다음의 경우 명시할 것: 지속성

F18.188   경도의 사용장애를 동반하는 경우

F18.288   중등도 또는 고도의 사용장애를 동반하는 경우

F18.988   사용장애를 동반하지 않는 경우

F18.99   명시되지 않는 흡입제관련장애 (289)

아편계관련장애 (289)

___.___   아편계사용장애 (289)

다음의 경우 명시할 것: 유지치료 중, 통제된 환경에 있음

현재의 심각도/관해를 명시할 것:

F11.10   경도

F11.11   조기 관해 상태

F11.11   지속적 관해 상태

F11.20   중등도

F11.21   조기 관해 상태

F11.21   지속적 관해 상태

F11.20   고도

F11.21   조기 관해 상태

F11.21   지속적 관해 상태

___.___   아편계 중독 (291)

지각 장해를 동반하지 않는 경우

F11.120   경도의 사용장애를 동반하는 경우

F11.220   중등도 또는 고도의 사용장애를 동반하는 경우

F11.920   사용장애를 동반하지 않는 경우

지각 장해를 동반하는 경우

F11.122   경도의 사용장애를 동반하는 경우

F11.222   중등도 또는 고도의 사용장애를 동반하는 경우

F11.922   사용장애를 동반하지 않는 경우

___.___   아편계 금단 (292)

F11.13   경도의 사용장애를 동반하는 경우

F11.23   중등도 또는 고도의 사용장애를 동반하는 경우

F11.93   사용장애를 동반하지 않는 경우

___.___   아편계로 유발된 정신질환 (293)

주의점: 각 질환은 본 지침서에 수록된 순서대로 제시되어 있다.

[a]**명시할 것**: 중독 중 발병, 금단 중 발병, 치료약물 사용 후 발병. **주의점**: 이 종류의 물질은 의약품으로서 처방되었을 때도 해당하는 물질로 유발된 정신질환을 일으킬 수 있음

[b]다음의 경우 **명시할 것**: 급성, 지속성

[c]다음의 경우 **명시할 것**: 과활동성, 저활동성, 혼재성 활동 수준

___.___   아편계로 유발된 우울장애[a] (157)

F11.14   경도의 사용장애를 동반하는 경우

F11.24   중등도 또는 고도의 사용장애를 동반하는 경우

F11.94   사용장애를 동반하지 않는 경우

___.___   아편계로 유발된 불안장애[a] (176)

F11.188   경도의 사용장애를 동반하는 경우

F11.288   중등도 또는 고도의 사용장애를 동반하는 경우

F11.988   사용장애를 동반하지 않는 경우

___.___   아편계로 유발된 수면장애[a] (234)

다음 중 하나를 **명시할 것**: 불면형, 주간졸림형, 혼재형

F11.182   경도의 사용장애를 동반하는 경우

F11.282   중등도 또는 고도의 사용장애를 동반하는 경우

F11.982   사용장애를 동반하지 않는 경우

___.___   아편계로 유발된 성기능부전[a] (246)

다음의 경우 **명시할 것**: 경도, 중등도, 고도

F11.181   경도의 사용장애를 동반하는 경우

F11.281   중등도 또는 고도의 사용장애를 동반하는 경우

F11.981   사용장애를 동반하지 않는 경우

___.___   아편계 중독 섬망[b,c] (322)

F11.121   경도의 사용장애를 동반하는 경우

F11.221   중등도 또는 고도의 사용장애를 동반하는 경우

F11.921   사용장애를 동반하지 않는 경우

___.__   아편계 금단 섬망[b,c] (323)

F11.188   경도의 사용장애를 동반하는 경우

F11.288   중등도 또는 고도의 사용장애를 동반하는 경우

F11.988   사용장애를 동반하지 않는 경우

___.__   아편계로 유발된 섬망[b,c] (324)

주의점: '처방받아 복용한' 치료약물에 의해 유발되었을 경우를 치료약물로 유발된 섬망이라고 하고, 그렇지 않으면 물질 중독 섬망과 물질 금단 섬망으로 구분한다.

F11.921   아편계 치료약물을 처방받아 복용하는 중 발생한 경우 (324)

F11.988   처방받아 복용한 아편계 치료약물의 금단 중 발생한 경우 (324)

F11.99   명시되지 않는 아편계관련장애 (293)

진정제, 수면제 또는 항불안제 관련장애 (294)

___.__   진정제, 수면제 또는 항불안제 사용장애 (294)

다음의 경우 **명시할 것:** 통제된 환경에 있음

현재의 심각도/관해를 **명시할 것:**

F13.10   경도

F13.11   조기 관해 상태

F13.11   지속적 관해 상태

F13.20   중등도

F13.21   조기 관해 상태

F13.21   지속적 관해 상태

F13.20   고도

F13.21   조기 관해 상태

F13.21   지속적 관해 상태

___.__   진정제, 수면제 또는 항불안제 중독 (296)

F13.120   경도의 사용장애를 동반하는 경우

F13.220   중등도 또는 고도의 사용장애를 동반하는 경우

F13.920   사용장애를 동반하지 않는 경우

___.___   진정제, 수면제 또는 항불안제 금단 (297)
        지각 장해를 동반하지 않는 경우

F13.130   경도의 사용장애를 동반하는 경우

F13.230   중등도 또는 고도의 사용장애를 동반하는 경우

F13.930   사용장애를 동반하지 않는 경우
        지각 장해를 동반하는 경우

F13.132   경도의 사용장애를 동반하는 경우

F13.232   중등도 또는 고도의 사용장애를 동반하는 경우

F13.932   사용장애를 동반하지 않는 경우

___.___   진정제, 수면제 또는 항불안제로 유발된 정신질환 (298)

주의점: 각 질환은 본 지침서에 수록된 순서대로 제시되어 있다.

[a]**명시할 것**: 중독 중 발병, 금단 중 발병, 치료약물 사용 후 발병. **주의점**: 이 종류의 물질은 의약품으로서 처방되었을 때도 해당하는 물질로 유발된 정신질환을 일으킬 수 있음

[b]다음의 경우 **명시할 것**: 급성, 지속성

[c]다음의 경우 **명시할 것**: 과활동성, 저활동성, 혼재성 활동 수준
        진정제, 수면제 또는 항불안제로 유발된 정신병적 장애[a] (118)

F13.159   경도의 사용장애를 동반하는 경우

F13.259   중등도 또는 고도의 사용장애를 동반하는 경우

F13.959   사용장애를 동반하지 않는 경우
        진정제, 수면제 또는 항불안제로 유발된 양극성 및 관련 장애[a] (136)

F13.14   경도의 사용장애를 동반하는 경우

F13.24   중등도 또는 고도의 사용장애를 동반하는 경우

F13.94   사용장애를 동반하지 않는 경우
        진정제, 수면제 또는 항불안제로 유발된 우울장애[a] (157)

F13.14   경도의 사용장애를 동반하는 경우

F13.24   중등도 또는 고도의 사용장애를 동반하는 경우

F13.94   사용장애를 동반하지 않는 경우
        진정제, 수면제 또는 항불안제로 유발된 불안장애[a] (176)

F13.180   경도의 사용장애를 동반하는 경우

F13.280   중등도 또는 고도의 사용장애를 동반하는 경우

F13.980   사용장애를 동반하지 않는 경우
        진정제, 수면제 또는 항불안제로 유발된 수면장애[a] (234)

다음 중 하나를 **명시할 것**: 불면형, 주간졸림형, 사건수면형, 혼재형

F13.182 경도의 사용장애를 동반하는 경우

F13.282 중등도 또는 고도의 사용장애를 동반하는 경우

F13.982 사용장애를 동반하지 않는 경우

___.__ 진정제, 수면제 또는 항불안제로 유발된 성기능부전[a] (246)

다음의 경우 **명시할 것**: 경도, 중등도, 고도

F13.181 경도의 사용장애를 동반하는 경우

F13.281 중등도 또는 고도의 사용장애를 동반하는 경우

F13.981 사용장애를 동반하지 않는 경우

___.__ 진정제, 수면제 또는 항불안제 중독 섬망[b,c] (322)

F13.121 경도의 사용장애를 동반하는 경우

F13.221 중등도 또는 고도의 사용장애를 동반하는 경우

F13.921 사용장애를 동반하지 않는 경우

___.__ 진정제, 수면제 또는 항불안제 금단 섬망[b,c] (323)

F13.131 경도의 사용장애를 동반하는 경우

F13.231 중등도 또는 고도의 사용장애를 동반하는 경우

F13.931 사용장애를 동반하지 않는 경우

___.__ 진정제, 수면제 또는 항불안제로 유발된 섬망[b,c] (324)

주의점: '처방받아 복용한' 치료약물에 의해 유발되었을 경우를 치료약물로 유발된 섬망이라고 하고, 그렇지 않으면 물질 중독 섬망과 물질 금단 섬망으로 구분한다.

F13.921 진정제, 수면제 또는 항불안제 치료약물을 처방받아 복용하는 중 발생한 경우 (324)

F13.931 처방받아 복용한 진정제, 수면제 또는 항불안제 치료약물의 금단 중 발생한 경우 (324)

___.__ 진정제, 수면제 또는 항불안제로 유발된 주요 신경인지장애 (340)

다음의 경우 **명시할 것**: 지속성

F13.27 중등도 또는 고도의 사용장애를 동반하는 경우

F13.97 사용장애를 동반하지 않는 경우

___.__ 진정제, 수면제 또는 항불안제로 유발된 경도 신경인지장애 (340)

다음의 경우 **명시할 것**: 지속성

F13.188 경도의 사용장애를 동반하는 경우

F13.288 중등도 또는 고도의 사용장애를 동반하는 경우

F13.988   사용장애를 동반하지 않는 경우

F13.99   명시되지 않는 진정제, 수면제 또는 항불안제 관련장애 (298)

자극제관련장애 (299)

___.__   자극제사용장애 (299)

다음의 경우 **명시할 것**: 통제된 환경에 있음

현재의 심각도/관해를 **명시할 것**:

___.__   경도

F15.10   암페타민류 물질

F14.10   코카인

F15.10   기타 또는 명시되지 않는 자극제

___.__   경도, 조기 관해 상태

F15.11   암페타민류 물질

F14.11   코카인

F15.11   기타 또는 명시되지 않는 자극제

___.__   경도, 지속적 관해 상태

F15.11   암페타민류 물질

F14.11   코카인

F15.11   기타 또는 명시되지 않는 자극제

___.__   중등도

F15.20   암페타민류 물질

F14.20   코카인

F15.20   기타 또는 명시되지 않는 자극제

___.__   중등도, 조기 관해 상태

F15.21   암페타민류 물질

F14.21   코카인

F15.21   기타 또는 명시되지 않는 자극제

___.__   중등도, 지속적 관해 상태

F15.21   암페타민류 물질

F14.21   코카인

F15.21   기타 또는 명시되지 않는 자극제

___.__   고도

F15.20	암페타민류 물질
F14.20	코카인
F15.20	기타 또는 명시되지 않는 자극제
___.__	고도, 조기 관해 상태
F15.21	암페타민류 물질
F14.21	코카인
F15.21	기타 또는 명시되지 않는 자극제
___.__	고도, 지속적 관해 상태
F15.21	암페타민류 물질
F14.21	코카인
F15.21	기타 또는 명시되지 않는 자극제
___.__	자극제 중독 (302)
	특정 중독 물질을 **명시할 것**
	지각 장해를 동반하지 않는 경우
___.__	암페타민류 물질 또는 기타 자극제 중독
F15.120	경도의 사용장애를 동반하는 경우
F15.220	중등도 또는 고도의 사용장애를 동반하는 경우
F15.920	사용장애를 동반하지 않는 경우
___.__	코카인 중독
F14.120	경도의 사용장애를 동반하는 경우
F14.220	중등도 또는 고도의 사용장애를 동반하는 경우
F14.920	사용장애를 동반하지 않는 경우
	지각 장해를 동반하는 경우
___.__	암페타민류 물질 또는 기타 자극제 중독
F15.122	경도의 사용장애를 동반하는 경우
F15.222	중등도 또는 고도의 사용장애를 동반하는 경우
F15.922	사용장애를 동반하지 않는 경우
___.__	코카인 중독
F14.122	경도의 사용장애를 동반하는 경우
F14.222	중등도 또는 고도의 사용장애를 동반하는 경우
F14.922	사용장애를 동반하지 않는 경우
___.__	자극제 금단 (303)

금단 증후군을 야기하는 특정 물질을 **명시할 것**

___.___ 암페타민류 물질 또는 기타 자극제 금단

F15.13 경도의 사용장애를 동반하는 경우

F15.23 중등도 또는 고도의 사용장애를 동반하는 경우

F15.93 사용장애를 동반하지 않는 경우

___.___ 코카인 금단

F14.13 경도의 사용장애를 동반하는 경우

F14.23 중등도 또는 고도의 사용장애를 동반하는 경우

F14.93 사용장애를 동반하지 않는 경우

___.___ 자극제로 유발된 정신질환 (304)

주의점: 각 질환은 본 지침서에 수록된 순서대로 제시되어 있다.

ᵃ**명시할 것**: 중독 중 발병, 금단 중 발병, 치료약물 사용 후 발병. **주의
점**: 이 종류의 물질은 의약품으로서 처방되었을 때도 해당하는 물질로
유발된 정신질환을 일으킬 수 있음

ᵇ다음의 경우 **명시할 것**: 급성, 지속성

ᶜ다음의 경우 **명시할 것**: 과활동성, 저활동성, 혼재성 활동 수준

___.___ 암페타민류 물질(또는 기타 자극제)로 유발된 정신병적 장애ᵃ (118)

F15.159 경도의 사용장애를 동반하는 경우

F15.259 중등도 또는 고도의 사용장애를 동반하는 경우

F15.959 사용장애를 동반하지 않는 경우

___.___ 코카인으로 유발된 정신병적 장애ᵃ (118)

F14.159 경도의 사용장애를 동반하는 경우

F14.259 중등도 또는 고도의 사용장애를 동반하는 경우

F14.959 사용장애를 동반하지 않는 경우

___.___ 암페타민류 물질(또는 기타 자극제)로 유발된 양극성 및 관련 장애ᵃ (136)

F15.14 경도의 사용장애를 동반하는 경우

F15.24 중등도 또는 고도의 사용장애를 동반하는 경우

F15.94 사용장애를 동반하지 않는 경우

___.___ 코카인으로 유발된 양극성 및 관련 장애ᵃ (136)

F14.14 경도의 사용장애를 동반하는 경우

F14.24 중등도 또는 고도의 사용장애를 동반하는 경우

F14.94 사용장애를 동반하지 않는 경우

___.___   암페타민류 물질(또는 기타 자극제)로 유발된 우울장애[a] (157)

F15.14   경도의 사용장애를 동반하는 경우

F15.24   중등도 또는 고도의 사용장애를 동반하는 경우

F15.94   사용장애를 동반하지 않는 경우

___.___   코카인으로 유발된 우울장애[a] (157)

F14.14   경도의 사용장애를 동반하는 경우

F14.24   중등도 또는 고도의 사용장애를 동반하는 경우

F14.94   사용장애를 동반하지 않는 경우

___.___   암페타민류 물질(또는 기타 자극제)로 유발된 불안장애[a] (176)

F15.180   경도의 사용장애를 동반하는 경우

F15.280   중등도 또는 고도의 사용장애를 동반하는 경우

F15.980   사용장애를 동반하지 않는 경우

___.___   코카인으로 유발된 불안장애[a] (176)

F14.180   경도의 사용장애를 동반하는 경우

F14.280   중등도 또는 고도의 사용장애를 동반하는 경우

F14.980   사용장애를 동반하지 않는 경우

___.___   암페타민류 물질(또는 기타 자극제)로 유발된 강박 및 관련 장애[a] (185)

F15.188   경도의 사용장애를 동반하는 경우

F15.288   중등도 또는 고도의 사용장애를 동반하는 경우

F15.988   사용장애를 동반하지 않는 경우

___.___   코카인으로 유발된 강박 및 관련 장애[a] (185)

F14.188   경도의 사용장애를 동반하는 경우

F14.288   중등도 또는 고도의 사용장애를 동반하는 경우

F14.988   사용장애를 동반하지 않는 경우

___.___   암페타민류 물질(또는 기타 자극제)로 유발된 수면장애[a] (234)

다음 중 하나를 **명시할 것**: 불면형, 주간졸림형, 혼재형

F15.182   경도의 사용장애를 동반하는 경우

F15.282   중등도 또는 고도의 사용장애를 동반하는 경우

F15.982   사용장애를 동반하지 않는 경우

___.___   코카인으로 유발된 수면장애[a] (234)

다음 중 하나를 **명시할 것**: 불면형, 주간졸림형, 혼재형

F14.182   경도의 사용장애를 동반하는 경우

F14.282	중등도 또는 고도의 사용장애를 동반하는 경우
F14.982	사용장애를 동반하지 않는 경우
___.__	암페타민류 물질(또는 기타 자극제)로 유발된 성기능부전[a] (246)

다음의 경우 **명시할 것**: 경도, 중등도, 고도

F15.181	경도의 사용장애를 동반하는 경우
F15.281	중등도 또는 고도의 사용장애를 동반하는 경우
F15.981	사용장애를 동반하지 않는 경우
___.__	코카인으로 유발된 성기능부전[a] (246)

다음의 경우 **명시할 것**: 경도, 중등도, 고도

F14.181	경도의 사용장애를 동반하는 경우
F14.281	중등도 또는 고도의 사용장애를 동반하는 경우
F14.981	사용장애를 동반하지 않는 경우
___.__	암페타민류 물질(또는 기타 자극제) 중독 섬망[b,c] (322)

F15.121	경도의 사용장애를 동반하는 경우
F15.221	중등도 또는 고도의 사용장애를 동반하는 경우
F15.921	사용장애를 동반하지 않는 경우
___.__	코카인 중독 섬망[b,c] (322)

F14.121	경도의 사용장애를 동반하는 경우
F14.221	중등도 또는 고도의 사용장애를 동반하는 경우
F14.921	사용장애를 동반하지 않는 경우
F15.921	암페타민류(또는 기타 자극제) 치료약물로 유발된 섬망[b,c] (324)

주의점: '처방받아 복용한' 치료약물에 의해 유발되었을 경우를 치료약물로 유발된 섬망이라고 하고, 그렇지 않으면 물질 중독 섬망으로 구분한다.

___.__	암페타민류 물질(또는 기타 자극제)로 유발된 경도 신경인지장애 (340)

다음의 경우 **명시할 것**: 지속성

F15.188	경도의 사용장애를 동반하는 경우
F15.288	중등도 또는 고도의 사용장애를 동반하는 경우
F15.988	사용장애를 동반하지 않는 경우
___.__	코카인으로 유발된 경도 신경인지장애 (340)

다음의 경우 **명시할 것**: 지속성

F14.188	경도의 사용장애를 동반하는 경우

F14.288	중등도 또는 고도의 사용장애를 동반하는 경우
F14.988	사용장애를 동반하지 않는 경우
___.__	명시되지 않는 자극제관련장애 (304)
F15.99	암페타민류 물질 또는 기타 자극제
F14.99	코카인

담배관련장애 (305)

___.__	담배사용장애 (305)
	다음의 경우 **명시할 것**: 유지치료 중, 통제된 환경에 있음
	현재의 심각도/관해를 **명시할 것**:
Z72.0	경도
F17.200	중등도
F17.201	조기 관해 상태
F17.201	지속적 관해 상태
F17.200	고도
F17.201	조기 관해 상태
F17.201	지속적 관해 상태
F17.203	담배 금단 (306)
	주의점: 담배 금단에 대한 ICD-10-CM 부호화를 위해서는 반드시 중등도 또는 고도의 담배사용장애가 동반되어야 함
___.__	담배로 유발된 정신질환 (307)
F17.208	담배로 유발된 수면장애, 중등도 또는 고도의 사용장애를 동반하는 경우 (234)
	다음 중 하나를 **명시할 것**: 불면형, 주간졸림형, 혼재형
	다음의 경우 **명시할 것**: 금단 중 발병, 치료약물 사용 후 발병
F17.209	명시되지 않는 담배관련장애 (307)

기타(또는 미상의) 물질관련장애 (308)

___.__	기타(또는 미상의) 물질사용장애 (308)
	다음의 경우 **명시할 것**: 통제된 환경에 있음
	현재의 심각도/관해를 **명시할 것**:
F19.10	경도

F19.11	조기 관해 상태
F19.11	지속적 관해 상태
F19.20	중등도
F19.21	조기 관해 상태
F19.21	지속적 관해 상태
F19.20	고도
F19.21	조기 관해 상태
F19.21	지속적 관해 상태
___.___	기타(또는 미상의) 물질 중독 (310)
	지각 장해를 동반하지 않는 경우
F19.120	경도의 사용장애를 동반하는 경우
F19.220	중등도 또는 고도의 사용장애를 동반하는 경우
F19.920	사용장애를 동반하지 않는 경우
	지각 장해를 동반하는 경우
F19.122	경도의 사용장애를 동반하는 경우
F19.222	중등도 또는 고도의 사용장애를 동반하는 경우
F19.922	사용장애를 동반하지 않는 경우
___.___	기타(또는 미상의) 물질 금단 (310)
	지각 장해를 동반하지 않는 경우
F19.130	경도의 사용장애를 동반하는 경우
F19.230	중등도 또는 고도의 사용장애를 동반하는 경우
F19.930	사용장애를 동반하지 않는 경우
	지각 장해를 동반하는 경우
F19.132	경도의 사용장애를 동반하는 경우
F19.232	중등도 또는 고도의 사용장애를 동반하는 경우
F19.932	사용장애를 동반하지 않는 경우
___.___	기타(또는 미상의) 물질로 유발된 정신질환 (311)

주의점: 각 질환은 본 지침서에 수록된 순서대로 제시되어 있다.

[a]**명시할 것**: 중독 중 발병, 금단 중 발병, 치료약물 사용 후 발병. **주의점**: 이 종류의 물질은 의약품으로서 처방되거나 일반의약품으로 사용되었을 때도 해당하는 물질로 유발된 정신질환을 일으킬 수 있음

[b]**다음의 경우 명시할 것**: 급성, 지속성

^c다음의 경우 **명시할 것**: 과활동성, 저활동성, 혼재성 활동 수준

___.__ 기타(또는 미상의) 물질로 유발된 정신병적 장애^a (118)

F19.159 경도의 사용장애를 동반하는 경우
F19.259 중등도 또는 고도의 사용장애를 동반하는 경우
F19.959 사용장애를 동반하지 않는 경우

___.__ 기타(또는 미상의) 물질로 유발된 양극성 및 관련 장애^a (136)

F19.14 경도의 사용장애를 동반하는 경우
F19.24 중등도 또는 고도의 사용장애를 동반하는 경우
F19.94 사용장애를 동반하지 않는 경우

___.__ 기타(또는 미상의) 물질로 유발된 우울장애^a (157)

F19.14 경도의 사용장애를 동반하는 경우
F19.24 중등도 또는 고도의 사용장애를 동반하는 경우
F19.94 사용장애를 동반하지 않는 경우

___.__ 기타(또는 미상의) 물질로 유발된 불안장애^a (176)

F19.180 경도의 사용장애를 동반하는 경우
F19.280 중등도 또는 고도의 사용장애를 동반하는 경우
F19.980 사용장애를 동반하지 않는 경우

___.__ 기타(또는 미상의) 물질로 유발된 강박 및 관련 장애^a (185)

F19.188 경도의 사용장애를 동반하는 경우
F19.288 중등도 또는 고도의 사용장애를 동반하는 경우
F19.988 사용장애를 동반하지 않는 경우

___.__ 기타(또는 미상의) 물질로 유발된 수면장애^a (234)

다음 중 하나를 **명시할 것**: 불면형, 주간졸림형, 사건수면형, 혼재형
F19.182 경도의 사용장애를 동반하는 경우
F19.282 중등도 또는 고도의 사용장애를 동반하는 경우
F19.982 사용장애를 동반하지 않는 경우

___.__ 기타(또는 미상의) 물질로 유발된 성기능부전^a (246)

다음의 경우 **명시할 것**: 경도, 중등도, 고도
F19.181 경도의 사용장애를 동반하는 경우
F19.281 중등도 또는 고도의 사용장애를 동반하는 경우
F19.981 사용장애를 동반하지 않는 경우

___.__ 기타(또는 미상의) 물질 중독 섬망^{b,c} (322)

F19.121   경도의 사용장애를 동반하는 경우

F19.221   중등도 또는 고도의 사용장애를 동반하는 경우

F19.921   사용장애를 동반하지 않는 경우

___.__   기타(또는 미상의) 물질 금단 섬망[b,c] (323)

F19.131   경도의 사용장애를 동반하는 경우

F19.231   중등도 또는 고도의 사용장애를 동반하는 경우

F19.931   사용장애를 동반하지 않는 경우

___.__   기타(또는 미상의) 약물로 유발된 섬망[b,c] (324)

              주의점: '처방받아 복용한' 치료약물에 의해 유발되었을 경우를 치료
              약물로 유발된 섬망이라고 하고, 그렇지 않으면 물질 중독 섬망과 물
              질 금단 섬망으로 구분한다.

F19.921   기타(또는 미상의) 치료약물을 처방받아 복용하는 중 발생한 경우
              (324)

F19.931   처방받아 복용한 기타(또는 미상의) 치료약물의 금단 중 발생한 경
              우 (324)

___.__   기타(또는 미상의) 물질로 유발된 주요 신경인지장애 (340)

              다음의 경우 **명시할 것**: 지속성

F19.17   경도의 사용장애를 동반하는 경우

F19.27   중등도 또는 고도의 사용장애를 동반하는 경우

F19.97   사용장애를 동반하지 않는 경우

___.__   기타(또는 미상의) 물질로 유발된 경도 신경인지장애 (340)

              다음의 경우 **명시할 것**: 지속성

F19.188   경도의 사용장애를 동반하는 경우

F19.288   중등도 또는 고도의 사용장애를 동반하는 경우

F19.988   사용장애를 동반하지 않는 경우

F19.99   명시되지 않는 기타(또는 미상의) 물질관련장애 (312)

비물질관련장애 Non-Substance-Related Disorders (313)

F63.0   도박장애 (313)

              다음의 경우 **명시할 것**: 삽화성, 지속성

              다음의 경우 **명시할 것**: 조기 관해 상태, 지속적 관해 상태

              현재의 심각도를 **명시할 것**: 경도, 중등도, 고도

신경인지장애 Neurocognitive Disorders (315)

___.___ 섬망 (322)

다음의 경우 **명시할 것**: 급성, 지속성

다음의 경우 **명시할 것**: 과활동성, 저활동성, 혼재성 활동 수준

ᵃ**주의점**: 적용 가능한 ICD-10-CM 부호에 대해서는 특정 물질/치료약물로 유발된 섬망에 대한 '물질관련 및 중독 장애'의 물질 분류를 참조하시오. 추가적인 정보를 위해서는 진단기준과 이에 상응하는 기록 절차를 참조하시오.

다음 중 하나를 **명시할 것**:

___.___ 물질 중독 섬망ᵃ

___.___ 물질 금단 섬망ᵃ

___.___ 치료약물로 유발된 섬망ᵃ

F05 다른 의학적 상태로 인한 섬망

F05 다중 병인으로 인한 섬망

F05 달리 명시되는 섬망 (326)

F05 명시되지 않는 섬망 (326)

주요 및 경도 신경인지장애 Major and Mild Neurocognitive Disorders (327)

나열된 특정 진단과 관련하여 주요 및 경도 신경인지장애를 부호화하고 기록하기 위해 다음 순서를 참조하시오. 예외는 주의점으로 표시됨:

주요 및 경도 신경인지장애: '[다음 의학적 병인 중 하나]로 인한'에 **명시할 것**: 알츠하이머병, 전두측두엽 변성, 루이소체병, 혈관 질환, 외상성 뇌손상, 물질/치료약물 사용, HIV 감염, 프라이온병, 파킨슨병, 헌팅턴병, 다른 의학적 상태, 다중 병인, 미상의 병인

주요 및 경도 신경인지장애: 주요 또는 경도 신경인지장애에 대한 **특정 의학적 병인**을 먼저 부호화하시오. **주의점**: 혈관성 주요 신경인지장애, 가능성 있는 병인으로 인한 주요 신경인지장애, 물질/치료약물로 유발된 주요 또는 경도 신경인지장애, 혹은 미상의 병인으로 인한 주요 또는 경도 신경인지장애에 대해서는 의학적 병인 부호가 사용되지 않음

ᵃ**주요 신경인지장애에만 해당**: 다음으로, 심각도를 다음과 같이 부호화하시오(다음 진단부호의 네 번째 문자에 있는 자리표시자 'x'): .Ay 경도, .By 중등도, .Cy 고도.

주의점: 어떠한 물질/치료약물로 유발된 신경인지장애에도 적용되지 않음

[b]**주요 신경인지장애에만 해당**: 다음으로, 동반된 행동 또는 심리적 장해를 부호화하시오(다음 진단부호의 다섯 번째와 여섯 번째 문자에 있는 자리표시자 'y'): .x11 초조를 동반하는 경우; .x4 불안을 동반하는 경우; .x3 기분 증상을 동반하는 경우; .x2 정신병적 장애를 동반하는 경우; .x18 다른 행동 또는 심리적 장해를 동반하는 경우(예, 냉담); .x0 행동 또는 심리적 장해를 동반하지 않는 경우. **주의점**: 한 종류 이상의 연관된 행동 또는 심리적 장해가 있는 경우, 각각은 분리해서 부호화함. 추가적인 정보를 위해서는 331~333쪽의 부호화 표를 참조하시오.

[c]**경도 신경인지장애에만 해당**(예외: 다음 주의점 d를 참조하시오): F06.70 행동 장해를 동반하지 않는 경우 또는 F06.71 행동 장해를 동반하는 경우 중 하나를 부호화하시오(예, 냉담, 초조, 불안, 기분 증상, 정신병적 장애, 또는 다른 행동 증상). **경도 신경인지장애에만 해당하는 부호화 시 주의점**: 경도 신경인지장애를 유발한 것과 같은 의학적 상태에 의해 발생한 임상적으로 현저한 정신과적 증상을 표시하기 위해서는 추가적 질병 부호를 사용하시오(예, F06.2 알츠하이머병으로 인한 정신병적 장애, 망상 동반; F06.32 파킨슨병으로 인한 우울장애, 주요우울 유사 삽화 동반). **주의점**: 다른 의학적 상태로 인한 정신질환을 위한 추가적인 부호는 현상학을 공유하는 장애에 포함됨(예, 다른 의학적 상태로 인한 우울장애에 대해서는 '우울장애'를 참조하시오)

[d]**가능성 있는 또는 미상의 병인으로 인한 경도 신경인지장애**: G31.84만을 부호화하시오. 추가적인 의학적 부호는 사용되지 않음. **주의점**: '행동 장해를 동반하는 경우' 및 '행동 장해를 동반하지 않는 경우'는 부호화될 수 없지만 여전히 기록되어야 함

알츠하이머병으로 인한 주요 또는 경도 신경인지장애 (334)

F02.[xy]	거의 확실한 알츠하이머병으로 인한 주요 신경인지장애[a,b]
	주의점: G30.9 알츠하이머병을 먼저 부호화하시오.
F03.[xy]	가능성 있는 알츠하이머병으로 인한 주요 신경인지장애[a,b]
	주의점: 추가적인 의학적 부호 없음
__.__	거의 확실한 알츠하이머병으로 인한 경도 신경인지장애[c]
	주의점: G30.9 알츠하이머병을 먼저 부호화하시오.
F06.71	행동 장해를 동반하는 경우
F06.70	행동 장해를 동반하지 않는 경우
G31.84	가능성 있는 알츠하이머병으로 인한 경도 신경인지장애[d]

전두측두엽 주요 또는 경도 신경인지장애 (335)

F02.[xy] 거의 확실한 전두측두엽 변성으로 인한 주요 신경인지장애[a,b]

　　　주의점: G31.09 전두측두엽 변성을 먼저 부호화하시오.

F03.[xy] 가능성 있는 전두측두엽 변성으로 인한 주요 신경인지장애[a,b]

　　　주의점: 추가적인 의학적 부호 없음

__.__ 거의 확실한 전두측두엽 변성으로 인한 경도 신경인지장애[c]

　　　주의점: G31.09 전두측두엽 변성을 먼저 부호화하시오.

F06.71 　행동 장해를 동반하는 경우

F06.70 　행동 장해를 동반하지 않는 경우

G31.84 　가능성 있는 전두측두엽 변성으로 인한 경도 신경인지장애[d]

루이소체 주요 또는 경도 신경인지장애 (337)

F02.[xy] 거의 확실한 루이소체 주요 신경인지장애[a,b]

　　　주의점: G31.83 루이소체병을 먼저 부호화하시오.

F03.[xy] 가능성 있는 루이소체 주요 신경인지장애[a,b]

　　　주의점: 추가적인 의학적 부호 없음

__.__ 거의 확실한 루이소체 경도 신경인지장애[c]

　　　주의점: G31.83 루이소체병을 먼저 부호화하시오.

F06.71 　행동 장해를 동반하는 경우

F06.70 　행동 장해를 동반하지 않는 경우

G31.84 　가능성 있는 루이소체 경도 신경인지장애[d]

혈관성 주요 또는 경도 신경인지장애 (338)

F01.[xy] 거의 확실한 혈관 질환으로 인한 주요 신경인지장애[a,b]

　　　주의점: 추가적인 의학적 부호 없음

F03.[xy] 가능성 있는 혈관 질환으로 인한 주요 신경인지장애[a,b]

　　　주의점: 추가적인 의학적 부호 없음

__.__ 거의 확실한 혈관 질환으로 인한 경도 신경인지장애[c]

　　　주의점: I67.9 뇌혈관 질환을 먼저 부호화하시오.

F06.71 　행동 장해를 동반하는 경우

F06.70 　행동 장해를 동반하지 않는 경우

G31.84 　가능성 있는 혈관 질환으로 인한 경도 신경인지장애[d]

외상성 뇌손상으로 인한 주요 또는 경도 신경인지장애 (339)

주의점: S06.2XAS 불특정 기간 의식 상실이 있는 광범위한 외상성 뇌손상, 후유증을 먼저 부호화하시오.

F02.[xy]   외상성 뇌손상으로 인한 주요 신경인지장애[a,b]

___.___   외상성 뇌손상으로 인한 경도 신경인지장애[c]

F06.71   행동 장해를 동반하는 경우

F06.70   행동 장해를 동반하지 않는 경우

물질/치료약물로 유발된 주요 또는 경도 신경인지장애 (340)

주의점: 추가적인 의학적 부호는 사용되지 않음. 적용 가능한 ICD-10-CM 부호에 대해서는 특정 물질/치료약물로 유발된 주요 또는 경도 신경인지장애에 대한 '물질 관련 및 중독 장애'의 물질 분류를 참조하시오. 추가적인 정보를 위해서는 편람의 진단기준과 이에 상응하는 기록 절차를 참조하시오.

부호화 시 주의점: 같은 분류의 물질에 대한 물질사용장애가 동반되어 있는지 여부에 따라 ICD-10-CM 부호가 달라짐. 어떤 경우에도 독립적인 물질사용장애의 진단이 주어지지 않음. 주의점: 증상 명시자 '초조 동반' '불안 동반' '기분 증상 동반' '정신병적 장해 동반' '기타 행동 또는 심리적 장해 동반' '행동 또는 심리적 장해를 동반하지 않음'은 부호화될 수 없지만 여전히 기록되어야 함

다음의 경우 **명시할 것**: 지속성

___.___   물질/치료약물로 유발된 주요 신경인지장애

현재 주요 신경인지장애의 심각도를 **명시할 것**: 경도, 중등도, 고도

___.___   물질/치료약물로 유발된 경도 신경인지장애

HIV 감염으로 인한 주요 또는 경도 신경인지장애 (343)

주의점: B20 HIV 감염을 먼저 부호화하시오.

F02.[xy]   HIV 감염으로 인한 주요 신경인지장애[a,b]

___.___   HIV 감염으로 인한 경도 신경인지장애[c]

F06.71   행동 장해를 동반하는 경우

F06.70   행동 장해를 동반하지 않는 경우

프라이온병으로 인한 주요 또는 경도 신경인지장애 (344)

주의점: A81.9 프라이온병을 먼저 부호화하시오.

F02.[xy]　　프라이온병으로 인한 주요 신경인지장애[a,b]

　＿．＿　　프라이온병으로 인한 경도 신경인지장애[c]

F06.71　　　행동 장해를 동반하는 경우

F06.70　　　행동 장해를 동반하지 않는 경우

파킨슨병으로 인한 주요 또는 경도 신경인지장애 (345)

F02.[xy]　　거의 확실한 파킨슨병으로 인한 주요 신경인지장애[a,b]

　　　　　　　주의점: G20.C 파킨슨병을 먼저 부호화하시오.

F03.[xy]　　가능성 있는 파킨슨병으로 인한 주요 신경인지장애[a,b]

　　　　　　　주의점: 추가적인 의학적 부호 없음

　＿．＿　　거의 확실한 파킨슨병으로 인한 경도 신경인지장애[c]

　　　　　　　주의점: G20.C 파킨슨병을 먼저 부호화하시오.

F06.71　　　행동 장해를 동반하는 경우

F06.70　　　행동 장해를 동반하지 않는 경우

G31.84　　가능성 있는 파킨슨병으로 인한 경도 신경인지장애[d]

헌팅턴병으로 인한 주요 또는 경도 신경인지장애 (346)

주의점: G10 헌팅턴병을 먼저 부호화하시오.

F02.[xy]　　헌팅턴병으로 인한 주요 신경인지장애[a,b]

　＿．＿　　헌팅턴병으로 인한 경도 신경인지장애[c]

F06.71　　　행동 장해를 동반하는 경우

F06.70　　　행동 장해를 동반하지 않는 경우

다른 의학적 상태로 인한 주요 또는 경도 신경인지장애 (347)

주의점: 다른 의학적 상태를 먼저 부호화하시오.

F02.[xy]　　다른 의학적 상태로 인한 주요 신경인지장애[a,b]

　＿．＿　　다른 의학적 상태로 인한 경도 신경인지장애[c]

F06.71　　　행동 장해를 동반하는 경우

F06.70　　　행동 장해를 동반하지 않는 경우

다중 병인으로 인한 주요 또는 경도 신경인지장애 (347)

F02.[xy]　　다중 병인으로 인한 주요 신경인지장애[a,b]

　　　　주의점: 모든 병인의 의학적 상태를 먼저 부호화하시오(예외적으로 뇌
　　　　혈관 질환은 부호화하지 않음). 다음으로 적용되는 모든 병인으로 인한
　　　　주요 신경인지장애에 대해 **F02.[xy]**[a,b]를 한 번 부호화하시오. 거의 확
　　　　실한 혈관 질환으로 인한 주요 신경인지장애가 존재한다면 **F01.[xy]**[a,b]
　　　　도 부호화하시오. 물질 또는 치료약물이 병인에 역할을 한다면 관련 있
　　　　는 물질/치료약물로 유발된 주요 신경인지장애도 부호화하시오.

___.__　　다중 병인으로 인한 경도 신경인지장애[c]

　　　　주의점: 존재한다면 I67.9 뇌혈관 질환을 포함하여 모든 병인의 의학적
　　　　상태를 먼저 부호화하시오. 다음으로 존재한다면 거의 확실한 혈관 질
　　　　환으로 인한 경도 신경인지장애를 포함한 적용되는 모든 병인으로 인한
　　　　경도 신경인지장애에 대해 **F06.70** 또는 **F06.71**을 한 번 부호화하시오
　　　　(다섯 번째 문자에 대해서는 다음을 참조하시오). 물질 또는 치료약물이
　　　　병인에 역할을 한다면 관련 있는 물질/치료약물로 유발된 경도 신경인
　　　　지장애도 부호화하시오.

F06.71　　행동 장해를 동반하는 경우

F06.70　　행동 장해를 동반하지 않는 경우

미상의 병인으로 인한 주요 또는 경도 신경인지장애 (349)

주의점: 추가적인 의학적 부호 없음

F03.[xy]　미상의 병인으로 인한 주요 신경인지장애[a,b]

G31.84　미상의 병인으로 인한 경도 신경인지장애[d]

R41.9　　명시되지 않는 신경인지장애 (349)

주의점: 추가적인 의학적 부호 없음

성격장애 Personality Disorders (351)

A군 성격장애 Cluster A Personality Disorders

F60.0　　편집성 성격장애 (352)

F60.1　　조현성 성격장애 (352)

F21　　조현형 성격장애 (353)

B군 성격장애 Cluster B Personality Disorders
F60.2   반사회성 성격장애 (354)

F60.3   경계성 성격장애 (355)

F60.4   연극성 성격장애 (355)

F60.81 자기애성 성격장애 (356)

C군 성격장애 Cluster C Personality Disorders
F60.6   회피성 성격장애 (357)

F60.7   의존성 성격장애 (357)

F60.5   강박성 성격장애 (358)

기타 성격장애 Other Personality Disorders
F07.0   다른 의학적 상태로 인한 성격 변화 (359)

다음 중 하나를 명시할 것: 불안정형, 탈억제형, 공격형, 무감동형, 편집형, 기타형, 혼합형, 명시되지 않는 유형

F60.89 달리 명시되는 성격장애 (360)

F60.9   명시되지 않는 성격장애 (360)

변태성욕장애 Paraphilic Disorders (361)

다음의 명시자를 변태성욕장애의 해당 부분에 적용한다:

[a]다음의 경우 **명시할 것**: 통제된 환경에 있음, 완전 관해 상태

F65.3   관음장애[a] (361)

F65.2   노출장애[a] (362)

다음 중 하나를 명시할 것: 사춘기 이전의 아동에게 성기를 노출함으로써 성적 흥분을 일으킴, 신체적으로 성숙한 개인에게 성기를 노출함으로써 성적 흥분을 일으킴, 사춘기 이전의 아동과 신체적으로 성숙한 개인에게 성기를 노출함으로써 성적 흥분을 일으킴

F65.81 마찰도착장애[a] (362)

F65.51 성적피학장애[a] (363)

다음의 경우 명시할 것: 질식기호증 동반

F65.52   성적가학장애[a] (363)

F65.4   소아성애장애 (364)

다음 중 하나를 명시할 것: 배타적 유형, 비배타적 유형

다음의 경우 **명시할 것**: 성적으로 남아 선호, 성적으로 여아 선호, 성적
으로 양성 모두 선호

다음의 경우 **명시할 것**: 근친상간에 국한된 경우

F65.0   물품음란장애[a] (365)

명시할 것: 신체 일부, 무생물 물체, 기타

F65.1   복장도착장애[a] (365)

다음의 경우 **명시할 것**: 물품음란증 동반, 자가여성애 동반

F65.89   달리 명시되는 변태성욕장애 (366)

F65.9   명시되지 않는 변태성욕장애 (366)

기타 정신질환 및 추가적 부호
Other Mental Disorders and Additional Codes (369)

F06.8   다른 의학적 상태로 인한 달리 명시되는 정신질환 (369)

F09   다른 의학적 상태로 인한 명시되지 않는 정신질환 (370)

F99   달리 명시되는 정신질환 (370)

F99   명시되지 않는 정신질환 (371)

Z03.89   진단 혹은 상태 없음 (371)

치료약물로 유발된 운동장애 및 치료약물의 기타 부작용
Medication-Induced Movement Disorders
and Other Adverse Effects of Medication (373)

___.__   치료약물로 유발된 파킨슨증 (374)

G21.11   항정신병 치료약물 및 기타 도파민 수용체 차단제로 유발된 파킨슨증
(374)

G21.19   기타 치료약물로 유발된 파킨슨증 (374)

G21.0   신경이완제 악성 증후군 (378)

G24.02   치료약물로 유발된 급성 근육긴장이상 (381)

G25.71   치료약물로 유발된 급성 좌불안석 (384)

G24.01   지연성 운동이상 (386)

G24.09   지연성 근육긴장이상 (390)

G25.71   지연성 좌불안석 (390)

G25.1   치료약물로 유발된 체위떨림 (390)

G25.79   기타 치료약물로 유발된 운동장애 (392)

___.___   항우울제 중단 증후군 (392)

T43.205A   초기 대면

T43.205D   후속 대면

T43.205S   후유증

___.___   치료약물의 기타 부작용 (394)

T50.905A   초기 대면

T50.905D   후속 대면

T50.905S   후유증

임상적 관심의 초점이 될 수 있는 기타 상태
Other Conditions That May Be a Focus of Clinical Attention (395)

자살 행동 및 비자살적 자해 Suicidal Behavior and Nonsuicidal Self-Injury (396)

자살 행동 (397)

___.___   현재 자살 행동 (397)

T14.91XA   초기 대면

T14.91XD   후속 대면

Z91.51   자살 행동의 과거력 (397)

비자살적 자해 (397)

R45.88   현재 비자살적 자해 (397)

Z91.52   비자살적 자해의 과거력 (397)

학대 및 방임 Abuse and Neglect (398)

아동 가학 및 방임 문제 (398)

아동 신체적 학대 (398)
___.___   아동 신체적 학대, 확인됨 (399)
T74.12XA   초기 대면
T74.12XD   후속 대면
___.___   아동 신체적 학대, 의심됨 (399)
T76.12XA   초기 대면
T76.12XD   후속 대면
___.___   아동 신체적 학대와 관련된 기타 상황 (399)
Z69.010   부모에 의한 아동 신체적 학대의 피해자에 대한 정신건강 서비스를
위한 대면
Z69.020   비양친성 아동 신체적 학대의 피해자에 대한 정신건강 서비스를 위한
대면
Z62.810   아동기 신체적 학대의 개인력(과거력)
Z69.011   양친성 아동 신체적 학대의 가해자에 대한 정신건강 서비스를 위한
대면
Z69.021   비양친성 아동 신체적 학대의 가해자에 대한 정신건강 서비스를 위한
대면

아동 성적 학대 (399)
___.___   아동 성적 학대, 확인됨 (400)
T74.22XA   초기 대면
T74.22XD   후속 대면
___.___   아동 성적 학대, 의심됨 (400)
T76.22XA   초기 대면
T76.22XD   후속 대면
___.___   아동 성적 학대와 관련된 기타 상황 (400)

Z69.010   부모에 의한 아동 성적 학대의 피해자에 대한 정신건강 서비스를 위한 대면

Z69.020   비양친성 아동 성적 학대의 피해자에 대한 정신건강 서비스를 위한 대면

Z62.810   아동기 성적 학대의 개인력(과거력)

Z69.011   양친성 아동 성적 학대의 가해자에 대한 정신건강 서비스를 위한 대면

Z69.021   비양친성 아동 성적 학대의 가해자에 대한 정신건강 서비스를 위한 대면

아동 방임 (400)

___.___   아동 방임, 확인됨 (401)

T74.02XA   초기 대면

T74.02XD   후속 대면

___.___   아동 방임, 의심됨 (401)

T76.02XA   초기 대면

T76.02XD   후속 대면

___.___   아동 방임과 관련된 기타 상황 (401)

Z69.010   부모에 의한 아동 방임의 피해자에 대한 정신건강 서비스를 위한 대면

Z69.020   비양친성 아동 방임의 피해자에 대한 정신건강 서비스를 위한 대면

Z62.812   아동기 방임의 개인력(과거력)

Z69.011   양친성 아동 방임의 가해자에 대한 정신건강 서비스를 위한 대면

Z69.021   비양친성 아동 방임의 가해자에 대한 정신건강 서비스를 위한 대면

아동 심리적 학대 (401)

___.___   아동 심리적 학대, 확인됨 (402)

T74.32XA   초기 대면

T74.32XD   후속 대면

___.___   아동 심리적 학대, 의심됨 (402)

T76.32XA   초기 대면

T76.32XD   후속 대면

___.___   아동 심리적 학대와 관련된 기타 상황 (402)

Z69.010   부모에 의한 아동 심리적 학대의 피해자에 대한 정신건강 서비스를 위한 대면

Z69.020   비양친성 아동 심리적 학대의 피해자에 대한 정신건강 서비스를 위한

대면

Z62.811	아동기 심리적 학대의 개인력(과거력)
Z69.011	양친성 아동 심리적 학대의 가해자에 대한 정신건강 서비스를 위한 대면
Z69.021	비양친성 아동 심리적 학대의 가해자에 대한 정신건강 서비스를 위한 대면

성인 가학 및 방임 문제 (402)

배우자나 동반자 신체적 폭력 (402)

___.___	배우자나 동반자 신체적 폭력, 확인됨 (403)
T74.11XA	초기 대면
T74.11XD	후속 대면
___.___	배우자나 동반자 신체적 폭력, 의심됨 (403)
T76.11XA	초기 대면
T76.11XD	후속 대면
___.___	배우자나 동반자 신체적 폭력과 관련된 기타 상황 (403)
Z69.11	배우자나 동반자 신체적 폭력의 피해자에 대한 정신건강 서비스를 위한 대면
Z91.410	배우자나 동반자 신체적 폭력의 개인력(과거력)
Z69.12	배우자나 동반자 신체적 폭력의 가해자에 대한 정신건강 서비스를 위한 대면

배우자나 동반자 성적 폭력 (403)

___.___	배우자나 동반자 성적 폭력, 확인됨 (403)
T74.21XA	초기 대면
T74.21XD	후속 대면
___.___	배우자나 동반자 성적 폭력, 의심됨 (403)
T76.21XA	초기 대면
T76.21XD	후속 대면
___.___	배우자나 동반자 성적 폭력과 관련된 기타 상황 (403)
Z69.81	배우자나 동반자 성적 폭력의 피해자에 대한 정신건강 서비스를 위한

대면

Z91.410   배우자나 동반자 성적 폭력의 개인력(과거력)

Z69.12   배우자나 동반자 성적 폭력의 가해자에 대한 정신건강 서비스를 위한 대면

배우자나 동반자 방임 (404)

___.___   배우자나 동반자 방임, 확인됨 (404)

T74.01XA   초기 대면

T74.01XD   후속 대면

___.___   배우자나 동반자 방임, 의심됨 (404)

T76.01XA   초기 대면

T76.01XD   후속 대면

___.___   배우자나 동반자 방임과 관련된 기타 상황 (404)

Z69.11   배우자나 동반자 방임의 피해자에 대한 정신건강 서비스를 위한 대면

Z91.412   배우자나 동반자 방임의 개인력(과거력)

Z69.12   배우자나 동반자 방임의 가해자에 대한 정신건강 서비스를 위한 대면

배우자나 동반자 심리적 학대 (405)

___.___   배우자나 동반자 심리적 학대, 확인됨 (405)

T74.31XA   초기 대면

T74.31XD   후속 대면

___.___   배우자나 동반자 심리적 학대, 의심됨 (405)

T76.31XA   초기 대면

T76.31XD   후속 대면

___.___   배우자나 동반자 심리적 학대와 관련된 기타 상황 (405)

Z69.11   배우자나 동반자 심리적 학대의 피해자에 대한 정신건강 서비스를 위한 대면

Z91.411   배우자나 동반자 심리적 학대의 개인력(과거력)

Z69.12   배우자나 동반자 심리적 학대의 가해자에 대한 정신건강 서비스를 위한 대면

배우자나 동반자가 아닌 사람에 의한 성인 학대 (405)

___.__ 배우자나 동반자가 아닌 사람에 의한 성인 신체적 학대, 확인됨 (406)

T74.11XA 초기 대면

T74.11XD 후속 대면

___.__ 배우자나 동반자가 아닌 사람에 의한 성인 신체적 학대, 의심됨 (406)

T76.11XA 초기 대면

T76.11XD 후속 대면

___.__ 배우자나 동반자가 아닌 사람에 의한 성인 성적 학대, 확인됨 (406)

T74.21XA 초기 대면

T74.21XD 후속 대면

___.__ 배우자나 동반자가 아닌 사람에 의한 성인 성적 학대, 의심됨 (406)

T76.21XA 초기 대면

T76.21XD 후속 대면

___.__ 배우자나 동반자가 아닌 사람에 의한 성인 심리적 학대, 확인됨 (406)

T74.31XA 초기 대면

T74.31XD 후속 대면

___.__ 배우자나 동반자가 아닌 사람에 의한 성인 심리적 학대, 의심됨 (407)

T76.31XA 초기 대면

T76.31XD 후속 대면

___.__ 배우자나 동반자가 아닌 사람에 의한 성인 학대와 관련된 기타 상황 (407)

Z69.81 배우자나 동반자가 아닌 사람에 의한 성인 학대의 피해자에 대한 정신건강 서비스를 위한 대면

Z69.82 배우자나 동반자가 아닌 사람에 의한 성인 학대의 가해자에 대한 정신건강 서비스를 위한 대면

관계 문제 Relational Problems (407)

___.__ 부모-아동 관계 문제 (407)

Z62.820 부모-생물학적 자식 (407)

Z62.821 부모-입양된 자식 (407)

Z62.822 부모-양육된 자식 (407)

Z62.898 기타 보호자-자식 (407)

Z62.891 형제자매 관계 문제 (408)

Z63.0 배우자나 친밀 동반자와의 관계 고충 (408)

가족 환경과 관련된 문제 (409)

Z62.29 부모와 떨어진 양육 (409)

Z62.898 부모의 관계 고충에 의해 영향받는 아동 (409)

Z63.5 별거나 이혼에 의한 가족 붕괴 (409)

Z63.8 가정 내 고도의 표출 정서 (409)

교육 문제 Educational Problems (409)

Z55.0 문맹과 낮은 문해력 (410)

Z55.1 학교교육 이용불가 및 달성불가 (410)

Z55.2 학교 시험 실패 (410)

Z55.3 학교에서의 저성취 (410)

Z55.4 교육적 부적응과 교사 및 급우들과의 불화 (410)

Z55.8 부적절한 가르침과 관련된 문제 (410)

Z55.9 교육 및 문해력과 관련된 기타 문제 (410)

직업 문제 Occupational Problems (410)

Z56.82 현재의 군대 배치 상태와 관련된 문제 (410)

Z56.0 실직 (410)

Z56.1 이직 (411)

Z56.2 일자리 상실 위협 (411)

Z56.3 스트레스를 주는 업무 일정 (411)

Z56.4 상사 및 동료와의 불화 (411)

Z56.5 성질에 맞지 않는 직장 환경 (411)

Z56.6 업무와 관련된 기타 신체적·정신적 부담 (411)

Z56.81 직장 내 성희롱 (411)

Z56.9 고용과 관련된 기타 문제 (411)

주거 문제 Housing Problems (411)

Z59.01 보호 노숙 (411)

Z59.02   비보호 노숙 (411)

Z59.10   부적절한 주거 (411)

Z59.2   이웃, 세입자 또는 임대주와의 불화 (411)

Z59.3   주거시설 생활과 관련된 문제 (412)

Z59.9   기타 주거 문제 (412)

경제 문제 Economic Problems (412)

Z59.41   식량 불안정 (412)

Z58.6   안전한 식수 부족 (412)

Z59.5   극도의 가난 (412)

Z59.6   저소득 (412)

Z59.7   불충분한 사회보험 또는 건강보험이나 복지 지원 (412)

Z59.9   기타 경제 문제 (413)

사회 환경과 관련된 문제 Problems Related to the Social Environment (413)

Z60.2   혼자 살기와 관련된 문제 (413)

Z60.3   문화 적응의 어려움 (413)

Z60.4   사회적 배척이나 거부 (413)

Z60.5   (지각된) 부정적 차별이나 박해의 표적 (413)

Z60.9   사회 환경과 관련된 기타 문제 (414)

사법 체계와의 상호작용과 관련된 문제 Problems Related to Interaction with the Legal System (414)

Z65.0   불구속 상태의 형사 소송에서 유죄 판결 (414)

Z65.1   구속 또는 기타의 구금 (414)

Z65.2   출감과 관련된 문제 (414)

Z65.3   기타 법적 상황과 관련된 문제 (414)

기타 정신사회적 · 개인적 · 환경적 상황과 관련된 문제 Problems Related to Other Psychosocial, Personal, and Environmental Circumstances (414)

Z72.9   생활방식과 관련된 문제 (414)

Z64.0   원하지 않는 임신과 관련된 문제 (415)

Z64.1   임신 반복과 관련된 문제 (415)

Z64.4   보호관찰관, 사례관리자, 사회복지사 등과 같은 사회복지 제공자와의 불화 (415)

Z65.4   범죄의 피해자 (415)

Z65.4   테러나 고문의 피해자 (415)

Z65.5   재난, 전쟁 또는 기타 적대 행위에 노출 (415)

의학적 치료 및 기타 건강관리에 대한 접근과 관련된 문제 Problems Related to Access to Medical and Other Health Care (415)

Z75.3   건강관리 기관이 없거나 가기 어려움 (415)

Z75.4   기타 도움을 주는 기관이 없거나 가기 어려움 (415)

개인력의 상황 Circumstances of Personal History (415)

Z91.49   심리적 외상의 개인력 (415)

Z91.82   군대 배치의 개인력 (415)

상담과 의학적 조언을 위한 기타 건강 서비스 대면 Other Health Service Encounters for Counseling and Medical Advice (415)

Z31.5   유전 상담 (415)

Z70.9   성 상담 (416)

Z71.3   다이어트 상담 (416)

Z71.9   기타 상담 또는 자문 (416)

임상적 관심의 초점이 될 수 있는 추가적 상태 또는 문제 Additional Conditions or Problems That May Be a Focus of Clinical Attention (416)

Z91.83   정신질환과 연관된 배회 (416)

Z63.4   단순 사별 (417)

Z60.0   생의 단계 문제 (417)

Z65.8   종교적 또는 영적 문제 (417)

Z72.811   성인 반사회적 행동 (417)

Z72.810   아동 또는 청소년 반사회적 행동 (417)

Z91.199   의학적 치료를 멀리함 (418)

E66.9   과체중 또는 비만 (418)

Z76.5   꾀병 (418)

R41.81   나이 관련 인지 쇠퇴 (419)

R41.83   경계선 지적 기능 (419)

R45.89   손상적 감정폭발 (419)

I

DSM-5 기본 요소

편람의 활용   67

DSM-5의 법의학적 적용을 할 때 주의할 점   80

편람의 활용
Use of the Manual

본문은 특히 임상 훈련에서 DSM-5 활용에 대한 실용적인 안내를 제공하기 위해 고안되었다.

임상 사례 구조화에 대한 접근 Approach to Clinical Case Formulation

DSM-5의 주요 목적은 각 개인에 대한 정보에 입각한 치료 계획으로 이어지는 사례 구성 평가의 일부로 정신질환 진단에서 훈련된 임상의를 지원하는 것이다. 특정 환자를 위한 증례 구조화는 특정 정신질환 발달에 기여했을 수 있는 사회적·심리적·생물학적 요인의 간명한 요약과 민감한 임상적 역사를 포함해야 한다. 그런 까닭에 정신질환 진단을 위해 진단기준에서 단순히 증상을 확인하는 것은 충분하지 못하다. 이와 같은 기준의 존재를 위한 체계적인 확인이 보다 신뢰할 만한 평가를 보장할 수도 있지만(차원적 증상 심각도 평가 도구의 사용이 도움이 될 수 있음), 개인적인 기준과 증상의 상대적인 심각도 및 현저성, 그리고 진단에 대한 기여도는 궁극적으로 임상적 판단이 필요하다. 진단에는 성향적·촉진적·영속적·보호적 요인들의 혼합이 신체적 신호와 증상이 정상 범위를 벗어난 정신병리학적 상태로 판명되었을 때 이를 인식하기 위한 임상 훈련이 요구된다. 임상 증례 구조화의 궁극적인 목적은 이용 가능한 개개인의 문화와 사회적 맥락에 따라 총체적인 치료 계획을 개발함에 있어 사용 가능한 상황 및 진단적인 정보를 이용하는 것이다. 그러나 각 장애를 위한 가장 적절한 증거에 기초한 치료 선택안의 사용과 선별을 위한 권고는 이 편람 범위 밖의 일이라 하겠다.

진단의 구성 요소 Elements of a Diagnosis

진단기준은 진단을 위한 지침서로 제공되며, 임상적 판단으로부터 정보를 얻어 이용되어야 한다. 진단에 대한 각 장의 서두를 포함하는 본문 기술

어구는 진단을 뒷받침하는 데 도움을 줄 수 있다(예, 서로 다른 진단 제공, '진단적 특징'하에 보다 충실하게 기준을 기술하는 것).

진단기준 평가를 따를 경우, 임상의는 장애 아형 및/또는 명시자 적용을 적절한 것으로 간주해야 한다. 대부분의 명시자는 현재 증상 상태를 표시하기 위해 적용되어야 하고 장애가 진행되는 동안 변경될 수 있지만(예, 공정한 통찰력을 갖춘, 부주의 우세형, 통제 환경에서), 장애에 대한 온전한 기준이 충족되는 때에만 국한되어야 한다. 다른 명시자는 평생의 경과를 나타내며(예, 계절성 양상 동반, 조현정동장애의 양극성 유형), 현재 상태에 관계없이 적용될 수 있다.

증상 표현이 장애에 대한 완전한 기준을 충족하지 않고 증상이 사회적, 직업적 또는 다른 중요한 기능 영역에서 임상적으로 현저한 고통이나 손상을 초래하는 경우, 주요 증상에 해당하는 '달리 명시되는'이나 '명시되지 않는' 지시를 위한 기준을 충족하는지 여부를 고려해야 한다.

아형과 명시자 Subtypes and Specifiers

아형과 명시자는 증가된 진단적 명시성을 위해 제공된다. 아형은 진단 내에서 상호 배타적이고 연합하여 철저한 현상론적인 소집단화를 정의하고 기준 목록(예, 신경성 식욕부진증, 제한형과 폭식/제거형 중 **명시할 것**) 안에서 '다음 중 하나를 명시할 것'으로 나타난다. 대조적으로 명시자는 상호 배타적이거나 연합하여 철저하려 하지 않으며, 결과적으로 하나 이상의 명시자가 주어질 수 있다. 명시자(아형과 반대)는 기준 목록에서 '명시할 것'이나 '다음의 경우 명시할 것'이라는 지시어로 나타난다(예, 사회불안장애, '다음의 경우 **명시할 것: 수행 시 한정**'). 명시자와 아형은 어떤 특징을 공유하는 장애(예, 주요우울장애, 혼재성 양상 동반)가 있는 개인보다 동질적인 소집단화를 정의하고 수면–각성장애에서의 '기타 의학적 동반이환 동반' 명시자와 같이, 개인 장애 관리에 관련된 정보를 전달할 기회를 제공한다. 비록 다섯 번째 한 자리 숫자가 때때로 아형이나 명시자(예, 외상성 뇌손상으로 인한 경도 신경인지장애에 대한 F06.70 진단부호의 다섯 번째 한 자리 숫자에서 '0'은 행동 장해가 없음을 의미하는 것과 외상성 뇌손상으로 인한 경도 신경인지장애에 대한 F06.71 진단부호의 다섯 번째 한 자리 숫자에서 '1'은 행동 장해가 있음을 의미)를 나타내도록 지정함에도 불구하고, DSM-5-TR에 포함된 아형과 명시자의 대다수는 ICD-10-CM 체계 안에서 부호화될 수 없고, 단지 장애 명칭 다음에 명시자나 아형을 포함하는 것으로 나타나게 된다(예, 사회불안장애[사회공포증], 수행형).

달리 명시되는 및 명시되지 않는 정신질환의 활용
Use of Other Specified and Unspecified Mental Disorders

II편에 포함된 장애에 대한 진단기준 목록을 개발하기 위해 수십 년 동안의 과학적 노력이 있었지만, 이러한 범주별 진단 목록은 개인이 경험하고 임상의에게 제시하는 정신질환의 전체 범위를 완전히 설명하지 못한다는 것이 잘 알려져 있다. 따라서 각 장의 장애 진단 경계에 정확히 맞지 않는 발현에 대해 '달리 명시되는' 또는 '명시되지 않는' 장애 지시를 포함하는 것도 필요하다. 또한 특정 장과 관련된 가장 두드러진 증상 표현만 식별할 수 있는 설정(예, 응급실)이 있다(예, 망상, 환각, 조증, 우울증, 불안, 물질 중독, 신경인지 증상). 그러한 경우, 보다 완전한 감별진단이 가능할 때까지 해당 '명시되지 않는' 장애를 자리 표시자로 지정하는 것이 가장 적절할 수 있다.

DSM-5는 특정 DSM-5 장애에 대한 진단기준을 충족하지 않는 표현에 대해 2가지 진단 선택권을 제공한다: 달리 명시되는 장애 및 명시되지 않는 장애. 달리 지정된 범주는 임상의가 증상 표현이 진단분류 내의 특정 범주에 대한 기준을 충족하지 않는 특정 이유를 전달할 수 있도록 제공된다. 이것은 범주의 이름을 기록하고 그 뒤에 구체적인 이유를 기록함으로써 이루어진다. 예를 들어, 다른 정신증적 증상('조현병 스펙트럼 및 기타 정신병적 장애' 장의 특정 장애에 대한 기준을 충족하지 않는 증상 발현)이 없는 상태에서 지속적으로 환각이 발생하는 개인의 경우, 임상의는 '지속되는 환청을 동반한 달리 명시되는 조현병 스펙트럼 및 기타 정신병적 장애'로 기록한다. 임상의가 특정 장애에 대한 기준이 충족되지 않는 이유를 지정하지 않기로 선택하면 '명시되지 않는 조현병 스펙트럼 및 기타 정신병적 장애'로 진단된다. 달리 명시되는 장애와 명시되지 않는 장애 사이의 구분은 임상의가 증상 표현이 전체 기준을 충족하지 못하는 이유를 표시할지 여부를 선택하여 진단에 최대한의 유연성을 제공한다는 점을 유의해야 한다. 임상의가 증상 표현의 특성을 지정하기에 충분한 가용 임상 정보가 있다고 결정하면 '달리 명시되는' 진단이 내려질 수 있다. 임상적 표현을 더 구체적으로 명시하고 기술하는 것이 불가능할 때(예, 응급실 환경), '명시되지 않는' 진단이 내려질 수 있다. 이것은 전적으로 임상의의 판단에 달려 있다.

DSM-5-TR III편의 '추가 연구가 필요한 진단' 장에 포함된 조건에 대한 DSM 조건은 '달리 명시되는' 명칭을 사용하여 지정할 수 있는 증상 표현의 예시다. 추가 연구를 위해 이러한 조건을 예로 포함하는 것은 이것이 유효한 진단범주라는 미국정신의학회의 승인을 뜻하지 않는다.

임상적 판단의 사용 Use of Clinical Judgment

DSM-5는 임상, 교육 및 연구 환경에서 사용하기 위해 개발된 정신질환 분류다. 진단범주, 기준 및 본문 설명은 진단에 대한 적절한 임상 교육 및 경험을 가진 개인이 해야 한다. 임상 훈련을 받지 않은 개인이 DSM-5를 기계적으로 적용하지 않는 것은 중요하다. DSM-5에 포함된 특정 진단기준은 임상적 판단에 따른 지침 역할을 하기 위한 것이며 엄격한 요리책 방식으로 사용하기 위한 것이 아니다. 예를 들어, 임상적 표현이 진단의 전체 기준을 충족하지 못하더라도 존재하는 증상이 지속적이고 심각하다면 임상적 판단의 행사는 개인에게 특정 진단을 내리는 것을 정당화할 수 있다. 반면에 DSM-5에 익숙하지 않거나 DSM-5 기준을 지나치게 유연하고 특이하게 적용하면 이것의 의사소통을 위한 공통 언어로서의 유용성은 크게 감소한다.

임상적 중요도 기준 Clinical Significance Criterion

많은 정신질환을 위한 명확한 생물학적 지표나 임상적으로 유용한 심각도 측정이 없기 때문에 진단기준에 포함된 병리학적 증상 표현과 정상을 완전히 분리하는 것은 불가능하다. 이러한 정보의 부족은 개인의 증상 표현 자체(특히 경미한 형태)가 본질적으로 병리학적이지 않고 '정신질환' 진단이 부적절할 수 있는 임상 상황에서 특히 문제가 된다. 따라서 고통이나 장애를 요구하는 일반적인 진단기준은 장애의 역치를 설정하는 데 사용되었으며, 일반적으로 "장해는 사회적, 직업적 또는 기타 중요한 기능 영역에서 임상적으로 현저한 고통이나 손상을 초래한다."라고 표현되었다. 이 기준이 충족되는지(특히 역할 기능 측면에서)를 평가하는 것은 본질적으로 어려운 임상적 판단이다. 질환의 정의 다음에 나오는 글은 이 기준이 개인의 치료 필요성을 결정하는 데 특히 도움이 될 수 있음을 인정한다. 개인의 성과에 관한 면담이나 자가 또는 정보제공자가 보고한 평가를 통해 얻는 개인과 가족 구성원 및 기타 제3자로부터의 정보는 종종 필수적이다.

부호화 및 기록 절차 Coding and Recording Procedures

2015년 10월 1일부터 미국에서 공식적으로 사용되는 부호화 시스템은 『국제질병분류체계 제10차 개정판, 임상적 수정(ICD-10-CM)』으로, 질병통제예방센터(Centers for Disease Control and Prevention)의 국립보건통계청(National Center for Health Statistics: NCHS)에서 임상적 사용을 위해 수정된 세계보건기구 ICD-10 버전이고, 미국에서 유일하게 허용되는 임상적 사용을 위한 정신질환 진단부호를 제공한다. 대부분의 DSM-5 장애는 DSM-5-TR 분류 및 각 장애에 대해 설정된 동반 기준에 장애 이름(또는 부호화된 하위유형 또는 지정자) 앞에 나타나는 영숫자 ICD-10-CM 부호가 있다. 일부 진단(예, 신경인지장애, 물질/치료약물로 유발된 장애)의 경우 적절한 부호는 자세한 기준에 따라 다르며, 장애에 대해 설정된 기준 내에 부호화 메모와 함께 나열되고, 경우에 따라 '기록 절차' 본문 부분에 추가로 명시된다. 일부 장애의 경우에는 이름 뒤에 괄호로 묶인 대체 용어가 있다.

진단부호의 사용은 의료 기록 보관의 기본이다. 진단 부호화는 데이터 수집, 검색 및 통계 정보 편집을 용이하게 한다. 또한 부호는 정부 기관, 민간 보험사 및 세계보건기구를 포함하여 이해관계가 있는 제3자에게 신뢰 데이터를 보고하는 데 종종 필요하다. 예를 들어, 미국에서 DSM-5-TR의 장애에 대한 ICD-10-CM 부호의 사용은 메디케어 시스템에 따른 상환을 목적으로 건강관리 재무당국에 의해 의무화되었다.

주요 진단/방문 이유 Principal Diagnosis/Reason for Visit

DSM-5의 일반적인 규칙은 하나 이상의 DSM-5 장애에 대한 기준을 충족하는 표현에 대해 여러 진단을 내리도록 허용하는 것이다. 입원 환자 환경에서 2가지 이상의 진단이 내려진 경우, 주요 진단은 개인의 입원을 유발하는 주요 원인으로 연구 후에 확립된 상태다. 외래 환자 환경에서 한 개인에 대해 2가지 이상의 진단이 내려진 경우 방문 이유는 방문 중에 받은 외래 의료 서비스에 주로 책임이 있는 상태다. 대부분의 경우 주요 진단이나 방문 이유도 관심이나 치료의 주요 초점이다. 어떤 진단이 주요 진단인지 또는 방문 이유인지 결정하는 것은 종종 어렵다(그리고 다소 임의적이다). 예를 들어, 조현병과 알코올사용장애로 입원한 개인에 대해 어떤 진단을 '주요'로 간주해야 하는지 명확하지 않을 수 있다. 왜냐하면 각 상태가 입원 및 치료의 필요성에 동등하게 기여했을 수 있기 때문이다. 주요 진단은 첫 번째에 나열되어 표시되고 나머지 장애는 주의와 치료가 집중되는 순서로 나열된다. 주요 진단 또는 방문 이유가 다른 의학적 상태로 인한 정신질환(예, 알츠하이머병으로 인한 주요 신경인지장애, 악성 폐종양으로 인한 정신병적 장애)인 경우, ICD 부호화 규칙은 병인적 의학적 상태를 먼저 나열하도록 요구한다. 이 경우 주요 진단 또는 방문 이유는 질병으로 인한 정신질환, 두 번째 나열된 진단이다. 최대한 명확하게 하기 위해 주요 진단 또는 방문 이유로 나열된 장애 뒤에 '(주요 진단)' 또는 '(방문 이유)'라는 한정 문구가 올 수 있다.

임시 진단 Provisional Diagnosis

'임시'라는 수식어는 현재 진단기준이 충족되었음을 나타내는 정보가 충분하지 않지만, 해당 정보가 해당 결정을 허용할 수 있게 될 것이라는 강력한 가정이 있을 때 사용할 수 있다. 임상의는 진단 뒤에 '(임시)'를 기록하여 진단 불확실성을 나타낼 수 있다. 예를 들어, 이 수식어는 현재 주요우울장애의 진단과 일치하는 표현을 가진 것으로 보이는 개인이 적절한 병력을 제공할 수 없지만, 정보제공자와 인터뷰하거나 의료 기록을 확인하면 해당 정보를 이용할 수 있을 때 사용될 수 있다. 해당 정보를 사용할 수 있게 되고 진단기준이 충족되었음을 확인하면 수식어 '(임시)'가 제거된다. '임시'의 또다른 사용은 질병 기간이 진단기준에서 요구하는 상한선을 초과하지 않는지 여부에 감별진단이 전적으로 의존하는 상황에 대한 것이다. 예를 들어, 정신분열형 장애의 진단에는 최소 1개월에서 6개월 미만의 기간이 필요하다. 개인이 현재 정신분열형 장애의 진단과 일치하는 증상이 있고 증상이 여전히 지속되어 최종 기간을 알 수 없는 경우 '(임시)'라는 수식어를 적용한 다음 6개월 이내에 증상이 완화되면 제거한다. 증상이 완화되지 않을 때는 진단이 조현병으로 변경된다.

용어에 대한 참고 사항 Notes About Terminology
물질/치료약물로 유발된 정신질환 Substance/Medication-Induced Mental Disorder

'물질/치료약물로 유발된 정신질환'이라는 용어는 생리적 의존성을 유발할 수 있는 외인성 물질로부터 금단 동안 발생하는 증상을 포함하여 중추신경계에 대한 외인성 물질의 생리학적 효과로 인한 증상 발현을 의미한다. 이러한 외인성 물질에는 전형적인 중독 물질(예, 알코올, 흡입제, 환각제, 코카인), 향정신성 치료약물(예, 자극제; 진정제, 수면제, 항불안제), 기타 치료약물(예, 스테로이드) 및 환경 독소(예, 유기인산 살충제)가 포함된다. DSM-III에서 DSM-IV까지의 DSM 판에서는 이를 '물질로 유발된 정신질환'이라고 불렀다. DSM-5에서는 물질 남용뿐만 아니라 치료약물이 정신과적 증상을 유발할 수 있음을 강조하기 위해 용어를 '물질/치료약물로 유발된'으로 변경하였다.

독립적인 정신질환 Independent Mental Disorders

역사적으로 정신질환은 '유기적'(물리적 요인에 의해 유발됨)으로 명명된 장애와 '비유기적'(순전히 마음의, '기능적' 또는 '심인성'이라고도 함)으로 분류되었으며, 이러한 용어는 DSM-III-R까지 DSM에 사용되었다. 이러한 이분법은 비유기성 장애에는 생물학적 근거가 없고 정신질환에는 물리적 근거가 없다는 잘못된 의미를 내포하고 있기 때문에 DSM-IV는 이 용어를 다음과 같이 갱신하였다. ① '유기적' 및 '비유기적'이라는 용어는 DSM-IV에서 제거되었다. ② 이전에 '유기적'이라고 불렸던 장애는 물질의 직접적인 생리학적 효과(물질로 유발된)로 인한 장애와 중추신경계에 대한 의학적 상태의 직접적인 생리학적 영향으로 인한 장애로 구분된다. ③ '비유기적 정신질환'(즉, 물질이나 의학적 상태로 인한 것이 아닌 장애)이라는 용어는 '원발성 정신질환'으로 대체되었다. DSM-5에서 이 용어는 '원발성'을 '독립적인'으로 대체하여 더욱 개선되었다(예, 물질/치료약물로 유발된 불안장애의 기준 C는 "장해가 물질로 유발되지 않은 불안장애로 더 잘 설명되지 않음. **독립적인 불안장애의 증거는 다음을 포함할 수 있음······.**" [참고용으로 고딕체 추가]와 같이 시작한다). 이것은 '원발성'이라는 용어가 역사적으로 다른 의미를 가지고 있다는 점을 감안할 때 혼동 가능성을 줄이기 위해 수행되었다(예, 여러 동반질환 중 어떤 장애가 가장 먼저 발생했는지 나타내는 데 때때로 사용됨). '독립적인 정신질환'의 사용은 그 장애가 심리사회적 또는 기타 환경적 스트레스 요인과 같은 다른 잠재적 원인 요인과 무관하다는 의미로 해석되어서는 안 된다.

기타 의학적 상태 Other Medical Conditions

심신 이원론을 반영하는 DSM의 이전 판에서 채택된 또 다른 이분법은 장애를 '정신질환'과 '신체장애'로 나누는 것이다. 유기적/비유기적 용어의 제거와 함께 DSM-IV는 국제질병분류체계(ICD) 내 장 위치를 기반으로 '정신질환' 대 '신체장애' 이분법을 '정신질환' 대 '일반적인 의학적 상태' 이분법으로 대체하였다. ICD의 의학적 상태는 병인(예, 신생물[2장]), 해부학적 위치(예, 귀 및 유양돌기의 질병[8장]), 신체 시스템(예, 순환계의 질병[9장]) 및 맥락(예, 임신, 출산 및 산기[15장])을 포함하는 다양한 요인에 따라 17개의 장으로 구분되었다. ICD의 틀에서 정신질환은 5장에, 일반 의학적 상태는 나머지 16개 장에 해당한다. '일반적인 의학적 상태'라는 용어가 일반적인 관행과 혼동될 수 있다는 우려 때문에 DSM-5에서는 정신질환이 의학적 상태이고 정신질환이 다른 의학적 상태에 의해 촉발될 수 있다는 사실을 강조하기 위해 '다른 의학적 상태'라는 용어를 사용한다. '정신질환'과 '다른 의학적 상태'는 단지 편의상의 용어일 뿐이며, 정신질환이 신체적 또는 생물학

적 요인 또는 과정과 연관이 없거나 다른 의학적 상태가 행동적 또는 심리
사회적 요인이나 과정과 연관이 없다는 것과 같이 정신질환과 다른 의학적
상태 사이에 근본적인 차이가 있다는 의미로 받아들여서는 안 된다.

DSM-5-TR 텍스트의 정보 유형 Types of Information in the DSM-5-TR Text

DSM-5-TR 텍스트는 진단 의사결정에 도움이 되는 상황별 정보를 제공
한다. 텍스트는 각 질환에 대한 진단기준 바로 뒤에 서술되어 있으며, 다음
과 같은 제목으로 장애에 대해 체계적으로 설명한다: 기록 절차, 아형과 명
시자, 진단적 특징, 부수적 특징, 유병률, 발달 및 경과, 위험 및 예후 인자,
문화와 관련된 진단적 쟁점, 성 및 젠더와 관련된 진단적 쟁점, 진단적 표지
자, 자살 사고 혹은 행동과의 연관성, 기능적 결과, 감별진단 및 동반이환이
있다. 일반적으로 편에 대해 제한된 정보가 있을 경우 해당 편은 포함되지
않는다.

- **기록 절차**는 장애의 이름을 보고하고 적절한 ICD-10-CM 진단부호 선
  택 및 기록을 위한 지침을 제공한다. 또한 적절한 아형 및/또는 명시자
  를 적용하기 위한 지침도 포함되어 있다.
- **아형** 및/또는 **명시자**는 해당 아형 및/또는 명시자에 대한 간단한 설명
  을 제공한다.
- **진단적 특징**은 진단기준의 용도를 설명하며, 진단기준 해석에 대한 주
  요 설명을 포함하고 있다. 예를 들어, 조현병에서 나타나는 어떤 음성
  증상들은 실제 음성 증상이 아닌 치료약물 부작용으로 인한 음성 증상
  일 수 있다는 사실을 포함하고 있다.
- **부수적 특징**은 기준에 표시되지 않지만 질환이 없는 개인보다 해당 질
  환이 있는 개인에게 더 많이 나타나는 임상적 특징들을 포함하고 있다.
  예를 들어, 범불안장애가 있는 사람들은 그 질환 기준에 없는 신체 증
  상도 경험할 수 있다.
- **유병률**은 지역사회에서 나타날 수 있는 질환의 비율을 보여 주며, 가장

혼히 사용되는 12개월 유병률과 일부 질환의 경우 시점 유병률이 제공된다. 유병률 추정치는 연령대와 민족인종적/문화적 집단별로 제공된다. (남성 대 여성의 유병률) 성비도 이 부분에서 제공된다. 국제적인 데이터가 제공되었을 때, 유병률의 지리적 편차도 설명하고 있다. 특히 지역사회의 비율에 대한 데이터가 제한적일 경우, 관련 임상 표본의 유병률이 중요시된다.

- **발달 및 경과**는 질병이 일반적으로 발병되는 패턴과 진화를 설명한다. 질병이 발병되었을 때 나이와 전구 증상 또는 돌연 발현하는 특징을 기록하고 있다. 질병 발달 과정이 일시적인 대 지속적인 과정뿐만 아니라 단일 삽화 대 반복 삽화 과정도 포함되어 있다. 각 부분 설명자에 따라, 증상 또는 삽화 지속 기간과 더불어 증상 심각도 및 관련 기능적 영향도 언급될 수 있다. 시간 경과에 따른 질환의 일반적인 경향(예, 안정, 악화, 개선)이 여기서 설명된다. 주의를 가지고 관찰해야 하는 변형은 발달단계(예, 유아기, 아동기, 청소년기, 성인기, 노년기)에 관련된 변형이다.
- **위험 및 예후 인자**는 질환 발현에 기여한다고 생각되는 요인들에 대한 논의를 한다. 크게 기질적 요인(예, 성격 특징), 환경적 요인(예, 두부 외상, 정서적 외상, 독성 물질 노출, 물질 사용), 유전적 및 생리학적 요인(예, 치매에 대한 APOE4 및 기타 알려진 유전적 위험)으로 세분화되어 있다. 이 하위 편은 유전적 · 후성적 요인뿐만 아니라 부모-자식 간의 패턴도 다룰 수 있다. 경과 변경인자(course modifiers)라는 추가 하위 편에는 유해한 과정이 발생할 수 있는 요인, 그리고 개선 또는 보호 효과가 있을 수 있는 요인들을 모두 설명한다.
- **문화와 관련된 진단적 쟁점**에는 증상 표현의 변화, 질환의 원인 또는 촉진 요인, 인구 통계학적 집단 간의 차등 유병률과 관련된 요인, 인지된 병리 수준에 영향을 미칠 수 있는 문화적 규범, 사회적으로 억압된 민족 집단의 개인을 평가할 때 오진의 위험성, 그리고 문화적 정보에 근거한 진단과 관련된 다른 자료를 포함하고 있다. 특정 문화적/민족적 집단의 유병률은 유병률 섹션에 있다.
- **성 및 젠더와 관련된 진단적 쟁점**에는 성 또는 젠더와 관련된 진단의 상

관관계, 성 또는 젠더에 따른 증상 우세 또는 진단, 그리고 성 또는 젠더에 따른 임상 과정의 차이와 같이 진단적 의미를 서술하고 있다. 젠더에 따른 유병률은 유병률 부분에 있다.

• **진단적 표지자**는 진단 가치를 확립한 객관적인 조치를 다루고 있다. 여기에는 신체검사 소견(예, 회피적/제한적 음식섭취장애에서 보이는 영양실조 징후), 실험실 소견(예, 기면증에서 나타나는 낮은 CSF 하이포크레틴-1 수치) 또는 영상 소견(예, 알츠하이머병으로 인한 신경인지장애에서 국소적인 대사저하가 보이는 FDG-PET 영상) 등으로 서술되어 있다.

• **자살 사고 혹은 행동과의 연관성**에서는 질환별 자살 사고 혹은 행동의 유병률, 그리고 그 질환과 연관될 수 있는 자살 위험 요소에 대한 정보를 제공한다.

• **기능적 결과**에서는 개인의 일상생활에 영향을 미칠 가능성이 있는 질환과 그와 연관된 주목할 만한 기능적 결과에 대해 논의하고 있다. 이러한 결과는 교육, 작업 및 독립 생활을 유지 또는 참여하는 능력에 영향을 미칠 수 있다. 이는 연령과 수명에 따라 다를 수 있다.

• **감별진단**은 유사한 특성을 가진 질환과 다른 질환을 구별하는 방법에 대해 설명한다.

• **동반이환**에서는 진단과 함께 발생할 가능성이 있는 정신질환 및 기타 의학적 상태(즉, ICD-10-CM의 정신질환 및 행동장애 장 외로 분류된 상태)에 대한 설명을 하고 있다.

II편의 기타 상태 및 질환 Other Conditions and Disorders in Section II

DSM-5 정신질환에 대한 진단기준과 텍스트를 제공하는 것 외에도 II편에는 정신질환이 아니지만 정신건강 임상의가 접할 수 있는 다른 증상에 대한 2개의 장이 포함되어 있다. 이러한 증상은 II편의 정신질환에 추가하거나 임상 방문의 이유로 이야기될 수 있다. **'치료약물로 유발된 운동장애 및 치료약물의 기타 부작용'** 장에는 치료약물로 유발된 파킨슨증, 신경이완제 악성 증후군, 치료약물로 유발된 급성 근육긴장이상, 치료약물로 유발된 급성 좌불안석, 지연성 운동이상, 지연성 근육긴장이상/지연성 좌불안석, 치료약물로 유발된 체위떨림, 항우울제 중단 증후군 및 치료약물의 기타 부작용 등이 포함되어 있다. 이러한 증상이 포함된 이유는 ① 정신질환 또는 기타 의학적 상태의 치료약물 관리 및 ② 정신질환의 감별진단(예, 불안장애 대 치료약물로 유발된 급성 좌불안석)의 중요성 때문이다.

'**임상적 관심의 초점이 될 수 있는 기타 상태**' 장에는 정신질환으로 분류되지 않지만 진단, 경과, 예후 또는 치료에 영향을 미치는 증상 및 심리사회적 또는 환경적 문제를 포함하고 있다. 이러한 증상은 ICD-10-CM의 해당 부호(일반적으로 Z부호)와 함께 제공된다. 이 장에서 명시된 증상이나 문제가 정신질환 진단을 동반하거나 동반하지 않고 부호화가 될 수 있는 이유는 다음과 같다: ① 그것이 현재 방문 이유인 경우; ② 검사, 절차 또는 치료의 필요성을 설명하는 데 도움이 되는 경우; ③ 정신질환의 시작 또는 악화에 기여를 하는 경우, ④ 전반적인 관리 계획에서 고려되어야 할 문제에 해당하는 경우. 고려되어야 할 문제에 해당하는 것은 자살 행동 및 비자살적 자해; 학대 및 방임; 관계 문제(예, 배우자나 친밀 동반자와의 관계 고충); 교육, 직업, 주거 및 경제 문제; 사회 환경과 관련된 문제, 사법체계와의 상호작용 및 기타 정신사회적 · 개인적 · 환경적 상황과 관련된 문제(예, 원하지 않는 임신, 범죄 또는 테러의 피해자가 되는 것과 관련된 문제); 의학적 치료 및 기타 건강관리에 대한 접근과 관련된 문제; 개인력의 상황(예, 심리적 외상의 개인력); 상담과 의학적 조언을 위한 기타 건강 서비스 대면(예, 성 상담); 임상적 관심이 초점이 될 수 있는 추가적 상태 또는 문제(예, 정신질환과 연관된 배회, 단순 사별, 생의 단계 문제)를 포함하고 있다.

온라인 개선 사항 Online Enhancements

DSM-5-TR은 PsychiatryOnline.org를 통해 온라인 구독 및 인쇄판 버전의 전자책이 제공되고 있다. 온라인 버전은 인쇄물이나 전자책에서 사용할 수 없는 텍스트 내 인용 및 참조를 지원하는 완전한 세트를 제공한다. 또한 서론에서 언급한 DSM-5 반복 개정 프로세스로 인한 변경 사항을 반영하기 위해 주기적으로 업데이트된다. DSM-5는 PsychiatryOnline.org에 이미 업로드되어 있는 이전 버전의 DSM과 더불어 온라인에 보관된다.

인쇄판 및 전자책의 임상 평가척도 및 측정(DSM-5-TR III편의 '평가척도' 참조)은 관련 질환과 연결된 실지 시험에 사용되는 추가 평가 측정과 함께 온라인(www.psychiatry.org/dsm5)에 포함되어 있다. DSM-5-TR III편의 '문화와 정신과적 진단' 장에서 문화적 개념화 면접, 문화적 개념화 면접-정보 제공자 버전(인쇄물 및 전자책에 모두 포함), 핵심 문화적 개념화 면접에 대한 보충 모듈은 모두 웹 사이트 www.psychiatry.org/dsm5에서 볼 수 있다.

DSM-5의 법의학적 적용을 할 때 주의할 점
Cautionary Statement for Forensic Use of DSM-5

DSM-5의 진단기준과 본문은 주로 임상 평가, 사례 개념화 및 치료 계획을 수행하는 임상의를 지원하도록 고안되었으나, 동시에 정신질환의 법의학적 결과를 평가할 때 법정과 법률 대리인을 위한 참고문헌으로도 사용된다. 즉, DSM-5에 포함된 정신질환의 정의가 법정과 법률 전문가의 모든 기술적인 필요에 앞서 임상의, 공중보건 전문가, 연구 조사관의 요구를 충족하도록 개발되었다는 점을 유념해야 한다. 또한 DSM-5가 특정 질환에 대한 치료 지침을 제공하는 것은 아니라는 점 역시 중요하다.

적절히 사용할 경우, 진단 및 진단 정보는 법적 의사결정자들의 결정에 도움을 줄 수 있다. 예를 들어, 정신질환의 존재가 차후 법적인 판단을 위한 기초가 될 때(예, 비자발적 민사적 책임), 수립된 진단 체계를 이용하는 것은 결정의 신빙성과 가치를 향상시킨다. DSM-5는 타당한 임상 및 연구 문헌 검토에 기초한 개론을 제공함으로써 정신질환의 관련 특징에 대한 법률 의사결정자들의 이해를 도울 수 있다. 또한 진단 관련 문헌은 정신질환과 특정 개인의 기능에 관한 근거 없는 억측을 점검하는 역할을 한다. 끝으로, 장기적인 과정에 관한 진단 정보는 법적 사안이 과거 혹은 미래 시점에서의 개인의 정신적 기능에 관심을 가질 때 의사결정을 향상시킬 수 있다.

그러나 DSM-5 이용 시에는 법의학적 환경에서 사용할 때의 위험과 한계에 대해 알고 있어야 한다. DSM-5의 범주와 진단기준, 본문 기술이 법의학적인 목적으로 사용될 때 진단 정보가 오용되거나 오해받을 소지가 있다. 이러한 위험이 발생하는 까닭은 임상 진단에 나와 있는 정보와 법에서 궁극적으로 관심을 두는 질문이 완전하게 맞아 떨어지지 않기 때문이다. 대부분 지적발달장애(지적장애), 조현병, 주요 신경인지장애, 도박장애 또는 소아성애장애와 같은 DSM-5 정신질환의 임상 진단을 받았다고 해서 해당 질환을 가진 개인이 반드시 정신질환의 존재 기준 또는 구체화된 법적 표준(예, 수행 능력, 형사상의 책임 또는 장애)을 충족한다는 의미는 아니다. 후자의 경우,

일반적으로 DSM-5 진단에 포함될 수 있는 정보, 즉 개인의 기능 손상에 대한 정보와 이들 손상이 어떻게 문제가 되고 특정 능력에 영향을 미칠 수 있는지 등처럼 DSM-5에서 제시하고 있는 진단을 넘어서 추가적인 정보가 필요하다. 특정 진단이 손상이나 능력 및 장애의 명시적 단계를 의미하지 않는 것은 분명 손상, 능력, 장애가 각 진단범주 안에서 광범위하게 겹치기 때문이다.

임상적 혹은 의학적 배경이 없거나 기타 불충분하게 숙련된 개인이 정신질환 존재 유무를 평가하기 위해 DSM-5를 이용하는 것은 권장되지 않는다. 또한 비임상적 의사결정자는 진단이 정신질환의 원인 혹은 병인이나 질환과 연관되었을 수 있는 개인의 행동에 대한 통제 여부와 관련하여 그 어떠한 함의도 제공하지 않는다는 점을 유의해야 한다. 개인의 행동에 대한 통제력 감소가 질환의 특성일 때조차 진단을 하는 것 그 자체로는 어느 한 개인이 특정 시점에 자신의 행동을 통제할 수 있음(또는 있었음)을 입증하지 못한다.

PART

II

진단기준과 부호

신경발달장애	85
조현병 스펙트럼 및 기타 정신병적 장애	111
양극성 및 관련 장애	127
우울장애	151
불안장애	169
강박 및 관련 장애	181
외상 및 스트레스 관련 장애	191
해리장애	203
신체증상 및 관련 장애	207
급식 및 섭식 장애	213
배설장애	221
수면-각성장애	223
성기능부전	241
젠더 불쾌감	251
파괴적, 충동조절, 그리고 품행 장애	255
물질관련 및 중독 장애	263
신경인지장애	315
성격장애	351
변태성욕장애	361
기타 정신질환 및 추가적 부호	369
치료약물로 유발된 운동장애 및 치료약물의 기타 부작용	373
임상적 관심의 초점이 될 수 있는 기타 상태	395

신경발달장애
Neurodevelopmental Disorders

지적발달장애
Intellectual Developmental Disorders

● **지적발달장애(지적장애)**
Intellectual Developmental Disorder (Intellectual Disability)

진단기준

지적발달장애(지적장애)는 발달 시기에 시작되며, 개념, 사회, 실행 영역에서 지적 기능과 적응 기능 모두에 결함이 있는 상태를 말한다. 다음의 3가지 진단기준을 충족해야 한다.

A. 임상적 평가와 개별적으로 실시된 표준화된 지능검사로 확인된 지적 기능(추론, 문제해결, 계획, 추상적 사고, 판단, 학업, 경험 학습)의 결함이 있다.

B. 적응 기능의 결함으로 인해 독립성과 사회적 책임 의식에 필요한 발달학적·사회문화적 표준을 충족하지 못한다. 지속적인 지원이 없다면 적응 결함으로 인해 다양한 환경(가정, 학교, 직장, 공동체)에서 한 가지 이상의 일상 활동 기능(의사소통, 사회적 참여, 독립적 생활)에 제한을 받는다.

C. 지적 결함과 적응 기능의 결함은 발달 시기 동안에 시작된다.

주의점: 지적발달장애라는 진단명은 **지적발달의 장애**(Disorders of Intellectual Development)라는 진단명을 사용하는 WHO ICD-11 분류 체계와의 관계를 명확하게 하기 위하여 사용되었다. 동의어인 **지적장애**는 지속적인 사용을 위하여 괄호 안에 배치하였다. 의학 및 학술지에서는 2가지 용어를 동시에 사용하지만 지적장애라는 용어가 교육 및 기타 전문직군, 시민 단체 및 일반 시민들에게 보다 널리 사용되고 있다. 미국의 경우 미연방 법령(공법 111-256, 로사법)에 의해 '정신지체'라는

용어가 '지적장애'로 대체되었다.

현재의 심각도를 명시할 것(〈표 1〉 참조):

F70 경도

F71 중등도

F72 고도

F73 최고도

〈표 1〉 지적발달장애(지적장애)의 심각도 수준

심각도 수준	개념적 영역(conceptual domain)	사회적 영역(social domain)	실행적 영역(practical domain)
경도 (mild)	학령전기 아동에서는 개념적 영역의 차이가 뚜렷하지 않을 수 있다. 학령기 아동과 성인에서는 읽기, 쓰기, 계산, 시간이나 돈에 대한 개념과 같은 학업 기술을 배우는 데 어려움이 있으며, 연령에 적합한 기능을 하기 위해서는 하나 이상의 영역에서 도움이 필요하다. 성인에서는 학습된 기술의 기능적 사용(예, 읽기, 금전 관리)뿐 아니라 추상적 사고, 집행 기능(즉, 계획, 전략 수립, 우선순위 정하기, 인지적 유연성), 단기기억도 손상되어 있다. 문제나 해결에 대한 접근이 또래에 비해 다소 융통성이 없다.	전형적인 발달을 보이는 또래에 비해 사회적 상호작용이 미숙하다. 예를 들어, 또래들의 사회적 신호를 정확하게 인지하는 데 어려움이 있을 수 있다. 의사소통, 대화, 언어가 연령 기대 수준에 비해 좀 더 구체적인 수준에 머물러 있거나 미숙하다. 연령에 적합한 방식으로 감정이나 행동을 조절하는 데 어려움이 있을 수 있다. 이러한 어려움은 사회적 상황에서 또래들에게 눈에 띄게 된다. 사회적 상황에서의 위험에 대해 제한적인 이해를 한다. 사회적 판단이 연령에 비해 미숙하여, 다른 이들에게 속거나 조종당할 위험이 있다.	자기관리는 연령에 적합하게 수행할 수 있다. 복잡한 일상생활 영역에서는 또래에 비해 약간의 도움이 필요하다. 성인에서는 장보기, 교통수단 이용하기, 가사 및 아이 돌보기, 영양을 갖춘 음식 준비, 은행 업무 및 금전 관리와 같은 영역에서의 도움이 필요하다. 여가 기술은 또래와 유사하나, 웰빙 및 여가 계획과 관련된 판단에는 도움이 필요하다. 성인기에는 개념적 기술이 강조되지 않는 일자리에 종종 취업하기도 한다. 건강관리나 법률과 관련된 결정을 내리고 직업 활동을 능숙하게 수행하기 위해서는 보통 도움이 필요하다. 가족을 부양할 때에는 보통 도움이 필요하다.

중등도 (moderate)	전 발달 영역에 걸쳐 개념적 기술이 또래에 비해 현저히 뒤처진다. 학령전기 아동에서는 언어와 학습 준비 기술이 느리게 발달한다. 학령기 아동에서는 읽기, 쓰기, 수학, 시간과 돈에 대한 이해가 전 학령기에 걸쳐 더딘 진행을 보이며, 또래에 비해 매우 제한적이다. 성인기에도 학업 기술은 초등학생 수준에 머무르며 개인 생활이나 직업에서 학업 기술을 사용하기 위해서는 도움이 필요하다. 일상생활에서의 개념적 업무를 완수하기 위해서는 지속적인 도움이 필요하며, 다른 사람이 이러한 책임을 전적으로 대신하기도 한다.	전 발달 과정에 걸쳐 사회적 행동과 의사소통 행동에서 또래들과 확연한 차이를 보인다. 표현언어가 사회적 의사소통의 주요 수단이지만 단어나 문장이 또래에 비해 단조롭다. 대인관계를 맺는 능력이 있어 가족 및 친구와 유대 관계를 가지며, 성공적으로 우정을 나눌 수도 있고, 성인기에 연애를 할 수도 있다. 그러나 사회적 신호를 정확하게 감지하거나 해석하지 못할 수도 있다. 사회적 판단과 결정 능력에 제한이 있어 중요한 결정을 내릴 때에는 보호자가 반드시 도와주어야 한다. 의사소통이나 사회성의 제약이 정상 발달을 하는 또래들과의 우정에 영향을 끼친다. 직업적 영역에서 성공하기 위해서는 많은 사회적·의사소통적 도움이 요구된다.	식사, 옷 입기, 배설, 위생 관리하는 가능하나, 이러한 영역을 독립적으로 수행하기 위해서는 장기간에 걸친 교육과 시간이 필요하며, 할 일을 상기시켜 주는 것도 필요하다. 성인기에 모든 집안일에 참여할 수 있으나 장기간의 교육이 필요하며, 대체로 성인 수준을 수행하기 위해서는 지속적인 도움이 필요하다. 제한된 개념적 기술과 의사소통 기술이 요구되는 직업에 독립적 취업이 가능하나 사회적 기대, 업무의 복잡성 및 일정 관리, 교통수단 이용하기, 의료보험, 금전 관리와 같은 부수적인 책임을 해내기 위해서는 동료나 감독자, 다른 사람의 상당한 도움이 필요하다. 다양한 여가 활용 기술을 발달시킬 수 있다. 이를 위해서는 일반적으로 오랜 기간에 걸친 부수적인 도움과 학습 기회가 필요하다. 극히 일부에서는 부적응적인 행동을 보이며 사회적 문제를 야기하기도 한다.

고도 (severe)	개념적 기술을 제한적으로 습득할 수 있다. 글이나 수, 양, 시간, 금전에 대한 개념 이해가 거의 없다. 보호자들은 인생 전반에 걸쳐 문제해결에 광범위한 도움을 제공한다.	말 표현 시 어휘나 문법이 상당히 제한이 있다. 한 단어나 구로 말을 하거나 다른 보완적 방법으로 내용을 보충하게 된다. 말이나 의사소통은 현재의 일상생활에 관한 내용에 집중되어 있다. 언어는 설명이나 해석보다는 사회적 의사소통을 위해 사용하며, 간단한 말이나 몸짓을 이해할 수 있다. 가족 구성원과의 관계나 친밀한 이들과의 관계에서 즐거움을 얻고 도움을 받는다.	식사, 옷 입기, 목욕, 배설과 같은 일상 생활 영역 전반에 대한 지원과 감독이 항시 필요하다. 자신이나 타인의 안녕에 대한 책임 있는 결정을 내릴 수 없다. 성인기에 가사, 여가 활동이나 작업에 참여하기 위해서는 지속적인 도움과 지원이 필요하며, 모든 영역의 기술 습득을 위해서는 장기간의 교육과 지속적인 도움이 필요하다. 소수의 경우에서는 자해와 같은 부적응적 행동이 문제가 될 수 있다.

| 최고도 (profound) | 개념적 기술은 주로 상징적 과정보다는 물리적 세계와 연관이 있다. 자기관리, 작업, 여가를 위해 목표 지향적 방식으로 사물을 이용할 수 있다. 짝 짓기, 분류하기와 같은 단순한 시각-공간적 기능을 습득할 수도 있으나 동반된 운동, 감각 손상이 사물의 기능적 사용을 방해할 수 있다. | 말이나 몸짓의 상징적 의사소통에 대한 이해가 매우 제한적이다. 일부 간단한 지시나 몸짓을 이해할 수 있다. 자신의 욕구나 감정은 주로 비언어적·비상징적 의사소통 방식을 통해 표현한다. 친숙한 가족 구성원이나 보호자와의 관계를 즐기며, 몸짓이나 감정적 신호를 통해 사회적 의사소통을 맺는다. 동반된 감각적·신체적 손상으로 인해 다양한 사회적 활동에 제한이 생길 수 있다. | 일부 일상 활동에는 참여할 수도 있으나, 일상적인 신체 관리, 건강, 안전의 전 영역에 걸쳐 타인에게 의존적인 생활을 하게 된다. 심각한 신체적 손상이 없는 경우에는 접시 나르기와 같은 간단한 가사를 보조할 수 있다. 고도의 지속적인 도움을 통해 물건을 이용한 간단한 활동을 함으로써 일부 직업 활동의 기초를 마련할 수 있다. 다른 사람의 도움하에 음악 듣기, 영화 보기, 산책하기, 물놀이와 같은 여가 활동에 참여할 수 있다. 동반된 신체적·감각적 손상이 접인일이나 여가, 직업 활동에 참여하는 데 종종 방해가 되다. 소수의 경우에서는 부적응적 행동이 나타날 수 있다. |

● 전반적 발달지연
Global Developmental Delay

📗 진단기준   F88

이 진단은 5세 **미만**의 아동에서 임상적 심각도 수준을 확실하게 평가할 수 없을 때 사용하기 위한 것이다. 이 범주는 개인이 지적 기능의 여러 영역에서 기대되는 발달 이정표에 도달하지 못할 때 진단하게 되며, 연령이 너무 어려서 지적 기능을 체계적으로 평가하기 위한 표준화된 검사를 시행할 수 없는 개인에게 적용할 수 있다. 이 범주를 적용한 뒤에는 일정 기간이 지난 후 재평가가 요구된다.

● 명시되지 않는 지적발달장애(지적장애)
Unspecified Intellectual Developmental Disorder (Intellectual Disability)

📗 진단기준   F79

이 범주는 5세 **이상**의 개인이 부수적인 감각 또는 신체적 손상(예, 실명 또는 언어 습득 이전의 난청, 운동능력장애, 심각한 문제 행동이 있거나 동반된 정신질환이 있는 경우)으로 인해 현재 사용 가능한 절차로 지적발달장애(지적장애)의 정도를 평가하는 것이 어렵거나 불가능한 경우를 진단하기 위한 것이다. 이 범주는 예외적인 상황에서만 사용해야 하며, 일정 기간이 지난 후에 재평가가 요구된다.

의사소통장애
Communication Disorders

● 언어장애
Language Disorder

 진단기준   F80.2

A. 언어에 대한 이해 또는 생성의 결함으로 인해 언어 양식(즉, 말, 글, 수화 또는 기타)의 습득과 사용에 지속적인 어려움이 있으며, 다음 항목들을 포함한다.
   1. 어휘(단어에 대한 지식과 사용) 감소
   2. 문장 구조(문법이나 형태론적 법칙을 기초로 단어와 어미를 배치하여 문장을 만드는 능력)의 제한
   3. 담화(어떤 주제나 일련의 사건을 설명하거나 기술하고 또는 대화를 나누기 위해 어휘를 사용하고 문장을 연결하는 능력)의 손상
B. 언어 능력이 연령에 기대되는 수준보다 상당히, 그리고 정량적으로 낮으며, 이로 인해 개별적으로나 어떤 조합에서나 효율적인 의사소통, 사회적 참여, 학업적 성취 또는 직업적 수행의 기능적 제한을 야기한다.
C. 증상의 발병은 초기 발달 시기에 시작된다.
D. 이러한 어려움은 청력이나 다른 감각 손상, 운동 기능이상 또는 다른 의학적 · 신경학적 상태에 기인한 것이 아니며, 지적발달장애(지적장애)나 전반적 발달지연으로 더 잘 설명되지 않는다.

● 말소리장애
Speech Sound Disorder

 진단기준   F80.0

A. 말소리 생성에 지속적인 어려움이 있고, 이는 언어 명료도를 방해하거나 전달적인 언어적 의사소통을 막는다.
B. 장해가 효과적인 의사소통을 제한하여, 사회적 참여, 학업적 성취 또는 직업적 수행을 각각 혹은 조합해서 방해한다.
C. 증상의 발병은 초기 발달 시기에 시작된다.
D. 이러한 어려움은 뇌성마비, 구개열, 난청 또는 청력 소실, 외상성 뇌손상이나 다

른 의학적 또는 신경학적 상태와 같은 선천적 혹은 후천적 조건으로 인한 것이 아니다.

● 아동기 발병 유창성장애(말더듬)
Childhood-Onset Fluency Disorder (Stuttering)

 진단기준 　　　　　　　　　　　　　　　　　　　　　　　　　F80.81

A. 말의 정상적인 유창성과 말 속도 양상의 장해로서 이는 연령과 언어 기술에 비해 부적절하며, 오랜 기간 지속된다. 다음 중 한 가지(또는 그 이상)가 자주, 뚜렷하게 나타나는 것이 특징이다.
　1. 음과 음절의 반복
　2. 자음과 모음을 길게 소리 내기
　3. 단어의 깨어짐(예, 한 단어 내에서 끊김이 있음)
　4. 소리를 동반하거나 동반하지 않는 말 막힘(말의 중단 사이가 채워지거나 채워지지 않음)
　5. 돌려 말하기(문제 있는 단어를 피하기 위한 단어 대치)
　6. 과도하게 힘주어 단어 말하기
　7. 단음절 단어의 반복(예, "나-나-나-나는 그를 본다.")
B. 개별적으로나 복합적으로 장해는 말하기에 대한 불안 혹은 효과적인 의사소통, 사회적 참여 또는 학업적이나 직업적 수행의 제한을 야기한다.
C. 증상의 발병은 초기 발달 시기에 시작된다(**주의점**: 늦은 발병의 경우 F98.5 성인기 발병 유창성장애로 진단한다).
D. 장해는 언어-운동 결함 또는 감각 결함, 신경학적 손상(예, 뇌졸중, 종양, 외상)에 의한 비유창성 또는 다른 의학적 상태로 인한 것이 아니며, 다른 정신질환으로 더 잘 설명되지 않는다.

● 사회적(실용적) 의사소통장애
Social (Pragmatic) Communication Disorder

 진단기준 　　　　　　　　　　　　　　　　　　　　　　　　　F80.82

A. 언어적 · 비언어적 의사소통의 사회적인 사용에 있어서 지속적인 어려움이 있고, 다음과 같은 양상이 모두 나타난다.

1. 사회적 맥락에 적절한 방식으로 인사 나누기 및 정보 공유하기와 같은 사회적 목적의 의사소통을 하는 데 있어서의 결함
2. 교실과 운동장에서 각기 다른 방식으로 말하기, 아동과 성인에게 각기 다른 방식으로 말하기, 그리고 매우 형식적인 언어의 사용을 피하는 것과 같이 맥락이나 듣는 사람의 요구에 맞추어 의사소통 방법을 바꾸는 능력에 있어서의 손상
3. 순서에 맞추어 대화하기, 알아듣지 못했을 때 좀 더 쉬운 말로 바꾸어 말하기, 상호작용을 조절하기 위해 언어적 · 비언어적 신호를 사용하기와 같이 대화를 주고받는 규칙을 따르는 데 있어서의 어려움
4. 명시적으로 기술되지 않은 것을 이해하기(예, 추측하기), 언어의 비문자적 또는 애매모호한 의미(예, 관용구, 유머, 은유, 해석 시 문맥에 따른 다중적 의미)를 이해하는 데 있어서의 어려움

B. 개별적으로나 복합적으로 결함이 효과적인 의사소통, 사회적 참여, 사회적 관계, 학업적 성취 또는 직업적 수행의 기능적 제한을 야기한다.

C. 증상의 발병은 초기 발달 시기에 나타난다(그러나 결함은 사회적 의사소통 요구가 제한된 능력을 넘어설 때까지는 완전히 나타나지 않을 수 있다).

D. 증상은 다른 의학적 또는 신경학적 상태나 부족한 단어 구조 및 문법 영역의 능력에 기인한 것이 아니며, 자폐스펙트럼장애, 지적발달장애(지적장애), 전반적 발달지연 또는 다른 정신질환으로 더 잘 설명되지 않는다.

● 명시되지 않는 의사소통장애
Unspecified Communication Disorder

F80.9

이 범주는 사회적, 직업적 또는 다른 중요한 기능 영역에서 임상적으로 현저한 고통이나 손상을 초래하는 의사소통장애의 특징적인 증상들이 두드러지지만, 의사소통장애 또는 신경발달장애 진단분류에 속한 장애 중 어느 것에도 완전한 기준을 만족하지 않는 발현 징후들에 적용된다. 명시되지 않는 의사소통장애 범주는 기준이 의사소통장애 또는 특정 신경발달장애의 기준에 맞지 않은 이유를 명시할 수 없다고 임상의가 선택한 상황들에서 사용되며, 좀 더 특정한 진단을 내리기에는 정보가 불충분한 발현 징후들을 포함한다.

자폐스펙트럼장애
Autism Spectrum Disorder

자폐스펙트럼장애
Autism Spectrum Disorder

진단기준   **F84.0**

A. 다양한 분야에 걸쳐 나타나는 사회적 의사소통과 사회적 상호작용의 지속적인 결함으로 현재 또는 과거력상 다음과 같은 특징이 모두 나타난다(예시들은 실례이며 증상을 총망라한 것이 아님, 본문을 참조하시오).

1. 사회적 – 감정적 상호성의 결함(예, 비정상적인 사회적 접근과 정상적으로 주고받는 대화의 실패, 흥미나 감정 공유의 감소, 사회적 상호작용의 시작 및 반응의 실패)

2. 사회적 상호작용을 위한 비언어적인 의사소통 행동의 결함(예, 언어적 · 비언어적 의사소통의 불완전한 통합, 비정상적인 눈 맞춤과 몸짓 언어 또는 몸짓의 이해와 사용의 결함, 얼굴 표정과 비언어적 의사소통의 전반적 결핍)

3. 관계 발전, 유지 및 관계에 대한 이해의 결함(예, 다양한 사회적 상황에 적합한 적응적 행동의 어려움, 상상 놀이를 공유하거나 친구 사귀기가 어려움, 동료들에 대한 관심 결여)

B. 제한적이고 반복적인 행동, 흥미 또는 활동이 현재 또는 과거력상 다음 항목들 가운데 적어도 2가지 이상 나타난다(예시들은 실례이며 증상을 총망라한 것이 아님, 본문을 참조하시오).

1. 상동증적이거나 반복적인 운동성 동작, 물건 사용 또는 말하기(예, 단순 운동 상동증, 장난감 정렬하기 또는 물체 튕기기, 반향어, 특이한 문구 사용)

2. 동일성에 대한 고집, 일상적인 틀에 대한 융통성 없는 집착 또는 의례적인 언어적 · 비언어적 행동 양상(예, 작은 변화에 대한 극심한 고통, 변화의 어려움, 완고한 사고방식, 의례적인 인사, 같은 길로만 다니기, 매일 같은 음식 먹기)

3. 강도나 초점에 있어서 비정상적으로 극도로 제한되고 고정된 흥미(예, 특이한 물체에 대한 강한 애착 또는 집착, 과도하게 국한되거나 고집스러운 흥미)

4. 감각 정보에 대한 과잉 또는 과소 반응, 혹은 환경의 감각 측면에 대한 특이한 관심(예, 통증/온도에 대한 명백한 무관심, 특정 소리나 감촉에 대한 부정적 반응, 과도한 냄새 맡기 또는 물체 만지기, 빛이나 움직임에 대한 시각적 매료)

C. 증상은 반드시 초기 발달 시기부터 나타나야 한다(그러나 사회적 요구가 개인의

는 학습된 전략에 의해 증상이 감춰질 수 있다).

D. 이러한 증상은 사회적, 직업적 또는 다른 중요한 현재의 기능 영역에서 임상적으로 현저한 손상을 초래한다.

E. 이러한 장해는 지적발달장애(지적장애) 또는 전반적 발달지연으로 더 잘 설명되지 않는다. 지적발달장애와 자폐스펙트럼장해는 자주 동반된다. 자폐스펙트럼장애와 지적발달장애를 함께 진단하기 위해서는, 사회적 의사소통이 일반적인 발달 과정상 기대되는 수준보다 더 저하되어야 한다.

주의점: DSM-IV의 진단기준상 자폐성장애, 아스퍼거장애 또는 달리 분류되지 않는 전반적 발달장애로 진단된 경우에는 자폐스펙트럼장애의 진단이 내려져야 한다. 사회적 의사소통에 뚜렷한 결함이 있으나 자폐스펙트럼장애의 다른 진단 항목을 만족하지 않는 경우에는 사회적(실용적) 의사소통장애로 평가해야 한다.

현재의 심각도를 사회적 의사소통 손상과 제한적이고 반복적인 행동 양상에 기초하여 **명시할 것**(〈표 2〉 참조):

상당히 많은 지원을 필요로 하는 수준

많은 지원을 필요로 하는 수준

지원이 필요한 수준

다음의 경우 명시할 것:

지적 손상을 동반하는 경우 또는 동반하지 않는 경우

언어 손상을 동반하는 경우 또는 동반하지 않는 경우

다음의 경우 명시할 것:

알려진 유전적 또는 기타 의학적 상태나 환경적 요인과 연관된 경우(**부호화 시 주의점**: 연관된 유전적 또는 기타 의학적 상태를 식별하기 위해 추가적인 부호를 사용하시오)

신경발달, 정신 또는 행동 문제와 연관된 경우

다음의 경우 명시할 것:

긴장증 동반(정의에 대해서는 122쪽 다른 정신질환과 연관된 긴장증의 진단기준을 참조하시오) (**부호화 시 주의점**: 긴장증을 동반하는 경우에는 자폐스펙트럼장애와 연관된 긴장증에 대한 추가적인 부호인 F06.1을 사용하시오)

기록 절차 Recording Procedures

〈표 2〉에 나온 2가지 핵심적인 정신병리 영역 각각에 대해 필요한 지원 수준을 언급하는 것이 도움이 될 수 있다(예, '사회적 의사소통 결함에 대해 상당히 많은 지원을 필요로 하며, 제한적이고 반복적인 행동에 대해 많은 지원을 필

요로 하는 수준'). '지적 손상을 동반하는 경우' 또는 '지적 손상을 동반하지 않는 경우'에 대한 세부 진단은 그다음에 기록해야 한다. 그다음으로는 언어 손상에 대한 세부 진단을 기록한다. 만약 언어 손상을 동반하는 경우, 현재의 언어적 기능 수준을 기록해야 한다(예, '언어 손상을 동반하는 경우—이해 기능한 말하기의 부재' 또는 '언어 손상을 동반하는 경우—문구 말하기').

'알려진 유전적 또는 기타 의학적 상태나 환경적 요인과 연관된 경우' 또는 '신경발달, 정신 또는 행동 문제와 연관된 경우' 명시자에 적합한 자폐스펙트럼장애의 경우, (특정 상태, 장애 또는 요인의 이름)과 연관된 자폐스펙트럼장애라고 기록한다(예, 복합 결절성 경화증과 연관된 자폐스펙트럼장애). 이러한 명시자들은 나열된 상태나 문제가 임상적 치료와 잠재적으로 관련이 있는 경우 적용하게 되며, 이러한 상태나 문제가 반드시 자폐스펙트럼장애와 인과적인 관련성을 보일 필요는 없다. 만약 연관된 신경발달, 정신 또는 행동 문제가 신경발달장애 또는 기타 정신질환의 진단기준을 충족한다면, 자폐스펙트럼장애와 기타 장애를 동시에 진단해야 한다.

만약 긴장증이 존재할 경우, '자폐스펙트럼장애와 연관된 긴장증'이라고 따로 기록해야 한다. 추가적인 정보가 필요한 경우, '조현병 스펙트럼 및 기타 정신병적 장애' 장의 다른 정신질환과 연관된 긴장증에 대한 진단기준을 참고할 수 있다.

〈표 2〉 자폐스펙트럼장애의 심각도 수준(필요한 지원 수준의 예시들)

심각도 수준	사회적 의사소통	제한적이고 반복적인 행동
3단계 '상당히 많은 지원을 필요로 하는 수준'	언어적·비언어적 사회적 의사소통 기술에 심각한 결함이 있고, 이로 인해 심각한 기능상의 손상이 야기된다. 사회적 상호작용을 맺는 데 극도로 제한적이며, 타인의 사회적 접근에 대해 최소한의 반응을 보인다. 예를 들어, 이해할 수 있는 말이 극소수의 단어뿐인 사람으로서 중재를 시작하지 않으며, 만일 상호작용을 하더라도 오직 필요를 충족하기 위해 이상한 방식으로 접근을 하고, 매우 직접적인 사회적 접근에만 반응한다.	융통성 없는 행동, 변화에 대처하는 것의 극심한 어려움, 다른 제한적이고 반복적인 행동이 모든 분야에서 기능에 현저한 방해가 된다. 초제 또는 행동 전환에 극심한 고통과 어려움이 있다.
2단계 '많은 지원을 필요로 하는 수준'	언어적·비언어적 사회적 의사소통 기술의 두드러진 결함이 있고, 지원을 해도 명백한 사회적 손상이 있으며, 사회적 의사소통의 시작이 제한되어 있고, 타인의 사회적 접근에 대해 감소된 혹은 비정상적인 반응을 보인다. 예를 들어, 단순한 문장 정도만 말할 수 있는 사람으로서 협합한 특정 관심사에만 제한되어 있고, 기이한 비언어적 의사소통이 두렷하게 나타난다.	융통성 없는 행동, 변화에 대처하는 것의 어려움, 다른 제한적인 행동이 우연히 관찰한 사람도 알 수 있을 정도로 자주 나타나며, 다양한 분야의 기능을 방해한다. 초제 또는 행동 전환에 고통 또는 어려움이 있다.
1단계 '지원이 필요한 수준'	지원이 없으면 사회적 의사소통의 결함이 분명한 손상을 야기한다. 사회적 상호작용을 시작하는 데 어려움이 있으며, 타인의 사회적 접근에 대한 비전형적인 반응이나 성공적이지 않은 반응을 보인다. 사회적 상호작용에 대한 흥미가 감소된 것처럼 보일 수 있다. 예를 들어, 완전한 문장을 말할 수 있는 사람으로서 의사소통에 참여하지만, 다른 사람들과 대화를 주고받는 데에는 실패할 수 있으며, 친구를 만들기 위한 시도도 과상하고 대개 실패한다.	융통성 없는 행동이 한 가지 또는 그 이상의 분야의 기능을 확연히 방해한다. 활동 전환이 어렵다. 조직력과 계획력의 문제는 독립을 저해한다.

주의력결핍 과잉행동장애
Attention-Deficit/Hyperactivity Disorder

● 주의력결핍 과잉행동장애
Attention-Deficit/Hyperactivity Disorder

진단기준

A. 기능 또는 발달을 저해하는 지속적인 부주의 및/또는 과잉행동-충동성이 (1), 그리고/또는 (2)의 특징을 갖는다.

1. **부주의점**: 다음 9가지 증상 가운데 6가지(또는 그 이상)가 적어도 6개월 동안 발달수준에 적합하지 않고 사회적·학업적/직업적 활동에 직접적으로 부정적인 영향을 미칠 정도로 지속됨

   주의점: 이러한 증상은 단지 반항적 행동, 적대감 또는 과제나 지시 이해의 실패로 인한 양상이 아니어야 한다. 후기 청소년과 성인(17세 이상)의 경우에는 적어도 5가지의 증상을 만족해야 한다.

   a. 종종 세부적인 면에 대해 면밀한 주의를 기울이지 못하거나, 학업, 작업 또는 다른 활동에서 부주의한 실수를 저지름(예, 세부적인 것을 못 보고 넘어가거나 놓침, 작업이 부정확함)

   b. 종종 과제를 하거나 놀이를 할 때 지속적으로 주의집중을 할 수 없음(예, 강의, 대화 또는 긴 글을 읽을 때 계속해서 집중하기가 어려움)

   c. 종종 다른 사람이 직접 말을 할 때 경청하지 않는 것처럼 보임(예, 명백하게 주의집중을 방해하는 것이 없는데도 마음이 다른 곳에 있는 것처럼 보임)

   d. 종종 지시를 완수하지 못하고, 학업, 잡일 또는 작업장에서의 임무를 수행하지 못함(예, 과제를 시작하지만 빨리 주의를 잃고 쉽게 곁길로 샘)

   e. 종종 과제와 활동을 체계화하는 데 어려움이 있음(예, 순차적인 과제를 처리하는 데 어려움, 물건이나 소지품을 정리하는 데 어려움, 지저분하고 체계적이지 못한 작업, 시간 관리를 잘 하지 못함, 마감 시간을 맞추지 못함)

   f. 종종 지속적인 정신적 노력을 요구하는 과제에 참여하기를 기피하고, 싫어하거나, 저항함(예, 학업 또는 숙제; 후기 청소년이나 성인의 경우에는 보고서 준비하기, 서류 작성하기, 긴 서류 검토하기)

   g. 과제나 활동에 꼭 필요한 물건들(예, 학습 과제물, 연필, 책, 도구, 지갑, 열쇠, 서류 작업물, 안경, 휴대폰)을 자주 잃어버림

   h. 종종 외부 자극(후기 청소년과 성인의 경우에는 관련이 없는 생각들이 포함될 수 있음)에 의해 쉽게 산만해짐

i. 종종 일상적인 활동을 잊어버림(예, 잡일하기, 심부름하기; 후기 청소년과 성인의 경우에는 전화 회답하기, 청구서 지불하기, 약속 지키기)

2. **과잉행동 – 충동성**: 다음 9가지 증상 가운데 6가지(또는 그 이상)가 적어도 6개월 동안 발달수준에 적합하지 않고 사회적, 학업적/직업적 활동에 직접적으로 부정적인 영향을 미칠 정도로 지속됨

   주의점: 이러한 증상은 단지 적대적 행동의 표현, 반항, 적대감 또는 과제나 지시 이해의 실패로 인한 양상이 아니어야 한다. 후기 청소년과 성인(17세 이상)의 경우, 적어도 5가지의 증상을 만족해야 한다.

   a. 종종 손발을 만지작거리며 가만두지 못하거나 의자에 앉아서도 몸을 꿈틀거림

   b. 종종 앉아 있도록 요구되는 교실이나 다른 상황에서 자리를 떠남(예, 교실, 사무실이나 다른 업무 현장 또는 자리를 지키는 것이 요구되는 상황에서 자리를 이탈)

   c. 종종 부적절하게 뛰어다니거나 기어오름(**주의점**: 청소년 또는 성인에서는 주관적으로 좌불안석을 경험하는 것에 국한될 수 있다)

   d. 종종 조용히 놀거나 여가 활동에 참여하지 못함

   e. 종종 '끊임없이 활동하거나' 마치 '태엽 풀린 자동차처럼' 행동함(예, 음식점이나 회의실에 장시간 동안 가만히 있을 수 없거나 불편해함, 다른 사람에게 가만히 있지 못하는 것처럼 보이거나 가만히 있기가 어려워 보일 수 있음)

   f. 종종 지나치게 수다스럽게 말함

   g. 종종 질문이 끝나기 전에 성급하게 대답함(예, 다른 사람의 말을 가로챔, 대화 시 자신의 차례를 기다리지 못함)

   h. 종종 자신의 차례를 기다리지 못함(예, 줄 서 있는 동안)

   i. 종종 다른 사람의 활동을 방해하거나 침해함(예, 대화, 게임이나 활동에 참견함; 다른 사람에게 묻거나 허락을 받지 않고 다른 사람의 물건을 사용하기도 함; 청소년과 성인의 경우 다른 사람이 하는 일을 침해하거나 꿰찰 수 있음)

B. 몇 가지의 부주의 또는 과잉행동 – 충동성 증상이 12세 이전에 나타난다.

C. 몇 가지의 부주의 또는 과잉행동 – 충동성 증상이 2가지 이상의 환경에서 존재한다(예, 가정, 학교나 직장; 친구들 또는 친척들과의 관계; 다른 활동에서).

D. 증상이 사회적, 학업적 또는 직업적 기능의 질을 방해하거나 감소시킨다는 명확한 증거가 있다.

E. 증상이 조현병 또는 기타 정신병적 장애의 경과 중에만 발생하지는 않으며, 다른 정신질환(예, 기분장애, 불안장애, 해리장애, 성격장애, 물질 중독 또는 금단)으로 더 잘 설명되지 않는다.

다음 중 하나를 명시할 것:

F90.2 복합형: 지난 6개월 동안 진단기준 A1(부주의)과 진단기준 A2(과잉행동 – 충동성)를 모두 충족한다.

F90.0 부주의 우세형: 지난 6개월 동안 진단기준 A1(부주의)은 충족하지만 A2(과잉행동 – 충동성)는 충족하지 않는다.

F90.1 과잉행동/충동 우세형: 지난 6개월 동안 진단기준 A2(과잉행동 – 충동성) 는 충족하지만 A1(부주의)은 충족하지 않는다.

다음의 경우 명시할 것:

부분 관해 상태: 과거에 완전히 진단기준을 충족하였고, 지난 6개월 동안에는 완전히 진단기준을 충족하지는 않지만 여전히 증상이 사회적, 학업적 또는 직업 적 기능에 손상을 일으키는 상태다.

현재의 심각도를 명시할 것:

경도: 현재 진단을 충족하는 수준을 초과하는 증상은 거의 없으며, 증상으로 인 한 사회적 또는 직업적 기능의 손상은 경미한 수준을 넘지 않는다.

중등도: 증상 또는 기능적 손상이 '경도'와 '고도' 사이에 있다.

고도: 진단을 충족하는 수준을 초과하는 많은 증상 또는 특히 심각한 몇 가지 증 상이 있다. 혹은 증상이 사회적 또는 직업적 기능에 뚜렷한 손상을 야기한다.

● 달리 명시되는 주의력결핍 과잉행동장애
Other Specified Attention-Deficit/Hyperactivity Disorder

F90.8

이 범주는 사회적, 직업적 또는 다른 중요한 기능 영역에서 임상적으로 현저한 고통 이나 손상을 초래하는 주의력결핍 과잉행동장애의 특징적인 증상들이 두드러지지 만, 주의력결핍 과잉행동장애 또는 신경발달장애의 진단분류에 속한 장애 중 어느 것에도 완전한 기준을 만족하지 않는 발현 징후들에 적용된다. 달리 명시되는 주의 력결핍 과잉행동장애 범주는 발현 징후가 주의력결핍 과잉행동장애 또는 어떤 특정 신경발달장애의 기준에 맞지 않은 특정한 이유에 대해 의사소통하기 위해 임상의가 선택한 상황들에서 사용된다. 이는 '달리 명시되는 주의력결핍 과잉행동장애'를 기 록하고, 이어서 특정한 이유(예, '불충분한 부주의 증상을 동반하는 경우')를 기록한다.

● 명시되지 않는 주의력결핍 과잉행동장애
Unspecified Attention-Deficit/Hyperactivity Disorder

F90.9

이 범주는 사회적, 직업적 또는 다른 중요한 기능 영역에서 임상적으로 현저한 고통이나 손상을 초래하는 주의력결핍 과잉행동장애의 특징적인 증상들이 두드러지지만, 주의력결핍 과잉행동장애 또는 신경발달장애 진단분류에 속한 장애 중 어느 것에도 완전한 기준을 만족하지 않는 발현 징후들에 적용된다. 명시되지 않는 주의력결핍 과잉행동장애 범주는 기준이 주의력결핍 과잉행동장애 또는 특정 신경발달장애의 기준에 맞지 않은 이유를 명시할 수 없다고 임상의가 선택한 상황들에서 사용되며, 좀 더 특정한 진단을 내리기에는 정보가 불충분한 발현 징후들을 포함한다.

특정학습장애
Specific Learning Disorder

● 특정학습장애
Specific Learning Disorder

진단기준

A. 학업 기술을 배우고 사용하는 데 있어서의 어려움. 이러한 어려움에 대한 적절한 개입을 제공함에도 불구하고 다음에 열거된 증상 중 적어도 한 가지가 최소 6개월 이상 지속된다.

1. 부정확하거나 느리고 힘겨운 단어 읽기(예, 단어를 부정확하거나 느리게 더듬더듬 소리 내어 읽기, 자주 추측하며 읽기, 단어를 소리 내어 읽는 데 어려움이 있음)
2. 읽은 것의 의미를 이해하기 어려움(예, 본문을 정확하게 읽을 수 있으나 읽은 내용의 순서, 관계, 추론 또는 깊은 의미를 이해하지 못함)
3. 철자법의 어려움(예, 자음이나 모음을 추가, 생략 또는 대치하기도 함)
4. 쓰기의 어려움(예, 한 문장 안에서 다양한 문법적·구두점 오류, 문단 구성이 엉성함, 생각을 글로 표현하는 데 있어 명료성이 부족함)

5. 수 감각, 단순 연산값 암기 또는 연산 절차의 어려움(예, 숫자의 의미, 수의 크기나 관계에 대한 빈약한 이해; 한 자릿수 덧셈을 할 때 또래들처럼 단순 연산값에 대한 기억력을 이용하지 않고 손가락을 사용함; 연산을 하다가 진행이 안 되고 연산 과정을 바꿔 버리기도 함)

6. 수학적 추론의 어려움(예, 양적 문제를 풀기 위해 수학적 개념, 암기된 연산값 또는 수식을 적용하는 데 심각한 어려움이 있음)

B. 보유한 학습 기술이 개별적으로 실시한 표준화된 성취도 검사와 종합적인 임상 평가를 통해 생활연령에서 기대되는 수준보다 현저하게 양적으로 낮으며, 학업적 또는 직업적 수행이나 일상생활의 활동을 현저하게 방해한다는 것이 확인되어야 한다. 17세 이상인 경우 학습의 어려움에 대한 과거력이 표준화된 평가를 대신할 수 있다.

C. 학습의 어려움은 학령기에 시작되나 해당 학습 기술을 요구하는 정도가 개인의 능력을 넘어서는 시기가 되어야 분명히 드러날 수도 있다(예, 주어진 시간 안에 시험 보기, 길고 복잡한 리포트를 촉박한 마감 기한 내에 읽고 쓰기, 과중한 학업 부담).

D. 학습의 어려움은 지적장애, 교정되지 않은 시력이나 청력 문제, 기타 정신질환 또는 신경학적 장애, 정신사회적 불행, 학습 지도사가 해당 언어에 능숙하지 못한 경우 또는 불충분한 교육적 지도로 더 잘 설명되지 않는다.

주의점: 4가지의 진단기준은 개인의 과거력(발달력, 의학적 병력, 가족력, 교육력), 학교의 보고와 심리교육적 평가 결과를 임상적으로 통합하여 판단한다.

부호화 시 주의점: 손상된 모든 학업 영역과 보조 기술에 대해 세부화하시오. 한 가지 이상의 영역에 손상이 있는 경우 다음의 명시자에 따라 개별적으로 부호화하시오.

다음의 경우 명시할 것:

F81.0 읽기 손상 동반:

단어 읽기 정확도

읽기 속도 또는 유창성

독해력

주의점: **난독증**(dyslexia)은 정확하거나 유창한 단어 인지의 어려움, 해독 및 철자 능력의 부진을 특징으로 하는 학습장애의 한 종류를 일컫는 또 다른 용어다. 이러한 특정한 패턴의 어려움을 난독증이라고 명명한다면, 독해나 수학적 추론과 같은 부수적인 어려움이 동반되었는지 살펴보고 명시하는 것이 중요하다.

F81.81 쓰기 손상 동반:

철자 정확도

문법과 구두점 정확도

작문의 명료도 또는 구조화

F81.2 수학 손상 동반:

수 감각

단순 연산값의 암기

계산의 정확도 또는 유창성

수학적 추론의 정확도

주의점: **난산증**(dyscalculia)은 숫자 정보 처리, 단순 연산값의 암기, 계산의 정확도 또는 유창성 문제의 어려움을 특징으로 하는 또 다른 용어다. 만일 이러한 특수한 패턴의 수학적 어려움을 난산증으로 명명한다면, 수학적 추론이나 단어 추론의 정확성과 같은 부수적인 어려움이 동반되었는지 살펴보고 명시하는 것이 중요하다.

현재의 심각도를 명시할 것:

경도: 한 가지 또는 2가지 학업 영역의 학습 기술에 있어 약간의 어려움이 있으나 적절한 편의나 지지 서비스가 제공된다면(특히 학업 기간 동안), 개인이 이를 보상할 수 있거나 적절히 기능할 수 있을 정도로 경미한 수준이다.

중등도: 한 가지 이상의 학업 영역의 학습 기술에 있어 뚜렷한 어려움이 있으며, 그로 인해 학업 기간 동안 일정한 간격을 두고 제공되는 집중적이고 특수화된 교육 없이는 능숙해지기 어렵다. 활동을 정확하고 효율적으로 완수하기 위해서는 적어도 학교, 직장 또는 집에서 보내는 시간의 일부 동안이라도 편의 또는 지지 서비스가 제공되어야 한다.

고도: 여러 학업 영역에 영향을 끼치는 학습 기술의 심각한 어려움이 있으며, 그로 인해 대부분의 학업 기간 동안 집중적이고 개별적이며 특수화된 교육이 지속되지 않는다면 이러한 기술을 습득하기 어렵다. 가정, 학교 또는 직장에서 일련의 적절한 편의 또는 서비스를 제공받았음에도 불구하고 모든 활동을 효율적으로 수행하지 못할 수도 있다.

기록 절차 Recording Procedures

각각의 손상된 학습 영역과 특정학습장애의 하위 기술에 대해 기록해야 한다. ICD 부호화 기준에서는 읽기 손상, 쓰기 손상, 수학 손상과 그에 상응하는 하위 기술 손상을 개별적으로 기록하도록 한다. 예를 들어, 읽기 및 수학 손상이 있고 읽기 속도나 유창성, 독해력, 계산의 정확도나 유창성, 수학적 추론의 정확도와 같은 하위 기술에 손상이 있는 경우에는 F81.0 특정학습장애, 읽기 손상 동반, 읽기 속도 또는 유창성과 독해력 손상 동반; F81.2 특정학습장애, 수학 손상 동반, 계산의 정확도 또는 유창성과 수학적 추론의 정확도 손상 동반이라고 부호화하고 기록해야 한다.

운동장애
Motor Disorders

발달성 협응장애
Developmental Coordination Disorder

진단기준   **F82**

A. 협응된 운동의 습득과 수행이 개인의 생활연령과 기술 습득 및 사용의 기회에 기대되는 수준보다 현저하게 낮다. 장애는 운동 기술 수행(예, 물건 잡기, 가위나 식기 사용, 글씨 쓰기, 자전거 타기 또는 스포츠 참여)의 지연과 부정확성뿐만 아니라 서투른 동작(예, 물건 떨어뜨리기 또는 물건에 부딪히기)으로도 나타난다.

B. 진단기준 A의 운동 기술 결함이 생활연령에 걸맞은 일상생활의 활동(예, 자기관리 및 자기유지)에 현저하고 지속적인 방해가 되며, 학업/학교생활의 생산성, 직업 활동, 여가, 놀이에 영향을 미친다.

C. 증상은 초기 발달 시기에 시작된다.

D. 운동 기술의 결함이 지적발달장애(지적장애)나 시각 손상으로 더 잘 설명되지 않으며, 운동에 영향을 미치는 신경학적 상태(예, 뇌성마비, 근육퇴행위축[muscular dystrophy], 퇴행성 질환)에 기인한 것이 아니어야 한다.

상동증적 운동장애
Stereotypic Movement Disorder

진단기준   **F98.4**

A. 반복적이고, 억제할 수 없는 것처럼 보이고, 목적이 없어 보이는 운동 행동(예, 손 흔들기 또는 손장난하기, 몸 흔들기, 머리 흔들기, 물어뜯기, 자기 몸 때리기)

B. 반복적인 운동 행동이 사회적, 학업적 또는 기타 활동을 방해하고, 자해의 원인이 될 수 있다.

C. 초기 발달 시기에 발병한다.

D. 반복적인 운동 행동은 물질의 생리적 효과나 신경학적 상태로 인한 것이 아니며, 다른 신경발달장애나 정신질환(예, 발모광[털뽑기장애], 강박장애)으로 더 잘 설명되지 않는다.

다음의 경우 명시할 것:

자해 행동을 동반하는 경우(또는 예방 조치가 없다면 부상을 초래할 수 있는 행동)

자해 행동을 동반하지 않는 경우

다음의 경우 명시할 것:

알려진 유전적 또는 기타 의학적 상태, 신경발달장애 또는 환경적 요인과 연관된 경우(예, 레쉬–니한 증후군, 지적발달장애[지적장애], 태아기 알코올 노출)

부호화 시 주의점: 연관된 유전적 또는 기타 의학적 상태, 신경발달장애 또는 환경적 요인을 식별하기 위해 추가적 부호를 사용한다.

현재의 심각도를 명시할 것:

경도: 감각 자극이나 주의 전환에 의해 증상이 쉽게 억제된다.

중등도: 증상에 대한 확실한 방어책과 행동 조정이 필요하다.

고도: 심각한 부상을 예방하기 위해 지속적인 관찰과 예방책이 필요하다.

기록 절차 Recording Procedures

알려진 유전적 또는 기타 의학적 상태, 신경발달장애 또는 환경적 요인과 연관이 있는 상동증적 운동장애는 (상태, 장애 또는 요인의 이름)과 연관이 있는 상동증적 운동장애라고 기록한다(예, 레쉬–니한 증후군과 연관이 있는 상동증적 운동장애).

● 틱장애
Tic Disorders

📌 진단기준

주의점: 틱은 갑작스럽고, 빠르며, 반복적이고, 비율동적인 동작이나 음성 증상을 말한다.

투렛장애   F95.2

A. 다수의 운동 틱과 한 가지 이상의 음성 틱이 질병 경과 중 일부 기간 동안 나타난다. 2가지 틱이 반드시 동시에 나타날 필요는 없다.

B. 틱 증상은 빈도에 있어서 악화와 완화를 반복하지만 처음 틱이 나타난 시점으로부터 1년 이상 지속된다.

C. 18세 이전에 발병한다.

D. 장해는 물질(예, 코카인)의 생리적 효과나 다른 의학적 상태(예, 헌팅턴병, 바이러

스성 뇌염)로 인한 것이 아니다.

지속성(만성) 운동 또는 음성 틱장애   F95.1
A. 한 가지 또는 다수의 운동 틱 또는 음성 틱이 장애의 경과 중 일부 기간 동안 존재하지만, 운동 틱과 음성 틱이 모두 나타나지는 않는다.
B. 틱 증상은 자주 악화와 완화를 반복하지만 처음 틱이 나타난 시점으로부터 1년 이상 지속된다.
C. 18세 이전에 발병한다.
D. 장해는 물질(예, 코카인)의 생리적 효과나 다른 의학적 상태(예, 헌팅턴병, 바이러스성 뇌염)로 인한 것이 아니다.
E. 투렛장애의 진단기준에 맞지 않아야 한다.

다음의 경우 명시할 것:
    운동 틱만 있는 경우
    음성 틱만 있는 경우

잠정적 틱장애   F95.0
A. 한 가지 또는 다수의 운동 틱 및/또는 음성 틱이 존재한다.
B. 틱은 처음 틱이 나타난 시점으로부터 1년 미만에 나타난다.
C. 18세 이전에 발병한다.
D. 장해는 물질(예, 코카인)의 생리적 효과나 다른 의학적 상태(예, 헌팅턴병, 바이러스성 뇌염)로 인한 것이 아니다.
E. 투렛장애나 지속성(만성) 운동 또는 음성 틱장애의 진단기준에 맞지 않아야 한다.

● 달리 명시되는 틱장애
Other Specified Tic Disorder

F95.8

이 범주는 사회적, 직업적 또는 다른 중요한 기능 영역에서 임상적으로 현저한 고통이나 손상을 초래하는 틱장애의 특징적인 증상들이 두드러지지만, 틱장애 또는 신경발달장애의 진단분류에 속한 장애 중 어느 것에도 완전한 기준을 만족하지 않는 발현 징후들에 적용된다. 달리 명시되는 틱장애 범주는 발현 징후가 틱장애 또는 어떤 특정 신경발달장애의 기준에 맞지 않은 특정한 이유에 대해 의사소통하기 위해 임상의가 선택한 상황들에서 사용된다. 이는 '달리 명시되는 틱장애'를 기록하고, 이어서 특정한 이유(예, '18세 이후에 발병한 경우 동반')를 기록한다.

● 명시되지 않는 틱장애
Unspecified Tic Disorder

F95.9

이 범주는 사회적, 직업적 또는 다른 중요한 기능 영역에서 임상적으로 현저한 고통이나 손상을 초래하는 틱장애의 특징적인 증상들이 두드러지지만, 틱장애 또는 신경발달장애 진단분류에 속한 장애 중 어느 것에도 완전한 기준을 만족하지 않는 발현 징후들에 적용된다. 명시되지 않는 틱장애 범주는 기준이 틱장애 또는 특정 신경발달장애의 기준에 맞지 않은 이유를 명시할 수 없다고 임상의가 선택한 상황들에서 사용되며, 좀 더 특정한 진단을 내리기에는 정보가 불충분한 발현 징후들을 포함한다.

기타 신경발달장애
Other Neurodevelopmental Disorders

● 달리 명시되는 신경발달장애
Other Specified Neurodevelopmental Disorder

F88

이 범주는 사회적, 직업적 또는 다른 중요한 기능 영역에서 임상적으로 현저한 고통이나 손상을 초래하는 신경발달장애의 특징적인 증상들이 두드러지지만, 신경발달장애의 진단분류에 속한 장애 중 어느 것에도 완전한 기준을 만족하지 않는 발현 징후들에 적용된다. 달리 명시되는 신경발달장애 범주는 발현 징후가 어느 특정한 신경발달장애의 기준에 맞지 않은 특정한 이유에 대해 의사소통하기 위해 임상의가 선택한 상황들에서 사용된다. 이는 '달리 명시되는 신경발달장애'를 기록하고, 이어서 특정한 이유(예, '태아기 알코올 노출과 연관된 신경발달장애')를 기록한다.

'달리 명시되는'이라는 지정 문구를 사용해 분류될 수 있는 발현 징후들의 예는 다음과 같다.

태아기 알코올 노출과 연관된 신경발달장애: 이 장애는 자궁 내에서 알코올에 노출된 후에 발달장애를 보이는 것이 특징이다.

● 명시되지 않는 신경발달장애
Unspecified Neurodevelopmental Disorder

이 범주는 사회적, 직업적 또는 다른 중요한 기능 영역에서 임상적으로 현저한 고통이나 손상을 초래하는 신경발달장애의 특징적인 증상들이 두드러지지만, 신경발달장애의 진단분류에 속한 장애 중 어느 것에도 완전한 기준을 만족하지 않는 발현 징후들에 적용된다. 명시되지 않는 신경발달장애 범주는 기준이 특정한 신경발달장애의 기준에 맞지 않은 이유를 명시할 수 없다고 임상의가 선택한 상황들에서 사용되며, 좀 더 특정한 진단을 내리기에는 정보가 불충분한(예, 응급실 상황) 발현 징후들을 포함한다.

조현병 스펙트럼 및 기타 정신병적 장애
Schizophrenia Spectrum and Other Psychotic Disorders

조현형 (성격)장애
Schizotypal (Personality) Disorder

조현형 성격장애의 진단기준과 본문은 "성격장애" 장에서 찾아볼 수 있다. 이 장애는 조현병 스펙트럼의 부분으로 고려되기 때문에, 그리고 ICD-9과 ICD-10의 이 부분에는 조현형장애로 명명되어 있기 때문에 이 장에 나열되며, 자세한 사항은 "성격장애" 장에서 고찰한다.

망상장애
Delusional Disorder

진단기준   F22

A. 1개월 이상의 지속 기간을 가진 한 가지(혹은 그 이상) 망상이 존재한다.
B. 조현병의 진단기준 A에 맞지 않는다.
   주의점: 환각이 있다면 뚜렷하지 않고, 망상 주제와 연관된다(예, 벌레가 우글거린다는 망상과 연관된 벌레가 꼬이는 감각).
C. 망상의 영향이나 파생 결과를 제외하면 기능이 현저하게 손상되지 않고 행동이 명백하게 기이하거나 이상하지 않다.
D. 조증이나 주요우울 삽화가 일어나는 경우, 이들은 망상기의 지속 기간에 비해 상내석으로 짧다.
E. 장해가 물질의 생리적 효과나 다른 의학적 상태로 인한 것이 아니고, 신체이형장애나 강박장애와 같은 다른 정신질환으로 더 잘 설명되지 않는다.
다음 중 하나를 명시할 것:
   색정형: 이 아형은 망상의 중심 주제가 또 다른 사람이 자신을 사랑하고 있다는

것일 경우 적용된다.

과대형: 이 아형은 망상의 중심 주제가 어떤 굉장한(그러나 확인되지 않은) 재능이나 통찰력을 갖고 있다거나 어떤 중요한 발견을 하였다는 확신일 경우 적용된다.

질투형: 이 아형은 망상의 중심 주제가 자신의 배우자나 연인이 외도를 하고 있다는 것일 경우 적용된다.

피해형: 이 아형은 망상의 중심 주제가 자신이 음모, 속임수, 염탐, 추적, 독극물이나 약물 주입, 악의적 비방, 희롱, 장기 목표 추구에 대한 방해 등을 당하고 있다는 믿음을 수반한 경우 적용된다.

신체형: 이 아형은 망상의 중심 주제가 신체적 기능이나 감각을 수반한 경우 적용된다.

혼합형: 이 아형은 어느 한 가지 망상적 주제도 두드러지지 않은 경우 적용된다.

명시되지 않는 유형: 이 아형은 지배적 망상적 믿음이 분명히 결정될 수 없는 경우, 혹은 특정 유형에 기술되지 않은 경우(예, 뚜렷한 피해 혹은 과대 요소가 없는 관계망상) 적용된다.

다음의 경우 명시할 것:

괴이한 내용 동반: 망상이 분명히 타당해 보이지 않고, 이해 불가하며, 보통의 일상 경험에서 유래되지 않으면 기이한 것으로 간주된다(예, 낯선 이가 자신의 장기는 꺼내가고, 대신 누군가의 장기를 상처나 흉터를 남기지 않은 채 집어넣었다는 믿음).

다음의 경우 명시할 것:

다음의 경과 명시자들은 장애 지속 기간이 1년이 지난 후에만 사용한다.

첫 삽화, 현재 급성 삽화 상태: 정의된 진단적 증상과 시간 기준에 합당한 장애의 첫 발현. 급성 삽화란 증상 기준이 충족되는 시간적 기간을 일컫는다.

첫 삽화, 현재 부분 관해 상태: 부분 관해란 앞 삽화 이후 호전이 유지되고 정의된 장애 기준이 부분적으로만 충족되는 시간적 기간을 일컫는다.

첫 삽화, 현재 완전 관해 상태: 완전 관해란 앞 삽화 이후 더 이상 장애 특이적 증상이 존재하지 않는 시간적 기간을 일컫는다.

다중 삽화, 현재 급성 삽화 상태

다중 삽화, 현재 부분 관해 상태

다중 삽화, 현재 완전 관해 상태

지속적: 장애의 진단적 증상 기준을 충족하는 증상들이 질병 경과의 대부분에서 그대로 남아 있고, 역치 아래의 증상 기간은 전체 경과에 비해 매우 짧다.

명시되지 않는 경우

현재의 심각도를 명시할 것:

심각도는 망상, 환각, 와해된 언어, 비정상적 정신운동 행동, 음성 증상 등과 같은 정신병의 일차 증상에 대한 양적 평가를 통해 등급화된다. 이러한 증상 각각은 현재 심각도(지난 7일 중 가장 심한)에 대하여 0(증상 없음)부터 4(고도의 증상이 있음)까지의 5점 척도를 이용해 등급화될 수 있다('평가척도' 장의 임상가-평정 정신병 증상 심각도 차원 참조).

주의점: 망상장애의 진단은 이러한 심각도 명시자의 사용 없이 내려질 수 있다.

● 단기 정신병적 장애
Brief Psychotic Disorder

진단기준   F23

A. 다음 증상 중 하나(혹은 그 이상)가 존재하고, 이들 중 최소한 하나는 (1) 내지 (2) 혹은 (3)이어야 한다.

1. 망상
2. 환각
3. 와해된 언어(예, 빈번한 탈선 혹은 지리멸렬)
4. 극도로 와해된 또는 긴장성 행동

주의점: 문화적으로 인정되는 반응이면 증상에 포함하지 마시오.

B. 장해 삽화의 지속 기간이 최소 1일 이상 1개월 이내이며, 결국 병전 수준의 기능으로 완전히 복귀한다.

C. 장해가 정신병적 양상을 동반한 주요우울장애나 양극성장애, 혹은 조현병이나 긴장증 같은 다른 정신병적 장애로 더 잘 설명되지 않으며, 물질(예, 남용약물, 치료약물)의 생리적 효과나 다른 의학적 상태로 인한 것이 아니다.

다음의 경우 명시할 것:

　현저한 스트레스 요인을 동반하는 경우(단기 반응성 정신병): 개인의 문화권에서 비슷한 상황이 되면 대개 어떤 사람에게든 현저하게 스트레스를 주는 단일 사건 혹은 중복 사건에 반응하여 증상이 일어나는 경우

　현저한 스트레스 요인을 동반하지 않는 경우: 개인의 문화권에서 비슷한 상황이 되면 대개 어떤 사람에게든 현저하게 스트레스를 주는 단일 사건 혹은 중복 사건에 반응하여 증상이 일어난 경우가 아닐 때

　주산기 발병 동반: 임신 기간 혹은 산후 4주 내에 발병한 경우

다음의 경우 명시할 것:

　긴장증 동반(정의는 122쪽 다른 정신질환과 연관된 긴장증의 진단기준 참조)

　　부호화 시 주의점: 동반한 긴장증의 존재를 지정하기 위해서는 단기 정신병적 장애와 연관된 긴장증을 위한 추가적 부호 F06.1을 사용하시오.

현재의 심각도를 명시할 것:

　심각도는 망상, 환각, 와해된 언어, 비정상적 정신운동 행동, 음성 증상 등과 같

은 정신병의 일차 증상에 대한 양적 평가를 통해 등급화된다. 이러한 증상 각각은 현재 심각도(지난 7일 중 가장 심한)에 대하여 0(증상 없음)부터 4(고도의 증상이 있음)까지의 5점 척도를 이용해 등급화될 수 있다('평가척도' 장의 임상가-평정 정신병 증상 심각도 차원 참조).

주의점: 단기 정신병적 장애의 진단은 이러한 심각도 명시자의 사용 없이 내려질 수 있다.

● 조현양상장애
Schizophreniform Disorder

 진단기준   **F20.81**

A. 다음 증상 중 2가지(혹은 그 이상)가 1개월의 기간(성공적으로 치료가 되면 그 이하) 동안의 상당 부분의 시간에 존재하고, 이들 중 최소한 하나는 (1) 내지 (2) 혹은 (3)이어야 한다.
  1. 망상
  2. 환각
  3. 와해된 언어(즉, 빈번한 탈선 혹은 지리멸렬)
  4. 극도로 와해된 또는 긴장성 행동
  5. 음성 증상(즉, 감퇴된 감정 표현 혹은 무의욕증)
B. 장애의 삽화가 1개월 이상, 6개월 이내로 지속된다. 진단이 회복까지 기다릴 수 없이 내려져야 할 경우에는 '잠정적'을 붙여 조건부 진단이 되어야 한다.
C. 조현정동장애와 정신병적 양상을 동반한 우울 또는 양극성 장애는 배제된다. 왜냐하면 ① 주요우울 또는 조증 삽화가 활성기 증상과 동시에 일어나지 않기 때문이거나, ② 기분 삽화가 활성기 증상 동안 일어난다고 해도 병의 활성기 및 잔류기 전체 지속 기간의 일부에만 존재하기 때문이다.
D. 장해가 물질(예. 남용약물, 치료약물)의 생리적 효과나 다른 의학적 상태로 인한 것이 아니다.
다음의 경우 명시할 것:
  양호한 예후 특징을 동반하는 경우: 이 명시자는 다음의 4가지 특징 중 최소 둘이 있어야 한다. 그 특징은 통상적 행동이나 기능에서 처음 눈에 띄는 변화가 생긴 지 4주 이내에 뚜렷한 정신병적 증상의 발병, 혼돈 혹은 당혹감, 양호한 병전 사회 및 직업 기능, 둔마 혹은 평탄 정동의 부재 등이다.
  양호한 예후 특징을 동반하지 않는 경우: 이 명시자는 앞의 특징 중 둘 이상이 존재하지 않는 경우 적용된다.

다음의 경우 명시할 것:

긴장증 동반(정의는 122쪽 다른 정신질환과 연관된 긴장증의 진단기준 참조)

부호화 시 주의점: 동반한 긴장증의 존재를 지정하기 위해서는 조현양상장애와 연관된 긴장증을 위한 추가적 부호 F06.1을 사용하시오.

현재의 심각도를 명시할 것:

심각도는 망상, 환각, 와해된 언어, 비정상적 정신운동 행동, 음성 증상 등과 같은 정신병의 일차 증상에 대한 양적 평가를 통해 등급화된다. 이러한 증상 각각은 현재 심각도(지난 7일 중 가장 심한)에 대하여 0(증상 없음)부터 4(고도의 증상이 있음)까지의 5점 척도를 이용해 등급화될 수 있다('평가척도' 장의 임상가 ─평정 정신병 증상 심각도 차원 참조).

주의점: 조현양상장애의 진단은 이러한 심각도 명시자의 사용 없이 내려질 수 있다.

조현병
Schizophrenia

진단기준   **F20.9**

A. 다음 증상 중 2가지(혹은 그 이상)가 1개월의 기간(성공적으로 치료가 되면 그 이하) 동안의 상당 부분의 시간에 존재하고, 이들 중 최소한 하나는 (1) 내지 (2) 혹은 (3)이어야 한다.
   1. 망상
   2. 환각
   3. 와해된 언어(예, 빈번한 탈선 혹은 지리멸렬)
   4. 극도로 와해된 또는 긴장성 행동
   5. 음성 증상(즉, 감퇴된 감정 표현 혹은 무의욕증)
B. 장해의 발병 이래 상당 부분의 시간 동안 일, 대인관계 혹은 자기관리 같은 주요 영역의 한 가지 이상에서 기능 수준이 발병 전 성취된 수준 이하로 현저하게 저하된다(혹은 아동기 또는 청소년기에 발병하는 경우, 기대 수준의 대인관계적ㆍ학문적ㆍ직업적 기능을 성취하지 못함).
C. 장해의 지속적 징후가 최소 6개월 동안 계속된다. 이러한 6개월의 기간은 진단기준 A에 해당하는 증상(예, 활성기 증상)이 있는 최소 1개월(성공적으로 치료되면 그 이하)을 포함해야 하고, 전구 증상이나 잔류 증상의 기간을 포함할 수 있다. 이러한 전구기나 잔류기 동안 장해의 징후는 단지 음성 증상으로 나타나거나, 진단기준 A에 열거된 증상의 2가지 이상이 약화된 형태(예, 이상한 믿음, 흔치 않은 지각 경험)로 나타날 수 있다.

D. 조현정동장애와 정신병적 양상을 동반한 우울 또는 양극성 장애는 배제된다. 왜
냐하면 ① 주요우울 또는 조증 삽화가 활성기 증상과 동시에 일어나지 않기 때
문이거나, ② 기분 삽화가 활성기 증상 동안 일어난다고 해도 병의 활성기 및 잔
류기 전체 지속 기간의 일부에만 존재하기 때문이다.

E. 장해가 물질(예, 남용약물, 치료약물)의 생리적 효과나 다른 의학적 상태로 인한
것이 아니다.

F. 자폐스펙트럼장애나 아동기 발병 의사소통장애의 병력이 있는 경우, 조현병의
추가 진단은 조현병의 다른 필요 증상에 더하여 뚜렷한 망상이나 환각이 최소 1
개월(성공적으로 치료되면 그 이하) 동안 있을 때에만 내려진다.

다음의 경우 명시할 것:

다음의 경과 명시자들은 장애 지속 기간이 1년이 지난 후에, 그리고 진단적 경과 기
준에 반대되지 않을 경우에만 사용되는 것이다.

첫 삽화, 현재 급성 삽화 상태: 정의된 진단적 증상과 시간 기준에 합당한 장애
의 첫 발현. 급성 삽화란 증상 기준이 충족되는 시간적 기간을 일컫는다.

첫 삽화, 현재 부분 관해 상태: 부분 관해란 앞 삽화 이후 호전이 유지되고 정의
된 장애 기준이 부분적으로만 충족되는 시간적 기간을 일컫는다.

첫 삽화, 현재 완전 관해 상태: 완전 관해란 앞 삽화 이후 더 이상 장애 특이적
증상이 존재하지 않는 시간적 기간을 일컫는다.

다중 삽화, 현재 급성 삽화 상태: 다중 삽화는 최소 2회의 삽화(즉, 첫 삽화 이후
관해와 최소 1회의 재발) 이후에 결정될 수 있다.

다중 삽화, 현재 부분 관해 상태

다중 삽화, 현재 완전 관해 상태

지속적: 장애의 진단적 증상 기준을 충족하는 증상들이 질병 경과의 대부분에서
그대로 남아 있고, 역치 아래의 증상 기간은 전체 경과에 비해 매우 짧다.

명시되지 않는 경우

다음의 경우 명시할 것:

긴장증 동반(정의는 122쪽 다른 정신질환과 연관된 긴장증의 진단기준 참조)

부호화 시 주의점: 동반한 긴장증의 존재를 지정하기 위해서는 조현병과 연
관된 긴장증을 위한 추가적 부호 F06.1을 사용하시오.

현재의 심각도를 명시할 것:

심각도는 망상, 환각, 와해된 언어, 비정상적 정신운동 행동, 음성 증상 등과 같
은 정신병의 일차 증상에 대한 양적 평가를 통해 등급화된다. 이러한 증상 각각
은 현재 심각도(지난 7일 중 가장 심한)에 대하여 0(증상 없음)부터 4(고도의 증
상이 있음)까지의 5점 척도를 이용해 등급화될 수 있다('평가척도' 장의 임상가-
평정 정신병 증상 심각도 차원 참조).

주의점: 조현병의 진단은 이러한 심각도 명시자의 사용 없이 내려질 수 있다.

● 조현정동장애
Schizoaffective Disorder

진단기준

A. 조현병의 연속 기간 동안 조현병의 진단기준 A와 동시에 주요 기분(주요우울 또는 소증) 삽화가 있음
  주의점: 주요우울 삽화는 진단기준 A1: 우울 기분을 포함해야 한다.
B. 평생의 유병 기간 동안 주요 기분(주요우울 또는 조증) 삽화 없이 존재하는 2주 이상의 망상이나 환각이 있다.
C. 주요 기분 삽화의 기준에 맞는 증상이 병의 활성기 및 잔류기 부분의 전체 지속 기간의 대부분 동안 존재한다.
D. 장해가 물질(예, 남용약물, 치료약물)의 효과나 다른 의학적 상태로 인한 것이 아니다.

다음 중 하나를 명시할 것:
  F25.0 양극형: 이 아형은 조증 삽화가 발현 부분일 경우에 적용된다. 주요우울 삽화도 일어날 수 있다.
  F25.1 우울형: 이 아형은 단지 주요우울 삽화만이 발현 부분일 경우에 적용된다.
다음의 경우 명시할 것:
  긴장증 동반(정의는 122쪽 다른 정신질환과 연관된 긴장증의 진단기준 참조)
    부호화 시 주의점: 동반한 긴장증의 존재를 지정하기 위해서는 조현정동장애와 연관된 긴장증을 위한 추가적 부호 F06.1을 사용하시오.
다음의 경우 명시할 것:
다음의 경과 명시자들은 장애 지속 기간이 1년이 지난 후에, 그리고 진단적 경과 기준에 반대되지 않을 경우에만 사용되는 것이다.
  첫 삽화, 현재 급성 삽화 상태: 정의된 진단적 증상과 시간 기준에 합당한 장애의 첫 발현. 급성 삽화란 증상 기준이 충족되는 시간적 기간을 일컫는다.
  첫 삽화, 현재 부분 관해 상태: 부분 관해란 앞 삽화 이후 호전이 유지되고 정의된 장애 기준이 부분적으로만 충족되는 시간적 기간을 일컫는다.
  첫 삽화, 현재 완전 관해 상태: 완전 관해란 앞 삽화 이후 더 이상 장애 특이적 증상이 존재하지 않는 시간적 기간을 일컫는다.
  다중 삽화, 현재 급성 삽화 상태: 다중 삽화는 최소 2회의 삽화(예, 첫 삽화 이후 관해와 최소 1회의 재발) 이후에 결정될 수 있다
  다중 삽화, 현재 부분 관해 상태
  다중 삽화, 현재 완전 관해 상태
  지속적: 장애의 진단적 증상 기준을 충족하는 증상들이 질병 경과의 대부분에서 그대로 남아 있고, 역치 아래의 증상 기간은 전체 경과에 비해 매우 짧다.

명시되지 않는 경우
현재의 심각도를 명시할 것:
>심각도는 망상, 환각, 와해된 언어, 비정상적 정신운동 행동, 음성 증상 등과 같
>은 정신병의 일차 증상에 대한 양적 평가를 통해 등급화된다. 이러한 증상 각각
>은 현재 심각도(지난 7일 중 가장 심한)에 대하여 0(증상 없음)부터 4(고도의 증
>상이 있음)까지의 5점 척도를 이용해 등급화될 수 있다('평가척도' 장의 임상가-
>평정 정신병 증상 심각도 차원 참조).
>**주의점**: 조현정동장애의 진단은 이러한 심각도 명시자의 사용 없이 내려질 수
>있다.

물질/치료약물로 유발된 정신병적 장애
Substance/Medication-Induced Psychotic Disorder

진단기준

A. 다음 증상 중 하나 혹은 둘 다 존재한다.
  1. 망상
  2. 환각
B. 병력, 신체검진 또는 검사 소견에 (1)과 (2) 둘 다의 증거가 있다.
  1. 진단기준 A의 증상이 물질 중독이나 금단 동안 혹은 직후에, 또는 치료약물
     노출 혹은 금단 후에 발생함
  2. 수반된 물질/치료약물이 진단기준 A의 증상을 일으킬 만한 능력이 있음
C. 장해가 물질/치료약물로 유발된 것이 아닌 정신병적 장애로 더 잘 설명되지 않
  는다. 독립적인 정신병적 장애라는 증거로 다음이 포함될 수 있다.
   >증상이 물질/치료약물 사용 시작보다 선행한다. 증상이 급성 금단 혹은 심한
   >중독의 중단 이후에도 상당한 기간(예, 약 1개월) 동안 계속된다. 혹은 물질/
   >치료약물로 유발된 것이 아닌 독립적인 정신병적 장애의 다른 증거(예, 재발
   >성 비물질/치료약물 관련 삽화의 병력)가 있다.
D. 장해가 섬망의 경과 중에만 발생되지는 않는다.
E. 장해가 사회적, 직업적 또는 다른 중요한 기능 영역에서 임상적으로 현저한 고통
  이나 손상을 초래한다.
주의점: 이 진단은 진단기준 A의 증상이 임상 양상에서 두드러지고 임상적 주목을
보증할 정도로 충분히 심할 때에만 물질 중독이나 물질 금단의 진단 대신에 내려져
야 한다.
부호화 시 주의점: [특정 물질/치료약물]로 유발된 정신병적 장애에 대한 ICD-10-
CM 부호는 다음 표에 제시되어 있다. ICD-10-CM 부호는 동일 종류의 물질에 대

한 물질사용장애의 동반이환 여부에 따라 달라진다는 점에 주의하시오. 어떠한 경우에도 물질사용장애에 대한 별도의 추가 진단은 제공되지 않는다. 만약 경도의 물질사용장애가 물질로 유발된 정신병적 장애와 동반이환된다면, 네 번째 자리의 글자는 '1'이고, 임상의는 물질로 유발된 정신병적 장애 앞에 '경도 [물질]사용장애'를 기록해야 한다(예, 경도 코카인사용장애, 코카인으로 유발된 정신병적 장애 동반). 만약 중등도 또는 고도 물질사용장애가 물질로 유발된 정신병적 장애와 동반이환된 다면, 네 번째 자리의 글자는 '2'이고, 임상의는 동반이환하는 물질사용장애의 심각도에 따라 '중등도 [물질]사용장애' 또는 '고도 [물질]사용장애'를 기록해야 한다. 만약 동반이환하는 물질사용장애가 없다면(예, 1회의 심한 물질 사용 후), 네 번째 자리의 글자는 '9'이며 임상의는 물질로 유발된 정신병적 장애만을 기록해야 한다.

	ICD-10-CM		
	경도 사용장애 동반	중등도 혹은 고도 사용장애 동반	사용장애 미동반
알코올	F10.159	F10.259	F10.959
대마	F12.159	F12.259	F12.959
펜시클리딘	F16.159	F16.259	F16.959
기타 환각제	F16.159	F16.259	F16.959
흡입제	F18.159	F18.259	F18.959
진정제, 수면제 또는 항불안제	F13.159	F13.259	F13.959
암페타민류 물질(또는 기타 자극제)	F15.159	F15.259	F15.959
코카인	F14.159	F14.259	F14.959
기타(또는 미상의) 물질	F19.159	F19.259	F19.959

명시할 것('중독 중 발병' 및/또는 '금단 중 발병'이 주어진 물질 등급에 적용되는지 여부를 가리키는 '물질관련 및 중독 장애' 장의 〈표 1〉을 참조하시오. 혹은 '치료약물 사용 후 발병'을 명시하시오):

중독 중 발병: 기준이 물질 중독에 맞고, 증상이 중독 동안에 발생하는 경우

금단 중 발병: 기준이 물질 금단에 맞고, 증상이 금단 동안 혹은 금단 직후 발생하는 경우

치료약물 사용 후 발병: 증상이 치료약물 시작 때, 치료약물의 시작, 치료약물의 교체 또는 치료약물의 금단 중에 발생하는 경우

현재의 심각도를 명시할 것:

심각도는 망상, 환각, 와해된 언어, 비정상적 정신운동 행동, 음성 증상 등과 같은 정신병의 일차 증상에 대한 양적 평가를 통해 등급화된다. 이러한 증상 각각은 현재 심각도(지난 7일 중 가장 심한)에 대하여 0(증상 없음)부터 4(고도의 증

상이 있음)까지의 5점 척도를 이용해 등급화될 수 있다('평가척도' 장의 임상가-평정 정신병 증상 심각도 차원 참조).

주의점: 물질/치료약물로 유발된 정신병적 장애의 진단은 이러한 심각도 명시자의 사용 없이 내려질 수 있다.

기록 절차 Recording Procedures

물질/치료약물로 유발된 정신병적 장애의 이름은 망상이나 환각의 원인으로 가정되는 특정 물질(예, 코카인, 덱사메타손)로 시작한다. 진단부호는 진단기준 세트에 포함된 표에서 선택되며, 이 진단기준은 약물 종류와 공존 물질사용장애의 존재 여부에 기초한 것이다. 어느 종류에도 부합하지 않는 치료약물(예, 덱사메타손)의 경우 '기타(또는 미상의) 물질'을 위한 부호를 사용해야 한다. 물질이 원인 요소라고 여겨지나 물질의 특정 종류를 알 수 없는 경우에도 같은 부호를 사용해야 한다.

장애의 이름을 기록할 때는 동반 물질사용장애를 (있다면) 먼저 나열하고, 이어서 '동반'이라는 단어와 함께 물질로 유발된 정신병적 장애의 이름이 뒤따르며, 그다음으로 발병에 대한 명시 사항(즉, 중독 중 발병, 금단 중 발병)을 적는다. 예를 들어, 고도 코카인사용장애가 있는 사람에서 중독 동안에 일어난 망상의 사례에 대한 진단은 F14.259 고도 코카인사용장애, 코카인으로 유발된 정신병적 장애 동반, 중독 중 발병이다. 동반된 고도 코카인사용장애에 대한 별도의 진단은 부여되지 않는다. 만약 물질로 유발된 정신병적 장애가 동반된 물질사용장애 없이 일어난 경우라면(즉, 1회의 심한 물질 사용 후), 부수의 물질사용장애는 기록되지 않는다(예, F16.959 펜시클리딘으로 유발된 정신병적 장애, 중독 중 발병). 한 가지 이상의 물질이 정신병적 증상의 발생에 상당한 역할을 한 것으로 여겨질 때, 각각을 모두 별도로 나열해야 한다(예, F12.259 고도 대마사용장애, 대마로 유발된 정신병적 장애 동반, 중독 중 발병; F16.159 경도 펜시클리딘사용장애, 펜시클리딘으로 유발된 정신병적 장애 동반, 중독 중 발병).

● 다른 의학적 상태로 인한 정신병적 장애
Psychotic Disorder Due to Another Medical Condition

진단기준

A. 뚜렷한 환각 혹은 망상
B. 장해가 다른 의학적 상태의 직접적인 병태생리학적 결과라는 증거가 병력, 신체 검진 또는 검사 소견에 있다.
C. 장해가 다른 정신질환으로 더 잘 설명되지 않는다.
D. 장해가 섬망의 경과 중에만 발생되지는 않는다.
E. 장해가 사회적, 직업적 또는 다른 중요한 기능 영역에서 임상적으로 현저한 고통 이나 손상을 초래한다.

다음 중 하나를 명시할 것:
두드러진 증상에 기초한 부호:
　　F06.2 망상 동반: 망상이 두드러진 증상인 경우
　　F06.0 환각 동반: 환각이 두드러진 증상인 경우
부호화 시 주의점: 정신질환의 이름에 기타 의학적 상태의 이름을 포함시킨다(예, F06.2 악성 폐암으로 인한 정신병적 장애, 망상 동반). 기타 의학적 상태는 의학적 상태로 인한 정신병적 장애 바로 앞에 부호와 이름을 별도로 기재해야 한다(예, C34.90 악성 폐암; F06.2 악성 폐암으로 인한 정신병적 장애, 망상 동반).

현재의 심각도를 명시할 것:
　　심각도는 망상, 환각, 와해된 언어, 비정상적 정신운동 행동, 음성 증상 등과 같은 정신병의 일차 증상에 대한 양적 평가를 통해 등급화된다. 이러한 증상 각각은 현재 심각도(지난 7일 중 가장 심한)에 대하여 0(증상 없음)부터 4(고도의 증상이 있음)까지의 5점 척도를 이용해 등급화될 수 있다('평가척도' 장의 임상가-평정 정신병 증상 심각도 차원 참조).
　　주의점: 다른 의학적 상태로 인한 정신병적 장애의 진단은 이러한 심각도 명시자의 사용 없이 내려질 수 있다.

긴장증
Catatonia

● **다른 정신질환과 연관된 긴장증**(긴장증 명시자)
Catatonia Associated With Another Mental Disorder
(Catatonia Specifier)

F06.1

A. 다음 증상 중 3가지(혹은 그 이상)가 임상 양상에서 뚜렷하다.
 1. 혼미(즉, 정신운동 활동이 없음, 주변에 대한 능동적 관여가 없음)
 2. 강경증(즉, 중력에 반해 유지되는 자세의 수동적 유도)
 3. 납굴증(즉, 검사자가 취하게 하려는 자세에 대한 약한 저항)
 4. 함구증(즉, 언어 반응이 없거나 아주 적음[실어증을 배제해야 함])
 5. 거부증(즉, 지시나 외부 자극에 반대 혹은 무반응)
 6. 자세유지증(즉, 중력에 반한 자세의 자발적·능동적 유지)
 7. 매너리즘(즉, 정상 행위의 이상하고 상세한 희화화)
 8. 상동증(즉, 반복적인, 비정상적으로 빈번한, 비목표 지향적 운동)
 9. 초조, 외부 자극에 의해 영향을 받지 않음
 10. 찡그림
 11. 반향언어증(즉, 다른 사람의 말을 따라 함)
 12. 반향동작증(즉, 다른 사람의 행동을 따라 함)

부호화 시 주의점: 이 상태의 이름을 기록할 때, 연관된 정신질환의 이름을 명시하시오(즉, F06.1 주요우울장애와 연관된 긴장증). 연관된 정신질환(예, 신경발달장애, 단기 정신병적 장애, 조현양상장애, 조현병, 조현정동장애, 양극성장애, 주요우울장애 또는 기타 정신질환)의 부호를 먼저 적으시오(예, F25.1 조현정동장애, 우울형; F06.1 조현정동장애와 연관된 긴장증).

● **다른 의학적 상태로 인한 긴장성장애**
Catatonic Disorder Due to Another Medical Condition

진단기준

F06.1

A. 임상 양상은 다음 증상 중 3가지(혹은 그 이상)에 의해 지배된다.

1. 혼미(즉, 정신운동 활동이 없음, 주변에 대한 능동적 관여가 없음)
2. 강경증(즉, 중력에 반해 유지되는 자세의 수동적 유도)
3. 납굴증(즉, 검사자가 취하게 하려는 자세에 대한 약한 저항)
4. 함구증(즉, 언어 반응이 없거나 아주 적음[**주의점**: 확실한 실어증이 있다면 적용할 수 없음])
5. 거부증(즉, 지시나 외부 자극에 반대 혹은 무반응)
6. 자세유지증(즉, 중력에 반한 자세의 자발적 · 능동적 유지)
7. 매너리즘(즉, 정상 행위의 이상한, 상황적 희화화)
8. 상동증(즉, 반복적인, 비정상적으로 빈번한, 비목표 지향적 운동)
9. 초조, 외부 자극에 의해 영향을 받지 않음.
10. 찡그림
11. 반향언어증(즉, 다른 사람의 말을 따라 함)
12. 반향동작증(즉, 다른 사람의 행동을 따라 함)

B. 병력, 신체검진 또는 검사 소견에 장해가 다른 의학적 상태의 직접적인 병태생리학적 결과라는 증거가 있다.
C. 장해가 다른 정신질환(예, 조증 삽화)으로 더 잘 설명되지 않는다.
D. 장해가 섬망 경과 중에만 발생되지는 않는다.
E. 장해가 사회적, 직업적 또는 다른 중요한 기능 영역에서 임상적으로 현저한 고통이나 손상을 초래한다.

부호화 시 주의점: 정신질환의 이름에 의학적 상태의 이름을 포함시킨다(예, F06.1 간성뇌증으로 인한 긴장성장애). 기타 의학적 상태는 의학적 상태로 인한 긴장성장애 바로 앞에 부호와 함께 별도로 기재해야 한다(예, K76.82 간성뇌증; F06.1 간성뇌증으로 인한 긴장성장애).

● 명시되지 않는 긴장증
Unspecified Catatonia

이 범주는 긴장증의 특징적인 증상들이 사회적, 직업적 또는 다른 중요한 기능 영역에서 임상적으로 현저한 고통이나 손상을 초래하지만, 기저 정신질환이나 기타 의학적 상태의 본성이 불확실하거나, 긴장증이 완전한 기준을 충족하지 않거나, 혹은 좀 더 특정한 진단을 내리기에 정보가 불충분한 발현 징후들에 적용된다(예, 응급실 상황).
부호화 시 주의점: 먼저 R29.818 신경계와 근골격계를 침범하는 기타 증상의 부호를 붙이고, 뒤이어 **F06.1** 명시되지 않는 긴장증의 부호를 이어서 붙이시오.

달리 명시되는 조현병 스펙트럼 및 기타 정신병적 장애
Other Specified Schizophrenia Spectrum and Other
Psychotic Disorder

F28

이 범주는 사회적, 직업적 또는 다른 중요한 기능 영역에서 임상적으로 현저한 고통이나 손상을 초래하는 조현병 스펙트럼 및 기타 정신병적 장애의 특징적인 증상들이 두드러지지만, 조현병 스펙트럼 및 기타 정신병적 장애의 진단분류에 속한 장애 중 어느 것에도 완전한 기준을 충족하지 않는 발현 징후들에 적용된다. 달리 명시되는 조현병 스펙트럼 및 기타 정신병적 장애 범주는 발현 징후가 어떤 특정 조현병 스펙트럼 및 기타 정신병적 장애의 기준에 맞지 않은 특정한 이유에 대해 의사소통하기 위해 임상의가 선택한 상황들에서 사용된다. 이는 '달리 명시되는 조현병 스펙트럼 및 기타 정신병적 장애'를 기록하고, 이어서 특정한 이유(예, '지속적 환청')를 기록한다.

'달리 명시되는'이라는 지정 문구를 사용해 분류될 수 있는 발현 징후들의 예는 다음과 같다.

1. **지속적 환청**: 어떤 다른 특징들 없이 나타남
2. **상당한 중복 기분 삽화를 동반한 망상**: 이는 망상적 장해의 실질적 부분에 있는 중복 기분 삽화의 기간이 동반된(그래서 망상장애에서 단기성 기분 장해만을 규정하는 기준에 맞지 않는) 지속적 망상을 포함함
3. **약화된 정신병 증후군**: 이 증후군은 완전한 정신병의 역치 아래에 있는 정신병 같은 증상들이 특징임(예, 증상들이 덜 심하고 더 일시적이며, 상대적으로 병식이 유지됨)
4. **현저한 망상이 있는 사람과의 관계 맥락에서 망상 증상**: 관계의 맥락에서 정신병적 장애가 있는 사람으로부터의 망상 재료가 그것만 아니면 정신병적 장애의 기준을 충족하는 증상을 갖지 않을 수 있는 다른 사람이 보유하고 있는 똑같은 망상에 내용물을 제공함

명시되지 않는 조현병 스펙트럼 및 기타 정신병적 장애
Unspecified Schizophrenia Spectrum and Other Psychotic
Disorder

F29

이 범주는 사회적, 직업적 또는 다른 중요한 기능 영역에서 임상적으로 현저한 고

통이나 손상을 초래하는 조현병 스펙트럼 및 기타 정신병적 장애의 특징적인 증상
들이 두드러지지만, 조현병 스펙트럼 및 기타 정신병적 장애의 진단분류에 속한 장
애 중 어느 것에도 완전한 기준을 충족하지 않는 발현 징후들에 적용된다. 명시되지
않는 조현병 스펙트럼 및 기타 정신병적 장애 범주는 기준이 특정 조현병 스펙트럼
및 기타 정신병적 장애의 기준에 맞지 않은 이유를 명시할 수 없다고 임상의가 선
택한 상황들에서 사용되며, 좀 더 특정한 진단을 내리기에는 정보가 불충분한 발현
징후들을 포함한다(예, 응급실 상황).

양극성 및 관련 장애
Bipolar and Related Disorders

● 제I형 양극성장애
Bipolar I Disorder

🌿 진단기준

제I형 양극성장애를 진단하기 위해서는 조증 삽화에 대한 다음의 진단기준을 만족 시켜야 한다. 조증 삽화는 경조증이나 주요우울 삽화에 선행하거나 뒤따를 수 있다.

조증 삽화

A. 비정상적이고 지속적으로 들뜨거나 의기양양하거나 과민한 기분, 그리고 비정상 적이고 지속적으로 증가된 활동이나 에너지가 나타나는 분명한 기간이 적어도 일주일간 계속되고(혹은 입원이 필요하면 기간과 상관없이), 거의 매일, 하루 중 대부분 존재한다.

B. 기분 이상 및 증가된 에너지나 활동을 보이는 기간 중, 다음 증상 가운데 3가지 (또는 그 이상)가 유의미한 정도로 존재하며(기분이 단지 과민하기만 하다면 4가 지), 평소 행동과 다른 뚜렷한 변화를 나타낸다.
   1. 부풀려진 자존감 또는 과대성
   2. 수면에 대한 욕구 감소(예, 단 3시간의 수면으로도 피로가 풀린다고 느낌)
   3. 평소보다 말이 많아지거나 계속 말해야 한다는 압박감
   4. 사고 비약 또는 사고가 질주하는 주관적인 경험
   5. 보고하거나 관찰되는 주의산만(즉, 중요하지 않거나 관계없는 외부 자극에 너 무 쉽게 주의가 분산됨)
   6. 목표 지향적 활동의 증가(직장이나 학교에서의 사회적 활동 혹은 성적 활동) 또는 정신운동 초조(즉, 의미 없는 비목표 지향적인 활동)
   7. 고통스러운 결과를 초래할 가능성이 높은 활동에의 지나친 몰두(예, 흥청망청 쇼핑하기, 무분별한 성행위, 또는 어리석은 사업 투자에 관여)

C. 기분장애가 사회적·직업적 기능의 현저한 손상을 초래하거나 자해나 타해를 예방하기 위해 입원이 필요할 정도로 충분히 심각하거나, 정신병적 양상이 동반된다.

D. 삽화가 물질(예, 남용약물, 치료약물, 기타 치료)의 생리적 효과나 다른 의학적 상태로 인한 것이 아니다.

주의점: 조증 삽화가 항우울제 치료(예, 치료약물, 전기경련요법) 중에 나타났다 할지라도 치료의 생리적 효과를 넘어서는 명백한 수준에서 지속되는 경우 조증 삽화 및 제I형 양극성장애로 진단 내리기에 충분하다.

주의점: 진단기준 A부터 D까지가 조증 삽화를 구성한다. 제I형 양극성장애의 진단을 위해서는 평생 적어도 1회의 조증 삽화가 필요하다.

경조증 삽화

A. 비정상적이고 지속적으로 들뜨거나 의기양양하거나 과민한 기분, 그리고 비정상적이고 지속적으로 증가된 활동이나 에너지가 나타나는 분명한 기간이 적어도 4일 연속 계속되고, 거의 매일, 하루 중 대부분 존재한다.

B. 기분 이상 및 증가된 에너지나 활동을 보이는 기간 중, 다음 증상 가운데 3가지(또는 그 이상)가 지속되고(기분이 단지 과민하기만 하다면 4가지), 평소 행동과 다른 뚜렷한 변화를 나타내며, 유의미한 정도로 존재한다.

1. 부풀려진 자존감 또는 과대성
2. 수면에 대한 욕구 감소(예, 단 3시간의 수면으로도 피로가 풀린다고 느낌)
3. 평소보다 말이 많아지거나 계속 말해야 한다는 압박감
4. 사고 비약 또는 사고가 질주하는 주관적인 경험
5. 보고하거나 관찰되는 주의산만(즉, 중요하지 않거나 관계없는 외부 자극에 너무 쉽게 주의가 분산됨)
6. 목표 지향적 활동의 증가(직장이나 학교에서의 사회적 활동, 또는 성적 활동) 또는 정신운동 초조(즉, 의미 없는, 비목표 지향적인 활동)
7. 고통스러운 결과를 초래할 가능성이 높은 활동에의 지나친 몰두(예, 흥청망청 쇼핑하기, 무분별한 성행위, 또는 어리석은 사업 투자에 관여)

C. 삽화는 증상이 없을 때의 개인답지 않은 명백한 기능 변화와 연관된다.

D. 기분 이상과 기능의 변화가 타인에 의해 관찰 가능하다.

E. 삽화가 사회적·직업적 기능의 현저한 손상을 일으키거나 입원이 필요할 정도로 심각하지는 않다. 만약 정신병적 양상이 있다면, 이는 정의상 조증 삽화다.

F. 삽화가 물질(예, 남용약물, 치료약물, 기타 치료)의 생리적 효과나 다른 의학적 상태로 인한 것이 아니다.

주의점: 경조증 삽화가 항우울 치료(예, 약물치료, 전기경련요법) 중에 나타났다 할지라도 치료의 생리적 효과를 넘어서는 명백한 수준에서 지속되는 경우 경조증 삽화로 진단 내리기에 충분하다. 하지만 진단 시 주의가 필요한 바 1~2가지 증상(항우울제 사용 이후에 특히 증가된 과민성, 예민성, 초조)만으로는 경조증

삽화를 진단하기에 충분하지 못하고, 이는 반드시 양극성장애 체질을 시사하는 것 또한 아니다.

주의점: 진단기준 A부터 F까지는 경조증 삽화를 구성한다. 경조증 삽화는 제I형 양극성장애에서 흔하지만 제I형 양극성장애 진단에 필수적인 건 아니다.

주요우울 삽화

A. 다음의 증상 가운데 5가지(또는 그 이상)의 증상이 같은 2주 동안 지속되며 이전 기능과 비교하여 변화를 보인다. 증상 가운데 적어도 하나는 (1) 우울 기분이거나 (2) 흥미나 즐거움의 상실이어야 한다.

   주의점: 명백히 다른 의학적 상태로 인한 증상은 포함되지 않아야 한다.

   1. 하루 중 대부분, 거의 매일 지속되는 우울한 기분이 주관적인 보고(예, 슬픈, 공허한 또는 절망적인)나 타인에 의한 관찰(예, 울상을 짓는)에서 드러남(**주의점**: 아동·청소년의 경우는 과민한 기분으로 나타나기도 함)
   2. 거의 매일, 하루 중 대부분, 거의 또는 모든 일상 활동에 대해 흥미나 즐거움이 뚜렷하게 저하됨
   3. 체중 조절을 하고 있지 않은 상태에서 의미 있는 체중의 감소(예, 1개월에 5% 이상의 체중 변화)나 체중의 증가, 거의 매일 나타나는 식욕의 감소나 증가(**주의점**: 아동에서는 체중 증가가 기대치에 미달되는 경우)
   4. 거의 매일 나타나는 불면이나 과다수면
   5. 거의 매일 나타나는 정신운동 초조나 지연(타인에 의해 관찰 가능한, 단지 안절부절 또는 처지는 주관적인 느낌만이 아닌)
   6. 거의 매일 나타나는 피로나 활력 상실
   7. 거의 매일 나타나는 무가치감 또는 과도하거나 부적절한 죄책감(망상적일 수도 있는; 단순히 아픈 데 대한 자책이나 죄책감이 아닌)
   8. 거의 매일 나타나는 사고력이나 집중력의 감소 또는 우유부단함(주관적 설명에 의하거나 타인에 의해 관찰 가능한)
   9. 반복적인 죽음에 대한 생각(단지 죽음에 대한 두려움이 아닌), 구체적인 계획 없이 반복되는 자살 사고, 구체적인 계획, 또는 자살 시도

B. 증상이 사회적, 직업적 또는 다른 중요한 기능 영역에서 임상적으로 현저한 고통이나 손상을 초래한다.

C. 삽화가 물질의 생리적 효과나 다른 의학적 상태로 인한 것이 아니다.

주의점: 진단기준 A부터 C까지는 주요우울 삽화를 구성한다. 주요우울 삽화는 제I형 양극성장애에서 흔하지만 제I형 양극성장애를 진단하는 필수 조건은 아니다.

주의점: 중요한 상실(예, 사별, 재정적 파탄, 자연재해로 인한 상실, 심각한 질병이나 장애)에 대한 반응으로 진단기준 A에 기술된 극심한 슬픔, 상실에 대한 반추, 불면, 식욕 부진, 체중 감소가 나타날 수 있고, 이는 우울 삽화와 유사하다. 비록 이러한 증상이 이해 가능하고 상실에 적절한 반응이라고 간주할지라도, 중요한 상실에

대한 정상 반응에 덧붙여 주요우울 삽화가 존재할 수 있음을 신중하게 고려해야 한다. 이 결정을 위해서는 개인의 과거력과 상실의 맥락에서 고통 표현의 문화 규준에 근거한 임상적 판단 훈련이 반드시 필요하다.[1]

제I형 양극성장애

A. 적어도 1회의 조증 삽화를 만족한다('조증 삽화' 하단의 진단기준 A부터 D까지).

B. 적어도 1회의 조증 삽화는 조현정동장애로 더 잘 설명되지 않으며, 조현병, 조현양상장애, 망상장애, 달리 명시되는 또는 명시되지 않는 조현병 스펙트럼 및 기타 정신병적 장애와 겹쳐서 나타나지 않는다.

부호화와 기록 절차

제I형 양극성장애에 대한 진단부호는 현재 또는 가장 최근 삽화 유형과 현재 심각도 상태, 정신병적 양상의 유무, 그리고 관해 상태를 바탕으로 한다. 현재 증상의 심각도와 정신병적 양상은 현재 조증 또는 주요우울 삽화의 진단기준을 완전히 충족할 경우에만 적용된다. 관해와 관련된 명시자는 현재 조증, 경조증 또는 주요우울 삽화의 진단기준을 완전히 충족하지 않을 때에만 적용된다. 부호화는 다음과 같다:

제I형 양극성장애	현재 또는 가장 최근 조증 삽화	현재 또는 가장 최근 경조증 삽화*	현재 또는 가장 최근 우울증 삽화	현재 또는 가장 최근 명시되지 않는 삽화**
경도(148쪽)	F31.11	NA	F31.31	NA
중등도(148쪽)	F31.12	NA	F31.32	NA
고도(148쪽)	F31.13	NA	F31.4	NA
정신병적 양상 동반***(145~146쪽)	F31.2	NA	F31.5	NA
부분 관해 상태(148쪽)	F31.73	F31.71	F31.75	NA
완전 관해 상태(148쪽)	F31.74	F31.72	F31.76	NA
명시되지 않는 경우	F31.9	F31.9	F31.9	NA

* 심각도와 정신병적 양상의 명시자는 적용하지 않는다. 관해되지 않은 경우 부호는 F31.0

** 심각도, 정신병적 양상, 그리고 관해 명시자는 적용하지 않는다. 부호는 F31.9

*** 만약 정신병적 양상이 존재하는 경우 삽화 심각도와 상관없이 '정신병적 양상 동반'을 명시한다.

진단명을 기록함에 있어서, 용어들은 다음과 같은 순서로 열거되어야 한다: 제I형 양극성장애, 현재 삽화의 유형(또는 제I형 양극성장애가 부분 혹은 완전 관해인 경우 가장 최근 삽화), 심각도/정신병적/관해 명시자, 그리고 현재 삽화(또는 제I형 양극성장애가 부분 혹은 완전 관해인 경우 가장 최근 삽화)에 해당하는 진단부호가 없는 다수의 명시자 순서로 이어진다. **주의점**: '급속 순환성 동반'과 '계절성 양상 동반' 명시자는 기분 삽화의 양상을 기술한다.

다음의 경우 명시할 것:
불안증 동반(141~142쪽)
혼재성 양상 동반(142~143쪽)
급속 순환성 동반(143~144쪽)
멜랑콜리아 양상 동반(144쪽)
비전형적 양상 동반(144~145쪽)
기분과 일치하는 정신병적 양상 동반(145~146쪽; 조증 삽화, 그리고/혹은 주요 우울 삽화에 적용)
기분과 일치하지 않는 정신병적 양상 동반(145~146쪽; 조증 삽화, 그리고/혹은 주요우울 삽화에 적용)
긴장증 동반(146쪽). **부호화 시 주의점**: 추가적 부호 F06.1을 사용하시오.
주산기 발병 동반(146~147쪽)
계절성 양상 동반(147~148쪽)

---

[1] 애도 반응과 주요우울 삽화를 구별할 때, 주요우울 삽화에서는 주된 정동 증상이 지속적인 우울 기분과 함께 행복감과 즐거움을 기대할 수 없다는 것이지만, 애도 반응에서는 공허감과 상실감임을 염두에 두는 것이 유용하다. 애도 반응에 있어 불쾌감은 수일 내지 수 주에 걸쳐 강도가 줄어들고, 소위 슬픔의 격통처럼 물결치듯이 일어난다. 이 물결은 고인에 대한 생각이나 회상과 연관되는 경향이 있다. 주요우울 삽화의 우울한 기분은 더욱 지속적이면서 특정 생각이나 몰두하는 것과는 결부되지 않는다. 애도 반응의 고통은 긍정적 감정과 익살을 동반하기도 하는데, 주요우울 삽화의 특징인 만연한 불행감이나 비참함과는 다르다. 애도 반응과 관련된 사고 내용은 주요우울 삽화에서 보이는 자기비판이거나 염세적인 반추라기보다는 일반적으로 고인에 대한 생각과 기억에 몰두하는 양상을 보인다. 애도 반응에서는 자존감이 대개 보존되어 있는 반면, 주요우울 삽화에서는 무가치감과 자기혐오가 흔하다. 자기경멸적 사고가 애도 반응에서 있다면, 그것은 전형적으로 고인에 대해 못했던 것을 인지하는 것과 관계된다(예, 충분히 자주 찾아뵙지 못한 것, 자신이 얼마나 사랑받았는지 고인에게 이야기하지 못한 것). 사별한 사람이 죽음과 임종에 대해 생각한다면, 그런 생각은 보통 고인 자체나 고인과 '함께하기'에 집중되어 있는 반면, 주요우울 삽화에서 생각은 무가치함을 느끼고, 삶을 살 자격이 없으며, 우울의 고통에 대처할 수 없기 때문에 자신의 삶을 끝내려는 데 초점이 맞춰진다.

제II형 양극성장애
Bipolar II Disorder

 진단기준   F31.81

제II형 양극성장애를 진단하기 위해서는 다음에 나오는 현재 또는 과거의 경조증 삽화의 진단기준을 만족하는 동시에, 현재 또는 과거의 주요우울 삽화의 진단기준을 만족해야 한다.

경조증 삽화

A. 비정상적이고 지속적으로 들뜨거나 의기양양하거나 과민한 기분, 그리고 비정상적이고 지속적으로 증가된 활동이나 에너지가 나타나는 분명한 기간이 적어도 4일 연속 계속되고, 거의 매일, 하루 중 대부분 존재한다.

B. 기분 이상 및 증가된 에너지나 활동을 보이는 기간 중, 다음 증상 가운데 3가지(또는 그 이상)가 지속되고(기분이 단지 과민하기만 하다면 4가지), 평소 행동과 다른 뚜렷한 변화를 나타내며, 유의미한 정도로 존재한다.
   1. 부풀려진 자존감 또는 과대성
   2. 수면에 대한 욕구 감소(예, 단 3시간의 수면으로도 피로가 풀린다고 느낌)
   3. 평소보다 말이 많아지거나 계속 말해야 한다는 압박감
   4. 사고 비약 또는 사고가 질주하는 주관적인 경험
   5. 보고하거나 관찰되는 주의산만(즉, 중요하지 않거나 관계없는 외부 자극에 너무 쉽게 주의가 분산됨)
   6. 목표 지향적 활동의 증가(직장이나 학교에서의 사회적 활동, 또는 성적 활동) 또는 정신운동 초조(즉, 의미 없는, 비목표지향적인 활동)
   7. 고통스러운 결과를 초래할 가능성이 높은 활동에의 지나친 몰두(예, 흥청망청 쇼핑하기, 무분별한 성행위, 또는 어리석은 사업 투자에 관여)

C. 삽화는 증상이 없을 때의 개인답지 않은 명백한 기능 변화와 연관된다.

D. 기분 이상과 기능의 변화가 타인에 의해 관찰 가능하다.

E. 삽화가 사회적·직업적 기능의 현저한 손상을 일으키거나 입원이 필요할 정도로 심각하지는 않다. 만약 정신병적 양상이 있다면, 이는 정의상 조증 삽화다.

F. 삽화가 물질(예, 남용약물, 치료약물, 기타 치료)의 생리적 효과나 다른 의학적 상태로 인한 것이 아니다.
   주의점: 경조증 삽화가 항우울 치료(예, 약물치료, 전기경련요법) 중에 나타났다 할지라도 치료의 생리적 효과를 넘어서는 명백한 수준에서 지속되는 경우 경조증 삽화로 진단 내리기에 충분하다. 하지만 진단 시 주의가 필요한 바 1~2가지 증상(항우울제 사용 이후에 특히 증가된 과민성, 예민성, 초조)만으로는 경조증 삽화를 진단하기에 충분하지 못하고, 이는 반드시 양극성장애 체질을 시사하는 것 또한 아니다.

주요우울 삽화

A. 다음의 증상 가운데 5가지(또는 그 이상)의 증상이 2주 동안 지속되며 이전 기능과 비교하여 변화를 보인다. 증상 가운데 적어도 하나는 (1) 우울 기분이거나 (2) 흥미나 즐거움의 상실이어야 한다.

 주의점: 명백히 다른 의학적 상태로 인한 증상은 포함되지 않아야 한다.

 1. 하루 중 대부분, 거의 매일 지속되는 우울한 기분이 주관적인 보고(예, 슬픔, 공허한 또는 절망적인)나 타인에 의한 관찰(예, 울상을 짓는)에서 드러남(**주의점**: 아동·청소년의 경우는 과민한 기분으로 나타나기도 함)

 2. 거의 매일, 하루 중 대부분, 거의 또는 모든 일상 활동에 대해 흥미나 즐거움이 뚜렷하게 저하됨

 3. 체중 조절을 하고 있지 않은 상태에서 의미 있는 체중의 감소(예, 1개월에 5% 이상의 체중 변화)나 체중의 증가, 거의 매일 나타나는 식욕의 감소나 증가(**주의점**: 아동에서는 체중 증가가 기대치에 미달되는 경우)

 4. 거의 매일 나타나는 불면이나 과다수면

 5. 거의 매일 나타나는 정신운동 초조나 지연(타인에 의해 관찰 가능한, 단지 안절부절 또는 처지는 주관적인 느낌만이 아닌)

 6. 거의 매일 나타나는 피로나 활력 상실

 7. 거의 매일 무가치감 또는 과도하거나 부적절한 죄책감(망상적일 수도 있는; 단순히 아픈 데 대한 자책이나 죄책감이 아닌)

 8. 거의 매일 나타나는 사고력이나 집중력의 감소 또는 우유부단함(주관적 설명에 의하거나 타인에 의해 관찰 가능한)

 9. 반복적인 죽음에 대한 생각(단지 죽음에 대한 두려움이 아닌), 구체적인 계획 없이 반복되는 자살 사고, 구체적인 자살 계획, 또는 자살 시도

B. 증상이 사회적, 직업적 또는 다른 중요한 기능 영역에서 임상적으로 현저한 고통이나 손상을 초래한다.

C. 삽화가 물질의 생리적 효과나 다른 의학적 상태로 인한 것이 아니다.

주의점: 진단기준 A부터 C까지는 주요우울 삽화를 구성한다.

주의점: 중요한 상실(예, 사별, 재정적 파탄, 자연재해로 인한 상실, 심각한 질병이나 장애)에 대한 반응으로 진단기준 A에 기술된 극심한 슬픔, 상실에 대한 반추, 불면, 식욕 부진, 체중 감소가 나타날 수 있고, 이는 우울 삽화와 유사하다. 비록 그러한 증상이 이해 가능하고 상실에 적절한 반응이라고 간주할지라도, 중요한 상실에 대한 정상 반응에 덧붙여 주요우울 삽화가 존재할 수 있음을 신중하게 고려해야 한다. 이 결정을 위해서는 개인의 과거력과 상실의 맥락에서 고통 표현의 문화 규준에 근거한 임상적 판단 훈련이 반드시 필요하다.[2]

제II형 양극성장애

A. 적어도 1회의 경조증 삽화(앞의 '경조증 삽화'의 진단기준 A~F)와 적어도 1회의 주요우울 삽화(앞의 '주요우울 삽화'의 진단기준 A~C)의 진단기준을 만족시킨다.

B. 조증 삽화는 1회도 없어야 한다.

C. 최소 1회의 경조증 삽화와 최소 1회의 주요우울 삽화가 조현정동장애로 더 잘 설명되지 않으며, 조현병, 조현양상장애, 망상장애, 달리 명시되는 또는 명시되지 않는 조현병 스펙트럼 및 기타 정신병적 장애와 겹쳐서 나타나지 않는다.

D. 우울증의 증상 또는 우울증과 경조증의 잦은 순환으로 인한 예측 불가능성이 사회적, 직업적 또는 다른 중요한 기능 영역에서 임상적으로 현저한 고통이나 손상을 초래한다.

부호화와 기록 절차

제II형 양극성장애는 하나의 진단부호를 가진다: F31.81. 현재 삽화와 관련된 심각도, 정신병적 양상의 유무, 경과와 기타 명시자는 부호화하지 않지만 기록을 한다(예, F31.81 제II형 양극성장애, 현재 우울 삽화, 중등도, 혼재성 양상 동반; F31.81 제II형 양극성장애, 가장 최근 우울 삽화, 부분 관해 상태).

현재 또는 가장 최근 삽화를 명시할 것:

　경조증

　우울증

현 삽화가 **경조증**(혹은 제II형 양극성장애가 부분 혹은 완전 관해 상태라면 가장 최근 삽화)이라면:

　진단 기록 시 다음 순서로 용어를 작성해야 한다: 제II형 양극성장애, 현재 혹은 가장 최근 경조증 삽화, 부분 관해/완전 관해 상태(148쪽; 경조증 삽화에 대한 진단기준이 현재 충족되지 않는다면), 추가적으로 적용 가능한 다음의 경조증 삽화 명시자들 가운데 어떤 것. **주의점:** '급속 순환성 동반'과 '계절성 양상 동반' 같은 명시자는 기분 삽화의 양상을 나타낸다.

다음의 경우 명시할 것:

　불안증 동반(141~142쪽)

　혼재성 양상 동반(142~143쪽)

　급속 순환성 동반(143~144쪽)

　주산기 발병 동반(146~147쪽)

　계절성 양상 동반(147~148쪽)

현 삽화가 **우울**(혹은 제II형 양극성장애가 부분 혹은 완전 관해 상태라면 가장 최근 삽화)이라면:

　진단 기록 시 다음 순서로 용어를 작성해야 한다: 제II형 양극성장애, 현재 혹은 가장 최근 우울 삽화, 경도/중등도/고도(주요우울 삽화에 대한 진단기준이 현재 충족된다면), 부분 관해/완전 관해 상태(주요우울 삽화에 대한 진단기준이 현재 충족되지 않는다면; 148쪽), 추가적으로 적용 가능한 다음의 주요우울 삽화 명시자들 가운데 어떤 것. **주의점:** '급속 순환성 동반'과 '계절성 양상 동반' 같은 명시자는 기분 삽화의 양상을 나타낸다.

다음의 경우 명시할 것:
　　불안증 동반(141~142쪽)
　　혼재성 양상 동반(142~143쪽)
　　급속 순환성 동반(143~144쪽)
　　멜랑콜리아 양상 동반(144쪽)
　　비전형적 양상 동반(144~145쪽)
　　기분과 일치하는 정신병적 양상 동반(145~146쪽)
　　기분과 일치하지 않는 정신병적 양상 동반(145~146쪽)
　　긴장증 동반(146쪽). **부호화 시 주의점**: 추가적 부호 F06.1을 사용하시오.
　　주산기 발병 동반(146~147쪽)
　　계절성 양상 동반(147~148쪽)
기분 삽화가 진단기준을 완전히 충족하지 않는 경우 경과를 명시할 것:
　　부분 관해 상태(148쪽)
　　완전 관해 상태(148쪽)
주요우울 삽화가 진단기준을 완전히 충족하는 경우 심각도를 명시할 것:
　　경도(148쪽)
　　중등도(148쪽)
　　고도(149쪽)

---

[2] 애도 반응과 주요우울 삽화를 구별할 때, 주요우울 삽화에서는 주된 정동 증상이 지속적인 우울 기분과 함께 행복감과 즐거움을 기대할 수 없다는 것이지만, 애도 반응에서는 공허감과 상실감임을 염두에 두는 것이 유용하다. 애도 반응에 있어 불쾌감은 수일 내지 수 주에 걸쳐 강도가 줄어들고, 소위 슬픔의 격통처럼 물결치듯이 일어난다. 이 물결은 고인에 대한 생각이나 회상과 연관되는 경향이 있다. 주요우울 삽화의 우울한 기분은 더욱 지속적이면서 특정 생각이나 몰두하는 것과는 결부되지 않는다. 애도 반응의 고통은 긍정적 감정과 익살을 동반하기도 하는데, 주요우울 삽화의 특징인 만연한 불행감이나 비참함과는 다르다. 애도 반응과 관련된 사고 내용은 주요우울 삽화에서 보이는 자기비판적이거나 염세적인 반추라기보다는 고인에 대한 생각과 기억에 몰두하는 양상을 일반적으로 보인다. 애도 반응에서는 자존감이 대개 보존되어 있는 반면, 주요우울 삽화에서는 무가치감과 자기혐오가 흔하다. 자기경멸적 사고가 애도 반응에서 있다면, 그것은 전형적으로 고인에 대해 못했던 것을 인지하는 것과 관계된다(예, 충분히 자주 찾아뵙지 못한 것, 자신이 얼마나 사랑받있는지 고인에게 이야기하지 못한 것). 사별한 사람이 죽음과 임종에 대해 생각한다면, 그런 생각은 보통 고인 자체나 고인과 '함께하기'에 집중되어 있는 반면, 주요우울 삽화에서 생각은 무가치함을 느끼고, 삶을 살 자격이 없으며, 우울의 고통에 대처할 수 없기 때문에 자신의 삶을 끝내려는 데 초점이 맞춰진다.

순환성장애
Cyclothymic Disorder

📋 **진단기준**   F34.0

A. 적어도 2년 동안(아동 · 청소년에서는 1년) 경조증 삽화의 진단기준을 충족하지 않는 경조증 기간과 주요우울 삽화의 진단기준을 충족하지 않는 우울증 기간이 다수 있다.

B. 2년 이상의 기간 동안(아동 · 청소년에서는 1년), 진단기준 A의 증상 기간이 절반 이상 차지하고, 증상 없는 기간이 한 번에 2개월 이상 지속되지 않는다.

C. 주요우울 삽화, 조증 삽화 또는 경조증 삽화의 진단기준이 충족되지 않는다.

D. 진단기준 A의 증상이 조현정동장애, 조현병, 조현양상장애, 망상장애, 달리 명시되는, 또는 명시되지 않는 조현병 스펙트럼 및 기타 정신병적 장애로 더 잘 설명되지 않는다.

E. 증상이 물질(예, 남용약물, 치료약물)의 생리적 효과나 다른 의학적 상태(예, 갑상선기능항진증)로 인한 것이 아니다.

F. 증상이 사회적, 직업적 또는 다른 중요한 기능 영역에서 임상적으로 현저한 고통이나 손상을 초래한다.

다음의 경우 명시할 것:

불안증 동반(141~142쪽 참조)

물질/치료약물로 유발된 양극성 및 관련 장애
Substance/Medication-Induced Bipolar and Related Disorder

📋 **진단기준**

A. 현저하고 지속적인 기분의 장애가 임상 양상에서 우세하고, 비정상적으로 들뜨거나 의기양양하거나 과민한 기분, 비정상으로 증가된 활동 혹은 에너지가 특징적이다.

B. 병력, 신체검진 또는 검사 소견에 (1)과 (2) 둘 다의 증거가 있다.

1. 진단기준 A의 증상이 물질 중독이나 물질 금단 동안 혹은 직후에, 또는 치료약물 노출 혹은 금단 후에 발생한다.

2. 관련된 물질/치료약물이 진단기준 A의 증상을 일으킬 수 있다.

C. 장애가 물질/치료약물로 유발되지 않은 양극성 및 관련 장애로 더 잘 설명되지 않는다. 독립적인 양극성 및 관련 장애라는 증거로 다음 내용이 포함될 수 있다: 증상이 물질/치료약물 사용 전에 선행한다. 급성 금단 혹은 심한 중독이 끝

난 뒤에도 증상이 상당한 기간(예, 약 1개월) 지속된다. 물질/치료약물로 유
발된 것이 아닌 독립적인 양극성 및 관련 장애의 존재를 시사하는 다른 증
거(예, 물질/치료약물과 관련 없는 반복적 삽화의 과거력)가 있다.
D. 장애가 섬망의 경과 중에만 발생하지 않는다.
E. 장애가 사회적, 직업적 또는 다른 중요한 기능 영역에서 임상적으로 현저한 고통
이나 손상을 초래한다.

주의점: 진단기준 A의 증상이 우세한 임상 양상이고 임상적으로 주목해야 할 정도
로 충분히 심할 때에만 물질 중독이나 물질 금단 진단 대신에 이 진단을 내려야 한다.

부호화 시 주의점: [특정 물질/치료약물]로 유발된 양극성 및 관련 장애에 대한
ICD-10-CM 부호는 다음 표에 제시되어 있다. ICD-10-CM 부호는 동일 종류의 물
질에 대한 물질사용장애의 동반이환 여부에 달려 있음에 주의하시오. 어떤 경우에
도 물질사용장애의 부가적인 별도 진단은 내리지 않는다. 만약 경도의 물질사용장
애가 물질로 유발된 양극성 및 관련 장애와 동반이환된다면 네 번째 자리의 글자는
'1'이고, 임상의는 물질로 유발된 양극성 및 관련 장애 앞에 '경도 [물질]사용장애'를
기록해야 한다(예, '경도 코카인사용장애, 코카인으로 유발된 양극성 및 관련 장애
동반'). 만약 중등도 또는 고도 물질사용장애가 물질로 유발된 양극성 및 관련 장애
와 동반이환된다면 네 번째 자리의 글자는 '2'이고, 임상의는 동반이환하는 물질사
용장애의 심각도에 따라 '중등도 [물질]사용장애 또는 고도 [물질]사용장애'를 기록
해야 한다. 만약 물질사용장애의 동반이환이 없다면(예, 1회의 심한 물질 사용 후),
네 번째 자리의 글자는 '9'이며 임상의는 물질로 유발된 양극성 및 관련 장애만을
기록해야 한다.

	ICD-10-CM		
	경도 사용장애 동반	중등도 또는 고도 사용장애 동반	사용장애 미 동반
알코올	F10.14	F10.24	F10.94
펜시클리딘	F16.14	F16.24	F16.94
기타 환각제	F16.14	F16.24	F16.94
진정제, 수면제 또는 항불안제	F13.14	F13.24	F13.94
암페타민류 물질(또는 기타 자극제)	F15.14	F15.24	F15.94
코카인	F14.14	F14.24	F14.94
기타(또는 미상의) 물질	F19.14	F19.24	F19.94

명시할 것('중독 시 발생'이나 '금단 시 발생' 명시자가 주어진 물질 종류에 적용되
는지를 나타내는 '물질관련 및 중독 장애' 장의 〈표 1〉 참조; 혹은 '치료약물 사용
후 발병'을 명시할 것):

중독 중 발병: 기준이 물질 중독에 맞고, 증상이 중독 동안에 발생하는 경우
금단 중 발병: 기준이 물질 금단에 맞고, 증상이 금단 동안 혹은 금단 직후 발생하는 경우
치료약물 사용 후 발병: 증상이 치료약물의 시작, 치료약물의 교체 또는 치료약물의 금단 중에 발생하는 경우

기록 절차 Recording Procedures

물질/치료약물로 유발된 양극성 및 관련 장애라는 명칭은 양극성 기분 증상의 원인으로 추정되는 특정 물질(예, 코카인, 덱사메타손)로 시작한다. 진단부호는 진단기준 세트에 포함된 표에서 선택하는데, 이는 약물 종류와 동반 물질사용장애의 유무에 근거한다. 어느 부류에도 적합하지 않은 물질(예, 덱사메타손)의 경우, '기타(또는 미상의) 물질'을 위한 부호가 사용되어야 한다. 물질이 원인 요소라고 판단되나 물질의 특정 부류가 미상인 경우에도 같은 부호가 사용되어야 한다.

장애라는 명칭을 기록할 때는 동반되는 물질사용장애(있다면)를 가장 먼저 나열하고, 이어서 '동반'이라는 단어와 함께 물질로 유발된 양극성 및 관련 장애를 기록한 후, 마지막으로 발병에 대한 사항(즉, 중독 중 발병, 금단 중 발병)을 명시한다. 예를 들어, 고도 코카인사용장애가 있는 사람이 중독 상태에서 발생한 과민 증상을 보이는 경우, 진단은 'F14.24 고도 코카인사용장애, 코카인으로 유발된 양극성 및 관련 장애 동반, 중독 중 발병'이다. 동반된 고도 코카인사용장애에 대한 별도의 진단은 부여하지 않는다. 만약 물질로 유발된 양극성 및 관련 장애가 물질사용장애 동반 없이 발생한다면(예, 1회의 심한 물질 사용 후), 부수적 물질사용장애는 기록하지 않는다(예, F15.94 암페타민으로 유발된 양극성 및 관련 장애, 중독 중 발병). 한 가지 이상의 물질이 양극성 기분 증상 발생에 상당한 역할을 한 것으로 판단될 때, 각각을 별도로 나열하여야 한다(예, F15.24 고도 메틸페니데이트사용장애, 메틸페니데이트로 유발된 양극성 및 관련 장애 동반, 중독 중 발병; F19.94 덱사메타손으로 유발된 양극성 및 관련 장애, 중독 중 발병).

● 다른 의학적 상태로 인한 양극성 및 관련 장애
Bipolar and Related Disorder Due to Another Medical Condition

🌿 진단기준

A. 현저하고 지속적인 기분장애가 임상 양상에서 우세하고, 비정상적으로 들뜨거나 의기양양하거나 과민한 기분, 비정상으로 증가된 활동 혹은 에너지가 특징적이다.
B. 장애가 다른 의학적 상태의 직접적인 병태생리학적 결과임을 지지하는 병력, 신체검진 또는 검사 소견이 있다.
C. 장애가 다른 정신질환으로 더 잘 설명되지 않는다.
D. 장애가 섬망의 경과 중에만 발생되지는 않는다.
E. 장애가 사회적, 직업적 또는 다른 중요한 기능 영역에서 임상적으로 현저한 고통이나 손상을 초래하거나, 또는 자 · 타해 예방을 위해 입원을 필요로 하거나, 또는 정신병적 양상이 있다.

부호화 시 주의점: ICD-10-CM 부호는 명시자에 따른다(다음을 참조).
다음의 경우 명시할 것:
　F06.33 조증 양상 동반: 조증이나 경조증 삽화의 진단기준을 완전히 충족하지 않는다.
　F06.33 조증 또는 경조증 유사 삽화 동반: 조증 삽화 기준 중 진단기준 D 또는 경조증 삽화 기준 중 진단기준 F를 제외한 진단기준을 모두 충족한다.
　F06.34 혼재성 양상 동반: 우울 증상도 보이나 임상 양상에서 우세하지 않다.
부호화 시 주의점: 정신질환의 진단명에 기타 의학적 상태의 구체적인 진단명을 포함시킨다(예, F06.33 갑상선기능항진증으로 인한 양극성장애, 조증 양상 동반). 기타 의학적 상태에 대한 진단명은 양극성 및 관련 장애 바로 앞에 분리된 진단부호로 나열해야 한다(예, E05.90 갑상선기능항진증; F06.33 갑상선기능항진증으로 인한 양극성장애, 조증 양상 동반).

● 달리 명시되는 양극성 및 관련 장애
Other Specified Bipolar and Related Disorder

F31.89

이 범주는 사회적, 직업적 또는 다른 중요한 기능 영역에서 임상적으로 현저한 고통이나 손상을 초래하는 양극성 및 관련 장애의 특징적인 증상들이 두드러지지만, 양극성 및 관련 장애의 진단분류에 속한 장애 중 어느 것에도 완전한 기준을 만족하지 않는 발현 징후들에 적용된다. 달리 명시되는 양극성 및 관련 장애 범주는 발현 징후가 어떤 특정 양극성 및 관련 장애의 기준에 맞지 않는 특정한 이유를 소통하기 위해 임상의가 선택한 상황들에서 사용된다. 이는 '달리 명시되는 양극성 및 관련 장애'를 기록하고, 이어서 특정한 이유(예, '단기 순환성장애')를 기록한다.

'달리 명시되는'이라는 지정 문구를 사용해 분류될 수 있는 발현 징후들의 예는 다음과 같다.

1. **단기 경조증 삽화(2~3일)와 주요우울 삽화**: 발현 징후가 조증 또는 경조증 삽화의 완전한 기준을 만족시킨 적은 없지만 경조증 삽화의 증상 기준은 만족하고 2~3일만 지속하는 단기간의 경조증을 2회 이상 경험한 사람에서 일생 동안 1회 이상의 주요우울 삽화의 과거력이 있는 경우. 경조증 삽화는 주요우울 삽화와 시간적으로 겹치지 않아 혼재성 양상 동반 주요우울 삽화에 대한 기준을 충족하지 않는다.

2. **불충분한 증상이 동반된 경조증 삽화와 주요우울 삽화**: 조증 또는 경조증 삽화의 완전한 진단기준을 충족시킨 적은 없지만 완전한 증상 기준을 충족시키지 않는(즉, 고양된 기분과 1~2가지의 경조증 삽화 증상, 또는 과민한 기분과 2~3가지의 경조증 삽화 증상이 최소 4일 연속 나타난 경우) 1회 이상의 경조증 삽화를 경험한 개인에서 일생 동안 한 번 이상 주요우울 삽화가 있었을 경우. 경조증 삽화는 시간적으로 주요우울 삽화와 겹치지 않아 주요우울 삽화, 혼재성 양상 동반에 대한 기준을 충족하지 않는다.

3. **주요우울 삽화의 과거력이 없는 경조증 삽화**: 주요우울 삽화나 조증 삽화의 완전한 진단기준을 만족시킨 적이 없었던 개인에서 한 번 이상의 경조증 삽화가 나타난 경우

4. **단기 순환성장애(24개월 미만)**: 주요우울, 조증 또는 경조증 삽화의 진단기준을 충족한 적이 없고 어떤 정신병적 장애의 기준도 충족하지 않는 개인에서, 24개월 이내로 지속되고(아동이나 청소년의 경우 12개월 미만), 경조증 삽화 진단기준을 만족하지 않는 경조증 증상이 있는 삽화와 주요우울 삽화의 기준을 만족하지 않는 우울 증상이 있는 삽화가 각각 다수 있는 경우. 질병 경과 동안 경조증 혹은 우울 증상은 수일 이상 지속되며, 무증상 기간이 한 번에 2개월을 넘지 않고, 증상이 임상적으로 현저한 고통이나 손상을 초래한다.

5. 조현병, 조현양상장애, 망상장애, 혹은 달리 명시되는, 그리고 명시되지 않는 조현병 스펙트럼 및 기타 정신병적 장애에 **중첩된 조증 삽화. 주의점**: 조현정동장애의 일부인 조증 삽화는 달리 명시되는 양극성 및 관련 장애를 부가적으로 진단 내리지는 않는다.

명시되지 않는 양극성 및 관련 장애
Unspecified Bipolar and Related Disorder

F31.9

이 범주는 사회적, 직업적 또는 다른 중요한 기능 영역에서 임상적으로 현저한 고통이나 손상을 초래하는 양극성 및 관련 장애의 특징적인 증상들이 두드러지지만, 양극성 및 관련 장애의 진단분류에 속한 장애 중 어느 것에도 완전한 기준을 만족하지 않는 발현 징후들에 적용된다. 명시되지 않는 양극성 및 관련 장애 범주는 기준이 특정 양극성 및 관련 장애에 맞지 않은 이유를 명시할 수 없다고 임상의가 선택한 상황들에서 사용되며, 좀 더 특정한 진단을 내리기에는 정보가 불충분한(예, 응급실 상황에서) 발현 징후들을 포함한다.

명시되지 않는 기분장애
Unspecified Mood Disorder

F39

이 범주는 사회적, 직업적 또는 다른 중요한 기능 영역에서 임상적으로 현저한 고통이나 손상을 초래하는 기분장애의 특징적인 증상들이 두드러지지만, 평가 시점에서 양극성장애 또는 우울장애 진단분류에 속한 장애 중 어느 것에도 완전한 기준을 만족하지 않으면서, 명시되지 않는 양극성 및 관련 장애와 명시되지 않는 우울장애 사이에서 선택이 어려운(예, 급성 초조) 발현 징후들에 적용된다.

양극성 및 관련 장애의 명시자
Specifiers for Bipolar and Related Disorders

다음의 경우 명시할 것:
　불안증 동반: 제I형 양극성장애에서 현재 조증, 경조증 혹은 주요우울 삽화(또는 제I형 양극성장애가 부분 혹은 완전 관해라면 가장 최근 삽화)의 대부분의 기간 동안; 혹은 제II형 양극성장애에서 현재 경조증 혹은 주요우울 삽화(또는 제II형 양극성장애가 부분 혹은 완전 관해라면 가장 최근 삽화)의 대부분의 기간 동안; 혹은 순환성장애에서 대부분의 증상 기간 동안, 다음 중 최소 2개 증상이 존재:

1. 예민해지거나 긴장되는 느낌
2. 매우 안절부절못함
3. 염려로 인해 집중하기 어려움
4. 무언가 끔찍한 일이 벌어질 것이라는 두려움
5. 자신에 대한 통제력을 잃을 것 같은 느낌

현재의 심각도를 명시할 것:

경도: 2가지 증상

중등도: 3가지 증상

중등도-고도: 4가지 또는 5가지 증상

고도: 운동성 초조를 동반한 4가지 또는 5가지 증상

주의점: 일차 진료와 특수 정신건강진료에서 불안증은 양극성장애 및 주요우울장애 모두의 중요한 양상으로 알려져 있다. 높은 수준의 불안은 높은 자살 위험도, 긴 이환 기간, 치료 무반응의 높은 가능성과 연관이 있었다. 따라서 치료 계획 수립과 치료 반응의 추적 관찰을 위하여 불안증의 유무와 심각도를 정확하게 명시하는 것이 임상적으로 유용하다.

혼재성 양상 동반: 혼재성 양상 명시자는 제I형 양극성장애에서 현재 조증, 경조증 혹은 주요우울 삽화(또는 제I형 양극성장애가 부분 혹은 완전 관해라면 가장 최근 삽화)나 제II형 양극성장애에서 현재 경조증 혹은 주요우울 삽화(또는 제II형 양극성장애가 부분 혹은 완전 관해라면 가장 최근 삽화)에 적용할 수 있다.

조증 또는 경조증 삽화, 혼재성 양상 동반:

A. 조증 또는 경조증 삽화의 진단기준을 만족시키고, 다음 중 최소 3가지의 증상이 현재 또는 가장 최근 조증 또는 경조증 삽화의 대부분의 시간 동안 나타난다.

  1. 주관적 보고(예, 슬프거나 공허하다고 느끼는)나 타인에 의한 관찰(예, 울먹이는 것으로 보이는)로 보여 주는 현저한 불쾌감 또는 우울한 기분
  2. 모든 또는 거의 모든 일상 활동에 대한 흥미나 즐거움의 감소(주관적 설명 혹은 타인에 의한 관찰로 나타나는)
  3. 거의 매일 나타나는 정신운동지연(타인에 의해 관찰되는; 단지 주관적으로 느려진 느낌이 아닌)
  4. 피로나 활력의 상실
  5. 무가치감 또는 과도하거나 부적절한 죄책감(단지 병이 있다는 데 대한 자책이나 죄책감이 아닌)
  6. 죽음에 대한 반복적인 생각(단지 죽음에 대한 두려움이 아닌)이나, 특정한 계획 없이 반복되는 자살 사고, 구체적인 자살 계획, 또는 자살 시도

B. 혼재성 증상은 타인에 의해 관찰 가능하고 평소의 행동과는 다르다.

C. 조증과 우울증 모두 동시에 완전 삽화 진단기준을 충족하는 환자에 대해

서는 조증에 의한 현저한 손상과 임상적 심각도 때문에 '조증 삽화, 혼재성 양상 동반'으로 진단 내려야 한다.

D. 혼재성 증상은 물질(예, 남용약물, 치료약물, 기타 치료)의 생리적 효과로 인한 것이 아니다.

우울 삽화, 혼재성 양상 동반:

A. 우울 삽화의 진단기준을 만족시키고, 다음 중 최소 3가지의 조증/경조증 증상이 현재 또는 가장 최근 우울 삽화의 대부분의 시간 동안 나타난다.

 1. 들뜬, 의기양양한 기분
 2. 부풀려진 자존감 또는 과대성
 3. 평소보다 말이 더 많아지거나 계속 말을 하려는 압박
 4. 사고의 비약 또는 사고가 질주하는 주관적인 경험
 5. 활력 또는 목표 지향적 활동의 증가(직장이나 학교에서의 사회적 활동, 또는 성적 활동)
 6. 고통스러운 결과를 초래할 가능성이 높은 활동에 증가된 혹은 지나친 몰두(예, 흥청망청 쇼핑하기, 무분별한 성행위 또는 어리석은 사업 투자에 관여)
 7. 수면에 대한 욕구 감소(예, 평소보다 적게 수면을 취하고도 피로를 회복했다고 느끼는; 불면과 구별이 필요)

B. 혼재성 증상은 타인에 의해 관찰되고, 그 사람의 평소 행동과는 다르다.

C. 조증과 우울증 모두 동시에 삽화 진단기준을 완전히 충족하는 환자에 대해서는 '조증 삽화, 혼재성 양상 동반'으로 진단 내려야 한다.

D. 혼재성 증상은 물질(예, 남용약물, 치료약물, 또는 기타 치료)의 생리적 효과로 인한 것이 아니다.

주의점: 주요우울 삽화와 연관된 혼재성 양상은 제I형 또는 제II형 양극성장애 발생의 중요한 위험 요인으로 밝혀졌다. 그러므로 치료 계획 수립과 치료 반응의 추적 관찰을 위하여 이 명시자의 존재를 언급하는 것이 임상적으로 유용하다.

급속 순환성 동반: 제I형 양극성장애에서 조증, 경조증, 주요우울 삽화의 진단기준을, 혹은 제II형 양극성장애에서 경조증, 주요우울 삽화의 진단기준을 만족시키는 기분 삽화가 지난 12개월간 최소 4회 존재한다.

주의점: 삽화는 최소 2개월의 부분 혹은 완전 관해나 반대 극성 삽화로의 전환(예, 주요우울 삽화에서 조증 삽화로)에 의해 구분된다.

주의점: 급속 순환성 양극성장애의 핵심 양상은 지난 12개월 동안 적어도 4회의 기분 삽화 발생이다. 이 삽화들은 어떤 조합이나 순서든 일어날 수 있다. 삽화들은 주요우울, 조증 또는 경조증 삽화에서 기간과 증상 수에 대한 진단기준을 모두 만족시켜야 하고, 완전 관해의 기간 또는 반대 극성 삽화로의 전환으로 구

분되어야 한다. 조증과 경조증 삽화는 동일한 극성에 있다고 간주한다. 삽화들이 더 빈번하게 일어난다는 사실을 제외하고서는, 급속 순환성 양상을 보이는 삽화들은 비급속 순환성 양상에서 보이는 삽화들과 다르지 않다. 급속 순환성 양상을 정의할 때 반영되는 기분 삽화는 물질(예, 코카인, 코르티코스테로이드) 또는 다른 의학적 상태에 의해 직접적으로 발생한 삽화들은 제외한다.

멜랑콜리아 양상 동반:

A. 다음 중 한 가지가 현재 주요우울 삽화(혹은 제I형 또는 제II형 양극성장애가 현재 부분 또는 완전 관해에 있으면 가장 최근 주요우울 삽화)의 가장 심한 기간 동안에 나타난다.

　1. 모든 또는 거의 모든 활동에서 즐거움의 상실

　2. 일반적으로 즐거운 자극에 대한 반응의 결여(좋은 일이 있어났을 때, 일시적으로라도 기분이 더 좋아지지 않는다)

B. 다음 중 3가지(또는 그 이상):

　1. 극심한 낙담, 절망, 그리고/또는 침울함, 혹은 소위 공허감을 특징적으로 보이는 질적으로 뚜렷한 우울 기분

　2. 아침에 규칙적으로 더 심해지는 우울

　3. 이른 아침에 깸(즉, 평상시 깨는 시간보다 적어도 2시간 일찍)

　4. 현저한 정신운동 초조 또는 지연

　5. 뚜렷한 식욕 부진이나 체중 감소

　6. 과도하거나 부적절한 죄책감

　주의점: '멜랑콜리아 양상 동반' 명시자는 이 양상이 삽화의 가장 심한 단계에서 나타날 때 적용된다. 즐거움을 느낄 수 있는 능력이 단순히 감소되는 것이 아니라 거의 완전히 상실된다. 기분 반응성의 결여를 평가하기 위한 한 가지 지침은 정말 바라던 일이 생겨도 두드러지게 기분이 좋아지지 않는다는 것이다. 또한 기분이 전혀 좋아지지 않거나, 부분적으로만 좋아진다(예, 한 번에 수 분 동안만 평소의 20~40%까지). '멜랑콜리아 양상 동반' 명시자의 특징인 '질적으로 뚜렷한' 기분은 멜랑콜리아가 아닌 우울 삽화 동안 경험되는 기분과는 질적으로 다르다. 우울한 기분이 단지 좀 더 심하고, 오래 지속되거나, 이유 없이 나타난다고 해서 질적으로 뚜렷하다고 하지는 않는다. 정신운동의 변화가 거의 항상 있으며, 타인에 의해서 관찰 가능하다.

　멜랑콜리아 양상은 동일인에서 삽화 때마다 반복하여 나타나는 경향이 조금 보인다. 이 양상들은 외래 환자와는 대조적으로 입원 환자들에서 더 빈번하고; 경도의 주요우울 삽화보다 고도의 주요우울 삽화에서 발생할 가능성이 더 높으며; 정신병적 양상을 수반한 사람에서 더 많이 발생한다.

비전형적 양상 동반: 이 명시자는 현재 주요우울 삽화(혹은 제I형 또는 제II형 양극성장애가 현재 부분 또는 완전 관해에 있으면 가장 최근 주요우울 삽화)의 대부분

시간 동안 이 양상이 두드러질 때 적용할 수 있다.

A. 기분 반응성(즉, 실제 또는 잠재적인 긍정 사건에 반응하여 기분이 좋아진다)

B. 다음 양상 중 2가지(또는 그 이상):

   1. 뚜렷한 체중 증가 또는 식욕 증가

   2. 수면과다

   3. 연마비(즉, 팔 또는 다리가 납같이 무거운 느낌)

   4. 유의미한 사회적 또는 직업적 손상을 초래하는 오랜 양상의 대인관계 거절
민감성(기분 삽화에 국한되지 않는)

C. 동일한 삽화 동안에 '멜랑콜리아 양상 동반' 또는 '긴장증 동반'을 충족하지 않
는다.

   주의점: '비전형적 우울증'은 역사적 의미가 있으며(즉, 우울증 진단이 외래 환자
에서 드물고 청소년이나 초기 성인에서 거의 없었던 시절에는 표준이었던 전형
적인 초조성의 '내인성' 우울과 대비되는 비전형적 우울), 오늘날에는 용어의 의
미처럼 드물거나 특이한 임상 양상을 뜻하지는 않는다.

   기분 반응성은 긍정적인 사건들(예, 자녀들의 방문, 타인의 칭찬)이 있을 때 기
분이 좋아질 수 있는 능력이다. 외부 환경이 호의적이면 장기간 보통 기분(슬프
지 않은)이 유지되기도 한다. 식욕 증가가 음식 섭취의 현저한 증가나 체중 증가
로 나타나기도 한다. 수면과다에는 최소 하루 총 10시간 수면(혹은 우울하지 않
을 때보다 적어도 2시간 이상 많은)이 되는 장기간의 밤잠이나 낮잠이 포함된다.
연마비는 보통 팔이나 다리가 무겁고 둔하며 짓눌리는 느낌으로 정의된다. 이 느
낌은 일반적으로 최소 하루 1시간 동안 존재하지만 가끔은 한 번에 수 시간 동
안 지속되기도 한다. 다른 비전형적 양상들과는 달리, 인지된 대인관계 거절에
대한 병적 민감성은 조기 발생하여 성인기 대부분에 걸쳐 지속되는 특성이다. 거
절 민감성은 우울 기간에 악화될 수 있지만, 우울할 때나 우울하지 않을 때 모두
에서 나타난다.

정신병적 양상 동반: 제I형 양극성장애의 현재 조증 혹은 주요우울 삽화(또는 제I형
양극성장애가 현재 부분 혹은 완전 관해라면 가장 최근 조증 혹은 주요우울 삽화)
나 제II형 양극성장애의 현재 주요우울 삽화(또는 제II형 양극성장애가 현재 부분 혹
은 완전 관해라면 가장 최근 주요우울 삽화)에서 어느 때라도 망상이나 환각이 존
재한다. 정신병적 양상이 존재하면, 기분과 일치하는지 기분과 일치하지 않는지 명
시할 것

   현재 혹은 가장 최근 조증 삽화에 적용할 때(제I형 양극성장애에서):

      기분과 일치하는 정신병적 양상 동반: 모든 망상과 환각의 내용은 과대성, 무
취약성 등 전형적인 조증 주제와 일관되지만, 특히 자신의 능력이나 성취 등
에 대한 타인의 의혹과 관련하여 의심이나 편집증적인 주제를 포함하기도
한다.

기분과 일치하지 않는 정신병적 양상 동반: 망상과 환각의 내용이 상술한 전형적인 조증 주제와 관련되지 않거나, 그 내용은 기분과 일치하는 주제와 일치하지 않는 주제가 섞여 있다.

현재 혹은 가장 최근 주요우울 삽화에 적용할 때(제I형 혹은 제II형 양극성장애에서):

기분과 일치하는 정신병적 양상 동반: 모든 망상과 환각의 내용이 개인적 부족감, 죄책감, 질병, 죽음, 허무주의 또는 응당한 처벌 같은 전형적인 우울 주제와 일치한다.

기분과 일치하지 않는 정신병적 양상 동반: 망상과 환각의 내용이 개인적 부족감, 죄책감, 질병, 죽음, 허무주의 또는 응당한 처벌 같은 전형적인 우울 주제를 포함하지 않거나, 그 내용이 기분과 일치하는 주제와 일치하지 않는 주제가 섞여 있다.

긴장증 동반: 이 명시자는 삽화 대부분의 기간에 긴장성 양상이 존재하면, 제I형 양극성장애에서 현재 조증 혹은 주요우울 삽화(또는 제I형 양극성장애가 현재 부분 혹은 완전 관해라면 가장 최근 조증 혹은 주요우울 삽화)나 제II형 양극성장애에서 현재 주요우울 삽화(또는 제II형 양극성장애가 현재 부분 혹은 완전 관해라면 가장 최근 주요우울 삽화)에 적용된다. '조현병 스펙트럼 및 기타 정신병적 장애' 장에서 정신질환과 연관된 긴장증의 진단기준을 참조하시오.

주산기 발병 동반: 이 명시자는 기분 증상이 임신 중 또는 분만 후 4주 이내에 발병하면, 제I형 양극성장애에서 현재 조증, 경조증 혹은 주요우울 삽화(또는 제I형 양극성장애가 현재 부분 혹은 완전 관해라면 가장 최근 조증, 경조증 혹은 주요우울 삽화)나 제II형 양극성장애에서 현재 경조증 혹은 주요우울 삽화(또는 제II형 양극성장애가 현재 부분 혹은 완전 관해라면 가장 최근 경조증 혹은 주요우울 삽화)에 적용된다.

주의점: 기분 삽화는 임신 중 또는 출산 후에 발병할 수 있다. 산후 주요우울 삽화의 50%는 분만 이전에 시작한다. 그래서 이 삽화들을 일괄하여 주산기 삽화로 부른다.

수정과 출산 사이에서 여성의 약 9%는 주요우울 삽화를 경험한다. 출산과 산후 12개월 사이에 발생하는 주요우울 삽화의 최적 추정유병률은 7% 조금 못 미친다.

주산기 발병 기분 삽화는 정신병적 양상이 동반될 수도 있고 되지 않을 수도 있다. 영아 살해(드물게 발생)는 영아를 살해하라고 명령하는 환청이나 영아에게 악령이 씌었다는 망상을 특징으로 하는 산후 정신병적 삽화와 가장 흔히 연관된다. 그러나 그러한 특정 망상이나 환각이 없는 고도의 산후 기분 삽화에서도 정신병적 증상이 또한 일어날 수 있다.

정신병적 양상이 동반된 산후 기분(주요우울 또는 조증) 삽화는 500~1,000분만 건당 1건의 비율로 나타나고, 초산부에서 더 흔하다. 정신병적 양상이 있는 산후 삽화의 위험률은 과거에 산후 정신병적 기분 삽화를 경험한 여성들에서 특히 증가하지만, 우울 혹은 양극성 장애(특히 제형 양극성장애)의 과거력이 있는 경우와 양극성장애의 가족력이 있는 경우에도 위험률이 올라간다.

한 여성에게 정신병적 양상이 동반된 산후 삽화가 있다면, 다음 분만 시의 재발 위험도는 30~50%다. 산후 삽화는 산후기에 발생하는 섬망과 감별되어야 하며, 이는 인식이나 주의력이 변동되는 수준으로 구별된다.

주산기 발병 우울장애는 훨씬 더 흔한 '머터니티 블루(maternity blue)'나 비전문적 용어인 '베이비 블루(baby blues)'와 구별해야 한다. 머터니티 블루는 정신질환으로 보지 않으며 기분의 급격한 변화(예, 우울이 없는 상태에서 갑작스레 눈물을 흘리는 모습)가 특징적인데, 이는 기능 손상을 일으키지 않고 분만 후에 일어나는 생리적 변화에 기인하는 것 같다. 이것은 일시적이고 제한적이며, 치료할 필요 없이 전형적으로 빠르게 호전된다(1주 이내). 머터니티 블루의 기타 증상으로는 수면 문제와 분만 후에 짧게 나타날 수 있는 정신 혼동이 있다.

주산기 여성은 우울 증상을 일으킬 수 있는 갑상선 이상과 다른 의학적 상태 때문에 우울장애의 위험률이 더 높다. 우울 증상이 주산기와 관련되는 다른 의학적 상태 때문이라고 판단되면 주산기 발병의 주요우울 삽화 대신에 다른 의학적 상태로 인한 우울장애로 진단 내려야 한다.

계절성 양상 동반: 이 명시자는 기분 삽화의 생활 양상에 적용된다. 필수 증상은 적어도 한 가지 삽화(즉, 조증, 경조증 또는 우울증)가 주기적인 계절성 양상을 보이는 것이다. 다른 유형의 삽화는 이 양상을 따르지 않을 수도 있다. 예를 들어, 어떤 사람은 계절성 조증을 경험하더라도, 우울증은 해마다 특정 시기에 주기적으로 나타나지 않는다.

A. 제형 양극성장애나 제II형 양극성장애에서 조증, 경조증 또는 주요우울 삽화의 발생과 그해의 특별한 기간(예, 가을 또는 겨울) 사이에 규칙적인 시간 관계가 있다.

　주의점: 계절과 관련되는 정신사회적 스트레스(예, 겨울마다 정기적으로 실직하는)의 명백한 영향이 있는 경우는 포함되지 않는다.

B. 완전 관해(또는 주요우울에서 조증이나 경조증으로의 변화 혹은 정반대 방향)가 그해의 특징적인 시간에 일어난다(예, 우울증이 봄에 사라진다).

C. 지난 2년 동안, 앞에서 정의한 바와 같이 조증, 경조증 또는 주요우울 삽화가 시간적인 계절성 관계를 보여 주고, 2년 동안 그 극성의 삽화가 비계절성으로 나타나는 경우는 없다.

D. 계절성 조증, 경조증 또는 우울증(앞에서 기술했듯이)은 일생 동안 발생한 비계절성 조증, 경조증 또는 우울증보다 그 수가 상당히 더 많다.

주의점: '계절성 양상 동반' 명시자는 제I형과 제II형 양극성장애의 주요우울 삽화 양상, 제I형 양극성장애의 조증 삽화와 경조증 삽화 양상, 제II형 양극성 장애의 경조증 삽화 양상에 적용된다. 핵심 증상은 그해의 특징적인 시기에 주요우울, 조증 또는 경조증 삽화가 발병하고 관해되는 것이다. 대부분의 경우에서 계절성 주요우울 삽화는 가을이나 겨울에 시작하여 봄에 관해된다. 덜 흔하게는 여름에 재발하는 우울 삽화도 있다. 이러한 삽화의 시작과 회복 양상이 어떠한 비계절성 삽화 없이 최소 2년 동안 일어나야 한다. 게다가 계절성 우울, 조증 또는 경조증 삽화는 일생 동안 발생한 비계절성 우울, 조증 또는 경조증 삽화보다 그 수가 상당히 더 많아야 한다.

이 명시자는 그 양상이 계절적으로 연결된 정신사회적 스트레스(예, 계절에 따른 실직 혹은 학교 일정)로 더 잘 설명되는 상황에는 적용되지 않는다. 주요우울 삽화의 계절성 양상이 재발성 주요우울장애에서 더 흔한지, 아니면 양극성장애에서 더 흔한지는 불분명하다. 그러나 양극성장애군 내에서는 주요우울 삽화의 계절성 양상이 제I형 양극성장애보다 제II형 양극성장애에서 더 흔해 보인다. 일부에서는 조증이나 경조증 삽화의 발생이 특정 계절과 관련되어, 봄부터 여름까지 조증이나 경조증의 계절성이 최고조에 이른다.

겨울형의 계절성 양상은 위도 및 연령, 성에 따라 그 유병률이 다양하다. 고위도에 거주할수록 유병률이 증가한다. 연령 또한 계절성의 강한 예측인자로서, 젊은 사람일수록 겨울 우울 삽화의 위험도가 더 높다.

다음의 경우 명시할 것:

부분 관해 상태: 직전 조증, 경조증 또는 주요우울 삽화의 증상이 나타나지만 진단기준이 완전히 충족되지 않거나, 그 삽화가 끝난 뒤 조증, 경조증 또는 주요우울 삽화의 어떤 유의한 증상도 없는 기간이 2개월 미만 지속된다.

완전 관해 상태: 과거 2개월 동안 장애의 어떠한 유의한 징후나 증상이 없었다.

조증 삽화의 현재 심각도를 명시할 것:

심각도는 기준 증상의 개수, 해당 증상의 심각도, 기능적 장애의 정도에 근거한다.

경도: 최소한의 증상 기준이 조증 삽화 진단을 충족한다.

중등도: 매우 유의미한 활동 증가 혹은 판단 손상

고도: 자신 또는 타인에 대한 신체적 위해를 방지하기 위해 거의 지속적인 감독이 필요하다.

주요우울 삽화의 현재 심각도를 명시할 것:

심각도는 기준 증상의 개수, 해당 증상의 심각도, 기능적 장애의 정도에 근거한다.

경도: 진단을 내리는 데 필요한 기준을 초과하는 최소한의 증상만 있으며, 증상의 강도가 고통스러우나 감당할 수 있고, 증상이 사회적 또는 직업적 기능에서 가벼운 손상을 야기한다.

중등도: 증상의 개수, 증상의 강도, 기능적 손상이 '경도'와 '고도' 사이에 있다.

고도: 증상의 개수가 진단을 내리는 데 필요한 기준을 상당히 초과하고, 증상의 정도가 매우 고통스럽고 감당할 수 없으며, 증상이 사회적·직업적 기능을 현저하게 방해한다.

우울장애
Depressive Disorders

● 파괴적 기분조절부전장애
Disruptive Mood Dysregulation Disorder

 진단기준   F34.81

A. 심각한 반복성 분노폭발이 언어로(예, 폭언), 그리고/또는 행동으로(예, 사람이나 재물에 대한 물리적 공격성) 나타나며, 상황이나 도발 자극에 비해 강도나 기간이 극도로 지나치다.

B. 분노폭발이 발달수준에 부합하지 않는다.

C. 분노폭발이 평균적으로 일주일에 3회 이상 발생한다.

D. 분노폭발들 사이의 기분이 거의 매일, 하루 중 대부분 지속적으로 과민하거나 화가 나 있으며, 타인(예, 부모, 선생님, 또래)에 의해 관찰 가능하다.

E. 진단기준 A~D가 12개월 이상 존재한다. 그 시간 내내 진단기준 A~D에 해당하는 모든 증상이 없는 기간이 연속 3개월 이상 되지 않는다.

F. 진단기준 A와 D가 세 환경(즉, 가정에서, 학교에서, 또래와 함께) 중 최소 두 군데 이상에서 존재하며 최소 한 군데에서는 심각하다.

G. 이 진단은 6세 이전이나 18세 이후에 처음으로 진단될 수 없다.

H. 과거력이나 관찰에 의하면, 진단기준 A~E의 발병 연령은 10세 이전이다.

I. 조증 혹은 경조증 삽화에서 기간을 제외하고 증상 기준을 충족하는 분명한 기간이 1일 이상 지속되지 않는다.

   주의점: 매우 긍정적인 사건이나 그 기대감의 맥락에서 일어나는 것처럼 발달상으로 적절한 기분 고조는 조증 혹은 경조증 증상으로 고려되지 않아야 한다.

J. 행동들은 주요우울장애의 삽화 중에만 나타나지 않고 다른 정신질환(예, 자폐스펙트럼장애, 외상후 스트레스장애, 분리불안장애, 지속성 우울장애)으로 더 잘 설명되지 않는다.

주의점: 이 진단은 적대적 반항장애, 간헐적 폭발장애, 양극성장애와 공존할 수 없으나, 주요우울장애, 주의력결핍 과잉행동장애, 품행장애, 물질사용장애를 포함하는 다른 장애와는 공존할 수 있다. 파괴적 기분조절부전장애와 적대적 반항장애 양자 모두의 증상 기준을 만족시키는 사람은 파괴적 기분조절부전장애 진단만 내려야 한다. 만약 조증이나 경조증 삽화를 경험한 적이 있다면 파괴적 기분조절부전장애의 진단을 내려서는 안 된다.

K. 증상이 물질의 생리적 효과나 다른 의학적 또는 신경학적 상태로 인한 것이 아니다.

● 주요우울장애
Major Depressive Disorder

진단기준

A. 다음의 증상 가운데 5가지(또는 그 이상)의 증상이 같은 2주 동안 지속되며 이전 기능과 비교하여 변화를 보인다. 증상 가운데 적어도 하나는 (1) 우울 기분이거나 (2) 흥미나 즐거움의 상실이어야 한다.

주의점: 명백히 다른 의학적 상태로 인한 증상은 포함되지 않아야 한다.

1. 하루 중 대부분, 거의 매일 지속되는 우울한 기분이 주관적인 보고(예. 슬픔, 공허한 또는 절망적인)나 타인에 의한 관찰(예. 눈물 흘리는 모습)에서 드러남 (**주의점**: 아동 · 청소년의 경우는 과민한 기분으로 나타나기도 함)
2. 거의 매일, 하루 중 대부분, 거의 또는 모든 일상 활동에 대해 흥미나 즐거움이 뚜렷하게 저하됨
3. 체중 조절을 하고 있지 않은 상태에서 의미 있는 체중의 감소(예. 1개월에 5% 이상의 체중 변화)나 체중의 증가, 거의 매일 나타나는 식욕의 감소나 증가(**주의점**: 아동에서는 체중 증가가 기대치에 미달되는 경우)
4. 거의 매일 나타나는 불면이나 과다수면
5. 거의 매일 나타나는 정신운동 초조나 지연(타인에 의해 관찰 가능한, 단지 안절부절 또는 처지는 주관적인 느낌만이 아닌)
6. 거의 매일 나타나는 피로나 활력 상실
7. 거의 매일 무가치감 또는 과도하거나 부적절한 죄책감(망상적일 수도 있는; 단순히 아픈 데 대한 자책이나 죄책감이 아닌)
8. 거의 매일 나타나는 사고력이나 집중력의 감소 또는 우유부단함(주관적 설명에 의하거나 타인에 의해 관찰 가능한)
9. 죽음에 대한 반복적인 생각(단지 죽음에 대한 두려움이 아닌), 구체적인 계획

없이 반복되는 자살 사고, 구체적인 자살 계획, 또는 자살 시도

B. 증상이 사회적, 직업적 또는 다른 중요한 기능 영역에서 임상적으로 현저한 고통
 이나 손상을 초래한다.

C. 삽화가 물질의 생리적 효과나 다른 의학적 상태로 인한 것이 아니다.

주의점: 진단기준 A부터 C까지는 주요우울 삽화를 구성한다.

주의점: 중요한 상실(예. 사별, 재정적 파탄, 자연재해로 인한 상실, 심각한 질병이
나 장애)에 대한 반응으로 진단기준 A에 기술된 극심한 슬픔, 상실에 대한 반추, 불
면, 식욕 부진, 체중 감소가 나타날 수 있고, 이는 우울 삽화와 유사하다. 비록 그러
한 증상이 이해 가능하고 상실에 적절한 반응이라고 간주할지라도, 중요한 상실에
대한 정상 반응에 덧붙여 주요우울 삽화가 존재할 수 있음을 신중하게 고려해야 한
다. 이 결정을 위해서는 개인의 과거력과 상실에 대한 고통 표현의 문화 규준에 근
거한 임상적 판단 훈련이 반드시 필요하다.[1]

D. 최소 1회의 주요우울 삽화가 조현정동장애로 더 잘 설명되지 않으며, 조현병, 조
 현양상장애, 망상장애, 달리 명시되는, 그리고 명시되지 않는 조현병 스펙트럼
 및 기타 정신병적 장애와 겹쳐서 나타나지 않는다.

E. 조증 삽화 혹은 경조증 삽화가 존재한 적이 없다.

주의점: 조증 유사 혹은 경조증 유사 삽화가 물질로 유발되거나 다른 의학적 상
태의 생리적 효과로 인한 경우라면 이 제외 기준을 적용하지 않는다.

부호화와 기록 절차

주요우울장애의 진단부호는 단일 혹은 재발성 삽화 여부, 심각도, 정신병적 양상의
유무, 그리고 관해 상태에 근거한다. 심각도와 정신병적 양상은 주요우울 삽화의 진
단기준을 현재 완전히 충족할 경우에만 적용된다. 관해와 관련된 명시자는 주요우
울 삽화의 진단기준을 현재 완전히 충족시키지 않을 때에만 적용된다. 부호화는 다
음과 같다:

심각도/경과 명시자	단일 삽화	재발성 삽화*
경도(167쪽)	F32.0	F33.0
중등도(167쪽)	F32.1	F33.1
고도(167쪽)	F32.2	F33.2
정신병적 양상 동반**(165쪽)	F32.3	F33.3
부분 관해 상태(167쪽)	F32.4	F33.41
완전 관해 상태(167쪽)	F32.5	F33.42
명시되지 않는 경우	F32.9	F33.9

*재발성 삽화로 진단하기 위해서는 주요우울 삽화의 기준을 만족시키지 않는 개별 삽
화 간에 최소 연속된 2개월의 간격이 있어야 한다. 각 명시자에 대한 정의는 표시된 페

이지에서 확인된다.

**만약 정신병적 양상이 존재한다면, 삽화의 심각도와 상관없이 '정신병적 양상 동반'을 명시한다.

진단명을 기록할 때 용어는 다음의 순서대로 열거되어야 한다. 주요우울장애, 단일 또는 재발성 삽화, 심각도/정신병적/관해 명시자, 그리고 현재 삽화(또는 주요우울 장애가 부분 혹은 완전 관해인 경우 가장 최근 삽화)에 해당하는 진단부호가 없는 다수의 명시자 순서로 이어진다. **주의점**: '계절성 양상 동반' 명시자는 재발성 주요 우울 삽화의 양상을 기술한다.

다음의 경우 명시할 것:
   불안증 동반(162~163쪽)
   혼재성 양상 동반(163쪽)
   멜랑콜리아 양상 동반(164쪽)
   비전형적 양상 동반(164~165쪽)
   기분과 일치하는 정신병적 양상 동반(165쪽)
   기분과 일치하지 않는 정신병적 양상 동반(165쪽)
   긴장증 동반(165쪽). **부호화 시 주의점**: 추가적 부호 F06.1을 사용하시오.
   주산기 발병 동반(165~166쪽)
   계절성 양상 동반(재발성 주요우울 삽화 양상에 적용; 166~167쪽)

---

[1] 애도 반응과 주요우울 삽화를 구별할 때, 주요우울 삽화에서는 주된 정동 증상이 지속적인 우울 기분과 함께 행복감과 즐거움을 기대할 수 없다는 것이지만, 애도 반응에서는 공허감과 상실감임을 염두에 두는 것이 유용하다. 애도 반응에 있어 불쾌감은 수일 내지 수 주에 걸쳐 강도가 줄어들고, 소위 슬픔의 격통처럼 물결치듯이 일어난다. 이 물결은 고인에 대한 생각이나 회상과 연관되는 경향이 있다. 주요우울 삽화의 우울한 기분은 더욱 지속적이면서 특정 생각이나 몰두하는 것과는 결부되지 않는다. 애도 반응의 고통은 긍정적 감정과 익살을 동반하기도 하는데 주요우울 삽화의 특징인 만연한 불행감이나 비참함과는 다르다. 애도 반응과 관련된 사고 내용은 주요우울 삽화에서 보이는 자기비판적이거나 염세적인 반추라기보다는 고인에 대한 생각과 기억에 몰두하는 양상을 일반적으로 보인다. 애도 반응에서는 자존감이 대개 보존되어 있는 반면, 주요우울 삽화에서는 무가치감과 자기혐오가 흔하다. 자기경멸적 사고가 애도 반응에서 있다면, 그것은 전형적으로 고인에 대해 못했던 것을 인지하는 것과 관계된다(예. 충분히 자주 찾아뵙지 못한 것, 자신이 얼마나 사랑받았는지 고인에게 이야기하지 못한 것). 사별한 사람이 죽음과 임종에 대해 생각한다면, 그런 생각은 보통 고인 자체나 고인과 '함께하기'에 집중되어 있는 반면, 주요우울 삽화에서 생각은 무가치함을 느끼고, 삶을 살 자격이 없으며, 우울의 고통에 대처할 수 없기 때문에 자신의 삶을 끝내려는 데 초점이 맞춰진다.

지속성 우울장애
Persistent Depressive Disorder

진단기준   **F34.1**

이 장애는 DSM-IV에서 정의된 만성 주요우울장애와 기분저하장애를 통합한 것이다.

A. 적어노 2년 동안, 주관적 설명이나 타인에 의한 관찰에서 나타나듯이, 하루의 대부분 우울 기분이 있고, 우울 기분이 없는 날보다 있는 날이 더 많다.

   주의점: 아동과 청소년에서는 기분이 과민할 수도 있으며, 기간은 적어도 1년이 되어야 한다.

B. 우울 기간 동안 다음 2가지(또는 그 이상)의 증상이 존재:

   1. 식욕 부진 또는 과식
   2. 불면 또는 수면과다
   3. 활력 저하 또는 피로감
   4. 자존감 저하
   5. 집중력 불량 또는 결정하기의 어려움
   6. 절망감

C. 장애가 있는 2년 동안(아동이나 청소년에서는 1년), 한 번에 2개월 이상 진단기준 A와 B의 증상이 존재하지 않았던 경우가 없었다.

D. 주요우울장애의 진단기준이 2년간 지속적으로 존재할 수 있다.

E. 조증 삽화나 경조증 삽화가 없었다.

F. 장애가 지속적인 조현정동장애, 조현병, 망상장애, 달리 명시되는 또는 명시되지 않는 조현병 스펙트럼 및 기타 정신병적 장애로 더 잘 설명되지 않는다.

G. 증상이 물질(예, 남용약물, 치료약물)의 생리적 효과나 다른 의학적 상태(예, 갑상선기능저하증)로 인한 것이 아니다.

H. 증상이 사회적, 직업적 또는 다른 중요한 기능 영역에서 임상적으로 현저한 고통이나 손상을 초래한다.

주의점: 2년의 우울 기분 동안에 어느 때고 진단기준이 주요우울 삽화의 진단에 충분하다면, 적절한 명시자(예, 간헐적 주요우울 삽화, 현재 삽화 동반)와 함께 지속성 우울장애 진단에 덧붙여 주요우울장애의 별도 진단을 내려야 한다.

다음의 경우 명시할 것:
   불안증 동반(162~163쪽)
   비전형적 양상 동반(164~165쪽)
다음의 경우 명시할 것:
   부분 관해 상태(167쪽)
   완전 관해 상태(167쪽)
다음의 경우 명시할 것:

조기 발병: 발병이 21세 미만일 경우

후기 발병: 발병이 21세 이상일 경우

다음의 경우 명시할 것(지속성 우울장애의 최근 2년간):

순수한 기분저하 증후군 동반: 적어도 지난 2년 이내에 주요우울 삽화의 진단기준을 충족시키지 않았다.

지속성 주요우울 삽화 동반: 지난 2년의 기간 내내 주요우울 삽화의 진단기준을 충족시켰다.

간헐적 주요우울 삽화 동반, 현재 삽화 동반: 주요우울 삽화의 진단기준을 현재 충족하지만, 주요우울 삽화 진단에 미치지 못하는 증상이 적어도 지난 2년 이내에 최소 8주의 기간 동안 있었다.

간헐적 주요우울 삽화 동반, 현재 삽화를 동반하지 않음: 주요우울 삽화의 진단기준을 현재 충족하지 않지만, 적어도 지난 2년 이내에 1회 이상의 주요우울 삽화가 있었다.

현재의 심각도를 명시할 것:

경도(167쪽)

중등도(167쪽)

고도(167쪽)

● 월경전불쾌감장애
Premenstrual Dysphoric Disorder

 진단기준   **F32.81**

A. 대부분의 월경 주기에서 월경 시작 1주 전에 적어도 5가지 증상이 존재하고, 월경 시작 후 수일 안에 증상이 호전되기 시작하며, 월경이 끝난 주에는 증상이 경미하거나 없어져야 한다.

B. 다음 증상 중 한 가지(또는 그 이상)는 있어야 한다:

1. 현저한 정동 불안정성(예, 기분 변동; 갑자기 슬퍼지거나 울고 싶거나, 거절에 대한 민감성 증가)

2. 현저한 과민성 혹은 분노, 또는 대인관계 갈등 증가

3. 현저한 우울 기분, 절망감 또는 자기비하적인 사고

4. 현저한 불안, 긴장, 예민해지거나 신경이 곤두선 느낌

C. 다음 증상 중 한 가지(또는 그 이상)는 추가적으로 존재해야 하며, 진단기준 B에 해당하는 증상과 더해져 총 5가지의 증상이 포함되어야 한다.

1. 일상 활동에서 흥미의 저하(예, 직업, 학교, 친구, 취미)

2. 주관적인 집중곤란
3. 무기력, 쉽게 피곤함 혹은 현저한 활력 부족
4. 식욕의 현저한 변화; 과식; 또는 특정 음식의 갈망
5. 수면과다 또는 불면
6. 압도되거나 자제력을 잃을 것 같은 느낌
7. 유방의 압통이나 부종, 관절통이나 근육통, 붓는 느낌, 혹은 체중 증가가 같은 신체 증상들

주의점: 진단기준 A~C의 증상들은 전년도에 발생한 대부분의 월경 주기 동안에 충족되어야 한다.

D. 증상이 직업, 학교, 일상적인 사회 활동, 타인과의 관계에 임상적으로 현저한 고통이나 방해를 초래한다(예, 사회 활동 회피; 직장, 학교, 가정에서 생산성과 효율성 감소).

E. 이 장애는 주요우울장애, 공황장애, 지속성 우울장애, 혹은 성격장애와 같은 다른 장애의 증상들이 단순히 악화된 것이 아니다(비록 이러한 장애 중 어느 장애와도 공존할 수 있지만).

F. 진단기준 A는 적어도 2회의 증상 (월경) 주기 동안 전향적인 일일 평가로 확인되어야 한다(**주의점**: 이 확인이 있기 전에 진단을 잠정적으로 내릴 수도 있다).

G. 증상은 물질(예, 남용약물, 치료약물, 기타 치료)의 생리적 효과나 다른 의학적 상태(예, 갑상선기능항진증)에 기인하지 않는다.

기록 절차 Recording Procedures

만약 증상이 적어도 2회의 증상 주기에 대해 전향적인 일일 평가로 확인되지 않았다면, 진단명 뒤에 '잠정적'이라는 표시를 해야 한다(즉, '월경전불쾌감장애, 잠정적').

● 물질/치료약물로 유발된 우울장애
Substance/Medication-Induced Depressive Disorder

진단기준

A. 현저하고 지속적인 기분의 장애가 임상 양상에서 우세하고, 우울 기분이나 모든 또는 거의 모든 활동에서 흥미나 즐거움의 뚜렷한 감소가 특징적이다.

B. 병력, 신체검진 또는 검사 소견에서 (1)과 (2) 둘 다의 증거가 있다.

1. 진단기준 A의 증상이 물질 중독이나 물질 금단 동안 혹은 직후에, 치료약물

노출 후 또는 금단 후에 발생한다.
2. 관련된 물질/치료약물이 진단기준 A의 증상을 일으킬 수 있다.
C. 장애가 물질/치료약물로 유발된 것이 아닌 우울장애로 더 잘 설명되지 않는다.
독립적인 우울장애라는 증거로 다음이 포함될 수 있다:
증상이 물질/치료약물 사용에 선행한다. 증상이 급성 금단 혹은 심한 중독이 중
단된 후에도 상당 기간(예, 약 1개월) 동안 지속된다. 혹은 물질/치료약물로 유발
된 것이 아닌 독립적인 우울장애의 존재를 시사하는 다른 증거(예, 물질/치료약
물과 관련 없는 반복성 삽화의 병력)가 있다.
D. 장애가 섬망의 경과 중에만 발생하지 않는다.
E. 장애가 사회적, 직업적 또는 다른 중요한 기능 영역에서 임상적으로 현저한 고통
이나 손상을 초래한다.

주의점: 진단기준 A의 증상이 임상 양상에서 우세하고 임상적으로 주목해야 할 정
도로 충분히 심할 때에만 물질 중독이나 물질 금단의 진단 대신에 이 진단을 내려
야 한다.

부호화 시 주의점: [특정 물질/치료약물]로 유발된 우울장애에 대한 ICD-10-CM
부호는 다음 표에 제시되어 있다. ICD-10-CM 부호는 동일 종류의 물질에 대한 물
질사용장애의 동반이환 여부에 달려 있음에 주의하시오. 어떤 경우에도 물질사용
장애의 부가적인 별도 진단은 내리지 않는다. 만약 경도의 물질사용장애가 물질로
유발된 우울장애와 동반이환된다면 네 번째 자리의 글자는 '1'이고, 임상의는 물질
로 유발된 우울장애 앞에 '경도 [물질]사용장애'를 기록해야 한다(예, 경도 코카인사
용장애, 코카인으로 유발된 우울장애 동반). 만약 중등도 또는 고도 물질사용장애가
물질로 유발된 우울장애와 동반이환된다면 네 번째 자리의 글자는 '2'이고, 임상의
는 동반이환하는 물질사용장애의 심각도에 따라 '중등도 [물질]사용장애 또는 고도
[물질]사용장애'를 기록해야 한다. 만약 물질사용장애의 동반이환이 없다면(예, 1회
의 심한 물질 사용 후) 네 번째 자리의 글자는 '9'이며 임상의는 물질로 유발된 우울
장애만을 기록해야 한다.

	ICD-10-CM		
	경도 사용장애 동반	중등도 또는 고도 사용장애 동반	사용장애 미동반
알코올	F10.14	F10.24	F10.94
펜시클리딘	F16.14	F16.24	F16.94
기타 환각제	F16.14	F16.24	F16.94
흡입제	F18.14	F18.24	F18.94
아편계	F11.14	F11.24	F11.94

진정제, 수면제 또는 항불안제	F13.14	F13.24	F13.94
암페타민류 물질(또는 기타 자극제)	F15.14	F15.24	F15.94
코카인	F14.14	F14.24	F14.94
기타(또는 미상의) 물질	F19.14	F19.24	F19.94

다음의 경우 명시할 것('중독 중 발병'이나 '금단 중 발병' 명시자가 주어진 물질 종류에 적용되는지를 나타내는 물질 종류와 연관된 진단을 위해서는 '물질 관련 및 중독 장애' 장의 〈표 1〉을 참조하시오; 혹은 '치료약물 사용 후 발병'을 명시할 것):

중독 중 발병: 기준이 물질 중독에 맞고, 증상이 중독 동안에 발생하는 경우

금단 중 발병: 기준이 물질 금단에 맞고, 증상이 금단 동안 혹은 금단 직후 발생하는 경우

치료약물 사용 후 발병: 증상이 치료약물의 시작, 치료약물의 교체 또는 치료약물의 금단 중에 발생하는 경우

기록 절차 Recording Procedures

물질/치료약물로 유발된 우울장애라는 명칭은 우울 증상의 원인으로 추정되는 특정 물질(예, 코카인, 덱사메타손)로 시작한다. 진단부호는 진단기준 세트에 포함된 표에서 선택되며, 이 진단기준은 약물 종류와 동반 물질사용장애의 유무에 근거한다. 어느 부류에도 적합하지 않은 물질(예, 덱사메타손)의 경우 '기타(또는 미상의) 물질'을 위한 부호가 사용되어야 한다. 물질이 원인 요소라고 판단되나 물질의 특정 부류가 미상인 경우에도 동일한 부호가 또한 사용되어야 한다.

장애라는 명칭을 기록할 때에는 동반되는 물질사용장애를(있다면) 가장 먼저 나열하고, '동반'이라는 단어와 함께 물질로 유발된 우울장애를 기록한 후, 마지막으로 발병에 대한 사항(예, 중독 중 발병, 금단 중 발병)을 명시한다. 예를 들어, 고도 코카인사용장애가 있는 사람이 금단 중에 우울 증상을 보이는 경우 진단은 F14.24 고도 코카인사용장애, 코카인으로 유발된 우울장애 동반, 금단 중 발병이다. 동반된 고도 코카인사용장애의 별도 진단은 부여하지 않는다. 만일 물질로 유발된 우울장애가 동반된 물질사용장애 없이 발생한다면(예, 1회의 심한 물질 사용 후), 부수적 물질사용장애는 기록하

지 않는다(예, F16.94 펜시클리딘으로 유발된 우울장애, 중독 중 발병). 한 가지 이상의 물질이 우울 기분 증상의 발생에 상당한 역할을 한 것으로 판단될 때, 각각을 별도로 나열해야 한다(예, F15.24 고도 메틸페니데이트사용장애, 메틸페니데이트로 유발된 우울장애 동반, 금단 중 발병; F19.94 덱사메타손으로 유발된 우울장애, 중독 중 발병).

● 다른 의학적 상태로 인한 우울장애
Depressive Disorder Due to Another Medical Condition

진단기준

A. 현저하고 지속적인 기분의 장애가 임상 양상에서 우세하고, 우울 기분이나 모든 또는 거의 모든 활동에서 흥미나 즐거움의 뚜렷한 감소가 특징적이다.
B. 장애가 다른 의학적 상태의 직접적인 병태생리학적 결과임을 증명하는 병력, 신체검진 또는 검사 소견이 있다.
C. 장애가 다른 정신질환으로 더 잘 설명되지 않는다(예, 스트레스원이 심각한 의학적 상태인 우울 기분 동반 적응장애).
D. 장애가 섬망의 경과 중에만 발생하지 않는다.
E. 장애가 사회적, 직업적 또는 다른 중요한 기능 영역에서 임상적으로 현저한 고통이나 손상을 초래한다.

부호화 시 주의점: ICD-10-CM 부호는 명시자에 의한다(다음을 참조).
다음의 경우 명시할 것:
　F06.31 우울 양상 동반: 주요우울 삽화의 진단기준을 완전히 충족하지 않는다.
　F06.32 주요우울 유사 삽화 동반: 주요우울 삽화의 진단기준(진단기준 C 제외)을 완전히 충족한다.
　F06.34 혼재성 양상 동반: 조증이나 경조증 증상도 있으나 임상 양상에서 우세하지 않다.
부호화 시 주의점: 정신질환의 진단명에 기타 의학적 상태의 진단명이 포함된다(예, F06.31 갑상선기능저하증으로 인한 우울장애, 우울 양상 동반). 기타 의학적 상태도 부호화되어 그 의학적 상태로 인한 우울장애 바로 앞에 따로 열거되어야 한다(예, E03.9 갑상선기능저하증; F06.31 갑상선기능저하증으로 인한 우울장애, 우울 양상 동반).

달리 명시되는 우울장애
Other Specified Depressive Disorder

F32.89

이 범주는 사회적, 직업적 또는 다른 중요한 기능 영역에서 임상적으로 현저한 고통이나 손상을 초래하는 우울장애의 특징적인 증상들이 두드러지지만, 우울장애의 진단분류에 속한 장애 중 어느 것에도 완전한 기준을 만족하지 않고, 우울 기분 동반 적응장애나 불안 및 우울 기분 함께 동반 적응장애의 기준을 만족하지 않는 발현 징후들에 적용된다. 달리 명시되는 우울장애 범주는 발현 징후가 어떤 특정 우울장애의 기준에 맞지 않는 특정한 이유를 소통하기 위해 임상의가 선택한 상황들에서 사용된다. 이는 '달리 명시되는 우울장애'를 기록하고, 이어서 특정한 이유(예, '단기 우울 삽화')를 기록한다.

'달리 명시되는'이라는 지정 문구를 사용해 분류될 수 있는 발현 징후들의 예는 다음과 같다.

1. **반복성 단기 우울증**: 우울 기분과 적어도 4개의 다른 우울 증상이 동시에 2~13일 동안 존재하고, 1개월에 최소 1회(월경 주기와 연관이 없는), 적어도 연속 12개월 동안 나타나고, 발현 징후가 다른 우울장애나 양극성장애의 진단기준을 만족시킨 적이 없으며, 현재 어떠한 정신병적 장애의 현성 또는 잔류 증상을 만족시키지 않는다.

2. **단기 우울 삽화(4~13일)**: 우울 정동과 주요우울 삽화의 다른 8개 증상 중 최소 4개의 증상이 임상적으로 유의미한 고통이나 손상과 연관되어 4일 이상, 14일 미만으로 지속되며, 발현 징후가 다른 우울장애나 양극성장애의 진단기준을 만족시킨 적이 없고, 현재 어떠한 정신병적 장애의 현성 또는 잔류 증상을 만족시키지 않으며, 반복성 단기우울증의 기준도 만족시키지 않는다.

3. **불충분한 증상 동반 우울 삽화**: 우울 정동과 주요우울 삽화 다른 8개 증상 중 최소 1개의 증상이 임상적으로 유의미한 고통이나 손상과 연관되어 최소 2주 동안 지속되고, 발현 징후가 다른 우울장애나 양극성장애의 진단기준을 만족시킨 적이 없고, 현재 어떠한 정신병적 장애의 현성 또는 잔류 증상을 만족시키지 않으며, 불안우울혼합장애 증상의 기준도 만족시키지 않는다.

4. 조현병, 조현양상장애, 망상장애, 혹은 달리 명시되는, 그리고 명시되지 않는 조현병 스펙트럼 및 기타 정신병적 장애에 **중첩된 주요우울 삽화. 주의점**: 조현정동장애의 일부인 주요우울 삽화는 달리 명시되는 우울장애를 부가 진단 내리지는 않는다.

● 명시되지 않는 우울장애
Unspecified Depressive Disorder

F32.A

이 범주는 사회적, 직업적 또는 다른 중요한 기능 영역에서 임상적으로 현저한 고통이나 손상을 초래하는 우울장애의 특징적인 증상들이 두드러지지만, 우울장애의 진단분류에 속한 장애 중 어느 것에도 완전한 기준을 만족하지 않고 우울 기분 동반 적응장애나 불안 및 우울 기분 함께 동반 적응장애의 진단기준을 만족하지 않는 발현 징후들에 적용된다. 명시되지 않는 우울장애 범주는 기준이 특정 우울장애에 맞지 않은 이유를 명시할 수 없다고 임상의가 선택한 상황들에서 사용되며, 좀 더 특정한 진단을 내리기에는 정보가 불충분한(예, 응급실 상황) 발현 징후들을 포함한다.

● 명시되지 않는 기분장애
Unspecified Mood Disorder

F39

이 범주는 사회적, 직업적 또는 다른 중요한 기능 영역에서 임상적으로 현저한 고통이나 손상을 초래하는 기분장애의 특징적인 증상들이 두드러지지만 평가 시점에서 양극성장애 또는 우울장애 진단분류에 속한 장애 중 어느 것에도 완전한 기준을 만족하지 않으면서, 명시되지 않는 양극성 및 관련 장애와 명시되지 않는 우울장애 사이에서 선택이 어려운(예, 급성 초조) 발현 징후들에 적용된다.

● 우울장애의 명시자
Specifiers for Depressive Disorders

다음의 경우 명시할 것:
　불안증 동반: 불안증은 현재 주요우울 삽화(혹은 주요우울장애가 현재 부분 혹은 완전 관해라면 가장 최근 주요우울 삽화) 또는 현재 지속성 우울장애의 대부분의 기간 동안 다음 중 최소 2가지 증상의 존재로 정의된다.
　1. 예민해지거나 긴장되는 느낌
　2. 매우 안절부절못함

3. 염려로 인해 집중하기 어려움
4. 무언가 끔찍한 일이 벌어질 것이라는 두려움
5. 자신에 대한 통제력을 잃을 것 같은 느낌

현재의 심각도를 명시할 것:

　　경도: 2가지 증상

　　중등도: 3가지 증상

　　중등도-고도: 4가지 또는 5가지 증상

　　고도: 운동성 초조를 동반한 4가지 또는 5가지 증상

주의점: 일차 진료와 특수 정신건강진료에서 불안증은 양극성장애 및 주요우울장애 모두의 중요한 양상으로 알려져 있다. 높은 수준의 불안은 높은 자살 위험도, 긴 이환 기간, 치료 무반응의 높은 가능성과 연관이 있었다. 따라서 치료 계획 수립과 치료 반응의 추적 관찰을 위해 불안증의 유무와 심각도를 정확하게 명시하는 것이 임상적으로 유용하다.

혼재성 양상 동반:

A. 다음 조증/경조증 증상 중 최소 3가지가 현재 주요우울 삽화(혹은 주요우울장애가 현재 부분 혹은 완전 관해라면 가장 최근 주요우울 삽화)의 대부분의 시간 동안 나타난다:

　　1. 들뜬, 의기양양한 기분
　　2. 부풀려진 자존감 또는 과대성
　　3. 평소보다 말이 많아지거나 계속 말을 하려는 압박
　　4. 사고의 비약 또는 사고가 질주하는 주관적인 경험
　　5. 활력 또는 목표 지향적 활동의 증가(직장이나 학교에서의 사회적 활동, 또는 성적 활동)
　　6. 고통스러운 결과를 초래할 가능성이 높은 활동에 증가된 혹은 지나친 몰두(예, 흥청망청 쇼핑하기, 무분별한 성행위, 또는 어리석은 사업 투자에 관여)
　　7. 수면에 대한 욕구 감소(예, 평소보다 적게 수면을 취하고도 피로를 회복했다고 느끼는; 불면과 구별이 필요)

B. 혼재성 증상은 타인에 의해 관찰되고 그 사람의 평소 행동과는 다르다.

C. 조증 또는 경조증의 진단기준을 완전히 만족하는 환자에게는 제I형 또는 제II형 양극성장애로 진단해야 한다.

D. 혼재성 증상은 물질(예, 남용약물, 치료약물 또는 기타 치료)의 생리적 효과로 인한 것이 아니다.

주의점: 주요우울 삽화와 연관된 혼재성 양상은 제I형 또는 제II형 양극성장애 발생의 중요한 위험 요인으로 밝혀졌다. 그러므로 치료 계획 수립과 치료 반응의 추적 관찰을 위해 이 명시자의 존재를 언급하는 것이 임상적으로 유용하다.

멜랑콜리아 양상 동반:
A. 다음 중 한 가지가 현재 주요우울 삽화(혹은 주요우울장애가 현재 부분 혹은 완전 관해에 있으면 가장 최근 주요우울 삽화)의 가장 심한 기간 동안에 나타난다.
   1. 모든 또는 거의 모든 활동에서 즐거움의 상실
   2. 일반적으로 즐거운 자극에 대한 반응의 결여(좋은 일이 있어났을 때, 일시적으로라도 기분이 더 좋아지지 않는다)
B. 다음 중 3가지(또는 그 이상):
   1. 극심한 낙담, 절망, 그리고/또는 침울함, 또는 소위 말하는 공허감을 특징적으로 보이는 질적으로 뚜렷한 우울 기분
   2. 보통 아침에 더 심해지는 양상의 우울증
   3. 이른 아침에 깸(즉, 평상시 깨는 시간보다 적어도 2시간 일찍)
   4. 현저한 정신운동 초조 또는 지연
   5. 뚜렷한 식욕 부진이나 체중 감소
   6. 과도하거나 부적절한 죄책감

주의점: '멜랑콜리아 양상 동반' 명시자는 이 양상이 삽화의 가장 심한 단계에서 나타날 때 적용된다. 즐거움을 느낄 수 있는 능력이 단순히 감소되는 것이 아니라 거의 완전히 상실된다. 기분 반응성의 결여를 평가하기 위한 한 가지 지침은 정말 바라던 일이 생겨도 두드러지게 기분이 좋아지지 않는다는 것이다. 또한 기분이 전혀 좋아지지 않거나 부분적으로만 좋아진다(예, 한 번에 수 분 동안만 평소의 20~40%까지). '멜랑콜리아 양상 동반' 명시자의 특징인 '질적으로 뚜렷한' 기분은 멜랑콜리아 양상을 동반하지 않는 우울 삽화 동안 경험되는 기분과는 질적으로 다르다. 우울 기분이 단순히 좀 더 심하고, 오래 지속되거나, 이유 없이 나타난다고 해서 멜랑콜리아 양상이라고 간주하지 않는다. 정신운동의 변화가 거의 항상 있으며, 타인에 의해서 관찰 가능하다.

멜랑콜리아 양상은 동일인에서 삽화 때마다 반복하여 나타나는 경향이 조금 보인다. 이 양상들은 외래 환자와는 대조적으로 입원 환자들에서 더 빈번하고; 경도의 주요우울 삽화보다 고도의 삽화에서 발생할 가능성이 더 높으며; 정신병적 양상을 수반한 사람에서 더 많이 발생한다.

비전형적 양상 동반: 이 명시자는 현재 주요우울 삽화(혹은 주요우울장애가 현재 부분 혹은 완전 관해에 있으면 가장 최근 주요우울 삽화) 또는 현재 지속성 우울장애의 대부분의 시간 동안 다음의 양상이 두드러질 때 적용할 수 있다.
A. 기분 반응성(즉, 실제 또는 잠재적인 긍정 사건에 반응하여 기분이 좋아진다).
B. 다음 양상 중 2가지(또는 그 이상):
   1. 뚜렷한 체중 증가 또는 식욕 증가
   2. 수면과다
   3. 연마비(즉, 팔 또는 다리가 납같이 무거운 느낌)

    4. 유의미한 사회적 또는 직업적 손상을 초래하는 오랜 양상의 대인관계 거절 민감성(기분 삽화에 국한되지 않는)

C. 동일한 삽화 동안에 '멜랑콜리아 양상 동반' 또는 '긴장증 동반'의 진단기준을 충족하지 않는다.

주의점: '비전형적 우울증'은 역사적 의미가 있으며(즉, 우울증 진단이 외래 환자에서 드물고 청소년이나 초기 성인에서 거의 없었던 시절에 표준이었던 전형적인 초조성의 '내인성' 우울과 대비되는 비전형적 우울), 오늘날에는 용어의 의미처럼 드물거나 특이한 임상 양상을 뜻하지는 않는다.

  기분 반응성은 긍정적인 사건들(예, 자녀들의 방문, 타인의 칭찬)이 있을 때 기분이 좋아질 수 있는 능력이다. 외부 환경이 호의적이면 장기간 보통 기분(슬프지 않은)이 유지되기도 한다. 식욕 증가가 음식 섭취의 현저한 증가나 체중 증가로 나타나기도 한다. 과다수면에는 최소 하루 총 10시간 수면(혹은 우울하지 않을 때보다 적어도 2시간 이상 많은)이 되는 장기간의 밤잠이나 낮잠이 포함된다. 연마비는 보통 팔이나 다리가 무겁고 둔하며 짓눌리는 느낌으로 정의된다. 이 느낌은 일반적으로 최소 하루 1시간 동안 존재하지만 가끔은 한 번에 수 시간 동안 지속되기도 한다. 다른 비전형적 양상들과는 달리, 인지된 대인관계 거절에 대한 병적 민감성은 조기 발생하여 성인기 대부분에 걸쳐 지속되는 특성이다. 거절 민감성은 우울 기간에 악화될 수 있지만, 우울할 때나 우울하지 않을 때 모두에서 나타난다.

정신병적 양상 동반: 망상 또는 환각이 현재 주요우울 삽화(혹은 주요우울장애가 현재 부분 혹은 완전 관해에 있다면 가장 최근 주요우울 삽화)에서 어느 때라도 존재한다. 정신병적 양상이 존재하면, 기분과 일치하는지 기분과 일치하지 않는지 명시할 것

    기분과 일치하는 정신병적 양상 동반: 모든 망상과 환각의 내용이 개인적 부족감, 죄책감, 질병, 죽음, 허무주의, 또는 응당한 처벌 같은 전형적인 우울 주제와 일치한다.

    기분과 일치하지 않는 정신병적 양상 동반: 망상과 환각의 내용이 개인적 부족감, 죄책감, 질병, 죽음, 허무주의, 또는 응당한 처벌 같은 전형적인 우울 주제를 포함하지 않거나, 그 내용이 기분과 일치하는 주제와 일치하지 않는 주제가 섞여 있다.

긴장증 동반: 이 명시자는 삽화 대부분의 기간 동안 긴장성 양상이 존재하면 현재 주요우울 삽화(혹은 주요우울장애가 현재 부분 혹은 완전 관해에 있다면 가상 최근 수요우울 삽화)에 적용된다. 소연형 스펙트럼 및 기타 정신병석 상애장에서 정신질환과 연관된 긴장증의 진단기준을 참조하시오.

주산기 발병 동반: 이 명시자는 기분 증상의 시작이 임신 기간 중 또는 분만 후 4주 이내에 일어나면 현재 주요우울 삽화(혹은 주요우울장애가 현재 부분 혹은 완전 관해에 있다면 가장 최근 주요우울 삽화)에 적용된다.

주의점: 기분 삽화는 임신 중 또는 출산 후에 발병할 수 있다. 산후 주요우울 삽화의 50%는 분만 이전에 시작한다. 그래서 이 삽화들을 일괄하여 주산기 삽화로 부른다.

수정과 출산 사이에서 여성의 약 9%는 주요우울 삽화를 경험한다. 출산과 산후 12개월 사이에 발생하는 주요우울 삽화의 최적 추정유병률은 7% 조금 못 미친다.

주산기 발병 기분 삽화는 정신병적 양상이 동반될 수도 있고 되지 않을 수도 있다. 영아 살해(드물게 발생)는 영아를 살해하라고 명령하는 환청이나 영아에게 악령이 씌었다는 망상을 특징으로 하는 산후 정신병적 삽화와 가장 흔히 연관된다. 그러나 그러한 특정 망상이나 환각이 없는 고도의 산후 기분 삽화에서도 정신병적 증상이 또한 일어날 수 있다.

정신병적 양상이 동반된 산후 기분(주요우울 또는 조증) 삽화는 500~1,000분만 건당 1건의 비율로 나타나고, 초산부에서 더 흔하다. 정신병적 양상이 있는 산후 삽화의 위험률은 과거에 산후 정신병적 기분 삽화를 경험한 여성들에서 특히 증가하지만, 우울 혹은 양극성 장애(특히 제I형 양극성장애)의 과거력이 있는 경우와 양극성장애의 가족력이 있는 경우에도 위험률이 올라간다.

한 여성에게 정신병적 양상이 동반된 산후 삽화가 있다면, 다음 분만 시의 재발 위험도는 30~50%다. 산후 삽화는 산후기에 발생하는 섬망과 감별되어야 하며, 이는 인식이나 주의력이 변동되는 수준으로 구별된다.

주산기 발병 우울장애는 훨씬 더 흔한 '머터니티 블루(maternity blue)'나 비전문적 용어인 '베이비 블루(baby blues)'와 구별해야 한다. 머터니티 블루는 정신질환으로 보지 않으며 기분의 급격한 변화(예, 우울이 없는 상태에서 갑작스레 눈물을 흘리는 모습)가 특징적인데, 이는 기능 손상을 일으키지 않고 분만 후에 일어나는 생리적 변화에 기인하는 것 같다. 이것은 일시적이고 제한적이며, 치료할 필요 없이 전형적으로 빠르게 호전된다(1주 이내). 머터니티 블루의 기타 증상으로는 수면 문제와 분만 후에 짧게 나타날 수 있는 정신 혼동이 있다.

주산기 여성은 우울 증상을 일으킬 수 있는 갑상선 이상과 다른 의학적 상태 때문에 우울장애의 위험률이 더 높다. 우울 증상이 주산기와 관련되는 다른 의학적 상태 때문이라고 판단되면 주산기 발병의 주요우울 삽화 대신에 다른 의학적 상태로 인한 우울장애로 진단 내려야 한다.

계절성 양상 동반: 이 명시자는 재발성 주요우울장애에 적용된다.

A. 주요우울장애에서 주요우울 삽화의 발생과 그해의 특별한 기간(예, 가을 또는 겨울에) 사이에 규칙적인 시간 관계가 있다.

주의점: 계절과 관련되는 정신사회적 스트레스(예, 겨울마다 정기적으로 실직하는)의 명백한 영향이 있는 경우는 포함되지 않는다.

B. 완전 관해가 그해의 특징적인 기간에 일어난다(예, 우울증이 봄에 사라진다).

C. 지난 2년 동안, 앞에서 정의한 바와 같이 조증, 경조증, 또는 주요우울 삽화가 시간적인 계절성 관계를 보여 주고, 그 2년 동안 그 극성의 삽화가 비계절성으로 나타나는 경우는 없다.

D. 계절성 주요우울 삽화(앞에서 기술했듯이)가 일생 동안 발생한 비계절성 주요우울 삽화보다 그 수가 상당히 더 많다.

주의점: '계절성 양상 동반' 명시자는 재발성 주요우울장애의 주요우울 삽화 양상에 적용될 수 있다. 핵심 증상은 그해의 특징적인 시기에 주요우울 삽화가 시작되고 관해되는 것이다. 대부분의 경우에서 삽화는 가을 또는 겨울에 시작되고 봄에 관해된다. 덜 흔하게는 여름에 재발하는 주요우울 삽화도 있다. 이러한 삽화의 시작과 회복 양상이 어떠한 비계절성 삽화 없이 최소 2년 동안 일어나야 한다. 게다가 계절성 우울 삽화는 일생 동안 발생한 비계절성 우울보다 그 수가 상당히 더 많아야 한다.

이 명시자는 계절적으로 연결된 정신사회적 스트레스 요인(예, 계절에 따른 실직 또는 학교 일정)으로 더 잘 설명되는 상황에는 적용되지 않는다. 계절성으로 발생하는 주요우울 삽화는 활력 상실, 수면과다, 과식, 체중 증가, 탄수화물 갈망이 특징적이다.

겨울형의 계절성 양상은 위도 및 연령, 성에 따라 그 유병률이 다양하다. 고위도에 거주할수록 유병률이 증가한다. 연령 또한 계절성의 강한 예측인자로서, 젊은 사람일수록 겨울 우울 삽화의 위험도가 더 높다.

다음의 경우 명시할 것:

부분 관해 상태: 직전 주요우울 삽화의 증상이 나타나지만 진단기준을 완전히 충족하지 않거나, 그 삽화가 끝난 뒤 주요우울 삽화의 어떤 유의한 증상도 없는 기간이 2개월 미만 지속된다.

완전 관해 상태: 과거 2개월 동안 장애의 어떠한 유의한 징후나 증상도 없었다.

현재의 심각도를 명시할 것:

심각도는 기준 증상의 개수, 해당 증상의 심각도, 기능적 장애의 정도에 근거한다.

경도: 진단을 내리는 데 필요한 기준을 초과하는 최소한의 증상만 있으며, 증상의 강도가 고통스러우나 감당할 수 있고, 증상이 사회적 또는 직업적 기능에서 가벼운 손상을 야기한다.

중등도: 증상의 개수, 증상의 강도, 기능적 손상이 '경도'와 '고도' 사이에 있다.

고도: 증상의 개수가 진단을 내리는 데 필요한 기준을 상당히 초과하고, 증상의 강도가 매우 고통스럽고 감당할 수 없으며, 증상이 사회적·직업적 기능을 현저하게 방해한다.

불안장애
Anxiety Disorders

분리불안장애
Separation Anxiety Disorder

 진단기준 F93.0

A. 개인이 애착이 있는 대상과의 분리와 관련된 공포나 불안이 발달수준에 비추어 볼 때 부적절하고 지나친 정도로 발생한다. 이는 다음의 3가지 이상의 상황에서 나타나야 한다:

1. 집 혹은 주 애착 대상과의 분리를 예상하거나 경험할 때 과도한 고통을 반복적으로 겪음
2. 주 애착 대상을 잃거나 질병이나 상해, 재앙 혹은 죽음 같은 가능한 해로운 일들이 일어날까 지속적이고 과도하게 걱정함
3. 주 애착 대상과의 분리를 야기하는 곤란한 일(예, 길을 잃거나, 납치당하거나, 사고를 당하거나, 병에 걸리는 것)을 경험하는 것에 대하여 지속적이고 과도하게 걱정함
4. 분리에 대한 공포 때문에 집을 떠나 학교, 직장 혹은 다른 장소로 외출하는 것을 지속적으로 거부하거나 거절함
5. 집이나 다른 장소에서 주 애착 대상 없이 혹은 혼자 있는 것에 대해 지속적이고 과도하게 두려워하거나 거부함
6. 집에서 떠나 잠을 자는 것이나 주 애착 대상 곁이 아닌 곳에서 자는 것을 지속적이고 과도하게 거부하거나 거절함
7. 분리와 관련된 주제로 반복적인 악몽을 꿈
8. 주 애착 대상과 분리가 발생하거나 예상되는 상황에서 신체 증상을 반복적으로 호소함(예, 두통, 복통, 오심, 구토)

B. 공포, 불안, 회피 반응은 아동·청소년에서는 최소한 4주 이상, 성인에서는 전형

적으로 6개월 이상 지속되어야 한다.

C. 장해가 사회적, 직업적 또는 다른 중요한 기능 영역에서 임상적으로 현저한 고통이나 손상을 초래한다.

D. 장해가 자폐스펙트럼장애에서 변화에 대한 저항 때문에 집 밖에 나가는 것을 회피하는 것, 정신병적 장애에서 분리에 대한 망상이나 환각이 있는 경우, 광장공포증으로 인해 믿을 만한 동반자 없이 밖에 나가기를 거절하는 경우, 범불안장애에서 건강 문제나 다른 해로운 일이 중요한 대상에게 생길까 봐 걱정하는 것, 질병불안장애에서 질병에 걸릴까 봐 걱정하는 것과 같은 다른 정신질환으로 더 잘설명되지 않는다.

● 선택적 함구증
Selective Mutism

🖋 진단기준   F94.0

A. 다른 상황에서는 말을 함에도 불구하고 말을 할 것으로 기대되는 특정 사회적 상황(예. 학교)에서 지속적으로 말을 하는 것을 실패한다.

B. 장해가 학습이나 직업상의 성취 또는 사회적 의사소통을 방해한다.

C. 이러한 장해의 기간이 최소 1개월 이상 지속된다(학교 등교 시작 이래 첫 1개월에만 국한되지 않는 경우).

D. 말을 못하는 이유가 사회적 상황에서 필요한 말에 대한 지식이 부족하거나, 언어가 익숙하지 않은 것으로 인해 말을 하지 않는 것이 아니다.

E. 장해가 의사소통장애(예. 아동기 발병 유창성장애)로 더 잘 설명되지 않고, 자폐스펙트럼장애, 조현병 또는 다른 정신병적 장애의 경과 동안에만 유일하게 발생하지는 않는다.

● 특정공포증
Specific Phobia

🖋 진단기준

A. 특정 대상이나 상황에 대해서 극심한 공포나 불안이 있다(예. 비행기 타기, 고공, 동물, 주사 맞기, 피를 봄).

주의점: 아이들의 경우 공포나 불안은 울기, 발작, 얼어붙거나 매달리는 것으로 표현될 수 있다.

B. 공포 대상이나 상황은 거의 항상 즉각적인 공포나 불안을 유발한다.

C. 공포 대상이나 상황을 적극적으로 회피하거나 아주 극심한 공포나 불안을 경험하면서 참아 낸다.

D. 공포나 불안이 특정 대상이나 상황이 줄 수 있는 실제 위험에 대한 것보다 극심하며, 사회문화적 맥락에서 통상적으로 받아들여지는 것보다 심하다.

E. 공포, 불안, 회피 반응은 전형적으로 6개월 이상 지속된다.

F. 공포, 불안, 회피는 사회적, 직업적 또는 다른 중요한 기능 영역에서 임상적으로 현저한 고통이나 손상을 초래한다.

G. 장해가 공황 유사 증상과 연관된 공포, 불안, 상황에 대한 회피 혹은 무력화시키는 증상들(광장공포증), 강박 사고와 관련된 대상이나 상황(강박장애), 외상 사건을 상기(외상후 스트레스장애), 집이나 애착 대상으로부터의 분리(분리불안장애), 사회적 상황과 연관(사회불안장애)과 같은 다른 정신질환으로 더 잘 설명되지 않는다.

다음의 경우 명시할 것:

공포 자극을 기준으로 한 부호화:

F40.218 동물형(예, 거미, 곤충, 개)

F40.228 자연환경형(예, 고공, 폭풍, 물)

F40.23x 혈액 – 주사 – 상해형(예, 바늘, 침습적인 의학적 시술)

　부호화 시 주의점: 다음과 같이 특정한 ICD–10–CM 부호를 선택한다: **F40.230** 혈액에 대한 공포; **F40.231** 주사와 수혈에 대한 공포; **F40.232** 기타 의학적 처치에 대한 공포; **F40.233** 상해에 대한 공포

F40.248 상황형(예, 비행기, 엘리베이터, 밀폐된 장소)

F40.298 기타형(예, 질식 혹은 구토를 유발할 수 있는 상황; 소아의 경우 시끄러운 소리나 가장 의상을 입은 캐릭터)

부호화 시 주의점: 하나 이상의 공포 자극원이 있을 경우 해당하는 모든 ICD–10–CM 부호를 붙인다(예, 뱀과 비행에 대한 공포에 대해 F40.218 특정공포증, 동물형; F40.248 특정공포증, 상황형을 붙인다).

● 사회불안장애
Social Anxiety Disorder

 진단기준　　　　　　　　　　　　　　　　　　　　　　　**F40.10**

A. 타인에게 면밀하게 관찰될 수 있는 하나 이상의 사회적 상황에 대한 두드러진 공포 혹은 불안. 그 예로는 사회적 교류(예, 대화하기, 낯선 사람 만나기), 관찰됨(예, 먹기, 마시기), 타인 앞에서의 수행(예, 연설하기) 등이 포함된다.

　　주의점: 아동에서 불안은 성인들과의 상호작용에서만이 아니라 또래 환경에서 일어나야 한다.
B. 부정적으로 평가(즉, 수치스럽거나 부끄러움, 타인에게 거부당하거나 거부감을 줌)되는 방식으로 행동하거나 불안 증상을 보일 것을 두려워한다.
C. 사회적 상황은 거의 언제나 공포 혹은 불안을 유발한다.
　　주의점: 아동에서 공포 혹은 불안은 울기, 생떼 부리기, 경직, 매달리기, 움츠러들기, 혹은 사회적 상황에서 말하지 못하는 것으로 표현될 수 있다.
D. 사회적 상황을 회피하거나 극심한 공포 혹은 불안 속에서 견딘다.
E. 공포 혹은 불안은 사회적 상황이 주는 실제 위협과 사회문화적 맥락에 비례하지 않는다.
F. 공포, 불안, 혹은 회피는 지속적이며 전형적으로 6개월 이상 지속된다.
G. 공포, 불안, 혹은 회피는 사회적, 직업적 또는 다른 중요한 기능 영역에서 임상적으로 현저한 고통이나 손상을 초래한다.
H. 공포, 불안, 혹은 회피는 물질(예, 남용약물, 치료약물)의 생리적 효과나 다른 의학적 상태에 기인하지 않는다.
I. 공포, 불안, 혹은 회피는 공황장애, 신체이형장애 또는 자폐스펙트럼장애와 같은 다른 정신질환의 증상으로 더 잘 설명되지 않는다.
J. 다른 의학적 상태(예, 파킨슨병, 비만, 화상이나 상해로 인한 신체결손)가 있는 경우 공포, 불안, 혹은 회피는 명백히 무관하거나 과도하다.
다음의 경우 명시할 것:
　　수행 시 한정: 공포가 대중 앞에서 말하거나 수행하는 것에 국한되는 경우

공황장애
Panic Disorder

 진단기준　　　　　　　　　　　　　　　　　　　　**F41.0**

A. 예기치 못한 공황발작이 반복되는 경우. 공황발작은 극심한 공포나 불편감이 갑자기 급증하여 몇 분 이내에 정점에 이르고, 이 기간 동안 다음 증상 중 4가지(또는 그 이상)가 발생할 수 있다
　　주의점: 갑작스러운 증상의 발생은 평온한 상태 또는 불안한 상태에서 모두 발생할 수 있다.
　　1. 심계항진, 가슴 두근거림 또는 가속된 심장 박동수
　　2. 발한
　　3. 떨리거나 후들거림

4. 숨이 차거나 답답한 느낌

5. 질식하는 느낌

6. 가슴의 통증이나 불편함

7. 메스꺼움 또는 복통

8. 어지럽거나, 불안정하거나, 현기증 또는 기절하는 느낌

9. 오한이나 열감

10. 감각이상(마비 또는 따끔거리는 느낌)

11. 비현실감(현실이 아닌 것 같은 느낌) 또는 이인증(자신과 동떨어져 있는 느낌)

12. 통제력을 잃거나 '미쳐 가는 것'에 대한 두려움

13. 죽음의 공포

　　주의점: 문화 특이적 증상(예, 이명, 목 통증, 두통, 제어할 수 없는 비명 또는 울음)이 나타날 수 있다. 이러한 증상은 4가지 필수 증상 중 하나로 간주해서는 안 된다.

B. 적어도 1회의 발작 이후에 다음 중 하나 또는 2가지가 1개월간(또는 그 이상) 뒤따른다.

　　1. 추가적인 공황발작이나 그 결과에 대한 지속적인 우려 또는 걱정(예, 자제력 상실, 심장마비, '미쳐 가는 것')

　　2. 발작과 관련된 행동의 현저한 부적응적 변화(예, 운동이나 낯선 상황을 회피하는 것과 같이 공황발작을 피하기 위해 고안된 행동)

C. 장해가 물질(예, 남용약물, 치료약물) 또는 다른 의학적 상태(예, 갑상선기능항진증, 심폐장애)의 생리학적 효과로 인한 것이 아니다.

D. 장해는 다른 정신질환에 의해 더 잘 설명되지 않는다(예, 공황발작은 사회불안장애에서처럼 두려운 사회적 상황에 대한 반응으로만 발생하지 않는다. 특정공포증에서와 같이 제한된 공포 대상이나 상황에 대한 반응, 강박장애에서와 같이 강박 사고에 대한 반응, 외상후 스트레스장애에서와 같이 외상적 사건을 상기시키는 것에 대한 반응, 또는 분리불안장애에서와 같이 애착 대상과의 분리에 대한 반응으로만 발생하지 않는다).

● 공황발작 명시자
Panic Attack Specifier

주의점: 증상은 공황발작을 식별하기 위한 목적으로 제시되지만, 공황발작은 정신질환이 아니며 부호화할 수 없다. 공황발작은 불안장애와 기타 정신질환(예, 우울장애, 외상후 스트레스장애, 물질사용장애) 및 일부 의학적 상태(예, 심장, 호흡기, 전

정, 위장)와 관련하여 발생할 수 있다. 공황발작의 존재가 확인된 경우, 이를 명시자
로 기록해야 한다(예, '공황발작을 동반한 외상후 스트레스장애'). 공황장애의 경우,
공황발작의 유무는 장애의 기준에 포함되며 공황발작은 명시자로 사용되지 않는다.
갑작스럽게 급증하는 극심한 공포 또는 극심한 불편감이 몇 분 이내에 정점에 도달
하며, 이 기간 동안 다음과 같은 증상 중 4가지(또는 그 이상)가 발생한다.
주의점: 갑작스러운 증상의 발생은 평온한 상태 또는 불안한 상태에서 모두 발생할
수 있다.

1. 심계항진, 가슴 두근거림 또는 가속된 심장 박동수
2. 발한
3. 떨리거나 후들거림
4. 숨이 차거나 답답한 느낌
5. 질식하는 느낌
6. 가슴의 통증이나 불편함
7. 메스꺼움 또는 복통
8. 어지럽거나, 불안정하거나, 현기증 또는 기절하는 느낌
9. 오한이나 열감
10. 감각이상(마비 또는 따끔거리는 느낌)
11. 비현실감(현실이 아닌 것 같은 느낌) 또는 이인증(자신과 동떨어져 있는 느낌)
12. 통제력을 잃거나 '미쳐 가는 것'에 대한 두려움
13. 죽음의 공포

주의점: 문화별 증상(예, 이명, 목 통증, 두통, 제어할 수 없는 비명 또는 울음)이 나
타날 수 있다. 이러한 증상은 4가지 필수 증상 중 하나로 간주해서는 안 된다.

● 광장공포증
Agoraphobia

진단기준   F40.00

A. 다음 5가지 상황 중 2가지(또는 그 이상)에 대한 현저한 공포 또는 불안:
   1. 대중교통 이용(예, 자동차, 버스, 기차, 선박, 비행기)
   2. 개방된 공간(예, 주차장, 시장, 다리)에 있는 것
   3. 밀폐된 장소(예, 상점, 극장, 영화관)에 있는 것
   4. 줄을 서거나 군중 속에 있는 것
   5. 집 밖에 혼자 있는 것
B. 공황 유사 증상 또는 무력감을 느끼게 하거나 당황스러운 다른 증상(예, 노인의

낙상에 대한 공포, 요실금에 대한 공포)이 발생할 경우 그 상황을 벗어나거나 도움을 받기 어려울 수 있다는 생각 때문에 해당 상황을 두려워하거나 회피한다.

C. 광장공포 상황은 거의 항상 공포나 불안을 유발한다.

D. 광장공포 상황을 적극적으로 회피하거나, 동반인을 필요로 하거나, 강렬한 공포나 불안 속에서 견뎌 낸다.

E. 공포나 불안은 광장공포 상황이나 사회문화적 맥락에 의해 유발되는 실제 위험과 비례하지 않는다.

F. 공포, 불안 또는 회피는 지속적이며, 일반적으로 6개월 또는 그 이상 지속된다.

G. 공포, 불안 또는 회피는 사회적, 직업적 또는 기타 중요한 기능 영역에서 임상적으로 현저한 고통이나 손상을 초래한다.

H. 다른 질환(예. 염증성 장질환, 파킨슨병)이 존재하는 경우, 공포, 불안 또는 회피는 분명히 과도하다.

I. 공포, 불안 또는 회피는 다른 정신질환의 증상으로 더 잘 설명되지 않는다. 예를 들어, 증상이 특정공포증. 상황형에만 국한되지 않는다. (사회불안장애와 같이) 사회적 상황에서만 수반되지 않는다. (강박장애와 같이) 강박 사고에만 관련되거나, (신체이형장애와 같이) 외모의 결함이나 흠과만 관련되거나, (외상후 스트레스장애와 같이) 외상 사건을 기억하게 할 만한 사건에만 국한되거나, (분리불안장애와 같이) 분리에 대한 공포에만 국한되지 않는다.

주의점: 광장공포증은 공황장애 유무와 관계없이 진단된다. 만약 공황장애와 광장공포증의 진단기준을 모두 만족한다면 2가지 진단이 모두 내려져야 한다.

● 범불안장애
Generalized Anxiety Disorder

 진단기준   **F41.1**

A. (업무나 학업 성과와 같은) 많은 사건이나 활동에 대해 최소 6개월 이상 지속되는 과도한 불안과 걱정(불안한 예견)

B. 걱정을 통제하기 어렵다고 느낀다.

C. 불안과 걱정은 다음 6가지 증상 중 최소 3가지(또는 그 이상)와 관련이 있다(지난 6개월 동안 최소한 몇 가지의 증상이 있었던 날이 없었던 날보다 많다):

　주의점: 아동의 경우 안 가지 승상만 있어노 애딩된다.

　1. 안절부절못하거나, 긴장하거나, 신경이 곤두선 느낌

　2. 쉽게 피로해짐

　3. 집중하기 어렵거나 머릿속이 하얗게 됨

4. 과민성
5. 근육 긴장
6. 수면 교란(입면 또는 수면 유지가 어렵거나, 제대로 쉬지 못하는 불만족스러운 수면)

D. 불안, 걱정 또는 신체 증상이 사회적, 직업적 또는 기타 중요한 기능 영역에서 임상적으로 현저한 고통이나 손상을 초래한다.

E. 장해가 물질(예. 남용약물, 치료약물)이나 다른 의학적 상태(예. 갑상선기능항진증)의 생리적 효과에 의한 것이 아니다.

F. 장해가 다른 정신질환으로 더 잘 설명되지 않는다(예. 공황장애에서 공황발작에 대한 불안이나 걱정, 사회불안장애에서 부정적 평가, 강박장애에서 오염 또는 기타 강박관념, 분리불안장애에서 애착 대상과의 분리, 외상후 스트레스장애에서 외상 사건을 상기시키는 것, 신경성 식욕부진증에서 체중 증가, 신체증상장애에서 신체적 불만, 신체이형장애에서 인식된 외모 결함, 질병불안장애에서 심각한 질병, 조현병이나 망상장애에서 망상적 믿음의 내용).

● 물질/치료약물로 유발된 불안장애
Substance/Medication-Induced Anxiety Disorder

진단기준

A. 공황발작 또는 불안이 임상 양상에서 두드러진다.

B. 병력, 신체검진 또는 검사실 검사 결과상에 (1)과 (2) 둘 다를 만족하는 증거가 있다.

1. 진단기준 A의 증상이 물질 중독이나 중독 직후 또는 물질 금단이나 금단 직후 또는 치료약물의 사용 중이나 사용 직후 또는 치료약물의 금단이나 금단 직후에 발생함
2. 관련된 물질/치료약물이 진단기준 A의 증상을 일으키는 것이 가능함

C. 물질/치료약물로 유발된 것이 아닌 불안장애로 장해가 더 잘 설명되지 않는다. 독립적인 불안장애의 경우에는 다음 사항들이 나타날 수 있다:
   증상이 물질/치료약물 사용 시작보다 먼저 존재한다; 증상이 급성 금단 혹은 심한 중독의 중단 이후에도 상당한 기간(예. 약 1개월) 동안 계속되거나, 독립적인 불안장애(물질/치료약물로 유발된 것이 아닌)의 다른 증거(예. 반복된 비물질/치료약물 관련 삽화의 병력)가 존재한다.

D. 섬망의 경과 중에만 독점적으로 장해가 발생하지 않는다.

E. 장해로 인해 임상적으로 현저한 고통 또는 손상이 사회적, 직업적 또는 다른 중

요한 기능 영역에서 초래된다.

주의점: 물질 중독이나 물질 금단의 진단 대신 이 진단이 내려져야 하는 경우는 진단기준 A의 증상이 임상 양상에서 두드러지고 임상적 주목을 받을 정도로 심각할 때다.

부호화 시 주의점: [특정 물질/치료약물]로 유발된 불안장애에 대한 ICD-10-CM 부호는 다음 표에 제시되어 있다. ICD-10-CM의 부호는 동일 종류의 물질에 대한 물질사용장애가 동반되었는지 여부에 따라 달라진다는 점을 주의하시오. 어떠한 경우라도 독립적인 물질사용장애 추가적 진단은 내려지지 않는다. 만약 경도 물질사용장애가 물질로 유발된 불안장애와 동반되었다면, 부호의 네 번째 자리는 '1'이며, 임상의는 물질로 유발된 불안장애 앞에 '경도 [물질]사용장애'를 기록해야 한다(예, '경도 코카인사용장애, 코카인으로 유발된 불안장애 동반'). 만약 중등도 또는 고도 물질사용장애가 물질로 유발된 불안장애와 동반되었다면, 부호의 네 번째 자리는 '2'이고, 임상의는 동반되는 물질사용장애의 심각도에 따라 '중등도 [물질]사용장애' 또는 '고도 [물질]사용장애'를 기록해야 한다. 만약 현재 동반된 물질사용장애가 없다면(예, 일회성의 심각한 물질 사용 이후) 네 번째 자리는 '9'이며 임상의는 물질로 유발된 불안장애만을 기록해야 한다.

	ICD-10-CM		
	경도 물질사용장애 동반	중등도 또는 고도 물질사용장애 동반	물질사용장애 미동반
알코올	F10.180	F10.280	F10.980
카페인	NA	NA	F15.980
대마	F12.180	F12.280	F12.980
펜시클리딘	F16.180	F16.280	F16.980
기타 환각제	F16.180	F16.280	F16.980
흡입제	F18.180	F18.280	F18.980
아편계	F11.188	F11.288	F11.988
진정제, 수면제 또는 항불안제	F13.180	F13.280	F13.980
암페타민류 물질(또는 기타 자극제)	F15.180	F15.280	F15.980
코카인	F14.180	F14.280	F14.980
기타(또는 미상의) 물질	F19.180	F19.280	F19.980

다음의 경우 명시할 것('물질 관련 및 중독장애' 장의 〈표 1〉을 참조하여 물질 종류와 연관된 진단을 시행하며, 해당 약물의 종류에 따라 '중독 중 발병' 그리고/또는 '금단 중 발병' 또는 '치료약물 사용 후 발병'을 다음에 명시하시오):

중독 중 발병: 기준이 물질 중독에 맞고, 증상이 중독 동안에 발생하는 경우
금단 중 발병: 기준이 물질 금단에 맞고, 증상이 금단 동안 혹은 금단 직후 발생하는 경우
치료약물 사용 후 발병: 증상이 치료약물의 시작, 치료약물의 교체 또는 치료약물의 금단 중에 발생하는 경우

기록 절차 Recording Procedures

물질/치료약물로 유발된 불안장애의 진단명 첫 부분은 불안 증상의 원인으로 생각되는 특정 물질(예, 코카인, 살부타몰)로 시작한다. 진단부호는 진단기준 세트에 포함된 표에서 선택되며, 이 진단기준은 약물의 분류, 동반한 물질사용장애의 현존 혹은 현 관해 상태에 따라 선택된다. 어느 분류에도 해당되지 않는 약물(예, 살부타몰)의 경우 '기타(또는 미상의) 물질'을 위한 부호를 사용해야 한다. 물질이 원인 요소라고 여겨지나 물질의 특정 종류를 알 수 없는 경우에도 동일한 부호가 사용되어야 한다.

진단명을 기록할 때에는 동반된 물질사용장애를 우선 기록하며, '물질/치료약물로 유발된 불안장애'를 뒤이어 작성하고(특정 물질/치료약물의 명칭을 통합하여), 이어서 발병 시점에 대한 명시 사항을 작성한다(즉, 중독 중 발병, 금단 중 발병, 치료약물 사용 후 발병). 예를 들어, 고도의 로라제팜사용장애가 있는 사람이 치료약물 사용의 중단 이후 불안 증상을 보이는 경우를 살펴보면, 진단명은 F13.280 '고도 로라제팜사용장애, 로라제팜으로 유발된 불안장애 동반, 금단 중 발병'이다. 동반된 고도 로라제팜사용장애에 대해 단독으로 별도의 진단명을 부여하지는 않는다. 만약 동반된 물질사용장애 없이 물질로 유발된 불안장애가 발생한 경우라면(예, 1회의 심한 물질 사용 후) 물질사용장애는 기록되지 않는다(예, F16.980 실로시빈으로 유발된 불안장애, 중독 중 발병). 만약 한 가지 이상의 물질이 불안 증상의 발생에 주요한 역할을 하였을 경우에는 각각을 병렬하여 별도로 나열해야 한다(예, F15.280 고도 메틸페니데이트사용장애, 메틸페니데이트로 유발된 불안장애 동반, 중독 중 발병; F19.980 살부타몰로 유발된 불안장애, 치료약물 사용 후 발병).

● 다른 의학적 상태로 인한 불안장애
Anxiety Disorder Due to Another Medical Condition

진단기준   F06.4

A. 공황발작이나 불안 증상이 두드러지게 나타난다.
B. 병력 청취, 신체검진 또는 검사실 검사 소견상 장해가 다른 의학적 상태로 인한 직접적 결과라는 증거가 있다.
C. 장해가 다른 정신질환으로 더 잘 설명되지 않는다.
D. 장해가 섬망의 경과 중에만 발생하는 것이 아니다.
E. 장해가 사회적, 직업적 또는 다른 중요한 기능 영역에서 임상적으로 현저한 고통이나 손상을 초래한다.

부호화 시 주의점: 정신질환 진단명에 기타 의학적 상태의 진단명을 포함한다(예, F06.4 갈색세포종으로 인한 불안장애). 기타 의학적 상태는 부호화하여 의학적 상태로 인한 불안장애 진단 앞에 독립적으로 명시한다(예, D35.00 갈색세포종; F06.4 갈색세포종으로 인한 불안장애).

● 달리 명시되는 불안장애
Other Specified Anxiety Disorder

F41.8

이 분류는 불안장애의 진단분류에 속한 장애 중 어느 것에도 기준을 완전히 만족하지 않는 증상을 보이면서도, 사회적, 직업적 또는 다른 중요한 기능 영역에서 임상적으로 현저한 고통이나 손상을 초래하는 경우, 그리고 적응장애(불안 동반 또는 불안 및 우울 기분 동반)의 진단기준을 적용하지 않을 경우에 적용된다. 달리 명시되는 불안장애 범주는 발현 징후가 특정한 불안장애의 어떠한 기준에 부합하지 않으며, 그 이유에 대해 임상의가 공유하고자 하는 경우 사용된다. 이는 '달리 명시되는 불안장애'를 기록하고, 이어서 특정한 이유(예, '범불안장애, 불안한 날보다 불안하지 않은 날이 더 많은')를 기록하는 식으로 이루어진다.

'달리 명시되는'이라는 문구를 이용하여 분류될 수 있는 발현 징후들의 예시는 다음과 같다:

1. **제한적 증상의 공황발작**
2. **범불안장애, '불안한 날보다 불안하지 않은 날이 더 많은'**
3. **캘캡(khyâl cap, 바람 공격)**: DSM-5-TR III편의 '문화와 정신과적 진단' 참조
4. **아타케 데 네르비오스(신경발작)**: DSM-5-TR III편의 '문화와 정신과적 진단' 참조

● 명시되지 않는 불안장애
Unspecified Anxiety Disorder

F41.9

이 범주는 불안 증상들이 두드러지지만, 불안장애의 진단분류에 속한 장애 중 어느 진단기준도 완벽히 만족하지 않는 발현 징후들을 보이고, 사회적, 직업적 또는 다른 중요한 기능 영역에서 임상적으로 현저한 고통이나 손상을 초래하며 적응장애(불안 동반 또는 불안 및 우울 기분 동반)의 진단기준을 적용하지 않을 경우에 적용된다. 명시되지 않는 불안장애는 더욱 명확하고 자세한 특정 진단을 내리기에 정보가 불충분한 상황(예, 응급실 상황)에서 특정 불안장애의 기준에 맞지 않은 이유를 명시할 수 없을 때 사용된다.

강박 및 관련 장애
Obsessive-Compulsive and Related Disorders

강박장애
Obsessive-Compulsive Disorder

진단기준

A. 강박사고 혹은 강박행동이 각각, 혹은 둘 다 존재하며,
강박사고는 (1)과 (2)로 정의된다:
1. 반복적이고 지속적인 생각, 충동 또는 심상이 장해 시간의 일부에서는 침투적이고 원치 않는 방식으로 경험되며 대부분의 개인에게 현저한 불안이나 고통을 초래한다.
2. 이러한 생각, 충동 및 심상을 경험하는 개인은 이를 무시하거나 억압하려 노력하고, 다른 생각이나 행동(즉, 강박행동을 함으로써)을 통해 이를 중화시키려고 노력한다.
강박행동은 (1)과 (2)로 정의된다.
1. 개인이 경험하는 강박사고에 대한 반응으로 반복적 행동(예, 손 씻기나 정리 정돈하기, 확인하기)과 정신적인 행위(예, 기도하기, 숫자 세기, 속으로 단어 반복하기)를 엄격한 규칙에 따라 수행한다.
2. 불안감이나 괴로움을 예방하거나 감소시키고, 두려운 사건이나 상황의 발생을 방지하려는 목적으로 반복적 행동이나 정신적 행위를 수행한다. 그러나 이러한 행동이나 행위들은 그 행위의 대상과 현실적인 방식으로 연결되지 않거나 명백하게 지나치다.
    주의점: 어린 아동들은 이런 행동이나 정신적인 행위들의 목적에 대해서 인식하지 못할 수 있다.
B. 강박사고나 강박행동은 시간을 소모하게 만들거나(예, 하루에 1시간 이상), 사회적, 직업적 또는 다른 중요한 기능 영역에서 임상적으로 현저한 고통이나 손상을

초래한다.

C. 강박 증상은 물질(예. 남용약물. 치료약물)의 생리적 효과나 다른 의학적 상태로 인한 것이 아니다.

D. 장해가 다른 정신질환으로 더 잘 설명되지 않는다(예. 범불안장애의 과도한 걱정; 신체이형장애의 외모에 대한 집착; 수집광의 소지품을 버리기 어려움; 발모광[털뽑기장애]의 털뽑기; 피부뜯기장애의 피부뜯기; 상동증적 운동장애의 상동증; 섭식장애의 의례화된 섭식 행동; 물질관련 및 중독 장애의 물질이나 도박에 대한 집착; 질병불안장애의 질병에 대한 지나친 몰두; 변태성욕장애의 성적인 충동이나 환상; 파괴적. 충동조절. 그리고 품행 장애의 충동; 주요우울장애의 죄책감의 반추; 조현병 스펙트럼 및 기타 정신병적 장애의 사고 주입 혹은 망상적 몰입; 자폐스펙트럼장애의 반복적 행동 패턴).

다음의 경우 명시할 것:

　좋거나 양호한 병식 동반: 강박적 믿음이 사실이 아니라고 분명하게 인식하거나 사실이 아닐 수도 있다고 인식하는 경우

　저하된 병식 동반: 강박적 믿음이 아마도 사실일 것이라고 생각하는 경우

　병식 없음/망상적 믿음 동반: 강박적 믿음을 사실로 생각하는 경우

다음의 경우 명시할 것:

　틱과 관련된: 현재 또는 과거력상 틱장애가 있는 경우

● 신체이형장애
Body Dysmorphic Disorder

 진단기준　　　　　　　　　　　　　　　　　　　　　　**F45.22**

A. 관찰할 수 없거나 다른 이에게는 크지 않음에도 신체적인 외모에서 하나 이상의 결점에 대해 몰입한다.

B. 질환의 경과 중 어느 시점에서. 외모에 대한 우려로 반복적 행동(예. 거울 보기. 과도한 손질. 피부뜯기. 안심을 위해 확인하기)을 하거나 또는 정신적인 행위(예. 다른 사람의 외모와 비교)를 한다.

C. 몰입은 사회적. 직업적 또는 기타 중요한 기능 영역에서 임상적으로 현저한 고통이나 손상을 초래한다.

D. 외모에 대한 몰입은 섭식장애 진단기준을 충족하는 개인에서 체지방이나 체중에 대해 걱정하는 것으로 더 잘 설명되지 않는다.

다음의 경우 명시할 것:

　근육신체이형 동반: 자신의 체격이 너무 작거나 근육이 없다는 생각에 몰입한다. 이 명시자는 다른 신체 부위에 몰입해도 적용 가능하다.

다음의 경우 명시할 것:
신체이형장애에 대한 병식의 정도를 나타낸다(예, "나는 못생겼다." 또는 "나는 기형적으로 보인다.").
    좋거나 양호한 병식 동반: 신체이형장애에 대한 믿음이 사실이 아니라고 분명하게 인식하거나 사실이 아닐 수도 있다고 인식하는 경우
    저하된 병식 동반: 신체이형장애에 대한 믿음이 아마도 사실일 것이라고 생각하는 경우
    병식 없음/망상적 믿음 동반: 신체이형장애에 대한 믿음을 사실로 생각하는 경우

수집광
Hoarding Disorder

 진단기준
                                               F42.3

A. 실제 가치에 관계없이 소유물을 버리거나 분리하는 데 지속적으로 어려움을 겪는다.
B. 이러한 어려움은 소유물을 저장해야 한다는 욕구와 버릴 때 따르는 고통 때문이다.
C. 소유물을 버리기 어려워 물건이 쌓이게 되며, 이는 거주 환경을 어지럽고 혼란스럽게 하여 소유물의 원래 용도를 상당히 손상시킨다. 환경이 어지럽지 않다면 이는 제3자(예, 가족 구성원, 청소부, 다른 권위자)의 개입이 있을 경우뿐이다.
D. 수집광 증상은 사회적, 직업적 또는 기타 중요한 기능 영역(자신과 타인을 위한 안전한 환경 유지 포함)에서 임상적으로 현저한 고통이나 손상을 초래한다.
E. 수집광 증상은 다른 의학적 질환(예, 뇌손상, 뇌혈관 질환, 프래더-윌리 증후군)에 기인하지 않는다.
F. 수집광 증상은 다른 정신질환의 증상(예, 강박장애의 강박, 주요우울장애의 활력 감소, 조현병 또는 다른 정신병적 장애에서의 망상, 주요 신경인지장애의 인지적 결함, 자폐스펙트럼장애의 제한된 관심)으로 더 잘 설명되지 않는다.
다음의 경우 명시할 것:
    과도한 수집 동반: 필요 없거나 사용 가능한 공간이 없는 품목에 대한 과도한 수집과 함께 소유물 폐기가 어려운 경우
다음의 경우 명시될 것.
    좋거나 양호한 병식 동반: 수집광 증상과 관련된 믿음과 행동(물건을 버리기 어렵거나, 소유물을 채우고 어지럽히거나, 과도한 수집과 관련된 것)이 문제가 된다는 것을 인지하는 경우
    저하된 병식 동반: 수집광 증상과 관련된 믿음과 행동(물건을 버리기 어렵거나,

소유물을 채우고 어지럽히거나, 과도한 수집과 관련된 것)이 반대되는 증거에도 불구하고 문제가 되지 않는다고 대체로 확신하는 경우

병식 없음/망상적 믿음 동반: 수집광 증상과 관련된 믿음과 행동(물건을 버리기 어렵거나, 소유물을 채우고 어지럽히거나, 과도한 수집과 관련된 것)이 문제가 되지 않는다고 완전히 확신하는 경우

● 발모광(털뽑기장애)
Trichotillomania (Hair-Pulling Disorder)

 진단기준   F63.3

A. 탈모로 이어질 수 있는, 반복적인 스스로의 털뽑기다.
B. 털을 뽑는 행위를 줄이거나 멈추려는 반복적인 시도다.
C. 털을 뽑는 것은 사회적, 직업적 또는 기타 중요한 기능 영역에서 임상적으로 현저한 고통이나 손상을 초래한다.
D. 털을 뽑는 것은 다른 의학적 상태(예, 피부과적 상태)에 기인한 것이 아니다.
E. 털을 뽑는 것은 다른 정신질환의 증상(예, 신체이형장애 환자가 인식하고 있는 외관상 결함을 개선하려는 시도)에 의해 더 잘 설명되지 않는다.

● 피부뜯기장애
Excoriation (Skin-Picking) Disorder

진단기준   F42.4

A. 피부 병변으로 이어지는 반복적인 피부뜯기
B. 피부뜯기를 줄이거나 멈추려는 반복적인 시도
C. 피부뜯기는 사회적, 직업적 또는 기타 중요한 기능 영역에서 임상적으로 현저한 고통이나 손상을 초래한다.
D. 피부뜯기는 물질(예, 코카인) 또는 다른 의학적 상태(예, 옴)에서 기인한 것이 아니다.
E. 피부뜯기는 다른 정신질환(예, 정신병적 장애에서 망상이나 환촉, 신체이형장애에서 인식된 외모상 결함이나 결함을 개선하려는 시도, 상동증적 운동장애에서 상동증 또는 비자살적 자해에서 자해 의도)으로 더 잘 설명되지 않는다.

물질/치료약물로 유발된 강박 및 관련 장애
Substance/Medication-Induced Obsessive-Compulsive and Related Disorder

진단기준

A. 강박사고, 강박행동, 피부뜯기, 털뽑기, 다른 신체에 집중된 반복적 행동들, 또는 강박 및 관련 장애의 특징적인 증상이 임상 양상에서 두드러진다.

B. 병력, 신체검진 또는 검사 결과에 (1)과 (2) 모두의 증거가 있다:
1. 진단기준 A의 증상은 물질 중독 또는 금단 중 또는 직후에, 혹은 치료약물에 노출 후 또는 금단 후에 발생한다.
2. 수반된 물질/치료약물이 진단기준 A의 증상을 일으킬 만한 능력이 있다.

C. 장해는 물질/치료약물로 유발된 것이 아닌 강박 및 관련 장애로 더 잘 설명되지 않는다. 독립적인 강박 및 관련 장애의 증거로 다음을 포함할 수 있다:
증상이 물질/치료약물을 사용하기 전에 나타난다. 급성 금단 증상 또는 심각한 중독이 중단된 후에도 상당 기간(예, 약 1개월) 동안 증상이 지속된다. 또는 비물질/치료약물로 유발된 독립적인 강박 및 관련 장애의 존재를 시사하는 다른 증거가 있다(예, 재발성 비물질/치료약물 관련 삽화의 병력).

D. 장해는 섬망의 경과 중에만 발생하지 않는다.

E. 장해는 사회적, 직업적 또는 다른 중요한 기능 영역에서 임상적으로 현저한 고통이나 손상을 초래한다.

주의점: 이 진단은 진단기준 A의 증상이 임상 양상에서 두드러지고 임상적 주의가 필요할 정도로 충분히 심각한 경우에만 물질 중독 또는 물질 금단 진단에 추가하여 이루어져야 한다.

부호화 시 주의점: [특정 물질/치료약물]로 유발된 강박 및 관련 장애에 대한 ICD-10-CM 부호는 다음 표에 나와 있다. ICD-10-CM 부호는 동일한 종류의 물질에 대한 물질사용장애의 동반이환 여부에 따라 다르다는 것을 주의해야 한다. 어떠한 경우에도 물질사용장애에 대해 별도로 추가 진단되지는 않는다. 만약 경도 물질사용장애가 물질로 유발된 강박 및 관련 장애와 동반이환되는 경우 네 번째 자리 숫자는 '1'이고, 임상의는 물질로 유발된 강박장애 앞에 '경도 [물질]사용장애'를 기록해야 한다(예, 경도 코카인사용장애, 코카인으로 유발된 강박 및 관련 장애 동반). 만약 중등도 또는 고도 물질사용장애가 물질로 유발된 강박 및 관련 장애와 동반이환되는 경우 네 번째 자리 숫자는 '2'이고, 임상의는 동반이환되는 물질사용장애의 심각도에 따라 '중등도 [물질]사용장애' 또는 '고도 [물질]사용장애'를 기록해야 한다. 만약 동반이환 물질사용장애가 없는 경우(예, 1회의 심한 물질 사용 후) 네 번째 자리 숫자는 '9'이며, 임상의는 물질로 유발된 강박 및 관련 장애만 기록해야 한다.

	ICD-10-CM		
	경도 사용장애 동반	중등도 또는 고도 사용장애 동반	사용장애 미동반
암페타민류 물질 (또는 기타 자극제)	F15.188	F15.288	F15.988
코카인	F14.188	F14.288	F14.988
기타(또는 미상의) 물질	F19.188	F19.288	F19.988

다음의 경우 명시할 것('중독 중 발병' 및/또는 '금단 중 발병'이 특정 물질 종류와 관련되는지 여부를 나타내는 '물질 관련 및 중독장애' 장의 〈표 1〉을 참조하시오. 또는 '치료약물 사용 후 발병'으로 **명시하시오**):

  중독 중 발병: 기준이 물질 중독에 맞고, 증상이 중독 동안에 발생하는 경우

  금단 중 발병: 기준이 물질 금단에 맞고, 증상이 금단 동안 혹은 금단 직후 발생하는 경우

  치료약물 사용 후 발병: 증상이 치료약물의 시작, 치료약물의 교체 또는 치료약물의 금단 중에 발생하는 경우

기록 절차 Recording Procedures

물질/치료약물로 유발된 강박 및 관련 장애의 이름은 강박 및 관련 증상을 유발하는 것으로 추정하는 특정 물질(예, 코카인)로 시작한다. 진단부호는 약물 종류와 동반이환 물질사용장애의 유무를 기반으로 하는 진단기준 세트에 포함된 표에서 선택된다. 어떤 분류에도 속하지 않는 물질(예, 로피니롤)의 경우 '기타(또는 미상의) 물질'에 대한 부호를 사용해야 한다. 그리고 물질이 병인인자로 판단되나 구체적인 물질의 종류를 알 수 없는 경우에도 동일한 부호를 사용해야 한다.

장애의 이름을 기록하기 위해 동반이환 물질사용장애(있는 경우)를 먼저 적고, '물질/치료약물로 유발된 강박 및 관련장애 동반'(특정 원인 물질/치료약물 이름 포함)이 뒤따르며, 다음에 발병에 대한 명시 사항(즉, 중독 중 발병, 금단 중 발병, 치료약물 사용 후 발병)을 적는다. 예를 들어, 고도 코카인사용장애가 있는 남성이 중독 중에 반복적으로 피부뜯기를 하는 경우, F14.288 고도 코카인사용장애, 코카인으로 유발된 강박 및 관련 장애 동반, 중독 중

발병으로 진단된다. 동반이환된 고도 코카인사용장애에 대한 별도의 진단은 붙이지 않는다. 물질로 유발된 강박 및 관련 장애가 동반이환 물질사용장애 없이 발생하는 경우(예, 1회의 심한 물질 사용 후)에는 수반된 물질사용장애가 기록되지 않는다(예, F15.988 암페타민으로 유발된 강박 및 관련 장애, 중독 중 발병). 하나 이상의 물질이 강박 및 관련 장애의 발생에 중요한 역할을 하는 것으로 판단되면 각각을 별도로 나열해야 한다.

● 다른 의학적 상태로 인한 강박 및 관련 장애
Obsessive-Compulsive and Related Disorder Due to
Another Medical Condition

진단기준   F06.8

A. 강박사고, 강박행동, 외모에 대한 집착, 수집광, 피부뜯기, 털뽑기, 다른 신체에 집중된 반복적 행동들 또는 강박 및 관련 장애에 특징적인 증상이 임상 양상에서 두드러진다.
B. 병력, 신체검진 또는 검사 소견에서 장해가 다른 의학적 상태의 직접적인 병태생리학적 결과라는 증거가 있다.
C. 장해는 다른 정신질환으로 더 잘 설명되지 않는다.
D. 장해는 섬망의 경과 중에만 발생하지 않는다.
E. 장해는 사회적, 직업적 또는 기타 중요한 기능 영역에서 임상적으로 현저한 고통이나 손상을 초래한다.

다음의 경우 명시할 것:
　강박장애 유사 증상 동반: 강박장애와 유사한 증상이 임상 양상에서 지배적일 경우
　외모에 대한 집착 동반: 인지된 외모 결점에 대한 집착이 임상 양상에서 지배적일 경우
　수집광 증상 동반: 수집광 증상이 임상 양상에서 지배적일 경우
　털뽑기 증상 동반: 털뽑기가 임상 양상에서 지배적일 경우
　피부뜯기 증상 동반: 피부뜯기가 임상 양상에서 지배적일 경우

부호화 시 주의점: 기타 의학적 상태의 이름을 정신질환명에 포함시켜야 한다(예, F06.8 뇌경색으로 인한 강박 및 관련 장애). 기타 의학적 상태는 의학적 상태로 인한 강박 및 관련 장애 직전에 별도로 부호화되고 나열되어야 한다(예, I69.398 뇌경색; F06.8 뇌경색으로 인한 강박 및 관련 장애).

달리 명시되는 강박 및 관련 장애
Other Specified Obsessive-Compulsive and Related Disorder

F42.8

이 범주는 사회적, 직업적 또는 기타 중요한 기능 영역에서 임상적으로 현저한 고통이나 손상을 초래하는 강박 및 관련 장애의 특징적인 증상이 두드러지지만, 강박 및 관련 장애의 진단분류에 속한 장애 중 어느 것에도 완전한 기준을 충족시키지 않는 발현 징후들에 적용된다. 달리 명시되는 강박 및 관련 장애 범주는 임상의가 특정 강박 및 관련 장애에 대한 기준을 충족시키지 않는 발현 징후의 특정 이유를 전달하기로 선택한 경우에 사용된다. 이것은 '달리 명시되는 강박 및 관련 장애'를 기록하고, 이어서 특정한 이유(예, '강박적 질투')를 기록한다.

'달리 명시되는'이라는 지정 문구를 사용할 수 있는 발현 징후의 예는 다음과 같다:

1. **실제 결함이 있는 신체이형 유사 장애**: 이것은 신체적 외모의 결함이 다른 사람들에 의해 분명히 관찰될 수 있다는 점(즉, '경미한' 것보다는 더 눈에 띄는 점)을 제외하고는 신체이형장애와 유사하다. 이런 경우 이러한 결함에 대한 집착은 분명히 과도하고 뚜렷한 손상이나 고통을 유발한다.

2. **반복적 행동이 없는 신체이형 유사 장애**: 외모에 대한 걱정으로 반복적인 행동이나 정신적인 행위를 한 적 없다는 점을 제외하고 신체이형장애를 충족한다.

3. **기타 신체에 집중된 반복적 행동장애**: 털뽑기와 피부뜯기 이외의 신체에 집중된 반복적 행동들(예, 손톱 물어뜯기, 입술 깨물기, 볼 씹기)과 이러한 행동을 감소시키거나 중지시키려는 반복적인 시도를 동반하고, 사회적, 직업적 또는 기타 중요한 기능 영역에서 임상적으로 현저한 고통이나 손상을 초래한다.

4. **강박적 질투**: 이는 동반자의 인지된 부정에 대한 비망상적 집착이 특징이다. 집착은 부정에 대한 걱정으로 반복적인 행동이나 정신적인 행위로 이어질 수 있다. 이는 사회적, 직업적 또는 기타 중요한 기능 영역에서 임상적으로 현저한 고통이나 손상을 초래한다. 질투형 망상장애 또는 편집성 성격장애와 같은 다른 정신질환으로 더 잘 설명되지 않는다.

5. **후각관계장애(후각관계 증후군)**: 이는 자신이 다른 사람들은 알아차릴 수 없거나 미미하게 알아차릴 수 있는 불쾌한 체취를 방출한다는 믿음에 대한 지속적인 집착이 특징이다. 이러한 집착에 대한 반응으로 반복적으로 체취를 확인하거나, 과도하게 샤워하거나, 안심을 구하는 것과 같은 반복적이고 과도한 행동을 하고 인지된 냄새를 위장하려고 하는 과한 시도를 한다. 이러한 증상은 사회적, 직업적 또는 기타 중요한 기능 영역에서 임상적으로 현저한 고통이나 손상을 초래한다. 전통적인 일본 정신의학에서 이 장애는 다이진 교후쇼(taijin kyofusho)의 변형인 지코슈 교후(jikoshu-kyofu)로 알려져 있다(DSM-5-TR III편의 '문화와 정신과적

진단' 참조).
6. **슈보 교후**: 신체이형장애와 유사하고 신체 기형을 갖는 것에 대한 과도한 두려움을 특징으로 하는 다이진 교후쇼의 변형이다(DSM-5-TR Ⅲ편의 '문화와 정신과적 진단' 참조).
7. **코로**: 남성의 음경(또는 여성의 경우 외음부 및 유두)이 몸속으로 들어가 사망에 이를 수 있다는 갑작스럽고 강렬한 불안 삽화인 다트 증후군(Dhat syndrome)과 관련되어 있다(DSM-5-TR Ⅲ편의 '문화와 정신과적 진단' 참조).

● 명시되지 않는 강박 및 관련 장애
Unspecified Obsessive-Compulsive and Related Disorder

F42.9

이 범주는 사회적, 직업적 또는 기타 중요한 기능 영역에서 임상적으로 현저한 고통이나 손상을 초래하는 강박 및 관련 장애의 특징적인 증상이 우세하지만, 강박 및 관련 장애의 진단분류에 속하는 장애의 진단기준을 완전히 충족하지 않는 발현 징후들에 적용된다. 명시되지 않는 강박 및 관련 장애 범주는 임상의가 특정 강박 및 관련 장애에 대한 기준이 충족되지 않는 이유를 지정하지 않기로 선택한 상황에서 사용되며, 보다 구체적인 진단을 내리기에는 정보가 충분하지 않은(예, 응급실 상황) 발현 징후들을 포함한다.

외상 및 스트레스 관련 장애
Trauma- and Stressor-Related Disorders

● 반응성 애착장애
Reactive Attachment Disorder

진단기준   **F94.1**

A. 성인 보호자에 대한 억제되고 감정적으로 위축된 행동의 일관된 양식이 다음의 2가지 모두로 나타난다.
  1. 아동은 정신적 고통을 받을 때 거의 안락을 찾지 않거나 최소한의 정도로만 안락을 찾음
  2. 아동은 정신적 고통을 받을 때 거의 안락에 대한 반응이 없거나 최소한의 정도로만 안락에 대해 반응함
B. 지속적인 사회적·감정적 장해가 다음 중 최소 2가지 이상으로 나타난다.
  1. 타인에 대한 최소한의 사회적·감정적 반응성
  2. 제한된 긍정적 정동
  3. 성인 보호자와 비위협적인 상호작용을 하는 동안에도 설명되지 않는 과민성, 슬픔 또는 무서움의 삽화
C. 아동이 불충분한 양육의 극단적인 양식을 경험했다는 것이 다음 중 최소 한 가지 이상에서 분명하게 드러난다.
  1. 성인 보호자에 의해 충족되는 안락과 자극, 애정 등의 기본적인 감정적 요구에 대한 지속적인 결핍이 사회적 방임 또는 박탈의 형태로 나타남
  2. 안정된 애착을 형성하는 기회를 제한하는 주 보호자의 반복적인 교체(예, 위탁 보육에서의 잦은 교체)
  3. 선택적 애착을 형성하는 기회를 심각하게 제한하는 독특한 구조의 양육(예, 아동이 많고 보호자가 적은 기관)
D. 진단기준 C의 양육이 진단기준 A의 장해 행동에 대한 원인이 되는 것으로 추정

된다(예. 진단기준 A의 장해는 진단기준 C의 적절한 양육 결핍 후에 시작했음).

E. 진단기준이 자폐스펙트럼장애를 만족하지 않는다.

F. 장해가 5세 전에 시작된 것이 명백하다.

G. 아동의 발달연령이 최소 9개월 이상이어야 한다.

다음의 경우 명시할 것:

  지속성: 장애가 현재까지 12개월을 넘어 지속되어 왔다.

현재의 심각도를 명시할 것:

  반응성 애착장애에서 아동이 장애의 모든 증상을 드러내며, 각각의 증상이 상대적으로 높은 수준을 나타낼 때 **고도**로 명시한다.

탈억제성 사회적 유대감 장애
Disinhibited Social Engagement Disorder

진단기준   **F94.2**

A. 아동이 낯선 성인에게 활발하게 접근하고 소통하면서 다음 중 2가지 이상으로 드러나는 행동 양식이 있다.

  1. 낯선 성인에게 접근하고 소통하는 데 주의가 약하거나 없음

  2. 과도하게 친숙한 언어적 또는 신체적 행동(문화적으로 허용되고 나이에 합당한 수준이 아님)

  3. 낯선 환경에서 성인 보호자와 모험을 감행하는 데 있어 경계하는 정도가 떨어지거나 부재함

  4. 낯선 성인을 따라가는 데 있어 주저함이 적거나 없음

B. 진단기준 A의 행동은 (주의력결핍 과잉행동장애의) 충동성에 국한되지 않고, 사회적으로 탈억제된 행동을 포함한다.

C. 아동이 불충분한 양육의 극단적인 양식을 경험했다는 것이 다음 중 최소 한 가지 이상에서 분명하게 드러난다.

  1. 성인 보호자에 의해 충족되는 안락과 자극, 애정 등의 기본적인 감정적 요구에 대한 지속적인 결핍이 사회적 방임 또는 박탈의 형태로 나타남

  2. 안정된 애착을 형성하는 기회를 제한하는 주 보호자의 반복적인 교체(예. 위탁 보육에서의 잦은 교체)

  3. 선택적 애착을 형성하는 기회를 심각하게 제한하는 독특한 구조의 양육(예. 아동이 많고 보호자가 적은 기관)

D. 진단기준 C의 양육이 진단기준 A의 장해 행동에 대한 원인이 되는 것으로 추정된다(예. 진단기준 A의 장해는 진단기준 C의 적절한 양육 결핍 후에 시작했음).

E. 아동의 발달연령이 최소 9개월 이상이어야 한다.

다음의 경우 명시할 것:

　지속성: 장애가 현재까지 12개월을 넘어 지속되어 왔다.

현재의 심각도를 명시할 것:

　탈억제성 사회적 유대감 장애에서 아동이 장애의 모든 증상을 드러내며, 각각의
　증상이 상대적으로 높은 수준을 나타낼 때 **고도**로 명시한다.

● 외상후 스트레스장애
Posttraumatic Stress Disorder

 진단기준　　　　　　　　　　　　　　　　　　　　**F43.10**

6세를 넘은 개인의 외상후 스트레스장애

주의점: 이 기준은 성인, 청소년, 그리고 6세를 넘은 아동에게 적용한다. 6세 이하
의 아동을 위해서는 다음의 해당 기준을 보시오.

A. 실제적이거나 위협적인 죽음, 심각한 부상 또는 성폭력에의 노출이 다음과 같은
　방식 가운데 한 가지(또는 그 이상)에서 나타난다.

　1. 외상성 사건(들)에 대한 직접적인 경험

　2. 그 사건(들)이 다른 사람들에게 일어난 것을 생생하게 목격함

　3. 외상성 사건(들)이 가족, 가까운 친척 또는 친한 친구에게 일어난 것을 알게
　　됨. 가족, 친척 또는 친구에게 생긴 실제적이거나 위협적인 죽음은 그 사건
　　(들)이 폭력적이거나 돌발적으로 발생한 것이어야만 한다.

　4. 외상성 사건(들)의 혐오스러운 세부 사항에 대한 반복적이거나 지나친 노출의
　　경험(예, 변사체 처리의 최초 대처자, 아동 학대의 세부 사항에 반복적으로 노
　　출된 경찰관)

　　주의점: 진단기준 A4는 노출이 일과 관계된 것이 아닌 한 전자미디어, 텔레
　　비전, 영화 또는 사진을 통해 노출된 경우는 적용되지 않는다.

B. 외상성 사건(들)이 일어난 후에 시작된, 외상성 사건(들)과 연관이 있는 침습 증
　상의 존재가 다음 중 한 가지(또는 그 이상)에서 나타난다.

　1. 외상성 사건(들)의 반복적, 불수의적이고, 침습적인 고통스러운 기억

　　주의점: 6세를 넘은 아동에서는 외상성 사건(들)의 주제 또는 양상이 표현되
　　는 반복적인 놀이로 나타날 수 있다.

　2. 꿈의 내용 및/또는 정동이 외상성 사건(들)과 관련되는 반복적으로 나타나는
　　고통스러운 꿈

　　주의점: 아동에서는 내용을 알 수 없는 악몽으로 나타나기도 한다.

3. 외상성 사건(들)이 재생되는 것처럼 그 개인이 느끼고 행동하게 되는 해리성 반응(예, 플래시백) (그러한 반응은 연속선상에서 나타나며, 가장 극한 표현은 현재 주변 상황에 대한 인식의 완전한 소실일 수 있음)

   주의점: 아동에서는 외상의 특정한 재현이 놀이로 나타날 수 있다.

4. 외상성 사건(들)을 상징하거나 닮은 내부 또는 외부의 단서에 노출되었을 때 나타나는 극심하거나 장기적인 심리적 고통

5. 외상성 사건(들)을 상징하거나 닮은 내부 또는 외부의 단서에 대한 뚜렷한 생리적 반응

C. 외상성 사건(들)이 일어난 후에 시작된, 외상성 사건(들)과 연관이 있는 자극에 대한 지속적인 회피가 다음 중 한 가지 또는 2가지 모두에서 명백하다.

1. 외상성 사건(들)에 대한 또는 밀접한 연관이 있는 고통스러운 기억, 생각 또는 느낌을 회피 또는 회피하려는 노력

2. 외상성 사건(들)에 대한 또는 밀접한 연관이 있는 고통스러운 기억, 생각 또는 느낌을 불러일으키는 외부적 암시(사람, 장소, 대화, 행동, 사물, 상황)를 회피 또는 회피하려는 노력

D. 외상성 사건(들)이 일어난 후에 시작되거나 악화된, 외상성 사건(들)과 연관이 있는 인지와 기분의 부정적 변화가 다음 중 2가지(또는 그 이상)에서 나타난다.

1. 외상성 사건(들)의 중요한 부분을 기억할 수 없는 무능력(두부 외상, 알코올 또는 약물 등의 이유가 아니며 전형적으로 해리성 기억상실에 기인)

2. 자신, 다른 사람 또는 세상에 대한 지속적이고 과장된 부정적인 믿음 또는 예상(예, "나는 나쁘다." "누구도 믿을 수 없다." "이 세상은 전적으로 위험하다." "나의 전체 신경계는 영구적으로 파괴되었다.")

3. 외상성 사건(들)의 원인 또는 결과에 대하여 지속적으로 왜곡된 인지를 하여 자신 또는 다른 사람을 비난함

4. 지속적으로 부정적인 감정 상태(예, 공포, 경악, 화, 죄책감 또는 수치심)

5. 주요 활동에 대해 현저하게 저하된 흥미 또는 참여

6. 다른 사람과의 사이가 멀어지거나 소원해지는 느낌

7. 긍정적 감정을 경험할 수 없는 지속적인 무능력(예, 행복, 만족 또는 사랑의 느낌을 경험할 수 없는 무능력)

E. 외상성 사건(들)이 일어난 후에 시작되거나 악화된, 외상성 사건(들)과 연관이 있는 각성과 반응성의 뚜렷한 변화가 다음 중 2가지(또는 그 이상)에서 현저하다.

1. 전형적으로 사람 또는 사물에 대한 언어적 또는 신체적 공격성으로 표현되는 민감한 행동과 분노폭발(자극이 거의 없거나 아예 없이)

2. 무모하거나 자기파괴적 행동

3. 과각성

4. 과장된 놀람 반응

5. 집중력의 문제

6. 수면 교란(예, 수면을 취하거나 유지하는 데 어려움 또는 불안정한 수면)

F. 장해(진단기준 B, C, D, 그리고 E)의 기간이 1개월을 넘어야 한다.

G. 장해가 사회적, 직업적 또는 다른 중요한 기능 영역에서 임상적으로 현저한 고통이나 손상을 초래한다.

H. 장해는 물질(예, 치료약물, 알코올)의 생리적 효과나 다른 의학적 상태로 인한 것이 아니다.

다음 중 하나를 명시할 것:

해리 증상 동반: 개인의 증상이 외상후 스트레스장애의 기준에 해당하고, 또한 스트레스에 반응하여 그 개인이 다음에 해당하는 증상을 지속적이거나 반복적으로 경험한다.

1. **이인증**: 스스로의 정신 과정 또는 신체로부터 떨어져서 마치 외부 관찰자가 된 것 같은 지속적 또는 반복적 경험(예, 꿈속에 있는 느낌, 자신이나 신체의 비현실감 또는 시간이 느리게 가는 감각을 느낌)

2. **비현실감**: 주위 환경의 비현실성에 대한 지속적 또는 반복적 경험(예, 개인을 둘러싼 세계를 비현실적, 꿈속에 있는 듯한, 멀리 떨어져 있는 또는 왜곡된 것처럼 경험)

주의점: 이 아형을 쓰려면 해리 증상은 물질의 생리적 효과(예, 알코올 중독 상태에서의 일시적 기억상실, 행동)나 다른 의학적 상태(예, 복합부분발작)로 인한 것이 아니어야 한다.

다음의 경우 명시할 것:

지연되어 표현되는 경우: (어떤 증상의 시작과 표현은 사건 직후 나타날 수 있더라도) 사건 이후 최소 6개월이 지난 후에 모든 진단기준을 만족할 때

6세 이하 아동의 외상후 스트레스장애

A. 6세 이하 아동에서는 실제적이거나 위협적인 죽음, 심각한 부상 또는 성폭력에의 노출이 다음과 같은 방식 가운데 한 가지(또는 그 이상)에서 나타난다.

1. 외상성 사건(들)에 대한 직접적인 경험

2. 그 사건(들)이 다른 사람들, 특히 주 보호자에게 일어난 것을 생생하게 목격함

3. 외상성 사건(들)이 부모 또는 보호자에게 일어난 것을 알게 됨

B. 외상성 사건(들)이 일어난 후에 시작된 외상성 사건(들)과 연관이 있는 침습 증상의 존재가 다음 중 한 가지(또는 그 이상)에서 나타난다.

1. 외상성 사건(들)의 반복적, 불수의적이고, 침습적인 고통스러운 기억

주의점: 자연발생적이고 침습적인 기억이 고통스럽게 나타나야만 하는 것은 아니며 놀이를 통한 재현으로 나타날 수도 있다.

2. 꿈의 내용 및/또는 정동이 외상성 사건(들)과 관련되어 반복적으로 나타나는

고통스러운 꿈

주의점: 꿈의 무서운 내용이 외상성 사건과 관련이 있는지 없는지 확신하는 것이 가능하지 않을 수 있다.

3. 외상성 사건(들)이 재생되는 것처럼 그 아동이 느끼고 행동하게 되는 해리성 반응(예, 플래시백) (그러한 반응은 연속선상에서 나타나며, 가장 극한 표현은 현재 주변 상황에 대한 인식의 완전한 소실일 수 있음) 그러한 외상의 특정한 재현은 놀이로 나타날 수 있다.

4. 외상성 사건(들)을 상징하거나 닮은 내부 또는 외부의 단서에 노출되었을 때 나타나는 극심하거나 장기적인 심리적 고통

5. 외상성 사건(들)을 상기하는 것에 대한 현저한 생리적 반응

C. 외상성 사건(들)이 일어난 후에 시작되거나 악화된, 외상성 사건(들)과 연관이 있는 자극의 지속적인 회피 또는 외상성 사건(들)과 연관이 있는 인지와 기분의 부정적 변화를 대변하는 다음 중 한 가지(또는 그 이상)의 증상이 있다.

자극의 지속적 회피

1. 외상성 사건(들)을 상기시키는 활동, 장소 또는 물리적 암시 등을 회피 또는 회피하려는 노력

2. 외상성 사건(들)을 상기시키는 사람, 대화 또는 대인관계 상황 등을 회피 또는 회피하려는 노력

인지의 부정적 변화

3. 부정적 감정 상태의 뚜렷한 빈도 증가(예, 공포, 죄책감, 슬픔, 수치심, 혼란)

4. 놀이의 축소를 포함하는, 주요 활동에 대해 현저하게 저하된 흥미 또는 참여

5. 사회적으로 위축된 행동

6. 긍정적인 감정 표현의 지속적인 감소

D. 외상성 사건(들)이 일어난 후에 시작되거나 악화된, 외상성 사건(들)과 연관이 있는 각성과 반응성의 변화가 다음 중 2가지(또는 그 이상)에서 명백하다.

1. 전형적으로 사람 또는 사물에 대한 언어적 또는 신체적 공격성으로(극도의 분노발작 포함) 표현되는 민감한 행동과 분노폭발(자극이 거의 없거나 아예 없이)

2. 과각성

3. 과장된 놀람 반응

4. 집중력의 문제

5. 수면 교란(예, 수면을 취하거나 유지하는 데 어려움 또는 불안정한 수면)

E. 장해의 기간이 1개월을 넘어야 한다.

F. 장해가 부모, 형제, 또래나 다른 보호자와의 관계 또는 학교생활에서 임상적으로 현저한 고통이나 손상을 초래한다.

G. 장해는 물질(예, 치료약물이나 알코올)의 생리적 효과나 다른 의학적 상태로 인

한 것이 아니다.

다음 중 하나를 명시할 것:

해리 증상 동반: 개인의 증상이 외상후 스트레스장애의 기준에 해당하고, 그 개인이 다음에 해당하는 증상을 지속적이거나 반복적으로 경험한다.

1. **이인증:** 스스로의 정신 과정 또는 신체로부터 떨어져서 마치 외부 관찰자가 된 것 같은 지속적 또는 반복적 경험(예, 꿈속에 있는 느낌, 자신이나 신체의 비현실감 또는 시간이 느리게 가는 감각을 느낌)
2. **비현실감:** 주위 환경의 비현실성에 대한 지속적 또는 반복적 경험(예, 개인을 둘러싼 세계를 비현실적, 꿈속에 있는 듯한, 멀리 떨어져 있는 또는 왜곡된 것처럼 경험)

주의점: 이 아형을 쓰려면 해리 증상은 물질의 생리적 효과(예, 일시적 기억상실)나 다른 의학적 상태(예, 복합부분발작)로 인한 것이 아니어야 한다.

다음의 경우 명시할 것:

지연되어 표현되는 경우: (어떤 증상의 시작과 표현은 사건 직후 나타날 수 있더라도) 사건 이후 최소 6개월이 지난 후에 모든 진단기준을 만족할 때

● 급성 스트레스장애
Acute Stress Disorder

 진단기준   **F43.0**

A. 실제적이거나 위협적인 죽음, 심각한 부상 또는 성폭력에의 노출이 다음과 같은 방식 가운데 한 가지(또는 그 이상)에서 나타난다.
   1. 외상성 사건(들)에 대한 직접적인 경험
   2. 그 사건(들)이 다른 사람들에게 일어난 것을 생생하게 목격함
   3. 외상성 사건(들)이 가족, 가까운 친척 또는 친한 친구에게 일어난 것을 알게 됨. **주의점:** 가족, 친척 또는 친구에게 생긴 실제적이거나 위협적인 죽음의 경우에는 그 사건(들)이 폭력적이거나 돌발적으로 발생한 것이어야만 한다.
   4. 외상성 사건(들)의 혐오스러운 세부 사항에 대한 반복적이거나 지나친 노출의 경험(예, 변사체 처리의 최초 대처자, 아동 학대의 세부 사항에 반복적으로 노출된 경찰관)
   주의점. 진단기준 A4는 노출이 일과 관계된 것이 아닌 한, 전자미디어, 텔레비전, 영화 또는 사진을 통해 노출된 경우는 적용되지 않는다.
B. 외상성 사건이 일어난 후에 시작되거나 악화된 침습, 부정적 기분, 해리, 회피와 각성의 5개의 범주 중에서 어디서라도 다음 증상 중 9가지(또는 그 이상)에서 존

재한다.

침습 증상

1. 외상성 사건(들)의 반복적, 불수의적이고, 침습적인 고통스러운 기억. **주의점**: 아동에서는 외상성 사건(들)의 주제 또는 양상이 표현되는 반복적인 놀이가 나타날 수 있다.

2. 꿈의 내용 및/또는 정동이 외상성 사건(들)과 관련되는 반복적으로 나타나는 고통스러운 꿈. **주의점**: 아동에서는 내용을 알 수 없는 악몽으로 나타나기도 한다.

3. 외상성 사건(들)이 재생되는 것처럼 그 개인이 느끼고 행동하게 되는 해리성 반응(예, 플래시백) (그러한 반응은 연속선상에서 나타나며, 가장 극한 표현은 현재 주변 상황에 대한 인식의 완전한 소실일 수 있음) **주의점**: 아동에서는 외상의 특정한 재현이 놀이로 나타날 수 있다.

4. 외상성 사건(들)을 상징하거나 닮은 내부 또는 외부의 단서에 노출되었을 때 나타나는 극심하거나 장기적인 심리적 고통 또는 현저한 생리적 반응

부정적 기분

5. 긍정적 감정을 경험할 수 없는 지속적인 무능력(예, 행복, 만족 또는 사랑의 느낌을 경험할 수 없는 무능력)

해리 증상

6. 주위 환경 또는 자기 자신에의 현실에 대한 변화된 감각(예, 스스로를 다른 사람의 시각에서 관찰, 혼란스러운 상태에 있는 것, 시간이 느리게 가는 것)

7. 외상성 사건(들)의 중요한 부분을 기억하는 데의 장애(두부 외상, 알코올 또는 약물 등의 이유가 아니며 전형적으로 해리성 기억상실에 기인)

회피 증상

8. 외상성 사건(들)에 대한 또는 밀접한 연관이 있는 고통스러운 기억, 생각 또는 감정을 회피하려는 노력

9. 외상성 사건(들)에 대한 또는 밀접한 연관이 있는 고통스러운 기억, 생각 또는 감정을 불러일으키는 외부적 암시(사람, 장소, 대화, 행동, 사물, 상황)를 회피하려는 노력

각성 증상

10. 수면 교란(예, 수면을 취하거나 유지하는 데 어려움, 불안한 수면)

11. 전형적으로 사람 또는 사물에 대한 언어적 또는 신체적 공격성으로 표현되는 민감한 행동과 분노폭발(자극이 거의 없거나 아예 없이)

12. 과각성

13. 집중력의 문제

14. 과장된 놀람 반응

C. 장해(진단기준 B의 증상)의 기간은 외상 노출 후 3일에서 1개월까지다.

주의점: 증상은 전형적으로 외상 후 즉시 시작하지만, 장애 기준을 만족하려면 최소 3일에서 1개월까지 증상이 지속되어야 한다.
D. 장해가 사회적, 직업적 또는 다른 중요한 기능 영역에서 임상적으로 현저한 고통이나 손상을 초래한다.
E. 장해는 물질(예, 치료약물이나 알코올)의 생리적 효과나 다른 의학적 상태(예, 경도 외상성 뇌손상)로 인한 것이 아니며 단기 정신병적 장애로 더 잘 설명되지 않는다.

● 적응장애
Adjustment Disorders

🍃 진단기준

A. 인식 가능한 스트레스 요인(들)에 대한 반응으로 감정적 또는 행동적 증상이 스트레스 요인(들)이 시작한 지 3개월 이내에 발생
B. 이러한 증상 또는 행동은 임상적으로 현저하며, 다음 중 한 가지 또는 모두에서 명백하다.
   1. 증상의 심각도와 발현에 영향을 미치는 외적 맥락과 문화적 요인을 고려할 때 스트레스 요인의 심각도 또는 강도와 균형이 맞지 않는 현저한 고통
   2. 사회적, 직업적 또는 다른 중요한 기능 영역에서 현저한 손상
C. 스트레스와 관련된 장해는 다른 정신질환의 기준을 만족하지 않으며 이미 존재하는 정신질환의 단순한 악화가 아니다.
D. 증상은 정상 애도 반응을 나타내는 것이 아니며 지속적 비탄장애로 더 잘 설명되지 않는다.
E. 스트레스 요인 또는 그 결과가 종료된 후에 증상이 6개월을 넘어 지속되지 않는다.

다음 중 하나를 명시할 것:
   F43.21 우울 기분 동반: 저하된 기분, 눈물이 남 또는 무망감이 두드러진다.
   F43.22 불안 동반: 신경과민, 걱정, 안절부절못함 또는 분리불안이 두드러진다.
   F43.23 불안 및 우울 기분 함께 동반: 우울과 불안의 조합이 두드러진다.
   F43.24 품행 장해 동반: 품행의 장해가 두드러진다.
   F43.25 정서 및 품행 장해 함께 동반: 정서 증상(예, 우울, 불안)과 품행의 장해가 모두 두드러진다.
   F43.20 명시되지 않는 경우: 적응장애의 특정한 아형의 하나로 분류할 수 없는 부적응 반응이 있다.

다음의 경우 명시할 것:

급성: 이 명시자는 증상의 지속이 6개월 미만일 경우 사용될 수 있다.

지속성(만성): 이 명시자는 증상의 지속이 6개월 이상인 경우 사용될 수 있다. 정의에 따라, 스트레스 요인이나 그 영향이 마감된 후 증상이 6개월을 넘어 지속될 수 없다. 따라서 지속성 명시자는 장해의 기간이 만성적 스트레스 요인이나 영향이 지속되는 스트레스 요인에 대한 반응으로 인해 6개월을 넘는 경우에 적용된다.

● 지속적 비탄장애
Prolonged Grief Disorder

 진단기준   F43.81

A. 사별을 당한 개인과 친밀했던 사람의 최소 12개월 전의 죽음(아동과 청소년에서는 최소 6개월 전)

B. 죽음 이후, 다음의 증상 중 한 가지나 둘 모두로 특징되며, 임상적으로 현저한 정도로 대부분의 날에 나타나는 지속적인 비탄 반응의 발생. 추가로, 증상(들)은 최소한 지난달 동안 거의 매일 발생한다.
   1. 죽은 사람에 대한 강한 갈망/동경
   2. 죽은 사람에 대한 생각과 기억에 집착(아동과 청소년에서는 집착이 죽음의 상황에 집중될 수 있다)

C. 죽음 이후, 다음의 증상 중 최소 3개 이상이 임상적으로 현저한 정도로 대부분의 날에 나타난다. 추가로, 증상들은 최소한 지난달 동안 거의 매일 발생한다.
   1. 죽음 이후 정체성 붕괴(예, 자신의 일부가 죽은 것처럼 느낌)
   2. 죽음에 관한 현저한 불신감
   3. 그 사람이 죽었다는 것을 상기시키는 것들에 대한 회피(아동과 청소년에서는 상기시키는 것을 피하려는 노력으로 특징될 수 있다)
   4. 죽음과 관련된 강한 감정적 고통(예, 분노, 통한, 슬픔)
   5. 죽음 이후 자신의 관계나 활동으로 재통합이 어려움(예, 친구와 관계 맺기, 흥미 추구나 미래에 대한 계획에 문제)
   6. 죽음의 결과로 감정적 마비(감정적 경험의 부재나 현저한 감소)
   7. 죽음의 결과로 삶이 의미 없다는 느낌
   8. 죽음의 결과로 강한 외로움

D. 장해가 사회적, 직업적 또는 다른 기능 영역에서 임상적으로 현저한 고통이나 손상을 초래한다.

E. 사별 반응의 기간과 심각도가 그 개인의 문화와 맥락에서 기대되는 사회적, 문화적 또는 종교적 규준을 분명히 넘어간다.

F. 증상이 주요우울장애나 외상후 스트레스장애와 같은 다른 정신질환으로 더 잘 설명되지 않으며, 물질(예. 치료약물, 알코올)이나 다른 의학적 상태의 생리적 효과에 기인하지 않는다.

달리 명시되는 외상 및 스트레스 관련 장애
Other Specified Trauma- and Stressor-Related Disorder

 진단기준   F43.89

이 범주는 사회적, 직업적 또는 다른 중요한 기능 영역에서 임상적으로 현저한 고통이나 손상을 초래하는 외상 및 스트레스 관련 장애의 특징적인 증상들이 두드러지지만, 외상 및 스트레스 관련 장애의 진단분류에 속한 장애 중 어느 것에도 완전한 기준을 만족하지 않는 발현 징후들에 적용된다. 달리 명시되는 외상 및 스트레스 관련 장애 범주는 발현 징후가 어떤 특정 외상 및 스트레스 관련 장애의 기준에 맞지 않은 특정한 이유에 대해 의사소통하기 위해 임상의가 선택한 상황들에서 사용된다. 이는 '달리 명시되는 외상 및 스트레스 관련 장애'를 기록하고, 이어서 특정한 이유(예, '외상후 스트레스장애 유사 증상에 대한 지속성 반응')를 기록한다.

'달리 명시되는'이라는 지정 문구를 사용해 분류될 수 있는 발현 징후들의 예는 다음과 같다.

1. **스트레스 요인 후 3개월을 지나서 나타난 지연된 증상의 시작을 갖는 적응 유사 장애**

2. **스트레스 요인이 연장된 기간이 없이 6개월을 넘어 연장된 기간을 갖는 적응 유사 장애**

3. **외상후 스트레스장애 유사 증상에 대한 지속성 반응**(즉, 외상후 스트레스장애의 진단 역치에 미치지 못하는 외상성 사건에 대한 반응으로 발생하며 6개월을 넘어 지속하는 증상으로, 때로는 '역치하/부분적 외상후 스트레스장애'라고 일컫는 것)

4. **아타케 데 네르비오스**: DSM-5-TR III편의 '문화와 정신과적 진단' 참조

5. **기타 문화적 증후군**: DSM-5-TR III편의 '문화와 정신과적 진단' 참조

명시되지 않는 외상 및 스트레스 관련 장애
Unspecified Trauma- and Stressor-Related Disorder

F43.9

이 범주는 사회적, 직업적 또는 다른 중요한 기능 영역에서 임상적으로 현저한 고통이나 손상을 초래하는 외상 및 스트레스 관련 장애의 특징적인 증상들이 두드러지지만, 외상 및 스트레스 관련 장애의 진단분류에 속한 장애 중 어느 것에도 완전한 기준을 만족하지 않는 발현 징후들에 적용된다. 명시되지 않는 외상 및 스트레스 관련 장애 범주는 기준이 특정 외상 및 스트레스 관련 장애의 기준에 맞지 않은 이유를 명시할 수 **없다고** 임상의가 선택한 상황들에서 사용되며, 좀 더 특정한 진단을 내리기에는 정보가 불충분한(예, 응급실 상황) 발현 징후들을 포함한다.

해리장애
Dissociative Disorders

● 해리성 정체성장애
Dissociative Identity Disorder

 진단기준 F44.81

A. 둘 이상의 별개의 성격 상태로 특징되는 정체성의 붕괴로, 어떤 문화권에서는 빙의 경험으로 설명된다. 정체성의 붕괴는 자기감각과 행위 주체감에 현저한 비연속성을 포함하는데, 관련된 변화가 정동, 행동, 의식, 기억, 지각, 인지, 그리고/또는 감각–운동 기능에 동반된다. 이러한 징후와 증상들은 다른 사람들의 관찰이나 개인의 보고에 의해 알 수 있다.
B. 매일의 사건이나 중요한 개인적 정보, 그리고/또는 외상적 사건의 회상에 반복적인 공백으로 통상적인 망각과는 일치하지 않는다.
C. 증상은 사회적, 직업적 또는 다른 중요한 기능 영역에서 임상적으로 현저한 고통이나 손상을 초래한다.
D. 장해는 널리 받아들여지는 문화적 또는 종교적 관례의 정상적인 요소가 아니다.
   주의점: 아동에서 증상은 상상의 놀이 친구, 또는 다른 환상극으로 더 잘 설명되지 않는다.
E. 증상은 물질의 생리적 효과(예, 알코올 중독 상태에서의 일시적 기억상실 또는 혼돈된 행동)나 다른 의학적 상태(예, 복합부분발작)로 인한 것이 아니다.

● 해리성 기억상실
Dissociative Amnesia

🌿 **진단기준**   **F44.0**

A. 통상적인 망각과는 일치하지 않는, 보통 외상성 또는 스트레스성의, 중요한 자전
   적 정보를 회상하는 능력의 상실
   주의점: 해리성 기억상실에는 주로 특별한 사건이나 사건들에 대한 국소적 또는
   선택적 기억상실이 있다. 또한 정체성과 생활사에 대한 전반적 기억상실도 있다.
B. 증상은 사회적, 직업적 또는 다른 중요한 기능 영역에서 임상적으로 현저한 고통
   이나 손상을 초래한다.
C. 장해는 물질(예, 알코올이나 기타 남용약물, 치료약물)의 생리적 효과나 신경학
   적 상태 또는 기타 의학적 상태(예, 복합부분발작, 일과성 전기억상실, 두부 손상
   에 의한 후유증/외상성 뇌손상, 기타 신경학적 상태)로 인한 것이 아니다.
D. 장해는 해리성 정체성장애, 외상후 스트레스장애, 급성 스트레스장애, 신체증상
   장애, 주요 또는 경도 신경인지장애로 더 잘 설명되지 않는다.
부호화 시 주의점: 해리성 둔주를 동반하지 않는 해리성의 부호는 기억상실 **F44.0**
이다. 해리성 둔주를 동반한 해리성 기억상실의 부호는 **F44.1**이다.
다음의 경우 명시할 것:
   F44.1 해리성 둔주 동반: 정체성 또는 다른 중요한 자전적 정보에 대한 기억상
   실과 연관된 외관상으로는 목적이 있어 보이는 여행 또는 어리둥절한 방랑

● 이인성/비현실감 장애
Depersonalization/Derealization Disorder

🌿 **진단기준**   **F48.1**

A. 이인증, 비현실감 또는 2가지 모두에 대한 지속적이고 반복적인 경험의 존재
   1. **이인증**: 비현실감, 분리감 또는 자신의 사고, 느낌, 감각, 신체나 행동에 관하
      여 외부의 관찰자가 되는 경험(예, 인지적 변화, 왜곡된 시간 감각, 비현실적
      이거나 결핍된 자기, 감정적 및/또는 신체적 마비)
   2. **비현실감**: 비현실적이거나 자신의 주변 환경과 분리된 것 같은 경험(예, 개인
      또는 사물이 비현실적이거나, 꿈속에 있는 것 같거나, 안개가 낀 것 같거나,
      죽을 것 같거나, 시각적으로 왜곡된 것 같은 경험을 한다)
B. 이인증이나 비현실감을 경험하는 중에 현실 검증력은 본래대로 유지된다.
C. 증상은 사회적, 직업적 또는 다른 중요한 기능 영역에서 임상적으로 현저한 고통

이나 손상을 초래한다.

D. 장해는 물질(예, 남용약물, 치료약물)의 생리적 효과나 다른 의학적 상태(예, 발작)로 인한 것이 아니다.

E. 장해는 조현병, 공황장애, 주요우울장애, 급성 스트레스장애, 외상후 스트레스장애 또는 다른 해리장애와 같은 다른 정신질환으로 더 잘 설명되지 않는다.

● 달리 명시되는 해리장애
Other Specified Dissociative Disorder

 진단기준

F44.89

이 범주는 사회적, 직업적 또는 다른 중요한 기능 영역에서 임상적으로 현저한 고통이나 손상을 초래하는 해리장애의 특징적인 증상들이 두드러지지만, 해리장애의 진단분류에 속한 장애 중 어느 것에도 완전한 기준을 만족하지 않는 발현 징후들에 적용된다. 달리 명시되는 해리장애 범주는 발현 징후가 어떤 특정 해리장애의 기준에 맞지 않은 특정한 이유에 대해 의사소통하기 위해 임상의가 선택한 상황들에서 사용된다. 이는 '달리 명시되는 해리장애'를 기록하고, 이어서 특정한 이유(예, '해리성 황홀경')를 기록한다.

'달리 명시되는'이라는 지정 문구를 사용해 분류될 수 있는 발현 징후들의 예는 다음과 같다.

1. **만성적이고 반복적인 혼합된 해리 증상**: 이 범주는 자기감각과 주체감에 현저하지는 않은 불연속성과 연관되는 정체성 장해 또는 해리성 기억상실을 보고하지 않는 개인에서의 정체성의 변화나 빙의 삽화를 포함한다.

2. **지속적이고 강력한 강압적인 설득에 의한 정체성 장해**: 강력한 강압적인 설득(예, 세뇌, 사상 개조, 억류, 그리고 고문, 장기간의 정치적 투옥, 어떤 종파나 테러 조직의 신입 행사 동안의 사상 주입 등)을 받은 개인들은 그들의 정체성에 장기간의 변화나 의식적 의문을 나타낼 수 있다.

3. **스트레스성 사건에 대한 급성 해리성 반응**: 이 범주는 전형적으로 1개월 미만, 가끔은 단지 몇 시간 또는 며칠간 지속되는 급성의 일시적인 상태에 대한 것이다. 이러한 상태는 의식의 수축, 이인증, 비현실감, 지각 장해(예, 시간이 천천히 흐르는 느낌, 거시증), 부분 기억상실, 일시적 혼미, 그리고/또는 감각-운동 기능의 변화(예, 통각 상실, 마비)를 특징으로 한다.

4. **해리성 황홀경**: 이 상태는 환경적 자극에 대한 심중한 무반응성이나 무감각증으로 나타나는, 인접한 주변 환경에 대한 급성의 인식 축소나 완전한 인식 상실을 특징으로 한다. 무반응성은 일시적 마비나 의식의 상실뿐만 아니라 가벼운 상동적 행동(예, 손가락 움직임)을 동반할 수 있는데, 그 개인은 인식하지 못하고 통

제할 수 없다. 해리성 황홀경은 널리 받아들여지는 집단적인 문화적 또는 종교적 관행의 정상적인 부분이 아니다.

● 명시되지 않는 해리장애
Unspecified Dissociative Disorder

F44.9

이 범주는 사회적, 직업적 또는 다른 중요한 기능 영역에서 임상적으로 현저한 고통이나 손상을 초래하는 해리장애의 특징적인 증상들이 두드러지지만, 해리장애의 진단분류에 속한 장애 중 어느 것에도 완전한 기준을 만족하지 않는 발현 징후들에 적용된다. 명시되지 않는 해리장애 범주는 기준이 특정 해리장애의 기준에 맞지 않은 이유를 명시할 수 **없다고** 임상의가 선택한 상황들에서 사용되며, 좀 더 특정한 진단을 내리기에는 정보가 불충분한(예, 응급실 상황) 발현 징후들을 포함한다.

신체증상 및 관련 장애
Somatic Symptom and Related Disorders

신체증상장애
Somatic Symptom Disorder

 진단기준

F45.1

A. 고통스럽거나 일상에 중대한 지장을 일으키는 하나 이상의 신체 증상이다.

B. 신체 증상 혹은 건강염려와 연관된 과도한 생각, 느낌 또는 행동이 다음 중 하나 이상으로 표현되어 나타난다.

　1. 증상의 심각성에 대해 편중되고 지속적인 생각

　2. 건강이나 증상에 대한 지속적으로 높은 단계의 불안

　3. 이러한 증상들 또는 건강염려에 대해서 과도한 시간과 에너지 소비

C. 어떠한 하나의 신체 증상이 지속적으로 나타나지 않더라도 증상이 있는 상태가 지속된다(전형적으로 6개월 이상).

다음의 경우 명시할 것:

　통증이 우세한 경우(과거, 동통장애): 이 명시자는 신체 증상이 통증으로 우세하게 나타난다.

다음의 경우 명시할 것:

　지속성: 지속적인 경과가 극심한 증상, 현저한 손상, 그리고 긴 기간(6개월 이상)으로 특징지어진다.

현재의 심각도를 명시할 것:

　경도: 진단기준 B의 구체적인 증상들을 단 한 가지만 만족한다.

　중등도: 진단기준 B의 구체적인 증상들을 2가지 이상 만족한다.

　고도: 진단기준 B의 구체적인 증상들을 2가지 이상 만족하고, 여러 가지 신체적 증상(또는 하나의 매우 심한 신체 증상)이 있다.

● 질병불안장애
Illness Anxiety Disorder

진단기준   F45.21

A. 심각한 질병에 걸려 있거나 걸리는 것에 대해 몰두한다.
B. 신체 증상들이 나타나지 않거나, 신체 증상이 있더라도 단지 경미한 정도다. 다른 의학적 상태가 나타나거나 의학적 상태가 악화될 위험(예, 강한 가족력이 있음)이 클 경우, 병에 대한 몰두가 분명히 지나치거나 부적절하다.
C. 건강에 대한 높은 수준의 불안이 있으며, 건강 상태에 대해 쉽게 경각심을 가진다.
D. 지나친 건강 관련 행동(예, 반복적으로 질병의 신체 징후를 확인함)을 보이거나 순응도가 떨어지는 회피 행동(예, 의사 예약과 병원을 회피함)을 보인다.
E. 질병에 대한 집착은 적어도 6개월 이상 지속되지만, 그 기간 동안 두려움을 느끼는 구체적인 질병은 변화할 수 있다.
F. 질병에 대해 집착하는 것이 다른 정신질환, 즉 신체증상장애, 공황장애, 범불안장애, 신체이형장애, 강박장애 또는 신체형 망상장애 등으로 더 잘 설명되지 않는다.

다음 중 하나를 명시할 것:
　진료추구형: 왕진 또는 검사와 시술을 진행하는 것을 포함하여 의학적 치료를 자주 이용한다.
　진료회피형: 의학적 치료를 거의 이용하지 않는다.

● 기능성 신경학적 증상장애(전환장애)
Functional Neurological Symptom Disorder (Conversion Disorder)

진단기준

A. 하나 이상의 변화된 수의적 운동이나 감각 기능의 증상이 있다.
B. 임상 소견이 증상과 인정된 신경학적 혹은 의학적 상태의 불일치에 대한 증거를 제공한다.
C. 증상이나 결함이 다른 의학적 장애 또는 정신질환으로 더 잘 설명되지 않는다.
D. 증상이나 결함이 사회적, 직업적 또는 다른 중요한 기능 영역에서 임상적으로 현저한 고통이나 손상을 초래하거나, 의학적 평가를 필요로 한다.

부호화 시 주의점: ICD-10-CM 부호는 증상 유형에 따라 달라진다(다음을 참조하시오).
증상 유형을 명시할 것:
　F44.4 쇠약감이나 마비 동반

F44.4 이상 운동 동반(예. 떨림, 근육긴장이상, 간대성 근경련, 보행장애)

F44.4 삼키기 증상 동반

F44.4 언어 증상 동반(예. 발성곤란, 불분명한 언어)

F44.5 발작이나 경련 동반

F44.6 무감각증이나 감각 손실 동반

F44.6 특정 감각 증상 동반(예. 시각, 후각 또는 청력 장해)

F44.7 혼재성 증상 동반

다음의 경우 명시할 것:

　급성 삽화: 증상이 6개월 이하로 존재할 때

　지속성: 증상이 6개월이나 그 이상 지속될 때

다음의 경우 명시할 것:

　심리적 스트레스 요인을 동반하는 경우(스트레스 요인을 명시할 것)

　심리적 스트레스 요인을 동반하지 않는 경우

● 기타 의학적 상태에 영향을 주는 심리적 요인
Psychological Factors Affecting Other Medical Conditions

 진단기준　　　　　　　　　　　　　　　　　　　　**F54**

A. 의학적 증상이나 상태(정신질환 외의)가 존재한다.

B. 심리적 혹은 행동적 요인이 다음과 같은 방식 중 하나로 의학적 상태에 악영향을 준다.

　1. 심리적 요인들과 의학적 상태의 발생, 악화 혹은 회복 지연과의 밀접한 시간적인 연관성을 볼 때, 요인들이 질병의 경과에 영향을 줌

　2. 요인들이 의학적 상태의 치료를 방해함(예. 나쁜 순응도)

　3. 요인들이 사람에게 확실히 알려진 추가적인 건강상의 위험이 됨

　4. 요인들이 기저의 병태생리에 영향을 주고, 증상을 유발하거나 악화시키며, 혹은 의학적 관심을 필요하게 함

C. 진단기준 B의 심리적이고 행동적 요인들이 다른 정신질환으로 더 잘 설명되지 않는다(예. 공황장애, 주요우울장애, 외상후 스트레스장애).

현재의 심각도를 명시할 것:

　경도: 의학적 위험을 증가시킨다(예. 고혈압 치료에 대한 비일관적인 순응).

　중등도: 기저의 의학적 상태를 악화시킨다(예. 천식을 악화시키는 불안).

　고도: 입원이나 응급실을 방문하게 되는 결과를 초래한다.

　극도: 심각하고 생명의 위협을 주는 위험을 초래한다(예. 심장마비 증상을 무시함).

● 인위성장애
Factitious Disorder

 진단기준

스스로에게 부여된 인위성장애　　　　　　　　　　　　　　　　F68.10
A. 분명한 속임수와 관련되어 신체적 혹은 심리적인 징후나 증상을 허위로 조작하거나, 상처나 질병을 유도한다.
B. 다른 사람에게 자기 자신이 아프고, 장애가 있거나 부상당한 것처럼 표현한다.
C. 명백한 외적 보상이 없는 상태에서도 기만적 행위가 분명하다.
D. 행동이 망상장애나 다른 정신병적 장애와 같은 다른 정신질환으로 더 잘 설명되지 않는다.
다음의 경우 명시할 것:
　　단일 삽화
　　재발 삽화(질병을 조작하거나, 혹은 부상을 유도하는 2회 이상의 사건)

타인에게 부여된 인위성장애(과거, 대리인에 의한 인위성장애)　　　F68.A
A. 분명한 속임수와 관련되어 다른 사람에게 신체적 혹은 심리적인 징후나 증상을 허위로 조작하거나, 상처나 질병을 유도한다.
B. 제3자(피해자)가 아프고, 장애가 있거나 부상당한 것처럼 다른 사람에게 내보인다.
C. 명백한 외적 보상이 없는 상태에서도 기만적 행위가 분명하다.
D. 행동이 망상장애나 다른 정신병적 장애와 같은 다른 정신질환으로 더 잘 설명되지 않는다.
주의점: 가해자가 인위성장애 진단을 받는다. 피해자에게 내리는 진단이 아니다.
다음의 경우 명시할 것:
　　단일 삽화
　　재발 삽화(질병을 조작하거나 혹은 부상을 유도하는 2회 이상의 사건)

기록 절차 Recording Procedures
　한 사람이 다른 이(예, 아동, 성인, 애완동물)의 질병을 꾸며 낼 때, 진단은 타인에게 부여된 인위성장애다. 가해자가 진단을 받으며, 피해자에게 내리는 진단은 아니다. 피해자는 학대 진단을 받을 수 있다(예, T74.12X; '임상적 관심의 초점이 될 수 있는 기타 상태' 장 참조). 만약 타인에게 부여된 인위성장애가 있는 개인이 자신의 질병이나 부상을 거짓으로 표현했다면, 스스로와 타인에게 부여된 인위성장애를 둘 다 진단할 수 있다.

● 달리 명시되는 신체증상 및 관련 장애
Other Specified Somatic Symptom and Related Disorder

F45.8

이 범주는 사회적, 직업적 또는 다른 중요한 기능 영역에서 임상적으로 현저한 고통이나 손상을 초래하는 신체증상 및 관련 장애의 특징적인 증상들이 두드러지지만, 신체증상 및 관련 장애의 진단분류에 속한 장애 중 어떤 것에도 완전한 기준을 만족하지 않는 발현 징후들에 적용된다.

'달리 명시되는'이라는 지정 문구를 사용해 분류될 수 있는 발현 징후들의 예는 다음과 같다.

1. **단기 신체증상장애**: 증상이 6개월 이하로 지속되는 경우
2. **단기 질병불안장애**: 증상이 6개월 이하로 지속되는 경우
3. **과도한 건강 연관 행동 혹은 부적응적인 회피가 나타나지 않는 질병불안장애**: 질병불안장애 진단기준 D를 충족하지 않는 경우
4. **상상임신**: 임신의 객관적인 징후 및 보고된 증상들과 연관된 임신을 했다는 잘못된 믿음

● 명시되지 않는 신체증상 및 관련 장애
Unspecified Somatic Symptom and Related Disorder

F45.9

이 범주는 사회적, 직업적 또는 다른 중요한 기능 영역에서 임상적으로 현저한 고통이나 손상을 초래하는 신체증상 및 관련 장애의 특징적인 증상들이 두드러지지만, 신체증상 및 관련 장애의 진단분류에 속한 장애 중 어떤 것에도 완전한 기준을 만족하지 않는 발현 징후들에 적용된다. 명시되지 않는 신체증상 및 관련 장애 범주는 부족한 정보로 인해 구체적인 진단을 내릴 수 없는 것이 분명한 드문 상황이 아니면 사용되지 말아야 한다.

급식 및 섭식 장애
Feeding and Eating Disorders

● 이식증
Pica

진단기준

A. 적어도 1개월 동안 비영양성 · 비음식 물질을 계속 먹는다.
B. 비영양성 · 비음식 물질을 먹는 것이 발달수준에 비추어 볼 때 부적절하다.
C. 먹는 행동이 사회적 관습이 아니거나, 혹은 문화적 지지를 받지 못한다.
D. 만약 먹는 행동이 다른 정신질환(예, 지적발달장애[지적장애], 자폐스펙트럼장애, 조현병)이나 의학적 상태(임신 포함) 기간 중에만 나타난다면, 이 행동이 별도의 임상적 관심을 받아야 할 만큼 심각한 것이어야 한다.

부호화 시 주의점: ICD-10-CM의 이식증 부호는 아동에서는 **F98.3**이고 성인에서는 **F50.89**다.

다음의 경우 명시할 것:

관해 상태: 이전에는 이식증의 진단기준을 만족했으나, 현재는 일정 기간 동안 기준을 만족하지 않는다.

● 되새김장애
Rumination Disorder

진단기준   F98.21

A. 적어도 1개월 동안 음식물의 반복적인 역류가 있다. 역류된 음식은 되씹거나, 되삼키거나, 뱉어 낼 수 있다.

B. 반복되는 역류는 동반되는 위장 상태 또는 기타 의학적 상태(예, 식도 역류, 유문
   협착증)로 인한 것이 아니다.
C. 섭식 장해는 신경성 식욕부진증, 신경성 폭식증, 폭식장애 혹은 회피적/제한적
   음식섭취장애의 경과 중에만 발생되지는 않는다.
D. 만약 증상이 다른 정신질환(예, 지적발달장애[지적장애]나 다른 신경발달장애)과
   관련하여 발생한다면 이 증상은 별도로 임상적 관심을 받아야 할 만큼 심각한
   것이어야 한다.

다음의 경우 명시할 것:

   관해 상태: 이전에 되새김장애의 모든 진단기준을 만족한 후, 일정 기간 동안 진
   단기준을 만족시키지 않을 경우

● 회피적/제한적 음식섭취장애
Avoidant/Restrictive Food Intake Disorder

 진단기준   F50.82

A. 섭식 또는 급식 장해(예, 음식 섭취에 대한 명백한 흥미 결여, 음식의 감각적 특
   성에 근거한 회피, 섭식의 부정적 결과에 대한 걱정)이며, 다음 중 한 가지 이상
   의 증상을 나타낸다.
   1. 심각한 체중 감소(혹은 아동에서 기대되는 체중에 미치지 못하거나 더딘 성장)
   2. 심각한 영양 결핍
   3. 위장관 급식 혹은 경구 영양 보충제에 대한 의존
   4. 심리사회적 기능에 현저한 방해
B. 장해는 구할 수 있는 음식이 없거나 문화적으로 허용되는 관습에 의해 더 잘 설
   명되지 않는다.
C. 섭식 장해는 신경성 식욕부진증이나 신경성 폭식증의 경과 중에 나타나는 것이
   아니고, 사람의 체중이나 체형에 관한 장해의 증거가 없어야 한다.
D. 섭식 장해는 의학적 상태로 인한 것이 아니고, 다른 정신질환으로 더 잘 설명되
   지 않는다. 만약 이 섭식 장해가 다른 상태나 질환과 관련하여 발생한다면, 섭식
   장해의 심각도는 일반적으로 나타나는 것보다 심해야 하거나 별도로 임상적 관
   심을 받아야 할 만큼 심각한 것이어야 한다.

다음의 경우 명시할 것:

   관해 상태: 이전에 회피적/제한적 음식섭취장애의 모든 진단기준을 만족한 후
   일정 기간 동안 진단기준을 만족시키지 않을 경우

● 신경성 식욕부진증
Anorexia Nervosa

🍃 진단기준

A. 필요한 양에 비해 지나친 음식물 섭취 제한으로 연령, 성, 발달 과정 및 신체적인 건강 상태에 비해 현저하게 저체중을 유발하게 된다. **현저한 저체중**은 최소한의 정상 수준보다 체중이 덜 나가는 것으로 정의되며, 아동과 청소년의 경우, 해당 발달단계에서 기대되는 최소한의 체중보다 체중이 적게 나가는 것을 의미한다.

B. 체중이 증가하거나 비만이 되는 것에 대한 극심한 두려움, 혹은 체중 증가를 방해하는 지속적인 행동. 이러한 행동은 지나친 저체중일 때도 이어진다.

C. 기대되는 개인의 체중이나 체형을 경험하는 방식에 장해, 자기평가에서 체중과 체형에 대한 지나친 압박, 혹은 현재의 저체중에 대한 심각성 인식의 지속적 결여가 있다.

부호화 시 주의점: ICD-10-CM에서는 다음의 아형에 따른다.

다음 중 하나를 명시할 것:

 F50.01 제한형: 지난 3개월 동안, 폭식 혹은 제거 행동(즉, 스스로 구토를 유도하거나 하제, 이뇨제, 관장제를 오용하는 것)이 반복적으로 나타나지 않는다. 해당 아형은 저체중이 주로 체중 관리, 단식 및 과도한 운동을 통해 유발된 경우를 말한다.

 F50.02 폭식/제거형: 지난 3개월 동안, 폭식 혹은 제거 행동(즉, 스스로 구토를 유도하거나 하제, 이뇨제, 관장제를 오용하는 것)이 반복적으로 나타났다.

다음의 경우 명시할 것:

 부분 관해 상태: 이전의 신경성 식욕부진증의 진단을 모두 만족한 후 진단기준 A(체중 감소)가 삽화 기간 동안 나타나지 않았으나, 진단기준 B(체중 증가 혹은 비만이 되는 것에 대한 극심한 두려움 혹은 체중 증가를 막기 위한 행동) 혹은 진단기준 C(체중과 체형에 대한 자기지각의 장해)가 지속되고 있는 경우를 말한다.

 완전 관해 상태: 이전의 신경성 식욕부진증의 진단을 모두 만족한 후 삽화 기간 동안 진단기준에 해당되는 행동이 아무것도 나타나지 않는다.

현재의 심각도를 명시할 것:

성인의 경우, 심각도의 최저 수준은 현재의 체질량 지수(body mass index: BMI)를 기준으로 한다(다음을 참조하시오). 아동/청소년의 경우, BMI 백분위수를 기준으로 한다. 다음이 범위는 세계보건기구(WHO)에서 제공하는 성인의 마른 정도의 범주에 따른다. 아동/청소년의 경우 BMI 백분위수에 해당하는 기준을 사용한다. 심각도의 수준은 임상 증상, 기능적 장애 정도, 그리고 관리의 필요성을 반영하여 증가될 수도 있다.

 경도: BMI ≥17kg/m^2

중등도: BMI 16~16.99kg/m²
고도: BMI 15~15.99kg/m²
극도: BMI <15kg/m²

● 신경성 폭식증
Bulimia Nervosa

 진단기준 F50.2

A. 반복되는 폭식 삽화. 폭식 삽화는 다음 2가지로 특징지어진다.
   1. 일정 시간 동안(예, 2시간 이내) 대부분의 사람이 유사한 상황에서 동일한 시간 동안 먹는 것보다 분명하게 많은 양의 음식을 먹음
   2. 삽화 중에 먹는 것에 대한 조절 능력의 상실감을 느낌(예, 먹는 것을 멈출 수 없거나, 무엇을 혹은 얼마나 많이 먹어야 할 것인지를 조절할 수 없는 느낌)
B. 체중이 증가하는 것을 막기 위한 반복적이고 부적절한 보상 행동, 예를 들면 스스로 유도한 구토, 이뇨제, 관장약, 다른 치료약물의 남용, 금식 혹은 과도한 운동 등이 나타난다.
C. 폭식과 부적절한 보상 행동이 둘 다, 평균적으로 적어도 3개월 동안 일주일에 1회 이상 일어난다.
D. 체형과 체중이 자기평가에 과도하게 영향을 미친다.
E. 이 장해가 신경성 식욕부진증의 삽화 기간 동안에만 발생하지 않는다.
다음의 경우 명시할 것:
   부분 관해 상태: 이전에 신경성 폭식증의 진단기준을 전부 만족시켰으며, 현재는 기준의 일부를 만족시키는 상태가 유지되고 있다.
   완전 관해 상태: 이전에 신경성 폭식증의 진단기준을 전부 만족시켰으며, 현재는 어떠한 기준도 만족시키지 않는 상태가 유지되고 있다.
현재의 심각도를 명시할 것:
심각도의 최저 수준은 부적절한 보상 행동(다음을 참조하시오)의 빈도를 기반으로 하고 있다. 심각도 수준은 다른 증상 및 기능적 장애의 정도를 반영하여 증가할 수 있다.
   경도: 평균적으로 일주일에 1~3회의 부적절한 보상 행동 삽화가 있다.
   중등도: 평균적으로 일주일에 4~7회의 부적절한 보상 행동 삽화가 있다.
   고도: 평균적으로 일주일에 8~13회의 부적절한 보상 행동 삽화가 있다.
   극도: 평균적으로 일주일에 14회 이상의 부적절한 보상 행동 삽화가 있다.

● 폭식장애
Binge-Eating Disorder

 진단기준   **F50.81**

A. 반복되는 폭식 삽화. 폭식 삽화는 다음과 같이 특징지어진다.
   1. 일정 시간 동안(예, 2시간 이내) 대부분의 사람이 유사한 상황에서 동일한 시간 동안 먹는 것보다 분명하게 많은 양의 음식을 먹음
   2. 삽화 중에 먹는 것에 대한 조절 능력의 상실을 느낌(예, 먹는 것을 멈출 수 없거나, 무엇을 혹은 얼마나 많이 먹어야 할 것인지를 조절할 수 없는 느낌)
B. 폭식 삽화는 다음 중 3가지(혹은 그 이상)와 연관된다.
   1. 평소보다 많은 양을 급하게 먹음
   2. 불편하게 배가 부를 때까지 먹음
   3. 신체적으로 배고프지 않은데도 많은 양의 음식을 먹음
   4. 얼마나 많이 먹는지에 대한 부끄러운 느낌 때문에 혼자서 먹음
   5. 폭식 후 스스로에 대한 역겨운 느낌, 우울감 혹은 큰 죄책감을 느낌
C. 폭식으로 인해 현저한 고통이 있다고 여겨진다.
D. 폭식은 평균적으로 최소 3개월 동안 일주일에 1회 이상 발생한다.
E. 폭식은 신경성 폭식증에서 관찰되는 것과 같은 부적절한 보상 행동과 연관되어 있지 않으며, 신경성 폭식증 혹은 신경성 식욕부진증의 기간 동안에만 발생하지 않는다.

다음의 경우 명시할 것:
   부분 관해 상태: 이전에 폭식장애의 진단기준을 전부 만족시켰으며, 현재 일정 기간 동안 평균적으로 일주일에 1회보다 적은 빈도로 발생하고 있다.
   완전 관해 상태: 이전에 폭식장애의 진단기준을 전부 만족시켰으며, 현재 일정 기간 동안 어떠한 기준도 만족시키지 않는 상태가 유지되고 있다.

현재의 심각도를 명시할 것:
심각도의 최저 수준은 폭식 행동(다음을 참조하시오)의 빈도를 기반으로 하고 있다.
심각도 수준은 다른 증상 및 기능적 장애의 정도를 반영하여 높아질 수 있다.
   경도: 평균적으로 일주일에 1~3회의 부적절한 폭식 행동 삽화가 있다.
   중등도: 평균적으로 일주일에 4~7회의 부적절한 폭식 행동 삽화가 있다.
   고도: 평균적으로 일주일에 8~13회의 부적절한 폭식 행동 삽화가 있다.
   극도: 평균적으로 일주일에 14회 이상의 부적절한 폭식 행동 삽화가 있다.

달리 명시되는 급식 또는 섭식 장애
Other Specified Feeding or Eating Disorder

F50.89

이 범주는 사회적, 직업적 또는 다른 중요한 기능 영역에서 임상적으로 현저한 고통이나 손상을 초래하는 급식 또는 섭식 장애의 특징적인 증상들이 두드러지지만, 급식 또는 섭식 장애의 진단분류에 속한 장애 중 어느 것에도 완전한 기준을 만족하지 않는 발현 징후들에 적용된다. 달리 명시되는 급식 또는 섭식 장애 범주는 발현 징후가 어떤 특정 급식 또는 섭식 장애의 기준에 맞지 않은 특정한 이유에 대해 의사소통하기 위해 임상의가 선택한 상황들에서 사용된다. 이는 '달리 명시되는 급식 또는 섭식 장애'를 기록하고, 이어서 특정한 이유(예, '저빈도로 나타나는 신경성 폭식증')를 기록한다.

'달리 명시되는'이라는 지정 문구를 사용해 분류될 수 있는 발현 징후들의 예는 다음과 같다.

1. **비전형적 신경성 식욕부진증**: 현저한 체중 감소에도 불구하고 환자의 체중이 정상 범위 또는 정상보다 상위에 위치하는 것을 제외하고 신경성 식욕부진증의 모든 진단기준을 충족함. 비전형적 신경성 식욕부진증 환자는 신경성 식욕부진증과 관련된 많은 생리학적 합병증을 경험하기도 함

2. **신경성 폭식증(저빈도, 그리고/또는 제한된 기간)**: 폭식과 부적절한 보상 행동이 평균적으로 일주일에 1회 이하, 그리고/또는 3개월 이하로 나타나는 것을 제외하고 신경성 폭식증의 모든 진단기준을 충족함

3. **폭식장애(저빈도, 그리고/또는 제한된 기간)**: 폭식이 평균적으로 일주일에 1회 이하, 그리고/또는 3개월 이하로 나타나는 것을 제외하고 폭식장애의 모든 진단기준을 충족함

4. **제거장애**: 폭식이 없는 상태에서 체중이나 체형에 영향을 주기 위한 반복적인 제거 행동(예, 일부러 구토하기, 설사제, 이뇨제 또는 다른 치료약물 오용)

5. **야식 증후군**: 잠에서 깨어난 후 먹거나 저녁식사를 한 뒤 과도한 음식 섭취로 나타나는 반복적인 야식 삽화. 해당 섭취를 알고 기억함. 야식 행동이 수면-각성 주기의 변화나 지역사회 규범과 같은 외부 환경의 영향으로 더 잘 설명되지 않음. 야식 행동이 현저한 고통, 그리고/또는 기능상의 손상을 초래함. 이러한 이상 섭식 패턴이 폭식장애나 물질 남용을 포함한 다른 정신질환으로 더 잘 설명되지 않으며, 다른 의학적 상태나 치료약물로 인한 것이 아님

● 명시되지 않는 급식 또는 섭식 장애
Unspecified Feeding or Eating Disorder

F50.9

이 범주는 사회적, 직업적 또는 다른 중요한 기능 영역에서 임상적으로 현저한 고통
이나 손상을 초래하는 급식 또는 섭식 장애의 특징적인 증상들이 두드러지지만, 급
식 또는 섭식 장애의 진단분류에 속한 장애 중 어느 것에도 완전한 기준을 만족하
지 않는 발현 징후들에 적용된다. 명시되지 않는 급식 또는 섭식 장애 범주는 기준
이 특정 급식 또는 섭식 장애의 기준에 맞지 않은 이유를 명시할 수 없다고 임상의
가 선택한 상황들에서 사용되며, 좀 더 특정한 진단을 내리기에는 정보가 불충분한
(예. 응급실 상황) 발현 징후들을 포함한다.

배설장애
Elimination Disorders

유뇨증
Enuresis

 진단기준 F98.0

A. 침구 또는 옷에 불수의적이든 의도적이든 반복적으로 소변을 본다.
B. 이러한 행동은 임상적으로 확연하게 나타나며, 적어도 연속된 3개월 동안 주 2회 이상의 빈도로 일어나고, 사회적, 학업적(직업적) 또는 다른 중요한 기능 영역에서 임상적으로 현저한 고통이나 손상을 초래한다.
C. 생활연령이 적어도 5세 이상이다(또는 이와 동일한 발달수준에 있음).
D. 이러한 행동은 물질(예, 이뇨제, 항정신병 치료약물)의 생리적 효과나 다른 의학적 상태(예, 당뇨, 척수이분증, 발작장애)로 인한 것이 아니다.

다음 중 하나를 명시할 것:
 야간형 단독: 야간 수면 시에만 소변 배출
 주간형 단독: 깨어 있는 시간 동안에 소변 배출
 주야간형 복합: 앞의 2가지 아형의 혼합형

유분증
Encopresis

진단기준 F98.1

A. 부적절한 장소(예, 옷, 바닥)에 불수의적이든 의도적이든 반복적으로 대변을 본다.
B. 이러한 상황이 적어도 3개월 동안에 월 1회 이상 나타난다.
C. 생활연령이 적어도 4세 이상이다(또는 이와 동일한 발달수준에 있음).

D. 이러한 행동은 물질(예, 완하제)의 생리적 효과나 변비를 일으키는 기전을 제외한 다른 의학적 상태로 인한 것이 아니다.

다음 중 하나를 명시할 것:

　　변비 및 범람 변실금을 동반하는 경우: 신체검진이나 병력상 변비의 증거가 있다.

　　변비 및 범람 변실금을 동반하지 않는 경우: 신체검진이나 병력상 변비의 증거가 없다.

● 달리 명시되는 배설장애
Other Specified Elimination Disorder

이 범주는 사회적, 직업적 또는 다른 중요한 기능 영역에서 임상적으로 현저한 고통이나 손상을 초래하는 배설장애의 특징적인 증상들이 두드러지지만, 배설장애의 진단분류에 속한 장애 중 어느 것에도 완전한 기준을 만족하지 않는 발현 징후들에 적용된다. 달리 명시되는 배설장애 범주는 발현 징후가 어떤 특정 배설장애의 기준에 맞지 않은 특정한 이유에 대해 의사소통하기 위해 임상의가 선택한 상황들에서 사용된다. 이는 '달리 명시되는 배설장애'를 기록하고, 이어서 특정한 이유(예, '저빈도로 나타나는 유뇨증')를 기록한다.

부호화 시 주의점: N39.498 소변 증상을 동반한 달리 명시되는 배설장애; R15.9 대변 증상을 동반한 달리 명시되는 배설장애

● 명시되지 않는 배설장애
Unspecified Elimination Disorder

이 범주는 사회적, 직업적 또는 다른 중요한 기능 영역에서 임상적으로 현저한 고통이나 손상을 초래하는 배설장애의 특징적인 증상들이 두드러지지만, 배설장애의 진단분류에 속한 장애 중 어느 것에도 완전한 기준을 만족하지 않는 발현 징후들에 적용된다. 명시되지 않는 배설장애 범주는 기준이 특정 배설장애의 기준에 맞지 않은 이유를 명시할 수 없다고 임상의가 선택한 상황들에서 사용되며, 좀 더 특정한 진단을 내리기에는 정보가 불충분한(예, 응급실 상황) 발현 징후들을 포함한다.

부호화 시 주의점: R32 소변 증상을 동반한 명시되지 않는 배설장애; R15.9 대변 증상을 동반한 명시되지 않는 배설장애

수면-각성장애
Sleep-Wake Disorders

불면장애
Insomnia Disorder

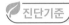 진단기준

F51.01

A. 수면의 양이나 질의 현저한 불만족감으로 다음 중 한 가지(또는 그 이상)의 증상과 연관된다.
  1. 수면 개시의 어려움(아동의 경우 보호자의 중재 없이는 수면 개시가 어려움으로 나타나기도 한다)
  2. 수면 유지의 어려움으로 자주 깨거나 깬 뒤에 다시 잠들기 어려운 양상으로 나타남(아동의 경우 보호자의 중재 없이는 다시 잠들기 어려운 것으로 나타나기도 함)
  3. 이른 아침 각성하여 다시 잠들기 어려움
B. 수면 교란이 사회적, 직업적, 교육적, 학업적, 행동적 또는 다른 중요한 기능 영역에서 임상적으로 현저한 고통이나 손상을 초래한다.
C. 수면 문제가 적어도 일주일에 3회 이상 발생한다.
D. 수면 문제가 적어도 3개월 이상 지속된다.
E. 수면 문제는 적절한 수면의 기회가 주어졌음에도 불구하고 발생한다.
F. 불면증이 다른 수면-각성장애(예, 기면증, 호흡관련 수면장애, 일주기리듬 수면-각성장애, 사건수면)로 더 잘 설명되지 않으며, 이러한 장애들의 경과 중에만 발생되지는 않는다.
G. 불면증은 물질(예, 남용약물, 치료약물)의 생리적 효과로 인한 것이 아니다.
H. 공존하는 정신질환과 의학적 상태가 현저한 불면증 호소를 충분히 설명할 수 없다.

다음의 경우 명시할 것:
  정신질환 동반, 물질사용장애 포함

의학적 상태 동반

다른 수면장애 동반

부호화 시 주의점: 부호 F51.01은 3가지 명시자에 모두 적용할 수 있다. 연관된 정신질환, 의학적 상태 또는 기타 수면장애에 대해 관련성을 기술하기 위해 불면 장애 부호 바로 뒤에 부호를 기재하시오.

다음의 경우 명시할 것:

　삽화성: 증상이 적어도 1개월 이상 3개월 미만으로 지속된다.

　지속성: 증상이 3개월 이상 지속된다.

　재발성: 2회 이상의 삽화가 1년 내에 발생한다.

주의점: 급성 및 단기 불면증(즉, 빈도, 강도, 고통, 그리고/또는 손상을 고려하였을 때 모든 진단기준을 만족하나 증상이 3개월 이내로 지속될 경우)은 달리 명시되는 불면장애로 부호화하시오.

기록 절차 Recording Procedures

'정신질환 동반(물질사용장애 포함)', '의학적 상태 동반' 및 '다른 수면장애 동반'이라는 명시자는 임상의가 임상적으로 관련된 공존질환을 기록하기 위해 사용할 수 있다. 이러한 경우, F51.01 불면장애 진단 다음에 [공존 상태 또는 장애명]을 그들 진단부호와 함께 기록한다(예, F51.01 불면장애, 중등도 코카인사용장애 및 3차신경통 동반; F14.20 중등도 코카인사용장애; G50.0 3차신경통).

● 과다수면장애
Hypersomnolence Disorder

 진단기준　　　　　　　　　　　　　　　　　　　　　　　**F51.11**

A. 주요 수면 시간이 7시간 이상임에도 불구하고 과도한 졸림(과다수면)을 호소하며, 다음 중 한 가지 이상의 증상을 호소한다.

　1. 동일한 날에 반복적인 수면기를 보이거나 혹은 반복적으로 깜박 잠듦

　2. 하루에 주요 수면 삽화가 9시간 이상 지속되나 피로 해소가 되지 않음(즉, 개운하지 않음)

　3. 갑자기 깬 후에 완전히 각성 상태를 유지하기 어려움

B. 과다수면이 일주일에 3회 이상 발생하고, 적어도 3개월 이상 지속된다.

C. 과다수면이 인지적, 사회적, 직업적 또는 다른 중요한 기능 영역에서 현저한 고통이나 손상을 동반한다.

D. 과다수면이 다른 수면장애(예, 기면증, 호흡관련 수면장애, 일주기리듬 수면-각성장애 또는 사건수면)로 더 잘 설명되지 않으며, 다른 수면장애의 경과 중에만 발생되지는 않는다.

E. 과다수면 물질(예, 남용약물, 치료약물)의 생리적 효과로 인한 것이 아니다.

F. 공존하는 정신질환과 의학적 장애가 뚜렷한 과다수면 호소를 충분히 설명할 수 없다.

다음의 경우 명시할 것:

정신질환 동반, 물질사용장애 포함

의학적 상태 동반

다른 수면장애 동반

부호화 시 주의점: 부호 F51.11은 3가지 명시자 모두에 적용할 수 있다. 또한 밀접하게 관련이 있는 정신질환, 의학적 상태, 또는 기타 수면장애에 대한 관련성을 명시하기 위해 과다수면장애 부호 바로 뒤에 이들 질환을 부호화하시오.

다음의 경우 명시할 것:

급성: 지속 시간이 1개월 미만이다.

아급성: 지속 시간이 1~3개월이다.

지속성: 지속 시간이 3개월 이상이다.

현재의 심각도를 명시할 것:

저항할 수 없는 졸림이 앉아 있거나, 운전하거나, 친구를 만나거나, 일을 할 때 반복적으로 발생하는 것으로 나타나는 주간 각성을 유지하기 어려운 정도에 근거하여 심각도를 명시하시오.

경도: 주간 각성 유지의 어려움이 주당 1~2일이다.

중등도: 주간 각성 유지의 어려움이 주당 3~4일이다.

고도: 주간 각성 유지의 어려움이 주당 5~7일이다.

기록 절차 Recording Procedures

'정신질환 동반(물질사용장애 포함)' '의학적 상태 동반' 및 '다른 수면장애 동반'이라는 명시자를 사용하여 임상의가 임상적으로 적절한 공존질환을 기록할 수 있다. 이러한 경우, F51.11 과다수면장애, [공존 상태 또는 장애] 동반, 뒤에 공존 상태 또는 장애의 진단부호(예, F51.11 과다수면장애, 주요우울장애 동반; F33.1 주요우울장애, 재발성, 중등도)를 기록해야 한다.

● 기면증
Narcolepsy

A. 억누를 수 없는 수면 욕구, 깜박 잠이 드는 것, 또는 낮잠이 하루에 반복적으로 나타난다. 이런 양상은 3개월 동안 적어도 일주일에 3회 이상 발생한다.

B. 다음 중 한 가지 이상이 나타난다.

1. (a)나 (b)로 정의되는 탈력발작이 1개월에 수차례 발생함
   a. 장기간 유병된 환자의 경우, 웃음이나 농담에 의해 유발되는 짧은(수 초에서 수 분) 삽화의 의식이 있는 상태에서 양측 근육긴장의 갑작스러운 소실
   b. 아동이나 발병 6개월 이내의 환자의 경우, 분명한 감정 계기 없이 혀를 내밀거나 근육긴장저하를 동반한 얼굴을 찡그리거나 턱이 처지는 삽화

2. 뇌척수액(CSF) 하이포크레틴-1(hypocretin-1) 면역반응성 수치를 이용하여 측정된 하이포크레틴 결핍증(동일한 검사에서 측정된 정상 수치의 1/3 이하 또는 110pg/mL 이하). 하이포크레틴-1의 낮은 CSF 수치는 급성 뇌손상, 염증, 감염으로 인한 경우에는 관찰되지 않음

3. 야간수면다원검사에서 급속안구운동(REM)수면잠복기가 15분 이내로 나타나거나, 또는 수면잠복기 반복검사에서 평균 수면잠복기가 8분 이내로 나타나고, 2회 이상의 수면 개시 REM수면이 나타남

다음 중 하나를 명시할 것:

G47.411 탈력발작이 있거나 하이포크레틴 결핍이 있는 기면증(1형): 진단기준 B1(탈력발작 삽화) 또는 진단기준 B2(낮은 CSF 하이포크레틴-1 수치)를 만족함

G47.419 탈력발작이 없으며 하이포크레틴 결핍이 없거나 측정이 안된 기면증 (2형): 진단기준 B3(수면다원검사/수면잠복기 반복검사상 양성)을 만족하지만, 진단기준 B1을 만족하지 않고(즉, 탈력발작이 없음) 진단기준 B2도 만족하지 않음(즉, CSF 하이포크레틴-1 수치가 낮지 않거나 측정되지 않음)

G47.421 의학적 상태로 인한 탈력발작 또는 하이포크레틴 결핍이 있는 기면증

G47.429 의학적 상태로 인한 탈력발작과 하이포크레틴 결핍이 없는 기면증

부호화 시 주의점: 다음 두 아형, 즉 의학적 상태로 인한 탈력발작 또는 하이포크레틴 결핍이 있는 기면증, 의학적 상태로 인한 탈력발작과 하이포크레틴 결핍이 없는 기면증 진단 시에는 먼저 기저 의학적 상태를 부호화하시오(예, G71.11 근위축증; G47.429 근위축증으로 인한 탈력발작과 하이포크레틴 결핍이 없는 기면증)

현재의 심각도를 명시할 것:

경도: 하루에 1~2회의 낮잠 필요. 수면 교란이 있더라도 가벼움. 탈력발작이 있더라도 드묾(1주에 1회 이내 발생)

중등도: 매일 수차례 낮잠 필요. 중등도의 수면 교란. 탈력발작이 있으면 매일

또는 며칠마다 발생함

고도: 거의 지속적인 졸리고 흔히 매우 심한 야간 수면 교란(심한 몸의 움직임, 생생한 꿈이 나타날 수 있음). 탈력발작이 있는 경우에는 약물 저항성이며 하루에도 여러 차례 발생

호흡관련 수면장애
Breathing–Related Sleep Disorders

● 폐쇄성 수면 무호흡 저호흡
Obstructive Sleep Apnea Hypopnea

 진단기준   G47.33

A. (1) 또는 (2) 중 하나 이상이 있다.
  1. 수면다원검사에서 수면 시간당 적어도 5회 이상 폐쇄성 무호흡이나 저호흡이 있고 다음 중 한 가지 이상의 수면 증상이 있음
     a. 야간호흡 장해: 코골이, 거친 콧숨/헐떡임 또는 수면 중 호흡 정지
     b. 충분한 수면을 취했음에도 주간 졸림, 피로감 또는 개운하지 않은 수면으로, 다른 정신질환(수면장애 포함)으로 더 잘 설명되지 않으며 다른 의학적 상태로 인한 것이 아님
  2. 동반된 증상과 관계없이 수면다원검사에서 확인된 수면 시간당 15회 또는 그 이상 폐쇄성 무호흡, 그리고/또는 저호흡

현재의 심각도를 명시할 것:
  경도: 무호흡 저호흡 지수가 15 이내다.
  중등도: 무호흡 저호흡 지수가 15~30이다.
  고도: 무호흡 저호흡 지수가 30을 초과한다.

중추성 수면무호흡증
Central Sleep Apnea

🌿 진단기준

A. 수면다원검사에서 수면 시간당 5회 이상의 중추성 무호흡이 존재한다.
B. 장애가 다른 수면장애로 더 잘 설명되지 않는다.
다음 중 하나를 명시할 것:
  G47.31 특발성 중추성 수면무호흡증: 기도 폐색의 증거 없이 호흡 노력의 변동성에 의해 발생하는 수면 중 무호흡증 또는 저호흡증의 반복적인 삽화가 특징이다.
  R06.3 체인-스토크스 호흡: 중추성 수면 무호흡증과 저호흡증을 수면 시간당 5회 이상 일으키는 1회 호흡량(tidal volume)이 주기적으로 점점 세지다가 점점 약해지는 변동 양상. 보통 빈번한 각성을 동반한다.
  G47.37 아편계 사용과 동반이환된 중추성 수면무호흡증: 이 아형의 발병 기전은 연수에 위치한 호흡리듬 발생 장치에 대한 아편계의 효과뿐 아니라 저산소 대 고탄산 호흡 구동에 대한 차별된 효과에 기인한다.
부호화 시 주의점(G47.37을 부호화할 때에 한함): 아편계사용장애가 있을 때, 아편계사용장애를 먼저 부호화한다. F11.10 경도 아편계사용장애 또는 F11.20 중등도 또는 고도 아편계사용장애, 그리고 G47.37 아편계 사용과 동반이환된 중추성 수면무호흡증을 부호화한다. 아편계사용장애가 없을 때(예. 1회의 심한 물질 사용 후), G47.37 아편계 사용과 동반이환된 중추성 수면무호흡증만을 부호화한다.
현재의 심각도를 명시할 것:
  중추성 수면무호흡증의 심각도는 호흡 장해의 빈도뿐 아니라 반복적인 호흡 장해의 결과로서 발생하는 연관 산소불포화와 수면 분절의 정도에 따라 정해진다.

수면관련 환기저하
Sleep-Related Hypoventilation

🌿 진단기준

A. 수면다원검사에서 이산화탄소 농도의 상승과 연관된 호흡저하 삽화들이 나타난다(**주의점**: 이산화탄소의 객관적인 측정이 없는 경우에는 무호흡/저호흡 사건과 연관 없이 지속적으로 헤모글로빈 산소포화도가 낮은 수치를 유지하는 것이 환기저하를 의미한다).
B. 장해가 현재의 다른 수면장애로 더 잘 설명되지 않는다.

다음 중 하나를 명시할 것:
　G47.34 특발성 환기저하: 이 아형은 이미 확인된 다른 상태로 인한 것이 아니다.
　G47.35 선천성 중추성 폐포 환기저하: 이 아형은 드문 선천성 장애로, 전형적으로 주산기에 얕은 호흡 또는 수면 중 청색증과 무호흡으로 나타난다.
　G47.36 동반이환된 수면관련 환기저하: 이 아형은 폐장애(예, 간질성 폐질환, 만성 폐쇄성 폐질환) 또는 신경근육이나 흉벽장애(예, 근육퇴행위축, 소아마비후 증후군, 척수 손상, 척추측후만증), 또는 치료약물(예, 벤조디아제핀, 아편제)과 같은 의학적 상태의 결과로 발생한다. 또한 이 아형은 비만으로 인해 발생하기도 하는데(비만성 환기저하장애), 이는 흉벽 탄성의 감소와 환기관류 불균형으로 인한 호흡 노력의 증가 및 다양한 정도로 저하된 환기동인(ventilatory drive)이 함께 영향을 미친다. 이러한 환자들은 대개 BMI가 30 이상이고, 각성 중 고탄산혈증(pCO_2가 45 이상)이 특징이다.
현재의 심각도를 명시할 것:
　심각도는 수면 중 나타나는 저산소혈증과 고탄산혈증의 정도와 이러한 이상으로 인한 종말기관(end organ) 손상의 증거(예, 우심실부전)에 따라 정해진다. 각성 시기에 존재하는 혈액 가스 이상은 심한 심각도의 지표다.

일주기리듬 수면-각성장애
Circadian Rhythm Sleep-Wake Disorders

진단기준

A. 일차적으로 일주기리듬의 변화 또는 내인성 일주기리듬과 개인의 물리적 환경 또는 사회적·직업적 일정에 의해 요구되는 수면-각성 일정 사이의 조정 불량으로 인한 수면 교란이 지속되거나 반복되는 양상이 있다.
B. 수면 방해는 과도한 졸림 또는 불면, 또는 2가지 모두 초래한다.
C. 수면 교란은 사회적, 직업적 또는 다른 중요한 기능 영역에서 임상적으로 현저한 고통이나 손상을 초래한다.
다음 중 하나를 명시할 것:
　G47.21 뒤처진 수면위상형: 수면 개시 및 각성 시간이 지연되어 있는 양상으로, 원하는 시간이나 통상적으로 받아들여지는 이른 시간에 잠들고 깨어날 수 없다.
　　다음의 경우 명시할 것:
　　　가족성: 뒤처진 수면위상형의 가족력이 있다.
　　다음의 경우 명시할 것:
　　　비24시간 수면-각성형과 중복: 뒤처진 수면위상형은 비24시간 수면-각성형의 다른 종류의 일주기리듬 수면-각성장애와 중복될 수 있다.

G47.22 앞당겨진 수면위상형: 기대되는 시간이나 통상적으로 받아들여지는 늦은 시간까지 깨어 있거나 잠들어 있을 수 없으며 일찍 자고 일찍 일어나는 양상이다.

> **다음의 경우 명시할 것**:
> **가족성**: 앞당겨진 수면위상형의 가족력이 있다.

G47.23 불규칙한 수면 – 각성형: 일시적으로 와해된 수면 – 각성 양상으로, 잠들어 있고 깨어 있는 기간이 24시간에 걸쳐 다양하다.

G47.24 비24시간 수면 – 각성형: 수면 – 각성 주기의 양상이 24시간 환경에 일치하지 않고, 일관된 일일 이동(대개 더 늦은 시간으로)이 있다.

G47.26 교대근무형: 교대근무(즉, 통상적이지 않은 근무 시간을 요하는)와 연관되는 주요 수면 시간 동안의 불면, 그리고/또는 보통 각성 시간 동안의 과도한 졸림(우발성 수면 포함)이 있다.

G47.20 명시되지 않는 유형

다음의 경우 명시할 것:
  삽화성: 증상이 적어도 1개월 이상 3개월 미만으로 지속된다.
  지속성: 증상이 3개월 이상 지속된다.
  재발성: 2회 이상의 삽화가 1년 내에 발생한다.

사건수면
Parasomnias

● 비급속안구운동수면 각성장애
Non-Rapid Eye Movement Sleep Arousal Disorders

🍃 **진단기준**

A. 대개 주요 수면 삽화의 초기 1/3 동안에 발생하는 잠에서 불완전하게 깨는 반복적인 삽화가 있고, 다음 중 한 가지 이상이 동반된다.

1. **수면보행증**: 수면 동안 침대에서 일어나서 걸어 다니는 반복적인 삽화. 수면 중 보행 동안 개인은 무표정하게 응시하는 얼굴을 보이고, 대화하려는 다른 사람의 노력에 비교적 반응을 보이지 않음. 깨우기가 매우 어려움

2. **야경증**: 돌발적인 비명과 함께 시작되는, 수면 중 급작스럽게 잠이 깨는 반복

적인 삽화. 각 삽화 동안 심한 공포와 동공산대, 빈맥, 빈호흡, 발한 같은 자율
신경계 반응의 징후가 있고, 삽화 동안 안심시키려는 다른 사람의 노력에 잘
반응하지 않음
B. 꿈 이미지를 전혀 또는 거의(예, 단지 시각적 한 장면) 회상하지 못한다.
C. 삽화를 기억하지 못한다.
D. 삽화가 사회적, 직업적 또는 다른 중요한 기능 영역에서 임상적으로 현저한 고통
   이나 손상을 초래한다.
E. 장해가 물질(예, 남용약물, 치료약물)의 생리적 효과로 인한 것이 아니다.
F. 공존하는 정신질환과 의학적 상태가 수면보행증이나 야경증 삽화를 충분히 설명
   할 수 없다.
다음 중 하나를 명시할 것:
　　F51.3 수면보행증형
　　다음의 경우 명시할 것:
　　　　수면관련 섭식 동반
　　　　수면관련 성적 행동 동반(수면섹스장애)
　　F51.4 야경증형

● 악몽장애
Nightmare Disorder

 진단기준　　　　　　　　　　　　　　　　　　　　**F51.5**

A. 대개 생존, 안전, 신체적 온전함에 대한 위협을 피하고자 노력하는 광범위하고
   극도로 불쾌하며 생생하게 기억나는 꿈들의 반복적 발생이 일반적으로 주요 수
   면 삽화의 1/2 동안 일어난다.
B. 불쾌한 꿈으로부터 깨어나면 빠르게 지남력을 회복하고 각성한다.
C. 수면 교란이 사회적, 직업적 또는 다른 중요한 기능 영역에서 임상적으로 현저한
   고통이나 손상을 초래한다.
D. 악몽 증상이 물질(예, 남용약물, 치료약물)의 생리적 효과로 인한 것이 아니다.
E. 공존하는 정신질환과 의학적 상태가 불쾌한 꿈에 대한 호소를 충분히 설명할 수
   없다.
다음의 경우 명시할 것:
　　수면 개시 중 발생
다음의 경우 명시할 것:
　　정신질환 동반, 물질사용장애 포함

의학적 상태 동반

다른 수면장애 동반

부호화 시 주의점: 부호 F51.5는 모든 세 명시자에 적용된다. 이러한 연관성을 표시하기 위하여 악몽장애의 부호 바로 뒤에 적절하게 관련된 정신질환, 의학적 상태 또는 기타 수면장애를 부호화해야 한다.

다음의 경우 명시할 것:

급성: 악몽기의 지속 기간이 1개월 이하다.

아급성: 악몽기의 지속 기간이 1개월 초과, 6개월 미만이다.

지속성: 악몽기의 지속 기간이 6개월 이상이다.

현재의 심각도를 명시할 것:

심각도는 악몽이 발생하는 빈도에 의해 평가될 수 있다.

경도: 평균적으로 주당 1회 미만의 삽화가 발생한다.

중등도: 주당 1회 이상의 삽화가 발생하지만 매일 밤마다 발생하지는 않는다.

고도: 매일 밤마다 발생한다.

기록 절차 Recording Procedures

'정신질환 동반, 물질사용장애 포함', '의학적 상태 동반' 및 '다른 수면장애 동반'이라는 명시자를 사용하여 임상의가 임상적으로 적절한 공존질환을 기록할 수 있다. 이러한 경우, F51.5 악몽장애를 기록하고, 다음에 [공존 상태 또는 장애명]을 적으며 공통 상태 또는 장애에 대한 진단부호도 적는다(예, F51.5 악몽장애, 중등도 알코올사용장애 및 REM수면 행동장애 동반; F10.20 중등도 알코올사용장애; G47.52 REM수면 행동장애).

● 급속안구운동수면 행동장애
Rapid Eye Movement Sleep Behavior Disorder

진단기준   **G47.52**

A. 발성 및 복합 운동 행동과 연관된 수면 중 각성의 반복적인 삽화

B. 이러한 행동들은 REM수면 중 발생하므로 보통 적어도 수면 개시 후 90분 이후에 발생하며, 수면 후반부에 빈번하고, 낮잠 중에는 드물게 발생한다.

C. 이러한 삽화로부터 깨어날 때, 개인은 완전히 깨어나고 명료하며, 혼돈되거나 지남력을 상실하지 않는다.

D. 다음 중 하나를 만족한다.
  1. 수면다원검사 기록상 무긴장증이 없는 REM수면
  2. REM수면 행동장애를 시사하는 과거력 및 확정된 시누클레인병증에 의한 신
     경퇴행성 질환의 진단(예, 파킨슨병, 다계통 위축증)
E. 이러한 행동들은 사회적, 직업적 또는 다른 중요한 기능 영역에서 임상적으로 현
   저한 고통이나 손상을 초래한다(자신 또는 침대를 같이 쓰는 사람에게 해를 끼
   치는 것을 포함한다).
F. 장해는 물질(예, 남용약물, 치료약물)의 생리적 효과나 다른 의학적 상태로 인한
   것이 아니다.
G. 공존하는 정신질환 및 의학적 상태가 이 삽화를 설명할 수 없다.

하지불안 증후군
Restless Legs Syndrome

 진단기준   G25.81

A. 대개 다리에 불편하고 불쾌한 감각을 동반하거나 이에 대한 반응으로 나타나는
   다리를 움직이고 싶은 충동이 다음 항목 모두를 충족한다.
  1. 다리를 움직이고 싶은 충동이 쉬고 있거나 활동을 하지 않는 동안에 시작되
     거나 악화됨
  2. 다리를 움직이고 싶은 충동이 움직임에 의해 부분적으로 또는 완전히 완화됨
  3. 다리를 움직이고 싶은 충동이 낮보다 저녁이나 밤에 악화되거나 저녁이나 밤
     에만 발생함
B. 진단기준 A의 증상이 일주일에 적어도 3회 이상 발생하고, 3개월 이상 지속됨
C. 진단기준 A의 증상이 사회적, 직업적, 교육적, 학업적, 행동적 또는 다른 중요한
   기능 영역에서 현저한 고통이나 손상을 동반한다.
D. 진단기준 A의 증상이 다른 정신질환이나 의학적 상태(예, 관절염, 하지 부종, 말
   초 허혈, 하지 경련)로 인한 것이 아니며, 행동 문제(예, 자세 불편감, 습관적으로
   발을 구르는 것)로 더 잘 설명되지 않는다.
E. 증상이 남용약물이나 치료약물의 생리적 효과로 인한 것이 아니다(예, 좌불안석).

물질/치료약물로 유발된 수면장애
Substance/Medication-Induced Sleep Disorder

진단기준

A. 수면에 있어서 현저하고 심각한 장해가 있다.
B. 병력, 신체검진 또는 검사 소견에 (1)과 (2) 둘 다의 증거가 있다.
   1. 진단기준 A의 증상이 물질 중독이나 물질 금단 동안 혹은 직후에, 혹은 치료약물 노출 후에 발생한다.
   2. 수반된 물질/치료약물이 진단기준 A의 증상을 일으킬 수 있다.
C. 장해가 물질/치료약물로 유발된 것이 아닌 수면장애로 더 잘 설명되지 않는다. 독립적인 수면장애라는 증거로 다음이 포함될 수 있다.
   증상이 물질/치료약물 사용 시작보다 선행한다. 증상이 급성 금단 혹은 고도 중독의 중단 이후에도 상당한 기간(예, 약 1개월) 동안 계속된다. 혹은 독립적인 비물질/치료약물로 유발된 수면장애의 다른 증거(예, 재발성 비물질/치료약물 관련 삽화의 병력)가 있다.
D. 장해가 섬망의 경과 중에만 발생되지는 않는다.
E. 장해가 사회적, 직업적 또는 다른 중요한 기능 영역에서 임상적으로 현저한 고통이나 손상을 초래한다.

주의점: 이 진단은 진단기준 A의 증상이 임상 양상에서 두드러지고 임상적 관심을 보증할 정도로 충분히 심할 때에만 물질 중독이나 물질 금단의 진단 대신에 내려져야 한다.

부호화 시 주의점: [특정 물질/치료약물]로 유발된 수면장애에 대한 ICD-10-CM 부호는 다음 표에 제시되어 있다. ICD-10-CM 부호는 동일 종류의 물질에 대한 물질사용장애의 동반이환 여부에 따라 달라진다는 점에 주의한다. 어떤 경우에도, 물질사용장애에 대한 추가적인 별도 진단은 주어지지 않는다. 만약 경도 물질사용장애가 물질로 유발된 수면장애와 동반이환된다면 네 번째 자리의 글자는 '1'이고, 임상의는 물질로 유발된 수면장애 앞에 '경도 [물질]사용장애'를 기록해야 한다(예, '경도 코카인사용장애, 코카인으로 유발된 수면장애 동반'). 만약 중등도 또는 고도 물질사용장애가 물질로 유발된 수면장애와 동반이환된다면 네 번째 자리의 글자는 '2'이고, 임상의는 동반이환하는 물질사용장애의 심각도에 따라 '중등도 [물질]사용장애' 또는 '고도 [물질]사용장애'를 기록해야 한다. 만약 동반이환하는 물질사용장애가 없다면(예, 1회의 심한 물질 사용 후) 네 번째 자리의 글자는 '9'이며 임상의는 물질로 유발된 수면장애만을 기록해야 한다.

카페인과 담배로 유발된 수면장애에 적용되는데 이 부호화 규약에는 2가지 예외가 있다. 카페인사용장애는 공식적인 DSM-5 범주가 아니기 때문에 카페인으로 유발된 수면장애에 대한 ICD-10-CM 부호는 F15.982가 유일하다. 또한 ICD-10-CM

은 담배로 유발된 수면장애가 중등도 또는 고도 담배사용장애의 상황에서만 발생할 수 있다고 가정하고 있으므로, 담배로 유발된 수면장애에 대한 ICD-10-CM 부호는 F17.208이다.

	ICD-10-CM		
	경도 사용장애 동반	중등도 또는 고도 사용장애 동반	사용장애 미동반
알코올	F10.182	F10.282	F10.982
카페인	NA	NA	F15.982
대마	F12.188	F12.288	F12.988
아편계	F11.182	F11.282	F11.982
진정제, 수면제 또는 항불안제	F13.182	F13.282	F13.982
암페타민류 물질(또는 기타 자극제)	F15.182	F15.282	F15.982
코카인	F14.182	F14.282	F14.982
담배	NA	F17.208	NA
기타(또는 미상의) 물질	F19.182	F19.282	F19.982

다음 중 하나를 명시할 것:
  불면형: 잠에 들거나 잠을 유지하는 것의 어려움, 잦은 야간 각성 또는 개운하지 않은 수면이 특징적이다.
  주간졸림형: 깨어 있는 기간 또는 드물지만 긴 수면 기간 동안에 과도한 졸림/피로 호소가 특징이다.
  사건수면형: 수면 중 비정상적인 행동 사건이 특징적이다.
  혼재형: 다양한 유형의 수면 증상, 물질/치료약물로 유발된 수면 문제가 특징적이나, 명백히 우세한 증상은 없다.
다음을 명시할 것('중독 중 발병' 및/또는 '금단 중 발병'이 특정 물질 종류에 적용되는지 여부를 나타내는 '물질관련 및 중독 장애' 장의 〈표 1〉을 참조하거나 '치료약물 사용 후 발병'을 명시하시오.)
  중독 중 발병: 기준이 물질 중독에 맞고, 증상이 중독 동안에 발생하는 경우
  금단 중 발병: 기준이 물질 금단에 맞고, 증상이 금단 동안 혹은 금단 직후 발생하는 경우
  치료약물 사용 후 발병: 증상이 치료약물의 시작, 치료약물의 교체 또는 치료약물의 금단 중에 발생하는 경우

기록 절차 Recording Procedures

물질/치료약물로 유발된 수면장애의 이름은 수면 교란을 일으키는 것으로 추정되는 특정물질명(예, 알코올)으로 시작된다. 해당 약물 종류에 해당하는 ICD-10-CM 부호는 진단기준 세트에 포함된 표에서 선택된다. 어떤 종류에도 맞지 않는 물질(예, 플루옥세틴)의 경우는 기타(또는 미상의) 물질 종류에 대한 ICD-10-CM 부호를 사용해야 하며, 특정 물질의 이름(예, F19.982 플루옥세틴으로 유발된 수면장애, 불면형)이 기록되어야 한다. 어떤 물질이 원인 요인으로 판단되지만 특정 물질을 알 수 없는 경우에는 기타(또는 미상의) 물질 등급의 ICD-10-CM 부호를 사용하고 그 물질이 미상임을 기록한다(예, F19.982 미상의 물질로 유발된 수면장애, 과다수면증형).

질환의 이름을 기록하기 위해, 공존 물질사용장애가 있는 경우 먼저 적게 되고, '물질/치료약물로 유발된 수면장애'(특정 원인 물질/치료약물의 이름을 포함)가 그다음, 발병(즉, 중독 중 발병, 금단 중 발병, 치료약물 사용 후 발병)과 아형(즉, 불면형, 주간졸림형, 사건수면형, 혼재형)이 그 뒤를 따른다. 예를 들어, 심각한 로라제팜사용장애가 있는 남성에서 금단 시 발생하는 불면증의 경우, 진단은 F13.282 고도 로라제팜사용장애, 로라제팜으로 유발된 수면장애 동반, 금단 중 발병, 불면형이다. 공존성 고도 로라제팜사용장애에 대한 별도의 진단은 주어지지 않는다. 물질로 유발된 수면장애가 동반되는 물질사용장애 없이 발생하는 경우(예, 처방된 치료약물에 의해), 물질사용장애는 동반되지 않는다(예, F19.982 부프로피온으로 유발된 수면장애, 치료약물 사용 중 발병, 불면형). 하나 이상의 물질이 수면 교란의 발생에 중요한 역할을 한다고 판단되는 경우, 각각을 별도로 나열해야 한다(예, F10.282 고도 알코올사용장애, 알코올로 유발된 수면장애 동반, 중독 중 발병, 불면형; F14.282 고도 코카인사용장애, 코카인으로 유발된 수면장애 동반, 중독 중 발병, 불면형).

● 달리 명시되는 불면장애
Other Specified Insomnia Disorder

G47.09

이 범주는 사회적, 직업적 또는 다른 중요한 기능 영역에서 임상적으로 현저한 고통
이나 손상을 초래하는 불면장애의 특징직인 증상들이 두드러지지만, 불면장애 또는
수면－각성장애의 진단분류에 속한 장애 중 어느 것에도 완전한 기준을 만족하지
않는 발현 징후들에 적용된다. 달리 명시되는 불면장애 범주는 임상의가 발현 징후
가 불면장애 또는 어떤 특정 수면－각성장애의 기준에 맞지 않은 특정한 이유에 대
해 설명하고자 할 때 사용된다. 이는 '달리 명시되는 불면장애'를 기록하고, 이어서
특정한 이유(예, '단기 불면장애')를 기록한다.
　　'달리 명시되는'이라는 지정 문구를 사용해 분류될 수 있는 발현 징후들의 예는
다음과 같다.
1. **단기 불면장애**: 지속 기간은 3개월 미만
2. **비회복성 수면에 국한된**: 지배적인 증상은 비회복성 수면이며, 잠에 들거나 수
   면을 유지하는 데 있어서의 어려움과 같은 다른 수면 증상을 동반하지 않음

● 명시되지 않는 불면장애
Unspecified Insomnia Disorder

G47.00

이 범주는 사회적, 직업적 또는 다른 중요한 기능 영역에서 임상적으로 현저한 고
통이나 손상을 초래하는 불면장애의 특징적인 증상들이 두드러지지만, 불면장애 또
는 수면－각성장애의 진단분류에 속한 장애 중 어느 것에도 완전한 기준을 만족하
지 않는 발현 징후들에 적용된다. 명시되지 않는 불면장애 범주는 기준이 불면장
애 또는 특정 수면－각성장애의 기준에 맞지 않은 이유를 명시하지 않고자 할 때
사용되어 이 범주는 좀 더 특정한 진단을 내리기에는 정보가 불충분한 발현 징후들
을 포함한다.

● 달리 명시되는 과다수면장애
Other Specified Hypersomnolence Disorder

G47.19

이 범주는 사회적, 직업적 또는 다른 중요한 기능 영역에서 임상적으로 현저한 고통
이나 손상을 초래하는 과다수면장애의 특징적인 증상들이 두드러지지만, 과다수면
장애 또는 수면-각성장애의 진단분류에 속한 장애 중 어느 것에도 완전한 기준을
만족하지 않는 발현 징후들에 적용된다. 달리 명시되는 과다수면장애 범주는 임상
의가 발현 징후가 과다수면장애 또는 어떤 특정 수면-각성장애의 기준에 맞지 않
은 특정한 이유에 대해 설명하고자 할 때 사용된다. 이는 '달리 명시되는 과다수면
장애'를 기록하고, 이어서 특정한 이유(예, 클라인-레빈 증후군에서의 '단기간 과다
수면')를 기록한다.

● 명시되지 않는 과다수면장애
Unspecified Hypersomnolence Disorder

G47.10

이 범주는 사회적, 직업적 또는 다른 중요한 기능 영역에서 임상적으로 현저한 고통
이나 손상을 초래하는 과다수면장애의 특징적인 증상들이 두드러지지만, 과다수면
장애 또는 수면-각성장애의 진단분류에 속한 장애 중 어느 것에도 완전한 기준을
만족하지 않는 발현 징후들에 적용된다. 명시되지 않는 과다수면장애 범주는 임상
의가 과다수면장애 또는 특정 수면-각성장애의 기준에 맞지 않은 이유를 명시하고
자 하지 않을 때 사용되며, 이 범주는 좀 더 특정한 진단을 내리기에는 정보가 불충
분한 발현 징후들을 포함한다.

● 달리 명시되는 수면-각성장애
Other Specified Sleep-Wake Disorder

G47.8

이 범주는 사회적, 직업적 또는 다른 중요한 기능 영역에서 임상적으로 현저한 고통
이나 손상을 초래하는 수면-각성장애의 특징적인 증상들이 두드러지지만, 수면-각
성장애의 진단분류에 속한 장애 중 어느 것에도 완전한 기준을 만족하지 않는 발현

징후들에 적용된다. 달리 명시되는 수면–각성장애 범주는 임상의가 발현 징후가 어떤 특정 수면–각성장애의 기준에 맞지 않은 특정한 이유를 설명하고자 할 때 사용된다. 이는 '달리 명시되는 수면–각성장애'를 기록하고, 이어서 특정한 이유(예, '수면다원검사 또는 파킨슨병이나 다른 시누클레인병증에 의한 신경퇴행성 질환의 병력 없이 REM수면 동안에 반복되는 각성')를 기록한다.

● 명시되지 않는 수면–각성장애
Unspecified Sleep-Wake Disorder

G47.9

이 범주는 사회적, 직업적 또는 다른 중요한 기능 영역에서 임상적으로 현저한 고통이나 손상을 초래하는 수면–각성장애의 특징적인 증상들이 두드러지지만, 수면–각성장애의 진단분류에 속한 장애 중 어느 것에도 완전한 기준을 만족하지 않는 발현 징후들에 적용된다. 명시되지 않는 수면–각성장애 범주는 임상의가 특정 수면–각성장애의 기준에 맞지 않은 이유를 명시하지 않고자 할 때 사용되며, 이 범주는 좀 더 특정한 진단을 내리기에는 정보가 불충분한 발현 징후들을 포함한다.

성기능부전
Sexual Dysfunctions

● 사정지연
Delayed Ejaculation

진단기준   **F52.32**

A. 파트너와의 성적 행위(상황상 인정되는 맥락이 있거나, 일반적으로는 모든 맥락에서)에서 개인의 지연 욕구가 없는데도 거의 모든 또는 모든 경우에(약 75~100%), 다음 증상 중 적어도 하나를 경험한다.
1. 현저한 사정지연
2. 사정 빈도의 현저한 감소 또는 사정의 부재
B. 진단기준 A의 증상은 최소한 6개월 이상 지속되어야 한다.
C. 진단기준 A의 증상은 개인에게 임상적으로 현저한 고통을 초래한다.
D. 성기능부전은 비성적인 정신질환이나 심각한 대인관계 스트레스 혹은 다른 유의미한 스트레스 요인으로 더 잘 설명되지 않으며, 물질/치료약물의 효과나 다른 의학적 상태로 인한 것이 아니다.

다음 중 하나를 명시할 것:
   평생형: 장해가 개인이 성적으로 활동하기 시작할 때부터 존재
   후천형: 장해는 상대적으로 정상적인 성기능의 시기 이후에 발생
다음 중 하나를 명시할 것:
   전반형: 특정한 종류의 상황, 자극, 파트너에 국한되지 않음
   상황형: 특정한 종류의 상황, 자극, 파트너에 국한됨
현재의 심각도를 명시할 것:
   경도: 진단기준 A의 증상이 경한 고통을 유발
   중등도: 진단기준 A의 증상들이 중등도의 고통을 유발
   고도: 진단기준 A의 증상들이 고도 또는 극도의 고통을 유발

● 발기장애

Erectile Disorder

진단기준 **F52.21**

A. 거의 모든 또는 모든(약 75~100%) 성적 행위(상황상 인정되는 맥락이 있거나, 일반적으로는 모든 맥락에서)에서 다음 증상 3가지 중 적어도 하나를 경험한다.
   1. 성적 행위 중에 발기하는 데 심각한 어려움을 겪음
   2. 성적 행위를 끝낼 때까지 발기를 유지하는 데 심각한 어려움이 있음
   3. 발기 후 강직도가 감소함
B. 진단기준 A의 증상은 최소한 6개월 이상 지속되어야 한다.
C. 진단기준 A의 증상은 개인에게 임상적으로 현저한 고통을 초래한다.
D. 성기능부전은 비성적인 정신질환이나 심각한 대인관계 스트레스, 혹은 다른 유의미한 스트레스 요인으로 더 잘 설명되지 않으며, 물질/치료약물의 효과나 다른 의학적 상태로 인한 것이 아니다.

다음 중 하나를 명시할 것:
  평생형: 장해가 개인이 성적으로 활동하기 시작할 때부터 존재
  후천형: 장해는 상대적으로 정상적인 성기능 시기 이후에 발생

다음 중 하나를 명시할 것:
  전반형: 특정한 종류의 자극, 상황 또는 파트너에 국한되지 않음
  상황형: 특정한 종류의 자극, 상황 또는 파트너에 국한됨

현재의 심각도를 명시할 것:
  경도: 진단기준 A의 증상이 경한 고통을 유발
  중등도: 진단기준 A의 증상이 중등도의 고통을 유발
  고도: 진단기준 A의 증상이 고도 또는 극도의 고통을 유발

● 여성극치감장애

Female Orgasmic Disorder

진단기준 **F52.31**

A. 거의 모든 또는 모든(대략 75~100%) 성적 행위(상황상 인정되는 맥락이 있거나, 일반적으로는 모든 맥락에서)에서 다음 증상 중 적어도 하나를 경험한다.
   1. 현저한 극치감의 지연, 결여 또는 부재
   2. 현저히 감소된 극치감 감각의 강도
B. 진단기준 A의 증상은 대략적으로 최소 6개월 이상 지속되어야 한다.

C. 진단기준 A의 증상은 개인에게 임상적으로 현저한 고통을 초래한다.

D. 성기능부전은 비성적인 정신질환이나 심각한 대인관계 스트레스(예, 파트너의 폭력), 혹은 다른 유의미한 스트레스 요인으로 더 잘 설명되지 않으며 물질/치료약물의 효과나 다른 의학적 상태로 인한 것이 아니다.

다음 중 하나를 명시할 것:

　평생형: 장해가 개인이 성적으로 활동하기 시작할 때부터 존재

　후천형: 장해는 상대적으로 정상적인 성기능 시기 이후에 발생

다음 중 하나를 명시할 것:

　전반형: 특정한 종류의 자극, 상황 또는 파트너에 국한되지 않음

　상황형: 특정한 종류의 자극, 상황 또는 파트너에 국한됨

다음의 경우 명시할 것:

　어떠한 상황에서도 극치감을 전혀 경험하지 못함

현재의 심각도를 명시할 것:

　경도: 진단기준 A의 증상이 경한 고통을 유발

　중등도: 진단기준 A의 증상이 중등도의 고통을 유발

　고도: 진단기준 A의 증상이 고도 또는 극도의 고통을 유발

● 여성 성적 관심/흥분장애
Female Sexual Interest/Arousal Disorder

 진단기준　　　　　　　　　　　　　　　　　**F52.22**

A. 성적 관심/흥분의 결핍 또는 현저한 감소가 있으며, 다음 중 적어도 3가지에 의해 나타난다.

　1. 성적 행위에 대한 관심의 부재/감소

　2. 성적/성애적 사고나 환상의 부재/감소

　3. 성적 행위 개시의 부재/감소, 전형적으로 파트너가 성적 행위를 개시하려는 시도에 반응하지 않음

　4. 거의 모든 혹은 모든(대략 75~100%) 성적 경험(확인된 상황적 맥락 또는 일반적으로는 모든 맥락에서) 중 성적 행위 동안 성적 쾌감/즐거움의 부재/감소

　5. 어떤 내적 또는 외적 성적/성애적 암시(예, 글, 말, 시각)의 반응으로 성적 관심/흥분의 부재/감소

　6. 거의 모든 또는 모든(대략 75~100%) 성적 경험 중 성적 행위 동안 성기 또는 성기 외 감각의 부재/감소

B. 진단기준 A의 증상은 최소한 대략 6개월의 기간 동안 지속되어야 한다.

C. 진단기준 A의 증상은 개인에게 임상적으로 현저한 고통을 초래한다.

D. 성기능부전은 비성적인 정신질환이나 심각한 대인관계 스트레스(예, 파트너의 폭력)의 결과 혹은 다른 유의미한 스트레스 요인으로 더 잘 설명되지 않으며, 물질/치료약물의 효과나 다른 의학적 상태로 인한 것이 아니다.

다음 중 하나를 명시할 것:

　평생형: 장해가 개인이 성적으로 활동하기 시작할 때부터 존재

　후천형: 장해는 상대적으로 정상적인 성기능 시기 이후에 발생

다음 중 하나를 명시할 것:

　전반형: 특정한 종류의 자극, 상황 또는 파트너에 국한되지 않음

　상황형: 특정한 종류의 자극, 상황 또는 파트너에 국한됨

현재의 심각도를 명시할 것:

　경도: 진단기준 A의 증상이 경한 고통을 유발

　중등도: 진단기준 A의 증상이 중등도의 고통을 유발

　고도: 진단기준 A의 증상이 고도 또는 극도의 고통을 유발

● 성기-골반통/삽입장애
Genito-Pelvic Pain/Penetration Disorder

 진단기준　　　　　　　　　　　　　　　　　　　　　　　　F52.6

A. 다음 중 하나 이상의 증상이 지속되거나 재발되는 어려움이 있다.
　1. 성교 중 삽입통
　2. 성교 중이나 삽입 시도 중 현저한 음부나 질의 통증 혹은 골반통
　3. 질 내 삽입을 예상하거나, 질 내 삽입 중이거나, 질 내 삽입의 결과로 인한 음부나 질의 통증 혹은 골반통에 대한 현저한 두려움 또는 불안
　4. 질 내 삽입의 시도 동안 골반기저근의 현저한 긴장 혹은 수축

B. 진단기준 A의 증상은 최소 약 6개월 이상 지속되어야 한다.

C. 진단기준 A의 증상은 개인에게 임상적으로 현저한 고통을 초래한다.

D. 성기능부전은 비성적인 정신질환이나 심각한 대인관계 고통(예, 파트너의 폭력) 혹은 다른 유의미한 스트레스 요인으로 더 잘 설명되지 않으며, 물질/치료약물의 효과나 다른 의학적 상태로 인한 것이 아니다.

다음 중 하나를 명시할 것:

　평생형: 장해가 개인이 성적으로 활동하기 시작할 때부터 존재

　후천형: 장해는 상대적으로 정상적인 성기능 시기 이후에 발생

현재의 심각도를 명시할 것:

　경도: 진단기준 A의 증상들이 경한 고통을 유발

중등도: 진단기준 A의 증상들이 중등도의 고통을 유발
고도: 진단기준 A의 증상들이 고도 또는 극도의 고통을 유발

● 남성성욕감퇴장애
Male Hypoactive Sexual Desire Disorder

 진단기준　　　　　　　　　　　　　　　　　　　　　　F52.0

A. 성적/성애적 사고나 환상, 그리고 성적 행위에 대한 욕망이 지속적으로 또는 반복적으로 결여(또는 부재). 결여에 대한 판단은 연령이나 개인 삶 전반과 사회문화적 맥락에서 성적 기능에 영향을 미치는 요인들을 고려하여 임상의에 의해 이루어진다.
B. 진단기준 A의 증상은 최소 대략 6개월간 지속되어야 한다.
C. 진단기준 A의 증상은 개인에게 임상적으로 현저한 고통을 초래한다.
D. 성기능부전은 비성적인 정신질환이나 심각한 대인관계 스트레스 혹은 다른 유의미한 스트레스 요인으로 더 잘 설명되지 않으며, 물질/치료약물의 효과나 다른 의학적 상태로 인한 것이 아니다.

다음 중 하나를 명시할 것:
평생형: 장해가 개인이 성적으로 활동하기 시작할 때부터 존재
후천형: 장해는 상대적으로 정상적인 성기능 시기 이후에 발생
다음 중 하나를 명시할 것:
전반형: 특정한 종류의 자극, 상황 또는 파트너에 국한되지 않음
상황형: 특정한 종류의 자극, 상황 또는 파트너에 국한됨
현재의 심각도를 명시할 것:
경도: 진단기준 A의 증상들이 경한 고통을 유발
중등도: 진단기준 A의 증상들이 중등도의 고통을 유발
고도: 진단기준 A의 증상들이 고도 또는 극도의 고통을 유발

● 조기사정
Premature (Early) Ejaculation

 진단기준　　　　　　　　　　　　　　　　　　　　　　F52.4

A. 파트너와의 성적 행위 동안 질 내 삽입 후 개인이 원하기 이전인 대략 1분 내에 사정을 하는 유형이 지속되거나 반복된다.

주의점: 질 내 삽입이 아니더라도 조기사정은 진단될 수 있다. 이 경우 특정한 시간 기준은 입증되지 않았다.

B. 진단기준 A의 증상을 최소한 6개월간 성적 행위(상황상 인정되는 맥락이 있거나, 일반적으로는 모든 맥락에서)의 거의 모든 혹은 모든(대략 75~100%) 상황에서 경험한다.

C. 진단기준 A의 증상이 개인에게 임상적으로 현저한 고통을 초래한다.

D. 성기능부전은 비성적인 정신질환이나 심각한 대인관계 스트레스 혹은 다른 유의미한 스트레스 요인으로 더 잘 설명되지 않으며, 물질/치료약물의 효과나 다른 의학적 상태로 인한 것이 아니다.

다음 중 하나를 명시할 것:

평생형: 장해가 개인이 성적으로 활동하기 시작할 때부터 존재

후천형: 장해는 상대적으로 정상적인 성기능 시기 이후에 발생

다음 중 하나를 명시할 것:

전반형: 특정한 종류의 자극, 상황 또는 파트너에 국한되지 않음

상황형: 특정한 종류의 자극, 상황 또는 파트너에 국한됨

현재의 심각도를 명시할 것:

경도: 질 내 삽입 후 약 30초~1분 내에 사정이 일어나는 경우

중등도: 질 내 삽입 후 약 15~30초 내에 사정이 일어나는 경우

고도: 사정이 성적 행위에 앞서 일어나거나 성적 행위를 시작할 때, 또는 질 내 삽입 후 약 15초 내에 일어나는 경우

● 물질/치료약물로 유발된 성기능부전
Substance/Medication-Induced Sexual Dysfunction

진단기준

A. 임상적으로 현저한 성기능 장해가 임상 양상에서 두드러진다.

B. 병력, 신체검진 또는 검사 소견에 (1)과 (2) 둘 다의 증거가 있다.

1. 진단기준 A의 증상이 물질 중독이나 물질 금단 동안 혹은 직후에, 혹은 치료약물 노출 후나 금단 후에 발생한다.

2. 관련된 물질/치료약물이 진단기준 A의 증상을 일으킬 수 있다.

C. 장해가 물질/치료약물로 유발된 것이 아닌 성기능부전으로 더 잘 설명되지 않는다. 별개의 성기능부전의 증거는 다음과 같다.

증상이 물질/치료약물 사용 시작보다 선행한다. 증상이 급성 금단 혹은 심한 중독의 중단 이후에도 상당한 기간(예, 약 1개월) 동안 계속된다. 혹은 물질/

치료약물로 유발된 것이 아닌 독립적인 성기능부전이라는 다른 증거(예, 물질/치료약물과 관련 없는 재발성 삽화의 병력)가 있다.

D. 장해가 섬망의 경과 중에만 발생되지는 않는다.

E. 장해가 개인에게 임상적으로 현저한 고통을 초래한다.

주의점: 이 진단은 진단기준 A의 증상이 임상 양상에서 두드러지고 임상적 주목을 받을 정도로 충분히 심할 때에만 물질 중독이나 물질 금단의 진단 대신에 내려져야 한다.

부호화 시 주의점: [특정 물질/치료약물]로 유발된 성기능부전에 대한 ICD-10-CM 부호는 다음 표에 제시되어 있다. ICD-10-CM 부호는 동일 종류의 물질에 대한 물질사용장애의 동반이환 여부에 따라 달라진다는 점에 주의한다. 만약 경도의 물질사용장애가 물질로 유발된 성기능부전과 동반이환된다면 네 번째 자리의 글자는 '1'이고, 임상의는 물질로 유발된 성기능부전 앞에 '경도 [물질]사용장애'를 기록해야 한다(예, '경도 코카인사용장애, 코카인으로 유발된 성기능부전 동반'). 만약 중등도 또는 고도 물질사용장애가 물질로 유발된 성기능부전과 동반이환된다면 네 번째 자리의 글자는 '2'이고, 임상의는 동반이환하는 물질사용장애의 심각도에 따라 '중등도 [물질]사용장애' 또는 '고도 [물질]사용장애'를 기록해야 한다. 만약 동반이환하는 물질사용장애가 없다면(예, 1회의 심한 물질 사용 후) 네 번째 자리의 글자는 '9'이며 임상의는 물질로 유발된 성기능부전만을 기록해야 한다.

	ICD-10-CM		
	경도 사용장애 동반	중증도 또는 고도 사용장애 동반	사용장애 미동반
알코올	F10.181	F10.281	F10.981
아편계	F11.181	F11.281	F11.981
진정제, 수면제 또는 항불안제	F13.181	F13.281	F13.981
암페타민류 물질 (또는 기타 자극제)	F15.181	F15.281	F15.981
코카인	F14.181	F14.281	F14.981
기타(또는 미상의) 물질	F19.181	F19.281	F19.981

다음의 경우 명시할 것(물질 종류와 연관된 진단을 위해서는 '중독 중 발병' 및/또는 '금단 중 발병'이 특정 물질 등급에 적용되는지 여부를 나타내는 '물질관련 및 중독장애' 장의 〈표 1〉을 참조하시오; 혹은 '치료약물 사용 후 발병'을 명시하시오).

　　중독 중 발병: 기준이 물질 중독에 맞고, 증상이 중독 동안에 발생하는 경우

　　금단 중 발병: 기준이 물질 금단에 맞고, 증상이 금단 동안 혹은 금단 직후 발생하는 경우

치료약물 사용 후 발병: 증상이 치료약물의 시작, 치료약물의 교체 또는 치료약물의 금단 중에 발생하는 경우

현재의 심각도를 명시할 것:

　경도: 성적 행위 중 25~50% 빈도로 나타남

　중등도: 성적 행위 중 50~75% 빈도로 나타남

　고도: 성적 행위 중 75% 이상의 빈도로 나타남

기록 절차 Recording Procedures

물질/치료약물로 유발된 성기능부전의 이름은 성기능부전의 원인으로 가정되는 특정 물질(예, 알코올)로 시작한다. ICD-10-CM 진단부호는 약물 종류에 기초한 진단기준 세트에 포함된 표에서 선택된다. 어느 종류에도 부합하지 않는 약물(예, 플루옥세틴)의 경우 기타(또는 미상의) 물질을 위한 ICD-10-CM 부호를 사용해야 하며, 특정 물질의 이름을 기록해야 한다(예, F19.981 플루옥세틴으로 유발된 성기능부전). 어떤 물질이 병인인자로 판단되나 특정 물질이 알려지지 않은 경우 기타(또는 미상의) 물질 분류에 대한 ICD-10-CM 부호를 사용하고, 해당 물질이 알려지지 않은 사실을 기록한다(예, F19.981 미상의 물질로 유발된 성기능부전).

장애의 이름을 기록할 때는 동반 물질사용장애를 (있다면) 먼저 기재하고, 이어서 '동반'이라는 단어와 함께 물질로 유발된 성기능부전의 이름이 뒤따르며, 그다음으로 발병에 대한 명시 사항(즉, 중독 중 발병, 금단 중 발병, 치료약물 사용 후 발병), 세분화한 심각도(예, 경도, 중등도, 고도)를 적는다. 예를 들어, 고도 알코올사용장애가 있는 사람에서 중독 중 발병한 발기부전의 경우 진단은 F10.281 알코올로 유발된 성기능부전을 동반하는 고도 알코올사용장애, 중독 중 발병, 중등도다. 동반된 고도 알코올사용장애에 대한 별도의 진단은 부여되지 않는다. 만약 물질로 유발된 성기능부전이 동반된 물질사용장애 없이 일어난 경우라면(예, 1회의 심한 물질 사용 후) 부수의 물질사용장애는 기록되지 않는다(예, F15.981 암페타민으로 유발된 성기능부전, 중독 중 발병). 한 가지 이상의 물질이 성기능부전의 발생에 상당한 역할을 한 것으로 여겨질 때는 각각을 모두 별도로 나열해야 한다(예, F14.181 코카인

으로 유발된 성기능부전을 동반하는 경도 코카인사용장애, 중독 중 발병, 중등도; F19.981 플루옥세틴으로 유발된 성기능부전, 치료약물 사용 후 발병, 중등도).

● 달리 명시되는 성기능부전
Other Specified Sexual Dysfunction

F52.8

이 범주는 사회적, 직업적 또는 다른 중요한 기능 영역에서 임상적으로 현저한 고통이나 손상을 초래하는 성기능부전의 특징적인 증상들이 두드러지지만, 성기능부전의 진단분류에 속한 장애 중 어느 것에도 완전한 기준을 만족하지 않는 발현 징후들에 적용된다. 달리 명시되는 성기능부전 범주는 발현 징후가 어떤 특정 성기능부전의 기준에 맞지 않은 특정한 이유를 의사소통하기 위해 임상의가 선택한 상황들에서 사용된다. 이는 '달리 명시되는 성기능부전'을 기록하고, 이어서 특정한 이유(예, '성적 혐오')를 기록한다.

● 명시되지 않는 성기능부전
Unspecified Sexual Dysfunction

F52.9

이 범주는 사회적, 직업적 또는 다른 중요한 기능 영역에서 임상적으로 현저한 고통을 초래하는 성기능부전의 특징적인 증상들이 두드러지지만, 성기능부전의 진단분류에 속한 장애 중 어느 것에도 완전한 기준을 만족하지 않는 발현 징후들에 적용된다. 명시되지 않는 성기능부전 범주는 기준이 특정 성기능부전의 기준에 맞지 않은 이유를 명시할 수 없다고 임상의가 선택한 상황들에서 사용되며, 좀 더 특정한 진단을 내리기에는 정보가 불충분한 발현 징후들을 포함한다.

젠더 불쾌감
Gender Dysphoria

젠더 불쾌감
Gender Dysphoria

진단기준

아동에서 젠더 불쾌감   F64.2

A. 자신의 경험된/표현되는 젠더와 부여된 젠더 사이의 현저한 불일치가 최소 6개월 동안 다음 중 최소 6가지를 보인다(진단기준 A1은 반드시 포함).

  1. 다른 젠더가 되고 싶은 강한 욕구 또는 자신이 다른 젠더(또는 부여된 젠더와 다른 어떤 대체 젠더)라고 주장함

  2. 남자아이(부여된 젠더)는 여자아이 옷을 입거나 여자아이 옷처럼 보이게 하는 것을 강하게 선호하고, 여자아이(부여된 젠더)는 전형적인 남자아이 옷만 강하게 선호하고 전형적인 여자아이 옷에는 강한 저항을 보임

  3. 가상 놀이 또는 환상 놀이에서 다른 젠더의 역할을 강하게 선호함

  4. 다른 젠더가 전형적으로 사용하거나 관여하는 장난감, 게임, 활동을 강하게 선호함

  5. 다른 젠더의 놀이 친구를 강하게 선호

  6. 남자아이(부여된 젠더)는 전형적으로 남성적인 장난감, 게임, 활동에 대해 강한 거부감과 난폭한 놀이에 강한 회피, 여자아이(부여된 젠더)는 전형적으로 여성적인 장난감, 게임, 활동에 대한 강한 거부감을 보임

  7. 자신의 해부학적 성에 강한 혐오

  8. 자신이 경험하고 있는 젠더와 일치하고자 하는 일차, 그리고/또는 이차 성징에 대한 강한 욕구

B. 이 상태는 사회, 학교 또는 다른 중요한 기능 영역에서 임상적으로 현저한 고통이나 손상과 연관된다.

다음의 경우 명시할 것:

성발달장애/차이 동반(예, [E25.0] 선천성 부신 과형성 또는 [E34.50] 안드로겐 무감성 증후군 같은 선천성 부신성기장애)

부호화 시 주의점: 젠더 불쾌감뿐만 아니라 성발달장애/차이도 부호화하시오.

청소년과 성인에서 젠더 불쾌감   F64.0

A. 자신의 경험된/표현되는 젠더와 부여된 젠더 사이의 현저한 불일치가 최소 6개월 동안 다음 중 최소 2가지를 보인다.

 1. 자신의 경험된/표현되는 젠더의 일차, 그리고/또는 이차 성징(또는 어린 청소년에서 기대되는 이차 성징) 사이의 현저한 불일치

 2. 자신의 경험된/표현되는 젠더(또는 어린 청소년에서 기대되는 이차 성징의 발달을 막고자 하는 욕구)의 현저한 불일치로 인해 자신의 일차, 그리고/또는 이차 성징을 제거하고자 하는 강한 욕구

 3. 다른 젠더의 일차, 그리고/또는 이차 성징에 대한 강한 욕구

 4. 다른 젠더(또는 자신에게 부여된 젠더와는 다른 어떤 대체 젠더)가 되고 싶은 강한 욕구

 5. 다른 젠더(또는 자신에게 부여된 젠더와는 다른 어떤 대체 젠더)로 대우받고 싶은 강한 욕구

 6. 자신이 다른 젠더(또는 자신에게 부여된 젠더와는 다른 어떤 대체 젠더)의 전형적인 느낌과 반응을 가지고 있다는 강한 확신

B. 이 상태는 사회적, 직업적 또는 다른 중요한 기능 영역에서 임상적으로 현저한 고통이나 손상과 연관된다.

다음의 경우 명시할 것:

성발달장애/차이 동반(예, [E25.0] 선천성 부신 과형성 또는 [E34.50] 안드로겐 무감성 증후군 같은 선천성 부신성기장애)

부호화 시 주의점: 젠더 불쾌감뿐만 아니라 성발달장애/차이도 부호화하시오.

다음의 경우 명시할 것:

성전환 후: 최소한 하나의 젠더를 확정하는 의학적 시술이나 치료요법—즉, 경험하고 있는 젠더로 확정하기 위한 규칙적인 젠더 확정 호르몬 치료나 젠더 재부여 수술(예, 출생 시 부여된 남성에서 유방 확대 수술 및/또는 외음부 성형술; 출생 시 부여된 여성에서 성전환 가슴 수술 및/또는 남근 성형술 또는 유륜 성형술)—을 통하여 경험하고 있는 젠더로 온종일 살아가기 위해 성전환을 했거나(젠더 변화에 적법성이 있든지 없든지 간에), 준비하고 있다.

● 달리 명시되는 젠더 불쾌감
Other Specified Gender Dysphoria

F64.8

이 범주는 사회적, 직업적 또는 다른 중요한 기능 영역에서 임상적으로 현저한 고통
이나 손상을 초래하는 젠더 불쾌감의 특징적인 증상들이 두드러지지만, 젠더 불쾌
감의 진단분류에 속한 장애 중 어느 것에도 완전한 기준을 만족하지 않는 발현 징
후들에 적용된다. 달리 명시되는 젠더 불쾌감 범주는 발현 징후가 어떤 특정 젠더
불쾌감의 기준에 맞지 않은 특정한 이유에 대해 의사소통하기 위해 임상의가 선택
한 상황들에서 사용된다. 이는 '달리 명시되는 젠더 불쾌감'을 기록하고, 이어서 특
정한 이유(예, '단기 젠더 불쾌감' 증상들이 젠더 불쾌감의 진단기준을 충분히 만족
하나, 증상의 기간이 6개월 미만일 때)를 기록한다.

● 명시되지 않는 젠더 불쾌감
Unspecified Gender Dysphoria

F64.9

이 범주는 사회적, 직업적 또는 다른 중요한 기능 영역에서 임상적으로 현저한 고통
이나 손상을 초래하는 젠더 불쾌감의 특징적인 증상들이 두드러지지만, 젠더 불쾌
감의 진단분류에 속한 장애 중 어느 것에도 완전한 기준을 만족하지 않는 발현 징
후들에 적용된다. 명시되지 않는 젠더 불쾌감 범주는 기준이 특정 젠더 불쾌감의 기
준에 맞지 않은 이유를 명시할 수 없다고 임상의가 선택한 상황들에서 사용되며, 좀
더 특정한 진단을 내리기에는 정보가 불충분한 발현 징후들을 포함한다.

파괴적, 충동조절, 그리고 품행 장애
Disruptive, Impulse-Control, and Conduct Disorders

● **적대적 반항장애**
Oppositional Defiant Disorders

진단기준   **F91.3**

A. 분노/과민한 기분, 논쟁적/반항적 행동, 또는 보복적인 양상이 적어도 6개월 이상 지속되고, 다음 중 적어도 4가지 이상의 증상이 존재한다. 이러한 증상은 형제나 자매가 아닌 적어도 한 명 이상의 다른 사람과의 상호작용에서 나타나야 한다.

분노/과민한 기분
1. 자주 욱하고 화를 낸다.
2. 자주 과민하고 쉽게 짜증을 낸다.
3. 자주 화를 내고 분개한다.

논쟁적인/반항적인 행동
4. 자주 권위자와 논쟁을 한다. 아동이나 청소년의 경우는 어른과 논쟁한다.
5. 자주 적극적으로 권위자의 요구나 규칙을 무시하거나 거절한다.
6. 자주 고의적으로 타인을 귀찮게 한다.
7. 자주 자신의 실수나 잘못된 행동을 남의 탓으로 돌린다.

보복적인 특성
8. 지난 6개월 안에 적어도 두 번 이상 악의에 차 있거나 앙심을 품고 있다.

주의점: 진단에 부합하는 행동의 지속성 및 빈도는 정상적 범위 내에 있는 행동과 구별되어야 한다. 다른 언급이 없다면, 5세 이하의 아동인 경우에는 최소한 6개월 동안 거의 매일 상기 행동이 나타나야 한다(진단기준 A8). 5세 이상의 아동인 경우에는 6개월 동안 일주일에 최소한 한 번 이상 상기 행동이 나타나야 한다(진단기준 A8). 이런 빈도에 대한 기준은 증상을 기술하기 위한 최소 기준을

제공한 것일 뿐이며, 반항적 행동이 동일한 발달수준에 있고 젠더나 문화적 배경이 같은 다른 사람들에서 전형적으로 관찰되는 것보다 더 빈번하고 강도가 높은지와 같은 다른 요인들도 고려해야 한다.

B. 행동의 장해가 개인 자신에게, 또는 자신에게 직접적으로 관련 있는 사회적 맥락(예, 가족, 또래 집단, 동료) 내에 있는 상대방에게 고통을 주며, 그 결과 사회적, 학업적, 직업적, 그리고 다른 주요한 영역에서의 기능에 부정적인 영향을 준다.

C. 이 행동은 정신병적 장애, 약물사용장애, 우울장애 또는 양극성장애의 경과 중에만 국한에서 나타나지 않는다. 또한 파괴적 기분조절부전장애의 진단기준을 충족시키지 않아야 한다.

현재의 심각도를 명시할 것:

　경도: 증상이 단지 한 가지 상황(예, 집, 학교, 직장, 또래 집단)에서만 나타나는 경우

　중등도: 증상이 적어도 2가지 상황에서 나타나는 경우

　고도: 증상이 3가지 이상의 상황에서 나타나는 경우

● 간헐적 폭발장애
Intermittent Explosive Disorders

 진단기준　　　　　　　　　　　　　　　　　　　　　　　　F63.81

A. 공격적인 충동을 조절하지 못하여 보이는 반복적인 행동폭발로, 다음의 항목 중 하나를 특징적으로 보인다.

　1. 언어적 공격성(예, 분노발작, 장황한 비난, 논쟁이나 언어적 다툼) 또는 재산, 동물, 타인에게 가하는 신체적 공격성이 3개월 동안 평균적으로 일주일에 두 번 발생한다. 신체적 공격성은 재산 피해나 재산 파괴를 초래하지 않으며, 동물이나 다른 사람에게 상해를 입히지 않는다.

　2. 재산 피해나 파괴, 그리고/또는 동물이나 다른 사람에게 상해를 입힐 수 있는 신체적 폭행을 포함하는 폭발적 행동을 12개월 이내에 세 번 보인다.

B. 반복적인 행동폭발 동안 표현된 공격성의 정도는 심리사회적 스트레스 요인에 의해 촉발되거나 유발되는 정도를 심하게 넘어선 것이다.

C. 반복적인 공격적 행동폭발은 미리 계획된 것이 아니며(즉, 그것은 충동적, 그리고/혹은 분노로 유발된 행동), 가시적인 목표를 달성하기 위해 저질러진 행동이 아니다(예, 돈, 권력, 협박).

D. 반복적인 공격적 행동폭발은 개인에게 심각한 심리적 고통을 유발하거나, 직업적 또는 대인관계 기능에 손상을 주거나, 혹은 재정적 또는 법적인 문제와 관련된다.

E. 생활연령(chronological age)은 적어도 6세 이상이다(또는 6세에 상응하는 발달 단계 수준).

F. 반복적인 공격적 행동폭발이 다른 정신질환에 의해 더 잘 설명되지 않으며(예, 주요우울장애, 양극성장애, 파괴적 기분조절부전장애, 정신병적 장애, 반사회성 성격장애, 경계성 성격장애), 다른 의학적 상태(예, 두부 외상, 알츠하이머병)나 물질(예, 남용약물, 치료약물)에 의한 직접적인 생리적 효과로 인한 것이 아니다. 6~18세 아동의 경우에 적응장애의 일부로 보이는 공격적 행동을 이 진단으로 고려해서는 안 된다.

주의점: 반복적이고 충동적인 공격적 행동폭발이 주의력결핍 과잉행동장애, 품행장애, 적대적 반항장애, 자폐스펙트럼장애들에서 보일 수 있는 정도를 초과하고 독립적인 임상적 주의가 요구될 때 상기 진단에 더해서 간헐적 폭발장애를 추가적으로 진단 내릴 수 있다.

● 품행장애
Conduct Disorder

 진단기준

A. 다른 사람의 기본적 권리를 침해하고 연령에 적절한 사회적 규범 및 규칙을 위반하는 지속적이고 반복적인 행동 양상으로, 지난 12개월 동안 다음의 15개 기준 중 적어도 3개 이상에 해당되고, 지난 6개월 동안 적어도 1개 이상의 기준에 해당된다.

사람과 동물에 대한 공격성
1. 자주 다른 사람을 괴롭히거나, 위협하거나, 협박한다.
2. 자주 신체적인 싸움을 건다.
3. 다른 사람에게 심각한 신체적 손상을 입힐 수 있는 무기를 사용한다(예, 방망이, 벽돌, 깨진 병, 칼, 총).
4. 다른 사람에게 신체적으로 잔인하게 대한다.
5. 동물에게 신체적으로 잔인하게 대한다.
6. 피해자가 보는 앞에서 도둑질을 한다(예, 노상강도, 소매치기, 강탈, 무장강도).
7. 다른 사람에게 성적 행동을 강요한다.

재산 파괴
8. 심각한 손상을 입히려는 의도로 고의적으로 불을 지른다.
9. 다른 사람의 재산을 고의적으로 파괴한다(방화로 인한 것은 제외).

사기 또는 절도
10. 다른 사람의 집, 건물 또는 자동차에 무단으로 침입한다.

11. 어떤 물건을 얻거나 환심을 사기 위해, 또는 의무를 피하기 위해 거짓말을 자주 한다(즉, 다른 사람을 속인다).

12. 피해자와 대면하지 않은 상황에서 귀중품을 훔친다(예, 부수거나 침입하지 않고 상점에서 물건 훔치기, 문서 위조).

심각한 규칙 위반

13. 부모의 제지에도 불구하고 13세 이전부터 자주 밤늦게까지 집에 들어오지 않는다.

14. 친부모 또는 부모 대리인 가정에서 사는 동안 밤에 적어도 2회 이상 가출한다. 또는 장기간 귀가하지 않는 가출이 1회 있다.

15. 13세 이전부터 무단결석을 자주 한다.

B. 행동의 장해가 사회적, 학업적 또는 직업적 기능에 임상적으로 현저한 손상을 초래한다.

C. 18세 이상일 경우, 반사회성 성격장애의 기준에 부합되지 않는다.

다음 중 하나를 명시할 것

F91.1 아동기 발병 유형: 10세 이전에 품행장애의 특징적인 증상 중 적어도 1개 이상을 보이는 경우

F91.2 청소년기 발병 유형: 10세 이전에는 품행장애의 특징적인 증상을 전혀 보이지 않은 경우

F91.9 명시되지 않는 발병: 품행장애의 진단기준에 충족되지만, 첫 증상을 10세 이전에 보였는지 또는 10세 이후에 보였는지에 대한 정보가 없어서 확실히 결정하기 어려운 경우

다음의 경우 명시할 것:

제한된 친사회적 정서: 이 명시자를 진단하려면, 적어도 12개월 이상 다양한 대인관계나 사회적 장면에서 다음 중 적어도 2개 이상의 특징을 보여야 한다. 이러한 특성은 해당 기간 동안 그 개인의 대인관계적, 그리고 정서적 기능의 전형적인 형태를 반영해 주며, 몇몇 상황에서만 가끔 발생하는 것이 아니다. 따라서 명시자를 평가하기 위해서는 다양한 출처에서 정보를 얻는 것이 필수적이다. 자기-보고뿐만 아니라 그 개인을 장기간 동안 알고 있는 사람들(예, 부모, 교사, 동료, 친척, 또래)의 보고를 반드시 고려해야 한다.

후회나 죄책감 결여: 본인이 잘못을 저질러도 후회나 죄책감을 느끼지 않는다(붙잡히거나 처벌을 받는 상황에서만 양심의 가책을 표현하는 경우는 배제해야 한다). 자신의 행동으로 인한 부정적인 결과에 대해 일반적으로 염려가 결여되어 있다. 예를 들면, 다른 사람을 다치게 하고도 자책하지 않거나 규칙을 어겨 발생하는 결과에 대해 신경을 쓰지 않는다.

냉담-공감의 결여: 다른 사람의 감정을 무시하거나 관심이 없다. 다른 사람들은 이들을 차갑고 무정한 사람으로 묘사한다. 심지어 자신이 다른 사람에게

상당한 피해를 주는 경우에도, 자신이 타인에게 미치는 영향보다는 자기 자신에게 미치는 영향에 더 관심이 있어 보인다.

수행에 대한 무관심: 학교나 직장, 또는 다른 중요한 활동에서 자신이 저조한 수행을 보이는 것을 개의치 않는다. 심지어 충분히 예상 가능한 상황에서도, 좋은 성과를 보이기 위해 필요한 노력을 기울이지 않으며, 전형적으로 자신의 저조한 수행을 다른 사람의 탓으로 돌린다.

피상적이거나 결여된 정서: 피상적이거나, 진실되지 않고, 깊이가 없는 정서(예, 행동과 상반되는 정서 표현; 빠르게 '전환되는 감정')를 제외하고는 다른 사람에게 자신의 기분이나 정서를 표현하지 않는다. 또는 얻고자 하는 것이 있을 때만 정서를 표현한다(예, 다른 사람을 조종하거나 위협하고자 할 때 보이는 정서 표현).

현재의 심각도를 명시할 것:

경도: 진단을 충족시키는 품행 문제가 있더라도, 품행 문제의 수가 적고, 다른 사람에게 가벼운 해를 끼치는 경우(예, 거짓말, 무단결석, 허락 없이 밤늦게까지 집에 들어가지 않는 것, 기타 규칙 위반)

중등도: 품행 문제의 수와 다른 사람에게 끼치는 영향의 정도가 '경도'와 '고도'의 중간에 해당되는 경우(예, 피해자와 대면하지 않는 상황에서 도둑질하기, 공공기물 파손)

고도: 진단을 충족시키는 품행 문제가 많거나, 또는 다른 사람에게 심각한 해를 끼치는 경우(예, 강요된 성관계, 신체적 잔인함, 무기 사용, 피해자가 보는 앞에서 도둑질, 파괴와 침입)

● 반사회성 성격장애
Antisocial Personality Disorder

반사회성 성격장애에 대한 진단기준 및 본문 내용은 '성격장애' 장에 수록되어 있다. 이 장애는 '물질-관련 및 중독 장애'뿐만 아니라 '외현화된' 품행장애의 스펙트럼과 밀접하게 연관되어 있기 때문에 '성격장애' 장에서뿐만 아니라 여기의 진단목록에도 등재된 것이다.

● 병적 방화
Pyromania

진단기준

A. 1회 이상의 고의적이고 목적 있는 방화
B. 방화 행위 전의 긴장 또는 정서적인 흥분
C. 불에 대한, 그리고 불과 연관된 상황적 맥락에 대한 매혹, 흥미, 호기심 또는 매력(예, 방화용품, 그것의 사용, 방화 결과)
D. 불을 지르거나, 불이 난 것을 목격하거나, 그것의 여파에 참여할 때의 기쁨, 만족 또는 안도감
E. 방화는 금전적 이득, 사회정치적 이념의 표현, 범죄 행위 은폐, 분노나 복수심 표현, 생활 환경 개선, 망상이나 환각에 대한 반응, 또는 손상된 판단력의 결과(예, 주요 신경인지장애, 지적발달장애[지적장애], 물질 중독)에 기인하는 것이 아니다.
F. 방화는 품행장애, 조증 삽화 또는 반사회성 성격장애로 더 잘 설명되지 않는다.

● 병적 도벽
Kleptomania

진단기준

A. 개인적인 용도로 쓸모가 없거나 금전적으로 가치가 없는 물건을 훔치려는 충동을 저지하는 데 반복적인 실패
B. 훔치기 직전에 고조되는 긴장감
C. 훔쳤을 때의 기쁨, 만족감 또는 안도감
D. 훔치는 행위를 분노나 복수를 표현하거나 망상이나 환각에 대한 반응으로 하는 것이 아니다.
E. 훔치는 행위가 품행장애, 조증 삽화 또는 반사회성 성격장애에 의해 더 잘 설명되지 않는다.

● 달리 명시되는 파괴적, 충동조절, 그리고 품행 장애
Other Specified Disruptive, Impulse-Control, and Conduct Disorder

F91.8

이 범주는 사회적, 직업적 또는 다른 중요한 기능 영역에서 임상적으로 현저한 고통이나 손상을 초래하는 파괴적, 충동조절, 그리고 품행 장애의 특징적인 증상들을 보이지만, 파괴적, 충동조절, 그리고 품행 장애 진단분류에 속한 장애 중 어느 장애의 기준도 완전히 충족시키지 않는다. 임상의들이 어떠한 특정 파괴적, 충동조절, 그리고 품행 장애의 진단기준을 충족시키지 않는 특정한 이유에 대해 의사소통하는 상황에서, 달리 명시되는 파괴적, 충동조절, 그리고 품행 장애 진단이 사용된다. 이는 '달리 명시되는 파괴적, 충동조절, 그리고 품행 장애'로 표기하고 그 뒤에 특정 이유를 제시한다(예, 불충분한 빈도로 보이는 반복적인 행동폭발).

● 명시되지 않는 파괴적, 충동조절, 그리고 품행 장애
Unspecified Disruptive, Impulse-Control, and Conduct Disorder

F91.9

이 범주는 사회적, 직업적 또는 다른 중요한 기능 영역에서 임상적으로 현저한 고통이나 손상을 초래하는 파괴적, 충동조절, 그리고 품행 장애의 특징적인 증상들을 보이지만, 파괴적, 충동조절, 그리고 품행 장애 진단분류에 속한 장애 중 어느 것에도 완전한 기준을 만족하지 않는 증상 특징들에 적용된다. 임상의들이 어떠한 특정 파괴적, 충동조절, 그리고 품행 장애의 진단기준을 충족시키지 않는 상세한 이유를 결정할 수 없고, 좀 더 세부적인 진단을 내리기에는 정보가 불충분한 경우(예, 응급실 상황)에 명시되지 않는 파괴적, 충동조절, 그리고 품행 장애 진단이 사용된다.

물질관련 및 중독 장애
Substance-Related and Addictive Disorders

물질관련장애는 10가지 서로 다른 종류의 약물을 포함한다. 알코올, 카페인, 대마, 환각제(단, 펜시클리딘[혹은 유사 작용을 하는 아릴사이클로헥실아민]과 이외의 환각제들은 구별된 범주로 진단), 흡입제, 아편계, 진정제, 수면제 또는 항불안제, 자극제(암페타민류 물질들, 코카인, 그리고 기타 자극제들), 담배, 그리고 기타(또는 미상의) 물질(예, 아산화질소)로 나뉜다. 이 장에는 물질관련장애뿐만 아니라 도박장애도 포함된다. 이는 도박 행위와 남용약물이 보상 체계를 활성화한다는 것과 장애로 인한 행동 증상들이 유사하다는 증거들을 반영한 것이다.

물질관련장애는 물질사용장애와 물질로 유발된 장애의 두 그룹으로 나뉜다. 물질로 유발된 상태에는 중독, 금단, 그리고 기타 물질/치료약물로 유발된 정신질환(정신병적 장애, 양극성 및 관련 장애, 우울장애, 수면장애, 성기능부전, 강박 및 관련 장애, 신경인지장애에 대한 진단기준과 설명은 이 매뉴얼에서 제공하고 있다)이 있다. **물질/치료약물로 유발된 정신질환**이라 함은 외부 물질이 중추신경계에 미친 생리적인 효과로 인한 증상 표현들을 일컫는데, 전형적인 중독제(intoxicant; 예, 알코올, 흡입제, 코카인), 약물(예, 자극제, 진정제-수면제), 기타 약물(예, 스테로이드), 환경 독소(예, 유기인산화합물 살충제)를 포함한다. 감별진단을 손쉽게 하기 위해, 이 장에서 언급하지 않은 물질/치료약물로 유발된 정신질환들은 표현되는 모습이 유사한 장애들을 기술한 본문과 진단기준에 포함시켰다(예, 물질/치료약물로 유발된 우울장애는 '우울장애' 장에 포함). 특정 종류의 약물만이 특정 유형의 물질로 유발된 장애를 유

발할 수 있다는 점에 유의하라. 각 물질 종류에 따라 묶인 더 넓은 진단범주
는 〈표 1〉에 나와 있다.

〈표 1〉 각 물질과 연관된 진단명

	정신병적 장애	양극성 장애	우울 장애	불안 장애	강박 및 관련 장애	수면 장애	성기능 부전	섬망	신경인지 장애	물질사용 장애	물질 중독	물질 금단
알코올	중/금	중/금	중/금	중/금	—	중/금	중/금	중/금	×(경도, 주요)	×	×	×
카페인	—	—	—	중	—	중/금	—	—	—	—	×	×
대마	중	—	—	중	—	중/금	—	중	—	×	×	×
환각제	—	—	—	—	—	—	—	—	—	—	—	—
펜시클리딘	중	중	중	중	—	—	—	중	—	×	×	—
기타 환각제	중*	중	중	중	—	—	—	중	—	×	×	—
흡입제	중	—	중	중	—	—	—	중	×(경도, 주요)	×	×	—
아편계	—	—	중/금	금	—	중/금	중/금	중/금	—	×	×	×
진정제, 수면제 또는 항불안제	중/금	중/금	중/금	금	—	중/금	중/금	중/금	×(경도, 주요)	×	×	×
자극제**	중	중/금	중/금	중/금	중/금	중/금	중	중	×(경도)	×	×	×
담배	—	—	—	—	—	금	—	—	—	×	—	×
기타(또는 미상의)	중/금	중/금	중/금	중/금	중/금	중/금	중/금	중/금	×(경도, 주요)	×	×	×

주의점:
X: DSM-5에서 인정한 진단명
중: 명시자 '중독 중 발병'을 표기함
금: 명시자 '금단 중 발병'을 표기함
중/금: 명시자 '중독 중 발병' 또는 '금단 중 발병'을 표기함
주요: 명시자 '중독 중 신경인지장애' 또는 '금단 중 신경인지장애'; 경도: 경도 신경인지장애를 포함함
* 환각 지속성 지각장애(플래시백)를 포함함
** 암페타민류 물질, 코카인, 그리고 기타 또는 명시되지 않는 자극제를 포함함

물질관련장애
Substance-Related Disorders

물질사용장애
Substance Use Disorders

물질사용장애의 기록 절차
Recording Procedures for Substance Use Disorder

임상의는 물질이 해당하는 종류에 맞는 부호를 사용하지만, 특정 물질의 이름을 기록해야 한다. 예를 들어, 임상의는 F13.20 중등도 알프라졸람사용장애라고 기록한다(중등도 진정제, 수면제 또는 항불안제 사용장애라고 쓰지 않는다). 혹은 경도 메스암페타민사용장애라고 적는다(경도 자극제사용장애라고 쓰지 않는다). 어느 종류에도 해당되지 않는 물질들(예, 단백동화 스테로이드)은 '기타 물질사용장애'에 해당하는 부호를 사용해야 하고, 특정 물질이 명시되어야 한다(예, F19.10 단백동화 스테로이드 사용장애). 만약 개인이 사용한 물질이 어떤 것인지 모를 때는 '기타(또는 미상의)'에 해당하는 부호를 사용해야 한다(예, F19.20 고도 미상의 물질사용장애). 만약 한 가지 이상의 물질사용장애에 해당되면 모두 진단해야 한다(예, F11.20 고도 헤로인사용장애; F14.20 중등도 코카인사용장애).

ICD-10-CM에 맞는 물질사용장애 부호를 정하는 것은 다른 동반한 물질로 유발된 장애(중독과 금단 포함)가 있는지에 따라 결정된다. 앞의 예시처럼 중등도 알프라졸람사용장애에 F13.20을 붙이는 것은, 동반한 다른 알프라졸람으로 유발된 정신질환이 없다는 것을 의미한다. 물질로 유발된 장애의 ICD-10-CM 부호는 물질사용장애의 존재(또는 부재)와 심각도를 모두 나타내기 때문에, 물질사용장애의 ICD-10-CM 부호는 물질로 유발된 장애가 없는 경우에만 사용할 수 있다. 부호를 붙이는 추가적 정보는 각 물질 명시자 내용을 참조하시오.

물질로 유발된 장애
Substance-Induced Disorders

물질 중독 및 물질 금단의 기록 절차
Recording Procedures for Substance Intoxication and Substance Withdrawal

임상의는 물질이 해당하는 그룹의 부호를 사용해야 하지만, **특정 물질의 이름을 기록해야 한다.** 예를 들면, F13.230 세코바르비탈 금단이라고 기록하고(진정제, 수면제 또는 항불안제 금단이 아닌), F15.120 메스암페타민 중독(암페타민류 물질 중독이 아닌)이라고 기록한다. 물질 중독 및 물질 금단에 ICD-10-CM에 맞는 부호를 붙이는 것은 동반한 다른 물질사용장애가 있는지에 따라 결정된다. 메스암페타민 중독에 F15.120을 붙이는 경우는 동반한 경도 메스암페타민사용장애가 있다는 것을 말한다. 만약 동반한 메스암페타민사용장애가 없을 경우(지각 장해도 없는 경우), 진단부호는 F15.920이다. 실제로 특정 물질에 따른 중독과 금단 증후군의 부호를 선택하는 조건에 대해서는 부호화 시 주의점에 나와 있다.

어느 종류에도 해당되지 않는 물질(예, 단백동화 스테로이드)의 경우, 기타(또는 미상의) 물질 중독 또는 기타(또는 미상의) 물질 금단에 해당하는 적절한 부호를 사용해야 하고 특정 물질이 명시되어야 한다(예, F19.920 단백동화 스테로이드 중독). 만약 개인이 사용한 물질이 어떤 것인지 모를 때는 '기타(또는 미상의)'에 해당하는 부호를 사용해야 한다(예, F19.920 미상의 물질 중독). 만약 특정 물질과 관련된 증상이나 문제가 있지만 어떤 물질 특유 장애의 진단기준도 충족시키지 못한다면, 명시되지 않는 범주를 사용할 수 있다(예, F12.99 명시되지 않는 대마관련장애).

앞에 언급한 것과 같이 ICD-10-CM의 물질 관련 부호들은 임상적인 물질사용장애 양상과 물질로 유발된 양상을 하나의 합쳐진 부호로 통합한다. 따라서 만약 헤로인 금단과 중등도 헤로인사용장애 둘 다 가지고 있다면, 두 양상 모두를 포함시키기 위해서 단일 부호인 F11.23이 주어진다. 부호를 붙이는 추가적 정보는 각 물질에 대한 세부 내용을 참고한다.

물질/치료약물로 유발된 정신질환의 기록 절차
Recording Procedures for Substance/Medication-Induced Mental Disorders

특정 물질/치료약물로 유발된 정신질환들의 진단기준, 부호화 시 주의점과 기록 절차는 표현형을 공유하는 각 장애의 장에서 제공한다(물질/치료약물로 유발된 정신질환은 '조현병 스펙트럼 및 기타 정신병적 장애' '양극성 및 관련 장애' '우울장애' '불안장애' '강박 및 관련 장애' '수면-각성장애' '성기능부전' '신경인지장애' 장 참조). 물질/치료약물로 유발된 정신질환을 물질사용장애와 함께 기록하는 경우, 물질의 종류와 물질에 의해 유발된 정신질환의 종류, 그리고 물질사용장애의 심각도를 반영하는 단일 진단을 붙인다(예, 고도의 코카인사용장애를 동반한 코카인으로 유발된 정신병적 장애). 공존 물질사용장애가 없는 상태에서 발생하는 물질로 유발된 정신질환의 경우(예, 물질 또는 치료약물의 일회성 사용으로 질환이 유발된 경우) 물질/치료약물로 유발된 정신질환만 붙인다(예, 코르티코스테로이드로 유발된 우울장애). 물질/치료약물로 유발된 정신질환의 진단명을 기록하는 것에 추가적으로 필요한 정보는 각 물질/치료약물로 유발된 정신질환의 '기록 절차' 부분에서 제공한다.

알코올관련장애
Alcohol-Related Disorders

● 알코올사용장애
Alcohol Use Disorders

 진단기준

A. 임상적으로 현저한 손상이나 고통을 초래하는 문제적 알코올 사용 양상이 지난 12개월 사이에 다음의 항목 중 최소한 2개 이상으로 나타난다.
 1. 알코올을 종종 의도했던 것보다 많은 양, 혹은 오랜 기간 동안 사용함
 2. 알코올 사용을 줄이거나 조절하려는 지속적인 욕구가 있음. 혹은 사용을 줄이거나 조절하려고 노력했지만 실패한 경험들이 있음
 3. 알코올을 구하거나, 사용하거나, 그 효과에서 벗어나기 위한 활동에 많은 시간을 보냄
 4. 알코올에 대한 갈망감, 혹은 강한 바람, 혹은 욕구
 5. 반복적인 알코올 사용으로 인해 직장, 학교 혹은 가정에서의 주요한 역할 책임 수행에 실패함
 6. 알코올의 영향으로 지속적으로, 혹은 반복적으로 사회적 혹은 대인관계 문제가 발생하거나 악화됨에도 불구하고 알코올 사용을 지속함
 7. 알코올 사용으로 인해 중요한 사회적, 직업적 혹은 여가 활동을 포기하거나 줄임
 8. 신체적으로 해가 되는 상황에서도 반복적으로 알코올을 사용함
 9. 알코올 사용으로 인해 지속적으로, 혹은 반복적으로 신체적·심리적 문제가 유발되거나 악화될 가능성이 높다는 것을 알면서도 계속 알코올을 사용함
 10. 내성, 다음 중 하나로 정의됨
   a. 중독이나 원하는 효과를 얻기 위해 알코올 사용량의 뚜렷한 증가가 필요
   b. 동일한 용량의 알코올을 계속 사용할 경우 효과가 현저히 감소
 11. 금단, 다음 중 하나로 나타남
   a. 알코올의 특징적인 금단 증후군(알코올 금단의 진단기준 A, B를 참조하시오.)
   b. 금단 증상을 완화하거나 피하기 위해 알코올(혹은 벤조디아제핀 같은 비슷한 관련 물질)을 사용

다음의 경우 명시할 것:

조기 관해 상태: 이전에 알코올사용장애의 진단기준을 만족했고, 최소 3개월 이상 최대 12개월 이내의 기간 동안 진단기준에 맞는 항목이 전혀 없는 경우(진단기준 A4의 '알코올에 대한 갈망감, 혹은 강한 바람, 혹은 욕구'는 예외) 사용됨

지속적 관해 상태: 이전에 알코올사용장애의 진단기준을 만족했고, 12개월 이상의 기간 동안 어떤 시기에도 진단기준에 맞는 항목이 전혀 없는 경우(진단기준 A4의 '알코올에 대한 갈망감, 혹은 강한 바람, 혹은 욕구'는 예외) 사용됨

다음의 경우 명시할 것:

통제된 환경에 있음: 이 부가적인 명시자는 개인이 알코올에 대한 접근이 제한된 환경에 있을 때 사용된다.

현재의 심각도/관해에 따른 부호화: 만약 알코올 중독, 알코올 금단 혹은 알코올로 유발된 정신질환이 같이 있으면, 알코올사용장애에 대한 다음의 부호를 쓰지 않는다. 대신 동반한 알코올사용장애는 알코올로 유발된 장애 부호의 네 번째 글자에 표시한다(알코올 중독, 알코올 금단 혹은 특정 알코올로 유발된 정신질환의 부호화 시 주의점 참조). 예를 들어, 만약 알코올 중독과 알코올사용장애가 동반되면 알코올 중독 부호만 쓰고, 동반한 알코올사용장애가 경도인지, 중등도인지, 고도인지를 네 번째 글자에 표시한다. 알코올 중독이 동반된 경도 알코올사용장애에는 F10.129를 사용하고, 알코올 중독이 동반된 중등도 또는 고도 알코올사용장애에는 F10.229를 사용한다.

현재의 심각도/관해를 명시할 것:

F10.10 경도: 2~3개의 증상이 있다.

F10.11 경도, 조기 관해 상태

F10.11 경도, 지속적 관해 상태

F10.20 중등도: 4~5개의 증상이 있다.

F10.21 중등도, 조기 관해 상태

F10.21 중등도, 지속적 관해 상태

F10.20 고도: 6개 이상의 증상이 있다.

F10.21 고도, 조기 관해 상태

F10.21 고도, 지속적 관해 상태

알코올 중독
Alcohol Intoxication

🌿 진단기준

A. 최근의 알코올 섭취가 있다.
B. 알코올을 섭취하는 동안, 또는 그 직후에 임상적으로 심각한 문제적 행동 변화 및 심리적 변화가 발생한다(예, 부적절한 성적 또는 공격적 행동, 기분 가변성, 판단력 손상).
C. 알코올을 사용하는 동안 또는 그 직후에 다음 징후 혹은 증상 중 한 가지(혹은 그 이상)가 나타난다.
    1. 불분명한 언어　　　2. 운동실조　　　　　　3. 불안정한 보행
    4. 안구진탕　　　　　5. 집중력 또는 기억력 손상　6. 혼미 또는 혼수
D. 징후 또는 증상은 다른 의학적 상태로 인한 것이 아니며, 다른 물질 중독을 포함한 다른 정신질환으로 더 잘 설명되지 않는다.
부호화 시 주의점: ICD-10-CM 부호는 동반된 알코올사용장애에 따라 정해진다. 만약 경도 알코올사용장애가 동반되면 ICD-10-CM 부호는 **F10.120**이며, 만약 중등도 또는 고도 알코올사용장애가 동반되면 ICD-10-CM 부호는 **F10.220**이다. 만약 동반이환된 알코올사용장애가 없으면 ICD-10-CM 부호는 **F10.920**이다.

알코올 금단
Alcohol Withdrawal

🌿 진단기준

A. 알코올을 과도하게 장기적으로 사용하다가 중단(혹은 감량)한다.
B. 진단기준 A에서 기술된 것처럼 알코올을 사용하다가 중단(혹은 감량)한 지 수 시간 혹은 수일 이내에 다음 항목 중 2가지(혹은 그 이상)가 나타난다.
    1. 자율신경계 항진(예, 발한, 또는 분당 100회 이상의 빈맥)
    2. 손 떨림 증가
    3. 불면
    4. 오심 또는 구토
    5. 일시적인 시각적 · 촉각적 · 청각적 환각이나 착각
    6. 정신운동 초조
    7. 불안
    8. 대발작

C. 진단기준 B의 징후 또는 증상이 사회적, 직업적 또는 다른 중요한 기능 영역에서 임상적으로 현저한 고통이나 손상을 초래한다.

D. 징후 또는 증상은 다른 의학적 상태로 인한 것이 아니며, 다른 물질 중독 및 금단을 포함한 다른 정신질환으로 더 잘 설명되지 않는다.

다음의 경우 명시할 것:

지각 장해 동반: 이 명시자는 드물게 환각(주로 환시 혹은 환촉)이 현실 검증력이 손상되지 않은 상태에서 생기거나, 청각적, 시각적 혹은 촉각적 착각이 섬망 없이 발생할 때 적용한다.

부호화 시 주의점: ICD-10-CM 부호는 동반한 알코올사용장애가 있는지와 지각 장해 동반 여부에 따라 달라진다.

지각 장해를 동반하지 않는 알코올 금단: 만약 경도 알코올사용장애가 동반되면 ICD-10-CM 부호는 **F10.130**이며, 만약 중등도 또는 고도 알코올사용장애가 동반되면 ICD-10-CM 부호는 **F10.230**이다. 만약 동반이환된 알코올사용장애가 없으면 ICD-10-CM 부호는 **F10.930**이다.

지각 장해를 동반하는 알코올 금단: 만약 경도 알코올사용장애가 동반되면 ICD-10-CM 부호는 **F10.132**이며, 만약 중등도 또는 고도 알코올사용장애가 동반되면 ICD-10-CM 부호는 **F10.232**다. 만약 동반이환된 알코올사용장애가 없으면 ICD-10-CM 부호는 **F10.932**다.

알코올로 유발된 정신질환
Alcohol-Induced Mental Disorders

다음의 알코올로 유발된 정신질환들은 현상학적으로 동일한 증상을 공유하고 있는 이 편람의 다른 장애 부분에서 기술된다(각 장의 물질/치료약물로 유발된 정신질환 참조): 알코올로 유발된 정신병적 장애('조현병 스펙트럼 및 기타 정신병적 장애'), 알코올로 유발된 양극성장애('양극성 및 관련 장애'), 알코올로 유발된 우울장애('우울장애'), 알코올로 유발된 불안장애('불안장애'), 알코올로 유발된 수면장애('수면-각성장애'), 알코올로 유발된 성기능부전('성기능부전'), 알코올로 유발된 주요 또는 경도 신경인지장애('신경인지장애'). 알코올 중독 섬망과 알코올 금단 섬망은 '신경인지장애' 장의 섬망의 진단기준과 논의에서 설명한다. 이러한 알코올로 유발된 정신질환은 증상이 상당히 심해서 독립적인 임상적 주의를 필요로 할 때만 알코올 중독이나 알코올 금단 대신 진단 내린다.

명시되지 않는 알코올관련장애
Unspecified Alcohol-Related Disorder

F10.99

이 범주는 사회적, 직업적 또는 다른 중요한 기능 영역에서 임상적으로 현저한 고통이나 손상을 초래하는 알코올관련장애의 특징적인 증상들이 두드러지지만, 어떤 특정 알코올관련장애 또는 물질관련 및 중독 장애의 진단분류에 속한 장애 중 어느 것에도 완전한 기준을 만족하지 않는 발현 징후들에 적용된다.

카페인관련장애
Caffeine-Related Disorders

카페인 중독
Caffeine Intoxication

진단기준   **F15.920**

A. 최근의 카페인 섭취가 있다(보통 250mg 이상을 초과하는 고용량).
B. 카페인을 사용하는 동안, 또는 그 직후에 다음 징후 혹은 증상 중 5가지(혹은 그 이상)가 나타난다.
   1. 안절부절   2. 신경과민
   3. 흥분   4. 불면
   5. 안면홍조   6. 이뇨
   7. 위장관 장해   8. 근육연축
   9. 사고와 언어의 두서없는 흐름   10. 빈맥 혹은 심부정맥
   11. 지칠 줄 모르는 기간   12. 정신운동 초조
C. 진단기준 B의 징후나 증상이 사회적, 직업적 또는 다른 중요한 기능 영역에서 임상적으로 현저한 고통이나 손상을 초래한다.

D. 징후 또는 증상은 다른 의학적 상태로 인한 것이 아니며, 다른 물질 중독을 포함한 다른 정신질환으로 더 잘 설명되지 않는다.

● 카페인 금단
Caffeine Withdrawal

🍃 진단기준   **F15.93**

A. 장기적으로 매일 카페인을 사용한다.
B. 카페인 사용을 갑자기 끊거나 줄인 뒤 24시간 이내에 다음의 징후나 증상 중 3가지(혹은 그 이상)가 나타난다.
  1. 두통   2. 현저한 피로나 졸음
  3. 불쾌 기분, 우울 기분 혹은 과민성   4. 집중력 저하
  5. 독감 유사 증상(오심, 구토 혹은 근육의 통증이나 뻣뻣함)
C. 진단기준 B의 징후 또는 증상이 사회적, 직업적 또는 다른 중요한 기능 영역에서 임상적으로 현저한 고통이나 손상을 초래한다.
D. 징후 또는 증상은 다른 의학적 상태(예, 편두통, 바이러스 감염성 질환)의 생리적 효과로 인한 것이 아니고, 다른 물질 중독 및 금단을 포함한 다른 정신질환으로 더 잘 설명되지 않는다.

카페인으로 유발된 정신질환
Caffeine-Induced Mental Disorders

다음의 카페인으로 유발된 정신질환들은 현상학적으로 동일한 증상을 공유하고 있는 이 편람의 다른 장애 부분에서 기술된다(각 장의 물질/치료약물로 유발된 정신질환 참조): 카페인으로 유발된 불안장애('불안장애'), 카페인으로 유발된 수면장애('수면-각성장애'). 이러한 카페인으로 유발된 장애는 증상이 상당히 심해서 독립적인 임상적 주의를 필요로 할 때만 카페인 중독이나 카페인 금단 대신 진단 내린다.

● 명시되지 않는 카페인관련장애
Unspecified Caffeine-Related Disorder

F15.99

이 범주는 사회적, 직업적 또는 다른 중요한 기능 영역에서 임상적으로 현저한 고통이나 손상을 초래하는 카페인관련장애의 특징적인 증상들이 두드러지지만, 어떤 특정 카페인관련장애 또는 물질관련 및 중독 장애의 진단분류에 속한 장애 중 어느 것에도 완전한 기준을 만족하지 않는 발현 징후들에 적용된다.

대마관련장애
Cannabis-Related Disorders

● 대마사용장애
Cannabis Use Disorder

🌱 진단기준

A. 임상적으로 현저한 손상이나 고통을 초래하는 문제적 대마 사용 양상이 지난 12개월 사이에 다음의 항목 중 최소한 2개 이상으로 나타난다.
   1. 대마를 종종 의도했던 것보다 많은 양 혹은 오랜 기간 동안 사용함
   2. 대마 사용을 줄이거나 조절하려는 지속적인 욕구가 있음. 혹은 사용을 줄이거나 조절하려고 노력했지만 실패한 경험들이 있음
   3. 대마를 구하거나, 사용하거나, 그 효과에서 벗어나기 위한 활동에 많은 시간을 보냄
   4. 대마에 대한 갈망감, 혹은 강한 바람, 혹은 욕구
   5. 반복적인 대마 사용으로 인해 직장, 학교 혹은 가정에서의 주요한 역할 책임 수행에 실패함
   6. 대마의 영향으로 지속적으로, 혹은 반복적으로 사회적 혹은 대인관계 문제가 발생하거나 악화됨에도 불구하고 대마 사용을 지속함
   7. 대마 사용으로 인해 중요한 사회적, 직업적 혹은 여가 활동을 포기하거나 줄임
   8. 신체적으로 해가 되는 상황에서도 반복적으로 대마를 사용함
   9. 대마 사용으로 인해 지속적으로, 혹은 반복적으로 신체적 혹은 심리적 문제가

유발되거나 악화될 가능성이 높다는 것을 알면서도 계속 대마를 사용함
10. 내성, 다음 중 하나로 정의됨
  a. 중독 혹은 원하는 효과를 얻기 위해 대마 사용량의 뚜렷한 증가가 필요
  b. 동일한 용량의 대마를 계속 사용할 경우 효과가 현저히 감소
11. 금단, 다음 중 하나로 나타남
  a. 대마의 특징적인 금단 증후군(대마 금단 진단기준 A와 B를 참조하시오)
  b. 금단 증상을 완화하거나 피하기 위해 대마(혹은 비슷한 관련 물질)를 사용

다음의 경우 명시할 것:
  조기 관해 상태: 이전에 대마사용장애의 진단기준을 만족했고, 최소 3개월 이상 최대 12개월 이내의 기간 동안 진단기준에 맞는 항목이 전혀 없는 경우(진단기준 A4의 '대마에 대한 갈망감, 혹은 강한 바람, 혹은 욕구'는 예외) 사용된다.
  지속적 관해 상태: 이전에 대마사용장애의 진단기준을 만족했고, 12개월 이상의 기간 동안 어떤 시기에도 진단기준에 맞는 항목이 전혀 없는 경우(진단기준 A4의 '대마에 대한 갈망감, 혹은 강한 바람, 혹은 욕구'는 예외) 사용된다.

다음의 경우 명시할 것:
  통제된 환경에 있음: 이 부가적인 명시자는 개인이 대마에 대한 접근이 제한된 환경에 있을 때 사용된다.

현재의 심각도/관해에 따른 부호화: 만약 대마 중독, 대마 금단 혹은 다른 대마로 유발된 정신질환이 같이 있으면, 대마사용장애에 대한 다음의 부호를 쓰지 않는다. 대신 동반한 대마사용장애는 대마로 유발된 장애 부호의 네 번째 글자에 표시한다(대마 중독, 대마 금단 혹은 특정 대마로 유발된 정신질환의 부호화 시 주의점 참조). 예를 들어, 만약 대마로 유발된 불안장애와 대마사용장애가 동반되면 대마로 유발된 불안장애 부호만 쓰고, 동반한 대마사용장애가 경도인지, 중등도인지, 고도인지를 네 번째 글자에 표시한다. 대마로 유발된 불안장애가 동반된 경도 대마사용장애에는 F12.180을 사용하고, 대마로 유발된 불안장애가 동반된 중등도 또는 고도 대마사용장애에는 F12.280을 사용한다.

현재의 심각도/관해를 명시할 것:
  F12.10 경도: 2~3개의 증상이 있다.
  F12.10 경도, 조기 관해 상태
  F12.10 경도, 지속적 관해 상태
  F12.20 중등도: 4~5개의 증상이 있다.
  F12.20 중등도, 조기 관해 상태
  F12.20 중등도, 지속적 관해 상태
  F12.20 고도: 6개 이상의 증상이 있다.
  F12.20 고도, 조기 관해 상태
  F12.20 고도, 지속적 관해 상태

● 대마 중독
Cannabis Intoxication

🌿 진단기준

A. 최근의 대마 사용이 있다.
B. 대마를 사용하는 동안 또는 그 직후에 임상적으로 심각한 문제적 행동 변화 및 심리적 변화가 발생한다(예, 운동실조, 다행감, 불안, 시간이 느리게 가는 느낌, 판단력 손상, 사회적 위축).
C. 대마 사용 후 2시간 이내에 다음 징후 혹은 증상 중 2가지(혹은 그 이상)가 나타난다.
  1. 결막 충혈　　　2. 식욕 증가　　　3. 입마름　　　4. 빈맥
D. 징후 또는 증상은 다른 의학적 상태로 인한 것이 아니며, 다른 물질 중독을 포함한 다른 정신질환으로 더 잘 설명되지 않는다.

다음의 경우 명시할 것:
  지각 장해 동반: 현실 검증력이 보존된 상태에서 발생하는 환각이 있거나, 혹은 섬망이 없는 상태에서 청각적 · 시각적 혹은 촉각적 착각이 발생했을 때 적용한다.
부호화 시 주의점: ICD-10-CM 부호는 동반된 대마사용장애와 지각 장해 유무에 따라 정해진다.
  지각 장해를 동반하지 않는 대마 중독: 만약 경도 대마사용장애가 동반되면 ICD-10-CM 부호는 **F12.120**이다. 만약 중등도 또는 고도 대마사용장애가 동반되면 ICD-10-CM 부호는 **F12.220**이다. 만약 동반이환된 대마사용장애가 없으면 ICD-10-CM 부호는 **F12.920**이다.
  지각 장해를 동반하는 대마 중독: 만약 경도 대마사용장애가 동반되면 ICD-10-CM 부호는 **F12.122**다. 만약 중등도 또는 고도 대마사용장애가 동반되면 ICD-10-CM 부호는 **F12.222**다. 만약 동반이환된 대마사용장애가 없으면 ICD-10-CM 부호는 **F12.922**다.

● 대마 금단
Cannabis Withdrawal

🌿 진단기준

A. 대마를 과도하게 장기적으로 사용하다가 중단(즉, 주로 매일 혹은 최소한 몇 개월 이상의 기간에 걸쳐 거의 매일 사용)한 상태다.
B. 진단기준 A 상태 이후 약 1주 이내에 다음의 징후나 증상 중 3가지(혹은 그 이

상)가 나타난다.

1. 과민성, 분노 또는 공격성
2. 신경과민 또는 불안
3. 수면 문제(예, 불면, 뒤숭숭한 꿈)
4. 식욕 감퇴 또는 체중 감소
5. 안절부절
6. 우울 기분
7. 다음에 열거된 신체적 증상 중 최소 한 가지 이상으로 인해 심각한 불편을 겪음: 복통, 흔들림/떨림, 발한, 열, 오한 혹은 두통

C. 진단기준 B의 징후 또는 증상이 사회적, 직업적 또는 다른 중요한 기능 영역에서 임상적으로 현저한 고통이나 손상을 초래한다.

D. 징후 또는 증상은 다른 의학적 상태로 인한 것이 아니며, 다른 물질 중독 및 금단을 포함한 다른 정신질환으로 더 잘 설명되지 않는다.

부호화 시 주의점: ICD-10-CM 부호는 대마사용장애 동반이환 여부에 따라 달라진다. 경도 대마사용장애가 동반되면 ICD-10-CM 부호는 **F12.13**이다. 중등도 또는 고도 대마사용장애가 동반되면 ICD-10-CM 부호는 **F12.23**이다. 대마사용장애 없이 대마 금단이 발생하면(예, 환자가 의학적으로 적합한 복약지도에 따라 대마를 복용하는 경우) ICD-10-CM 부호는 **F12.93**이다.

대마로 유발된 정신질환
Cannabis-Induced Mental Disorders

다음의 대마로 유발된 정신질환들은 현상학적으로 동일한 증상을 공유하고 있는 이 편람의 다른 장애 부분에서 기술된다(각 장의 물질/치료약물로 유발된 정신질환 참조): 대마로 유발된 정신병적 장애('조현병 스펙트럼 및 기타 정신병적 장애'), 대마로 유발된 불안장애('불안장애'), 대마로 유발된 수면장애('수면-각성장애'). 대마 중독 섬망은 '신경인지장애' 장의 섬망의 진단기준과 논의에서 설명한다. 이러한 대마로 유발된 정신질환은 증상이 상당히 심해서 독립적인 임상적 주의를 필요로 할 때만 대마 중독이나 대마 금단 대신 진단 내린다.

명시되지 않는 대마관련장애
Unspecified Cannabis-Related Disorder

F12.99

이 범주는 사회적, 직업적 또는 다른 중요한 기능 영역에서 임상적으로 현저한 고통이나 손상을 초래하는 대마관련장애의 특징적인 증상들이 두드러지지만, 어떤 특정 대마관련장애 또는 물질관련 및 중독 장애의 진단분류에 속한 장애 중 어느 것에도 완전한 기준을 만족하지 않는 발현 징후들에 적용된다.

환각제관련장애
Hallucinogen-Related Disorders

펜시클리딘사용장애
Phencyclidine Use Disorder

 진단기준

A. 임상적으로 현저한 손상이나 고통을 초래하는 문제적 펜시클리딘(혹은 약리학적으로 유사한 물질) 사용 양상이 지난 12개월 사이에 다음의 항목 중 최소한 2개 이상으로 나타난다.
   1. 펜시클리딘을 종종 의도했던 것보다 많은 양 혹은 오랜 기간 동안 사용함
   2. 펜시클리딘 사용을 줄이거나 조절하려는 지속적인 욕구가 있음. 혹은 사용을 줄이거나 조절하려고 노력했지만 실패한 경험들이 있음
   3. 펜시클리딘을 구하거나, 사용하거나, 그 효과에서 벗어나기 위한 활동에 많은 시간을 보냄
   4. 펜시클리딘에 대한 갈망감, 혹은 강한 바람, 혹은 욕구
   5. 반복적인 펜시클리딘 사용으로 인해 직장, 학교 혹은 가정에서의 주요한 역할 책임 수행에 실패함(예, 펜시클리딘 사용과 관련된 반복되는 결근 혹은 업무 수행 능력 저하; 펜시클리딘 관련 학교 결석·정학·퇴학; 자녀 혹은 가사 방임)
   6. 펜시클리딘의 영향으로 지속적 혹은 반복적으로 사회적 혹은 대인관계 문제

가 발생하거나 악화됨에도 불구하고 펜시클리딘 사용을 지속함(예, 배우자와 중독의 결과에 대한 문제로 다툼; 신체적 싸움)

7. 펜시클리딘 사용으로 인해 중요한 사회적, 직업적 혹은 여가 활동을 포기하거나 줄임

8. 신체적으로 해가 되는 상황에서도 반복적으로 펜시클리딘을 사용함(예, 펜시클리딘으로 인한 장애가 있는 상태에서 자동차 운전 혹은 기계 조작).

9. 펜시클리딘 사용으로 인해 지속적이거나 반복적으로 신체적 · 심리적 문제가 유발되거나 악화될 가능성이 높다는 것을 알면서도 계속 펜시클리딘을 사용함

10. 내성, 다음 중 하나로 정의됨
    a. 중독이나 원하는 효과를 얻기 위해 펜시클리딘 사용량의 뚜렷한 증가가 필요
    b. 동일한 용량의 펜시클리딘을 계속 사용할 경우 효과가 현저히 감소

주의점: 금단 증상이나 징후는 펜시클리딘에서 확립되지 않아서, 이 진단기준은 적용하지 않는다. (펜시클리딘 금단은 동물에서는 보고되었지만, 사람에서는 보고되지 않았다.)

다음의 경우 명시할 것:

조기 관해 상태: 이전에 펜시클리딘사용장애의 진단기준을 만족했고, 최소 3개월 이상 최대 12개월 이내의 기간 동안 진단기준에 맞는 항목이 전혀 없는 경우(진단기준 A4의 '펜시클리딘에 대한 갈망감, 혹은 강한 바람, 혹은 욕구'는 예외) 사용된다.

지속적 관해 상태: 이전에 펜시클리딘사용장애의 진단기준을 만족했고, 12개월 이상의 기간 동안 어떤 시기에도 진단기준에 맞는 항목이 전혀 없는 경우(진단기준 A4의 '펜시클리딘에 대한 갈망감, 혹은 강한 바람, 혹은 욕구'는 예외) 사용된다.

다음의 경우 명시할 것:

통제된 환경에 있음: 이 부가적인 명시자는 개인이 펜시클리딘에 대한 접근이 제한된 환경에 있을 때 사용된다.

현재의 심각도/관해에 따른 부호화: 만약 펜시클리딘 중독 혹은 다른 펜시클리딘으로 유발된 정신질환이 같이 있으면, 펜시클리딘사용장애에 대한 다음의 부호를 쓰지 않는다. 대신 동반한 펜시클리딘사용장애는 펜시클리딘으로 유발된 장애 부호의 네 번째 글자에 표시한다(펜시클리딘 중독 혹은 특정 펜시클리딘으로 유발된 정신질환의 부호화 시 주의점 참조). 예를 들어, 만약 펜시클리딘 중독과 펜시클리딘사용장애가 동반되면, 펜시클리딘 중독 부호만 쓰고, 동반한 펜시클리딘사용장애가 경도인지, 중등도인지, 고도인지를 네 번째 글자에 표시한다. 펜시클리딘 중독이 동반된 경도 펜시클리딘사용장애에는 F16.159를 사용하고, 펜시클리딘 중독이 동반된 중등도 또는 고도 펜시클리딘사용장애에는 F16.259를 사용한다.

현재의 심각도/관해를 명시할 것:
F16.10 경도: 2~3개의 증상이 있다.
F16.11 경도, 조기 관해 상태
F16.11 경도, 지속적 관해 상태
F16.20 중등도: 4~5개의 증상이 있다.
F16.21 중등도, 조기 관해 상태
F16.21 중등도, 지속적 관해 상태
F16.20 고도: 6개 이상의 증상이 있다.
F16.21 고도, 조기 관해 상태
F16.21 고도, 지속적 관해 상태

기타 환각제사용장애
Other Hallucinogen Use Disorder

진단기준

A. 임상적으로 현저한 손상이나 고통을 초래하는 문제적 환각제(펜시클리딘 이외) 사용 양상이 지난 12개월 사이에 다음의 항목 중 최소한 2개 이상으로 나타난다.
   1. 환각제를 종종 의도했던 것보다 많은 양이나 오랜 기간 동안 사용함
   2. 환각제 사용을 줄이거나 조절하려는 지속적인 욕구가 있음. 혹은 사용을 줄이거나 조절하려고 노력했지만 실패한 경험들이 있음
   3. 환각제를 구하거나, 사용하거나, 그 효과에서 벗어나기 위한 활동에 많은 시간을 보냄
   4. 환각제에 대한 갈망감, 혹은 강한 바람, 혹은 욕구
   5. 반복적인 환각제 사용으로 인해 직장, 학교 혹은 가정에서의 주요한 역할 책임 수행에 실패함(예, 환각제 사용과 관련된 반복되는 결근 혹은 업무 수행 능력 저하; 환각제 관련 학교 결석·정학·퇴학; 자녀 혹은 가사 방임)
   6. 환각제의 영향으로 지속적으로, 혹은 반복적으로 사회적 혹은 대인관계 문제가 발생하거나 악화됨에도 불구하고 환각제 사용을 지속함(예, 배우자와 중독의 결과에 대한 문제로 다툼; 신체적 싸움)
   7. 환각제 사용으로 인해 중요한 사회적, 직업적 혹은 여가 활동을 포기하거나 줄임
   8. 신체적으로 해가 되는 상황에서도 반복적으로 환각제를 사용함(예, 환각제로 인한 장애가 있는 상태에서 자동차 운전 혹은 기계 조작)
   9. 환각제 사용으로 인해 지속적으로, 혹은 반복적으로 신체적·심리적 문제가 유발되거나 악화될 가능성이 높다는 것을 알면서도 계속 환각제를 사용함

10. 내성, 다음 중 하나로 정의됨
    a. 중독이나 원하는 효과를 얻기 위해 환각제 사용량의 뚜렷한 증가가 필요
    b. 동일한 용량의 환각제를 계속 사용할 경우 효과가 현저히 감소

주의점: 금단 증상이나 징후는 환각제에서 확립되지 않아서, 이 진단기준은 적용하지 않는다.

특정 환각제를 명시할 것

다음의 경우 명시할 것:

    조기 관해 상태: 이전에 환각제사용장애의 진단기준은 만족했고, 최소 3개월 이상 최대 12개월 이내의 기간 동안 진단기준에 맞는 항목이 전혀 없는 경우(진단기준 A4의 '환각제에 대한 갈망감, 혹은 강한 바람, 혹은 욕구'는 예외) 사용된다.

    지속적 관해 상태: 이전에 환각제사용장애의 진단기준을 만족했고, 12개월 이상의 기간 동안 어떤 시기에도 진단기준에 맞는 항목이 전혀 없는 경우(진단기준 A4의 '환각제에 대한 갈망감, 혹은 강한 바람, 혹은 욕구'는 예외) 사용된다.

다음의 경우 명시할 것:

    통제된 환경에 있음: 이 부가적인 명시자는 개인이 환각제에 대한 접근이 제한된 환경에 있을 때 사용된다.

현재의 심각도/관해에 따른 부호화: 만약 환각제 중독 혹은 다른 환각제로 유발된 정신질환이 같이 있으면, 환각제사용장애에 대한 다음의 부호를 쓰지 않는다. 대신 동반한 환각제사용장애는 환각제로 유발된 장애 부호의 네 번째 글자에 표시한다 (환각제 중독 혹은 특정 환각제로 유발된 정신질환의 부호화 시 주의점 참조). 예를 들어, 만약 환각제로 유발된 정신병적 장애와 환각제사용장애가 동반되면 환각제로 유발된 정신병적 장애 부호만 쓰고, 동반한 환각제사용장애가 경도인지, 중등도인지, 고도인지를 네 번째 글자에 표시한다. 환각제로 유발된 정신병적 장애가 동반된 경도 환각제사용장애에는 F16.159를 사용하고, 환각제로 유발된 정신병적 장애가 동반된 중등도 또는 고도 환각제사용장애에는 F16.259를 사용한다.

현재의 심각도/관해를 명시할 것:

    F16.10 경도: 2~3개의 증상이 있다.
    F16.11 경도, 조기 관해 상태
    F16.11 경도, 지속적 관해 상태
    F16.20 중등도: 4~5개의 증상이 있다.
    F16.21 중등도, 조기 관해 상태
    F16.21 중등도, 지속적 관해 상태
    F16.20 고도: 6개 이상의 증상이 있다.
    F16.21 고도, 조기 관해 상태
    F16.21 고도, 지속적 관해 상태

펜시클리딘 중독
Phencyclidine Intoxication

진단기준

A. 최근의 펜시클리딘(혹은 약리학적으로 유사한 물질) 사용이 있다.

B. 펜시클리딘을 사용하는 동안 또는 그 직후에 임상적으로 현저한 문제적 행동 변화 및 심리적 변화가 발생한다(예. 호전성, 공격성, 충동성, 예측 불가능성, 정신운동 초조, 판단력 손상).

C. 사용 후 1시간 이내에 다음 징후 혹은 증상 중 2가지(혹은 그 이상)가 나타난다.
   주의점: 약물을 '코로 흡입', 흡연하거나, 정맥으로 투여할 때는 더 빨리 나타날 수 있다.

   1. 수직적 또는 수평적 안구진탕   2. 고혈압 혹은 빈맥
   3. 감각 이상 또는 통증에 대한 반응 감소   4. 실조
   5. 구음곤란   6. 근육경직
   7. 발작 또는 혼수   8. 청각과민

D. 징후 또는 증상은 다른 의학적 상태로 인한 것이 아니며, 다른 물질 중독을 포함한 다른 정신질환으로 더 잘 설명되지 않는다.

부호화 시 주의점: ICD-10-CM 부호는 동반된 펜시클리딘사용장애 유무에 따라 정해진다. 만약 경도 펜시클리딘사용장애가 동반되면 ICD-10-CM 부호는 **F16.120**이며, 만약 중등도 또는 고도 펜시클리딘사용장애가 동반되면 ICD-10-CM 부호는 **F16.220**이다. 만약 동반이환된 펜시클리딘사용장애가 없으면 ICD-10-CM 부호는 **F16.920**이다.

기타 환각제 중독
Other Hallucinogen Intoxication

진단기준

A. 최근의 환각제 사용(펜시클리딘 이외)이 있다.

B. 환각제를 사용하는 동안 또는 그 직후에 임상적으로 현저한 문제적 행동 변화 및 심리적 변화가 발생한다(예. 심각한 불안 또는 우울, 관계사고, '정신은 잃은 것 같은' 두려움, 편집성 사고, 판단력 손상).

C. 환각제를 사용하는 동안 또는 그 직후에 완전히 깨어 의식이 명료한 상태에서 나타나는 지각적 변화(예. 주관적 지각 강화, 이인증, 비현실감, 착각, 환각, 공감각)

D. 환각제를 사용하는 동안 또는 그 직후에 다음 징후 혹은 증상 중 2가지(혹은 그

이상)가 나타난다.

1. 동공산대　　　　　　　　2. 빈맥
3. 발한　　　　　　　　　　4. 가슴 두근거림
5. 눈이 침침함　　　　　　　6. 떨림
7. 운동실조

E. 징후 또는 증상은 다른 의학적 상태로 인한 것이 아니며, 다른 물질 중독을 포함한 다른 정신질환으로 더 잘 설명되지 않는다.

부호화 시 주의점: ICD-10-CM 부호는 동반된 환각제사용장애 유무에 따라 정해진다. 만약 경도 환각제사용장애가 동반되면 ICD-10-CM 부호는 **F16.120**이며, 만약 중등도 또는 고도 환각제사용장애가 동반되면 ICD-10-CM 부호는 **F16.220**이다. 만약 동반이환된 환각제사용장애가 없으면 ICD-10-CM 부호는 **F16.920**이다.

● 환각제 지속성 지각장애
Hallucinogen Persisting Perception Disorder

🌿 진단기준　　　　　　　　　　　　　　　　　　　**F16.983**

A. 환각제 사용 중단 후, 환각제 중독 상태에서 경험했던 지각 증상(예, 기하학적 환각, 주변 시야에서의 움직임에 대한 잘못된 지각, 색채의 섬광, 강렬한 색감, 움직이는 물체의 잔상, 양성 잔상, 대상 주위의 후광, 거시증, 미시증) 중 한 가지 이상의 증상을 재경험한다.

B. 진단기준 A의 증상이 사회적, 직업적 또는 다른 중요한 기능 영역에서 임상적으로 현저한 고통이나 손상을 초래한다.

C. 증상이 다른 의학적 상태(예, 뇌의 해부학적 병변과 감염, 시각 뇌전증)로 인한 것이 아니며, 다른 정신질환(예, 섬망, 주요 신경인지장애, 조현병)이나 출면환각으로 더 잘 설명되지 않는다.

펜시클리딘으로 유발된 정신질환
Phencyclidine-Induced Mental Disorders

기타 펜시클리딘으로 유발된 정신질환은 현상학적으로 동일한 증상을 공유하고 있는 이 편람의 다른 장애 부분에서 기술된다(각 장의 물질/치료약물로 유발된 정신질환 참조): 펜시클리딘으로 유발된 정신병적 장애('조현병 스펙트럼 및 기타 정신병적 장애), 펜시클리딘으로 유발된 양극성장애('양극성 및 관련 장애'), 펜시클리딘으로 유발된 우울장애('우울장애'), 펜시클리딘으로 유발된 불안장애('불안장애'). 펜시클리딘 중독 섬망은 '신경인지장애' 장의 섬망의 진단기준과 논의에서 설명한다. 이러한 펜시클리딘으로 유발된 정신질환은 증상이 상당히 심해서 독립적인 임상적 주의를 필요로 할 때만 펜시클리딘 중독 대신 진단 내린다.

환각제로 유발된 정신질환
Hallucinogen-Induced Mental Disorders

다음의 기타 환각제로 유발된 정신질환은 현상학적으로 동일한 증상을 공유하고 있는 이 편람의 다른 장애 부분에서 기술된다(각 장의 물질/치료약물로 유발된 정신질환 참조): 기타 환각제로 유발된 정신병적 장애('조현병 스펙트럼 및 기타 정신병적 장애'), 기타 환각제로 유발된 양극성장애('양극성 및 관련 장애'), 기타 환각제로 유발된 우울장애('우울장애'), 기타 환각제로 유발된 불안장애('불안장애'). 기타 환각제 중독 섬망은 '신경인지장애' 장의 섬망의 진단기준과 논의에서 설명한다. 이러한 환각제로 유발된 정신질환은 증상이 상당히 심해서 독립적인 임상적 주의를 필요로 할 때만 기타 환각제 중독 대신 진단 내린다.

● 명시되지 않는 펜시클리딘관련장애
Unspecified Phencyclidine-Related Disorder

F16.99

이 범주는 사회적, 직업적 또는 다른 중요한 기능 영역에서 임상적으로 현저한 고통이나 손상을 초래하는 펜시클리딘관련장애의 특징적인 증상들이 두드러지지만, 어떤 특정 펜시클리딘관련장애 또는 물질관련 및 중독 장애의 신난분류에 속한 장애 중 어느 것에도 완전한 기준을 만족하지 않는 발현 징후들에 적용된다.

명시되지 않는 환각제관련장애
Unspecified Hallucinogen-Related Disorder

F16.99

이 범주는 사회적, 직업적 또는 다른 중요한 기능 영역에서 임상적으로 현저한 고통이나 손상을 초래하는 환각제관련장애의 특징적인 증상들이 두드러지지만, 어떤 특정 환각제관련장애 또는 물질관련 및 중독 장애의 진단분류에 속한 장애 중 어느 것에도 완전한 기준을 만족하지 않는 발현 징후들에 적용된다.

흡입제관련장애
Inhalant-Related Disorders

흡입제사용장애
Inhalant Use Disorder

진단기준

A. 임상적으로 현저한 손상이나 고통을 초래하는 문제적 탄화수소류 흡입제 물질 사용 양상이 지난 12개월 사이에 다음의 항목 중 최소한 2개 이상으로 나타난다.
   1. 흡입제를 종종 의도했던 것보다 더 많은 양, 혹은 더 오랜 기간 동안 사용함
   2. 흡입제 사용을 줄이거나 조절하려는 지속적인 욕구가 있음, 혹은 사용을 줄이거나 조절하려고 노력했지만 실패한 경험들이 있음
   3. 흡입제를 구하거나, 사용하거나, 그 효과에서 벗어나기 위한 활동에 많은 시간을 보냄
   4. 흡입제에 대한 갈망감, 혹은 강한 바람, 혹은 욕구
   5. 반복적인 흡입제 사용으로 인해 직장, 학교 혹은 가정에서의 주요한 역할 책임 수행에 실패함
   6. 흡입제의 영향으로 지속적으로, 혹은 반복적으로 사회적 혹은 대인관계 문제가 발생하거나 악화됨에도 불구하고 흡입제 사용을 지속함
   7. 흡입제 물질 사용으로 인해 중요한 사회적, 직업적 혹은 여가 활동을 포기하거나 줄임
   8. 신체적으로 해가 되는 상황에서 반복적으로 흡입제를 사용함

9. 흡입제 사용으로 인해 지속적으로, 혹은 반복적으로 신체적·심리적 문제가 유발되거나 악화될 가능성이 높다는 것을 알면서도 계속 흡입제를 사용함
10. 내성, 다음 중 하나로 정의됨
    a. 중독이나 원하는 효과를 얻기 위해 흡입제 사용량의 뚜렷한 증가가 필요
    b. 동일한 용량의 흡입제를 계속 사용할 경우 효과가 현저히 감소

특정 흡입제를 명시할 것: 가능한 경우에는 연관된 특정 물질을 명시한다(예, '솔벤트[solvent]사용장애').

다음의 경우 명시할 것:
조기 관해 상태: 이전에 흡입제사용장애의 모든 진단기준을 만족했고, 최소 3개월 이상 최대 12개월 이내의 기한 동안 진단기준에 맞는 항목이 전혀 없는 경우(진단기준 A4의 '흡입제에 대한 갈망감, 혹은 강한 바람, 혹은 욕구'는 예외) 사용된다.
지속적 관해 상태: 이전에 흡입제사용장애의 모든 진단기준을 만족했고, 12개월 이상의 기간 동안 어떤 시기에도 진단기준에 맞는 항목이 전혀 없는 경우(진단기준 A4의 '흡입제에 대한 갈망감, 혹은 강한 바람, 혹은 욕구'는 예외) 사용된다.

다음의 경우 명시할 것:
통제된 환경에 있음: 이 부가적인 명시자는 개인이 흡입제에 대한 접근이 제한된 환경에 있을 때 사용된다.

현재의 심각도/관해에 따른 부호화: 만약 흡입제 중독이나 다른 흡입제로 유발된 정신질환이 같이 있으면 흡입제사용장애에 대한 다음의 부호를 쓰지 않는다. 대신 동반한 흡입제사용장애는 흡입제로 유발된 질환 부호의 네 번째 글자에 표시한다(흡입제 중독 혹은 특정 흡입제로 유발된 정신질환 부호화 시 주의점 참조). 예를 들어, 만약 흡입제로 유발된 우울장애와 흡입제사용장애가 동반되면 흡입제로 유발된 우울장애 부호만 쓰고, 동반한 흡입제사용장애의 심각도가 경도인지, 중등도인지, 고도인지를 네 번째 글자에 표시한다. 흡입제로 유발된 우울장애가 동반된 경도 흡입제사용장애에는 F18.14를 사용하고, 흡입제로 유발된 우울장애가 동반된 중등도 또는 고도 흡입제사용장애에는 F18.24를 사용한다.

현재의 심각도/관해를 명시할 것:
F18.10 경도: 2~3개의 증상이 있다.
F18.11 경도, 조기 관해 상태
F18.11 경도, 지속적 관해 상태
F18.20 중등도: 4~5개의 증상이 있다.
F18.21 중등도, 조기 관해 상태
F18.21 중등도, 지속적 관해 상태
F18.20 고도: 6개 이상의 증상이 있다.
F18.21 고도, 조기 관해 상태
F18.21 고도, 지속적 관해 상태

● 흡입제 중독
Inhalant Intoxication

🍃 진단기준

A. 의도적이든 의도적이지 않든 최근에 단기간, 고용량의 톨루엔이나 휘발유와 같은 휘발성 탄화수소를 포함하는 흡입제 물질에 노출되었다.

B. 흡입제에 노출되는 동안, 또는 그 직후에 임상적으로 현저한 문제적 행동 변화 및 심리적 변화가 발생한다(예, 호전성, 공격성, 무감동, 판단력 손상).

C. 흡입제에 노출되는 동안 또는 그 직후에 다음 징후 혹은 증상 중 2가지(혹은 그 이상)가 나타난다.

1. 현기증	2. 안구진탕	3. 운동실조
4. 불분명한 언어	5. 불안정한 보행	6. 졸음
7. 반사 감소	8. 정신운동지연	9. 떨림
10. 전반적인 근육약화	11. 흐린 시력 및 복시	12. 혼미 또는 혼수
13. 다행감		

D. 징후 또는 증상은 다른 의학적 상태로 인한 것이 아니며, 다른 물질 중독을 포함한 다른 정신질환으로 더 잘 설명되지 않는다.

부호화 시 주의점: ICD-10-CM 부호는 동반된 흡입제사용장애 유무에 따라 정해진다. 만약 경도 흡입제사용장애가 동반되면 ICD-10-CM 부호는 **F18.120**이며, 만약 중등도 또는 고도 흡입제사용장애가 동반되면 ICD-10-CM 부호는 **F18.220**이다. 만약 동반이환된 흡입제사용장애가 없으면 ICD-10-CM 부호는 **F18.920**이다.

흡입제로 유발된 정신질환
Inhalant-Induced Mental Disorders

다음의 흡입제로 유발된 정신질환들은 현상학적으로 동일한 증상을 공유하고 있는 이 편람의 다른 장애 부분에서 기술된다(각 장의 물질/치료약물로 유발된 정신질환 참조): 흡입제로 유발된 정신병적 장애('조현병 스펙트럼 및 기타 정신병적 장애'), 흡입제로 유발된 우울장애('우울장애'). 흡입제로 유발된 불안장애('불안장애'), 흡입제로 유발된 주요 또는 경도 신경인지장애('신경인지장애'). 흡입제 중독 섬망은 '신경인지장애' 장의 섬망의 진단기준과 논의에서 설명한다. 이러한 흡입제로 유발된 정신질환은 증상이 상당히 심해서 독립적인 임상적 주의를 필요로 할 때만 흡입제 중독 대신 진단 내린다.

● 명시되지 않는 흡입제관련장애
Unspecified Inhalant-Induced Disorders

F18.99

이 범주는 사회적, 직업적 또는 다른 중요한 기능 영역에서 임상적으로 현저한 고통이나 손상을 초래하는 흡입제관련장애의 특징적인 증상들이 두드러지지만, 어느 특정 흡입제관련장애 또는 물질관련 및 중독 장애의 진단분류에 속한 장애 중 어느 것에도 완전한 기준을 만족하지 않는 발현 징후들에 적용된다.

아편계관련장애
Opioid-Related Disorders

● 아편계사용장애
Opioid Use Disorder

진단기준

A. 임상적으로 현저한 손상이나 고통을 초래하는 문제적 아편계 사용 양상이 지난 12개월 사이에 다음의 항목 중 최소한 2개 이상으로 나타난다.
  1. 아편계를 종종 의도했던 것보다 더 많은 양, 혹은 오랜 기간 동안 사용함
  2. 아편계 사용을 줄이거나 조절하려는 지속적인 욕구가 있음. 혹은 사용을 줄이거나 조절하려고 노력했지만 실패한 경험들이 있음
  3. 아편계를 구하거나, 사용하거나, 그 효과에서 벗어나기 위한 활동에 많은 시간을 보냄
  4. 아편계에 대한 갈망감, 혹은 강한 바람, 혹은 욕구
  5. 반복적인 아편계 사용으로 인해 직장, 학교 혹은 가정에서의 주요한 역할 책임 수행에 실패함
  6. 아편계의 영향으로 인해 지속적으로, 혹은 반복적으로 사회적 혹은 대인관계 문제가 발생하거나 악화됨에도 불구하고 아편계 사용을 지속함

7. 아편계 사용으로 인해 중요한 사회적, 직업적 혹은 여가 활동을 포기하거나 줄임
8. 신체적으로 해가 되는 상황에서도 반복적으로 아편계를 사용함
9. 아편계 사용으로 인해 지속적으로, 혹은 반복적으로 신체적 · 심리적 문제가 유발되거나 악화될 가능성이 높다는 것을 알면서도 계속 아편계를 사용함
10. 내성, 다음 중 하나로 정의됨
    a. 중독이나 원하는 효과를 얻기 위해 아편계 사용량의 뚜렷한 증가가 필요
    b. 동일한 용량의 아편계를 계속 사용할 경우 효과가 현저히 감소
    주의점: 이 진단기준은 적절한 의학적 감독하에서 아편계를 복용하는 사람들에게는 해당되지 않는 것으로 간주된다.
11. 금단, 다음 중 하나로 나타남
    a. 아편계의 특징적인 금단 증후군(아편계 금단 진단기준 A와 B를 참조하시오)
    b. 금단 증상을 완화하거나 피하기 위해 아편계(혹은 비슷한 관련 물질)를 사용
    주의점: 이 진단기준은 의학적 감독하에 아편계를 사용하는 경우에는 적용하지 않는다.

다음의 경우 명시할 것:

조기 관해 상태: 이전에 아편계사용장애의 진단기준을 만족했고, 최소 3개월 이상 최대 12개월 이내의 기간 동안 진단기준에 맞는 항목이 전혀 없는 경우(진단기준 A4의 '아편계에 대한 갈망감, 혹은 강한 바람, 혹은 욕구'는 예외) 사용된다.

지속적 관해 상태: 이전에 아편계사용장애의 진단기준을 만족했고, 12개월 이상의 기간 동안 어떤 시기에도 진단기준에 맞는 항목이 전혀 없는 경우(진단기준 A4의 '아편계에 대한 갈망감, 혹은 강한 바람, 혹은 욕구'는 예외) 사용된다.

다음의 경우 명시할 것:

유지치료 중: 이 부가적인 명시자는 메타돈이나 부프레노르핀과 같은 작용제를 처방받아 사용하고 있으면서 아편계사용장애의 진단기준을 전혀 만족하지 않는 경우에 적용할 수 있다(단, 효현제에 대한 내성이나 금단은 제외). 이 범주는 부분 효현제, 효현-길항제, 길항제(날트렉손 경구제제나 날트렉손 디포 주사제제)를 사용하는 경우에도 적용할 수 있다.

통제된 환경에 있음: 이 부가적인 명시자는 개인이 아편계에 대한 접근이 제한된 환경에 있을 때 사용된다.

현재의 심각도/관해에 따른 부호화: 만약 아편계 중독, 아편계 금단 혹은 다른 아편계로 유발된 정신질환이 같이 있으면, 아편계사용장애에 대한 다음의 부호를 쓰지 않는다. 대신 동반한 아편계사용장애는 아편계로 유발된 장애 부호의 네 번째 글자에 표시한다(아편계 중독, 아편계 금단 혹은 특정 아편계로 유발된 정신질환의 부호화 시 주의점 참조). 예를 들어, 만약 아편계로 유발된 우울장애와 아편계사용장애가 동반되면 아편계로 유발된 우울장애 부호만 쓰고, 동반한 아편계사용장애가 경도인지, 중등도인지, 고도인지를 네 번째 글자에 표시한다. 아편계로 유발된 우울장

애가 동반된 경도 아편계사용장애에는 F11.14를 사용하고, 아편계로 유발된 우울
장애가 동반된 중등도 또는 고도 아편계사용장애에는 F11.24를 사용한다.

현재의 심각도/관해를 명시할 것:

　F11.10 경도: 2~3개의 증상이 있다.

　F11.11 경도, 조기 관해 상태

　F11.11 경도, 지속적 관해 상태

　F11.20 중등도: 4~5개의 증상이 있다.

　F11.21 중등도, 조기 관해 상태

　F11.21 중등도, 지속적 관해 상태

　F11.20 고도: 6개 이상의 증상이 있다.

　F11.21 고도, 조기 관해 상태

　F11.21 고도, 지속적 관해 상태

아편계 중독
Opioid Intoxication

진단기준

A. 최근의 아편계 사용이 있다.

B. 아편계를 사용하는 동안, 또는 그 직후에 임상적으로 현저한 문제적 행동 변화
및 심리적 변화가 발생한다(예, 초기 다행감에 뒤따르는 무감동, 불쾌감, 정신운
동 초조 또는 지연, 판단력 손상).

C. 아편계를 사용하는 동안, 또는 그 직후에 나타나는 동공축소(혹은 심한 과용량
사용에 따른 저산소증으로 인한 동공확대)와 다음 징후 혹은 증상 중 한 가지(혹
은 그 이상)가 나타난다.

　1. 졸음 또는 혼수

　2. 불분명한 언어

　3. 집중력 또는 기억력 손상

D. 징후 또는 증상은 다른 의학적 상태로 인한 것이 아니며, 다른 물질 중독을 포함
한 다른 정신질환으로 더 잘 설명되지 않는다.

다음의 경우 명시할 것:

　지각 장해 동반: 이 명시자는 현실 검증력이 보존된 상태에서 환각이 있거나, 혹
은 섬망이 없는 상태에서 청각적 · 시각적 · 촉각적 착각이 발생했을 때 적용한다.

부호화 시 주의점: ICD-10-CM 부호는 동반된 아편계사용장애와 지각 장해 유무
에 따라 정해진다.

　지각 장해를 동반하지 않는 아편계 중독: 만약 경도 아편계사용장애가 동반되면

ICD-10-CM 부호는 F11.120이며, 만약 중등도 또는 고도 아편계사용장애가 동반되면 ICD-10-CM 부호는 F11.220이다. 만약 동반이환된 아편계사용장애가 없으면 ICD-10-CM 부호는 F11.920이다.

지각 장해를 동반하는 아편계 중독: 만약 경도 아편계사용장애가 동반되면 ICD-10-CM 부호는 F11.122이며, 만약 중등도 또는 고도 아편계사용장애가 동반되면 ICD-10-CM 부호는 F11.222다. 만약 동반이환된 아편계사용장애가 없으면 ICD-10-CM 부호는 F11.922다.

● 아편계 금단
Opioid Withdrawal

 진단기준

A. 다음 중 하나가 있다.
  1. 심하게 지속적으로(즉, 수 주 이상) 사용하던 아편계의 중단(혹은 감량)
  2. 아편계 사용 기간 후에 아편계 길항제의 투여
B. 진단기준 A 이후 수 분에서 수일 이내에 다음 항목 중에서 3가지(혹은 그 이상)가 나타난다.
  1. 불쾌 기분   2. 오심 또는 구토
  3. 근육통   4. 눈물 흘림, 콧물 흘림
  5. 동공산대, 입모(털이 곤두서는 것) 또는 발한 증가   6. 설사
  7. 하품   8. 발열
  9. 불면
C. 진단기준 B의 징후 또는 증상이 사회적, 직업적 또는 다른 중요한 기능 영역에서 임상적으로 현저한 고통이나 손상을 초래한다.
D. 징후 또는 증상은 다른 의학적 상태로 인한 것이 아니며, 다른 물질 중독 및 금단을 포함한 다른 정신질환으로 더 잘 설명되지 않는다.

부호화 시 주의점: ICD-10-CM 부호는 아편계사용장애 동반이환 여부에 따라 달라진다. 경도 아편계사용장애가 동반되면 ICD-10-CM 부호는 F11.13이다. 중등도 또는 고도 아편계사용장애가 동반되면 ICD-10-CM 부호는 F11.23이다. 아편계사용장애 없이 아편계 금단이 발생하면(예. 환자가 의학적으로 적합한 복약지도에 따라 아편계를 복용하는 경우) ICD-10-CM 부호는 F11.93이다.

아편계로 유발된 정신질환
Opioid-Induced Mental Disorders

다음의 아편계로 유발된 정신질환들은 현상학적으로 동일한 증상을 공유하고 있는 이 편람의 다른 장애 부분에서 기술된다(각 장의 물질/치료약물로 유발된 정신질환 참조): 아편계로 유발된 우울장애('우울장애'), 아편계로 유발된 불안장애('불안장애'), 아편계로 유발된 수면장애('수면-각성장애'), 그리고 아편계로 유발된 성기능부전('성기능부전'). 아편계 중독 섬망, 아편계 금단 섬망, 처방용 아편계로 인한 섬망은 '신경인지장애' 장의 섬망의 진단기준과 논의에서 설명한다. 이러한 아편계로 유발된 정신질환은 증상이 상당히 심해서 독립적인 임상적 주의를 필요로 할 때만 아편계 중독이나 아편계 금단 대신 진단 내린다.

● 명시되지 않는 아편계관련장애
Unspecified Opioid-Related Disorders

F11.99

이 범주는 사회적, 직업적 또는 다른 중요한 기능 영역에서 임상적으로 현저한 고통이나 손상을 초래하는 아편계관련장애의 특징적인 증상들이 두드러지지만, 어떤 특정 아편계관련장애 또는 물질관련 및 중독 장애의 진단분류에 속한 장애 중 어느 것에도 완전한 기준을 만족하지 않는 발현 징후들에 적용된다.

진정제, 수면제 또는 항불안제 관련장애
Sedative-, Hypnotic-, or Anxiolytic-Related Disorders

● 진정제, 수면제 또는 항불안제 사용장애
  Sedative, Hypnotic, or Anxiolytic Use Disorder

🍃 진단기준

A. 임상적으로 현저한 손상이나 고통을 초래하는 문제적 진정제, 수면제 또는 항불안제 사용이 지난 12개월 사이에 다음의 항목 중 최소한 2개 이상으로 나타난다.
  1. 진정제, 수면제 또는 항불안제를 종종 의도했던 것보다 많은 양, 혹은 오랜 기간 동안 사용함
  2. 진정제, 수면제 또는 항불안제 사용을 줄이거나 조절하려는 지속적인 욕구가 있음, 혹은 사용을 줄이거나 조절하려고 노력했지만 실패한 경험들이 있음
  3. 진정제, 수면제 또는 항불안제를 구하거나, 사용하거나, 그 효과에서 벗어나기 위한 활동에 많은 시간을 보냄
  4. 진정제, 수면제 또는 항불안제에 대한 갈망감, 혹은 강한 바람, 혹은 욕구
  5. 반복적인 진정제, 수면제 또는 항불안제 사용으로 인해 직장, 학교, 가정에서의 주요한 역할 책임 수행에 실패함(예, 진정제, 수면제 또는 항불안제 사용과 연관된 결근 혹은 업무 수행 능력 저하; 진정제, 수면제 또는 항불안제 사용과 관련된 학교 결석·정학·퇴학; 자녀 혹은 가사 방임)
  6. 진정제, 수면제 또는 항불안제의 영향으로 지속적으로, 혹은 반복적으로 사회적 혹은 대인관계 문제가 발생하거나 악화됨에도 불구하고 진정제, 수면제 또는 항불안제 사용을 지속함(예, 배우자와 중독의 결과에 대한 문제로 다툼; 신체적 싸움)
  7. 진정제, 수면제 또는 항불안제 사용으로 인해 중요한 사회적, 직업적 활동 혹은 여가 활동을 포기하거나 줄임
  8. 신체적으로 해가 되는 상황에서도 반복적으로 진정제, 수면제 또는 항불안제를 사용함(예, 진정제, 수면제 또는 항불안제 사용으로 인한 장애가 있는 상태에서 자동차 운전 혹은 기계 조작).
  9. 진정제, 수면제 또는 항불안제 사용으로 인해 지속적으로, 혹은 반복적으로 신체적·심리적 문제가 유발되거나 악화될 가능성이 높다는 것을 알면서도 계속 진정제, 수면제 또는 항불안제를 사용함
  10. 내성, 다음 중 하나로 정의됨
    a. 중독 혹은 원하는 효과를 얻기 위해 진정제, 수면제 또는 항불안제 사용

량의 뚜렷한 증가가 필요
b. 동일한 용량의 진정제, 수면제 또는 항불안제를 계속 사용할 경우 효과가 현저히 감소

주의점: 이 진단기준은 의학적 감독하에 진정제, 수면제 또는 항불안제를 사용하는 경우에는 적용하지 않는다.

11. 금단, 다음 중 하나로 나타남
a. 진정제, 수면제 또는 항불안제의 특징적인 금단 증후군(진정제, 수면제 또는 항불안제 금단 진단기준 A와 B를 참조하시오)
b. 금단 증상을 완화하거나 피하기 위해 진정제, 수면제 또는 항불안제(혹은 알코올 같은 비슷한 관련 물질)를 사용

주의점: 이 진단기준은 의학적 감독하에 진정제, 수면제 또는 항불안제를 사용하는 경우에는 적용하지 않는다.

다음의 경우 명시할 것:

조기 관해 상태: 이전에 진정제, 수면제 또는 항불안제 사용장애의 진단기준을 만족했고, 최소 3개월 이상 최대 12개월 이내의 기간 동안 진단기준에 맞는 항목이 전혀 없는 경우(진단기준 A4의 '진정제, 수면제 또는 항불안제에 대한 갈망감, 혹은 강한 바람, 혹은 욕구'는 예외) 사용된다.

지속적 관해 상태: 이전에 진정제, 수면제 또는 항불안제 사용장애의 진단기준을 만족했고, 12개월 이상의 기간 동안 어떤 시기에도 진단기준에 맞는 항목이 전혀 없는 경우(진단기준 A4의 '진정제, 수면제 또는 항불안제에 대한 갈망감, 혹은 강한 바람, 혹은 욕구'는 예외) 사용된다.

다음의 경우 명시할 것:

통제된 환경에 있음: 이 부가적인 명시자는 개인이 진정제, 수면제 또는 항불안제에 대한 접근이 제한된 환경에 있을 때 사용된다.

현재의 심각도/관해에 따른 부호화: 만약 진정제, 수면제 또는 항불안제 중독; 진정제, 수면제 또는 항불안제 금단; 혹은 다른 진정제, 수면제 또는 항불안제로 유발된 정신질환이 같이 있으면 진정제, 수면제 또는 항불안제 사용장애에 대한 다음의 부호를 쓰지 않는다. 대신 동반한 진정제, 수면제 또는 항불안제 사용장애는 진정제, 수면제 또는 항불안제로 유발된 장애 부호의 네 번째 글자에 표시한다(진정제, 수면제 또는 항불안제 중독; 진정제, 수면제 또는 항불안제 금단; 혹은 특정 진정제, 수면제 또는 항불안제로 유발된 정신질환의 부호화 시 주의점 참조). 예를 들어, 만약 진정제, 수면제 또는 항불안제로 유발된 우울장애와 진정제, 수면제 또는 항불안제 사용장애가 동반되면 진정제, 수면제 또는 항불안제로 유발된 우울장애 부호만 쓰고, 동반한 진정제, 수면제 또는 항불안제 사용장애가 경도인지, 중등도인지, 고도인지를 네 번째 글자에 표시한다. 진정제, 수면제 또는 항불안제로 유발된 우울장애가 동반된 경도 진정제, 수면제 또는 항불안제 사용장애에는 F13.14를 사용하고, 진정제, 수면제 또는 항불안제로 유발된 우울장애가 동반된 중등도 또는 고도

진정제, 수면제 또는 항불안제 사용장애에는 F13.24를 사용한다.
현재의 심각도/관해를 명시할 것:
  F13.10 경도: 2~3개의 증상이 있다.
  F13.11 경도, 조기 관해 상태
  F13.11 경도, 지속적 관해 상태
  F13.20 중등도: 4~5개의 증상이 있다.
  F13.21 중등도, 조기 관해 상태
  F13.21 중등도, 지속적 관해 상태
  F13.20 고도: 6개 이상의 증상이 있다.
  F13.21 고도, 조기 관해 상태
  F13.21 고도, 지속적 관해 상태

진정제, 수면제 또는 항불안제 중독
Sedative, Hypnotic, or Anxiolytic Intoxication

진단기준

A. 최근의 진정제, 수면제 또는 항불안제 사용이 있다.
B. 진정제, 수면제 또는 항불안제를 사용하는 동안, 또는 그 직후에 임상적으로 현저한 부적응적 행동 변화 및 심리적 변화가 발생한다(예, 부절적한 성적 또는 공격적 행동, 기분 가변성, 판단력 손상).
C. 진정제, 수면제 또는 항불안제를 사용하는 동안 또는 그 직후에 다음 징후 혹은 증상 중 한 가지(혹은 그 이상)가 나타난다.
  1. 불분명한 언어   2. 운동실조
  3. 불안정한 보행   4. 안구진탕
  5. 인지기능 손상(예, 집중력, 기억력)   6. 혼미 또는 혼수
D. 징후 또는 증상은 다른 의학적 상태로 인한 것이 아니며, 다른 물질 중독을 포함한 다른 정신질환으로 더 잘 설명되지 않는다.
부호화 시 주의점: ICD-10-CM 부호는 동반된 진정제, 수면제 또는 항불안제 사용장애에 따라 정해진다. 만약 경도 진정제, 수면제 또는 항불안제 사용장애가 동반되면 ICD-10-CM 부호는 **F13.120**이며, 만약 중등도 또는 고도 진정제, 수면제 또는 항불안제 사용장애가 동반되면 ICD-10-CM 부호는 **F13.220**이다. 만약 동반이환된 진정제, 수면제 또는 항불안제 사용장애가 없으면 ICD-10-CM 부호는 **F13.920**이다.

진정제, 수면제 또는 항불안제 금단
Sedative, Hypnotic, or Anxiolytic Withdrawal

진단기준

A. 진정제, 수면제 또는 항불안제를 장기적으로 사용하다가 중단(혹은 감량)한다.

B. 진단기준 A에서 기술된 것처럼 진정제, 수면제 또는 항불안제를 사용하다가 중단(혹은 감량)한 지 수 분에서 수일 이내에 다음 항목 중 진정제, 수면제 또는 항불안제 금단 2가지(혹은 그 이상)가 나타난다.

1. 자율신경계 항진(예, 발한 혹은 분당 100회 이상의 빈맥)   2. 손 떨림
3. 불면   4. 오심 또는 구토
5. 일시적인 시각적 · 촉각적 · 청각적 환각 또는 착각   6. 정신운동 초조
7. 불안   8. 대발작

C. 진단기준 B의 징후 또는 증상이 사회적, 직업적 또는 다른 중요한 기능 영역에서 임상적으로 현저한 고통이나 손상을 초래한다.

D. 징후 또는 증상은 다른 의학적 상태로 인한 것이 아니며, 다른 물질 중독 및 금단을 포함한 다른 정신질환으로 더 잘 설명되지 않는다.

다음의 경우 명시할 것:

지각 장해 동반: 이 명시자는 드물게 환각이 현실 검증력이 손상되지 않은 상태에서 생기거나, 청각적, 시각적 혹은 촉각적 착각이 섬망 없이 발생할 때 적용한다.

부호화 시 주의점: ICD-10-CM 부호는 동반한 진정제, 수면제 또는 항불안제 사용장애가 있는지와 지각 장해 동반 여부에 따라 달라진다.

지각 장해를 동반하지 않는 진정제, 수면제 또는 항불안제 금단: 만약 경도 진정제, 수면제 또는 항불안제 사용장애가 동반되면 ICD-10-CM 부호는 **F13.130**이며, 만약 중등도 또는 고도 진정제, 수면제 또는 항불안제 사용장애가 동반되면 ICD-10-CM 부호는 **F13.230**이다. 만약 동반이환된 진정제, 수면제 또는 항불안제 사용장애가 없으면(예, 환자가 의학적으로 적합한 복약지도에 따라 진정제, 수면제 또는 항불안제를 복용하는 경우) ICD-10-CM 부호는 **F13.930**이다.

지각 장해를 동반하는 진정제, 수면제 또는 항불안제 금단: 만약 경도 진정제, 수면제 또는 항불안제 사용장애가 동반되면 ICD-10-CM 부호는 **F13.132**이며, 만약 중등도 또는 고도 진정제, 수면제 또는 항불안제 사용장애가 동반되면 ICD-10-CM 부호는 **F13.232**다. 만약 동반이환된 진정제, 수면제 또는 항불안제 사용장애가 없으면(예, 환자가 의학적으로 적합한 복약지도에 따라 진정제, 수면제 또는 항불안제를 복용하는 경우) ICD-10-CM 부호는 **F13.932**다.

진정제, 수면제 또는 항불안제로 유발된 정신질환
Sedative-, Hypnotic-, or Anxiolytic-Induced Mental Disorders

다음의 진정제, 수면제 또는 항불안제로 유발된 정신질환들은 현상학적으로 동일한 증상을 공유하고 있는 이 편람의 다른 장애 부분에서 기술된다(각 장의 물질/치료약물로 유발된 정신질환 참조): 진정제, 수면제 또는 항불안제로 유발된 정신병적 장애('조현병 스펙트럼 및 기타 정신병적 장애'); 진정제, 수면제 또는 항불안제로 유발된 양극성 및 관련 장애('양극성 및 관련 장애'); 진정제, 수면제 또는 항불안제로 유발된 우울장애('우울장애'); 진정제, 수면제 또는 항불안제로 유발된 불안장애('불안장애'); 진정제, 수면제 또는 항불안제로 유발된 수면장애('수면-각성장애'); 진정제, 수면제 또는 항불안제로 유발된 성기능부전('성기능부전'); 진정제, 수면제 또는 항불안제로 유발된 주요 또는 경도 신경인지장애('신경인지장애'). 진정제, 수면제 또는 항불안제 중독 섬망과 진정제, 수면제 또는 항불안제 금단 섬망은 '신경인지장애' 장의 섬망의 진단기준과 논의에서 설명한다. 이러한 진정제, 수면제 또는 항불안제로 유발된 정신질환은 증상이 상당히 심해서 독립적인 임상적 주의를 필요로 할 때만 진정제, 수면제 또는 항불안제 중독이나 진정제, 수면제 또는 항불안제 금단 대신 진단 내린다.

● 명시되지 않는 진정제, 수면제 또는 항불안제 관련장애
Unspecified Sedative-, Hypnotic-, or Anxiolytic-Related Disorder

F13.99

이 범주는 사회적, 직업적 또는 다른 중요한 기능 영역에서 임상적으로 현저한 고통이나 손상을 초래하는 진정제, 수면제 또는 항불안제 관련장애의 특징적인 증상들이 두드러지지만, 어떤 특정 진정제, 수면제 또는 항불안제 관련장애 또는 물질관련 및 중독 장애의 진단분류에 속한 장애 중 어느 것에도 완전한 기준을 만족하지 않는 발현 징후들에 적용된다.

자극제관련장애
Stimulant-Related Disorders

● 자극제사용장애
Stimulant Use Disorder

진단기준

A. 임상적으로 현저한 손상이나 고통을 초래하는 암페타민류 물질, 코카인 또는 기타 자극제 사용 양상이 지난 12개월 사이에 다음의 항목 중 최소한 2개 이상으로 나타난다.
  1. 자극제를 종종 의도했던 것보다 많은 양, 혹은 오랜 기간 동안 사용함
  2. 자극제 사용을 줄이거나 조절하려는 지속적인 욕구가 있음. 혹은 사용을 줄이거나 조절하려고 노력했지만 실패한 경험들이 있음
  3. 자극제를 구하거나, 사용하거나, 그 효과에서 벗어나기 위한 활동에 많은 시간을 보냄
  4. 자극제에 대한 갈망감, 혹은 강한 바람, 혹은 욕구
  5. 반복적인 자극제 사용으로 인해 직장, 학교 혹은 가정에서의 주요한 역할 책임 수행에 실패함
  6. 자극제의 영향으로 지속적으로, 혹은 반복적으로 사회적 혹은 대인관계 문제가 발생하거나 악화됨에도 불구하고 자극제 사용을 지속함
  7. 자극제 사용으로 인해 중요한 사회적, 직업적 혹은 여가 활동을 포기하거나 줄임
  8. 신체적으로 해가 되는 상황에서도 반복적으로 자극제를 사용함
  9. 자극제 사용으로 인해 지속적으로, 혹은 반복적으로 신체적 · 심리적 문제가 유발되거나 악화될 가능성이 높다는 것을 알면서도 계속 자극제를 사용함
  10. 내성, 다음 중 하나로 정의됨
    a. 중독이나 원하는 효과를 얻기 위해 알코올 사용량의 뚜렷한 증가가 필요
    b. 동일한 용량의 자극제를 계속 사용할 경우 효과가 현저히 감소
    주의점: 이 진단기준은 주의력결핍 과잉행동장애나 기면증에 쓰이는 약물과 같이 적절한 의학적 감독하에 사용되는 경우는 포함하지 않는다.
  11. 금단, 다음 중 하나로 나타남
    a. 자극제의 특징적인 금단 증후군(자극제 금단 진단기준 A와 B를 참조하시오)
    b. 금단 증상을 완화하거나 피하기 위해 자극제(혹은 비슷한 관련 물질)를 사용

주의점: 이 기준은 주의력결핍 과잉행동장애나 기면증에 쓰이는 치료약물과 같이 적절한 의학적 감독하에 사용되는 경우는 포함하지 않는다.

다음의 경우 명시할 것:

조기 관해 상태: 이전에 자극제사용장애의 진단기준을 만족했고, 최소 3개월 이상 최대 12개월 이내의 기간 동안 진단기준에 맞는 항목이 전혀 없는 경우(진단기준 A4의 '자극제에 대한 갈망감, 혹은 강한 바람, 혹은 욕구'는 제외) 사용된다.

지속적 관해 상태: 이전에 자극제사용장애의 진단기준을 만족했고, 12개월 이상의 기간 동안 어떤 시기에도 진단기준에 맞는 항목이 전혀 없는 경우(진단기준 A4의 '자극제에 대한 갈망감, 혹은 강한 바람, 혹은 욕구'는 제외) 사용된다.

다음의 경우 명시할 것:

통제된 환경에 있음: 이 부가적인 명시자는 개인이 자극제에 대한 접근이 제한된 환경에 있을 때 사용된다.

현재 심각도/관해에 따른 부호화: 만약 암페타민류 물질 중독, 암페타민류 물질 금단, 혹은 암페타민류 물질로 유발된 정신질환이 같이 있으면, 암페타민류 물질사용장애에 대한 다음의 부호를 쓰지 않는다. 대신 동반한 암페타민류 물질사용장애는 암페타민으로 유발된 장애 부호의 네 번째 글자에 표시한다(암페타민류 물질 중독, 암페타민류 물질 금단, 특정 암페타민류 물질로 유발된 정신질환의 부호화 시 주의점 참조). 예를 들어, 만약 암페타민으로 유발된 우울장애와 암페타민사용장애가 동반되면 암페타민으로 유발된 우울장애 부호만 쓰고, 동반한 암페타민사용장애가 경도인지, 중등도인지, 고도인지 여부를 네 번째 글자에 표시한다. 암페타민으로 유발된 우울장애를 동반한 경도 암페타민사용장애는 F15.14를 사용하고, 암페타민으로 유발된 우울장애를 동반한 중등도 또는 고도 암페타민사용장애는 F15.24를 사용한다. (암페타민류 물질에 대한 지침은 기타 혹은 명시되지 않는 자극제 중독, 기타 혹은 명시되지 않는 자극제 금단, 기타 혹은 명시되지 않는 자극제로 유발된 정신질환에도 적용된다.) 유사하게, 만약 코카인으로 유발된 우울장애와 코카인사용장애가 동반되면 코카인으로 유발된 우울장애 부호만 쓰되, 동반하는 코카인사용장애가 경도인지, 중등도인지, 고도인지를 네 번째 글자에 표시한다. 코카인으로 유발된 우울장애를 동반한 경도 코카인사용장애는 F14.14를 사용하고, 코카인으로 유발된 우울장애를 동반한 중등도 또는 고도 코카인사용장애는 F14.24를 사용한다.

현재의 심각도/관해를 명시할 것:

경도: 2~3개의 증상이 있다.

F15.10 암페타민류 물질

F14.10 코카인

F15.10 기타 또는 명시되지 않는 자극제

경도, 조기 관해 상태

F15.11 암페타민류 물질

    F14.11 코카인
    F15.11 기타 혹은 명시되지 않는 자극제

경도, 지속적 관해 상태
    F15.11 암페타민류 물질
    F14.11 코카인
    F15.11 기타 혹은 명시되지 않는 자극제

중등도: 4~5개의 증상이 있다.
    F15.20 암페타민류 물질
    F14.20 코카인
    F15.20 기타 또는 명시되지 않는 자극제

중등도, 조기 관해 상태
    F15.21 암페타민류 물질
    F14.21 코카인
    F15.21 기타 혹은 명시되지 않는 자극제

중등도, 지속적 관해 상태
    F15.21 암페타민류 물질
    F14.21 코카인
    F15.21 기타 혹은 명시되지 않는 자극제

고도: 6개 이상의 증상이 있다.
    F15.20 암페타민류 물질
    F14.20 코카인
    F15.20 기타 또는 명시되지 않는 자극제

고도, 조기 관해 상태
    F15.21 암페타민류 물질
    F14.21 코카인
    F15.21 기타 또는 명시되지 않는 자극제

고도, 지속적 관해 상태
    F15.21 암페타민류 물질
    F14.21 코카인
    F15.21 기타 또는 명시되지 않는 자극제

● 자극제 중독
Stimulant Intoxication

진단기준

A. 최근의 암페타민류 물질, 코카인, 기타 자극제의 반복적 사용이 있다.

B. 자극제를 사용하는 동안 또는 그 직후에 임상적으로 현저한 문제적 행동 변화 및 심리적 변화가 발생한다(예, 다행감 또는 정동 둔화, 사회성 변화, 과다경계, 대인관계 민감성, 불안, 긴장, 분노, 상동적 행동, 판단력 손상).

C. 자극제를 사용하는 동안 또는 그 직후에 다음 징후 혹은 증상 중 2가지(혹은 그 이상)가 나타난다.

   1. 빈맥 또는 서맥   2. 동공확장
   3. 혈압의 상승이나 저하   4. 발한 또는 오한
   5. 오심 또는 구토   6. 체중 감소의 증거
   7. 정신운동 초조 또는 지연   8. 근육약화, 호흡억제, 흉통 또는 심부정맥
   9. 혼돈, 발작, 운동이상, 근육긴장이상 또는 혼수

D. 증상 및 징후는 다른 의학적 상태로 인한 것이 아니며, 다른 물질 중독을 포함한 다른 정신질환으로 더 잘 설명되지 않는다.

특정 중독 물질을 명시할 것(즉, 암페타민류 물질, 코카인 또는 기타 자극제)

다음의 경우 명시할 것:

   지각 장해 동반: 현실 검증력이 보존되어 있는 상태에서 발생하는 환각이 있거나, 혹은 섬망이 없는 상태에서 청각적·시각적·촉각적 착각이 발생했을 때 적용한다.

   부호화 시 주의점: ICD-10-CM 부호는 자극제가 암페타민류 물질, 코카인 또는 기타 자극제인지에 따라; 동반이환된 암페타민류 물질, 코카인 또는 기타 자극제 사용장애에 따라; 지각 장해 유무에 따라 정해진다.

   지각 장해를 동반하지 않는 암페타민류 물질, 코카인 또는 기타 자극제 중독: 만약 경도 암페타민류 물질 또는 기타 자극제 사용장애가 동반되면 ICD-10-CM 부호는 F15.120이며, 만약 중등도 또는 고도 암페타민류 물질 또는 기타 자극제 사용장애가 동반되면 ICD-10-CM 부호는 F15.220이다. 만약 동반이환된 암페타민류 물질 또는 기타 자극제 사용장애가 없으면 ICD-10-CM 부호는 F15.920이다. 유사하게, 만약 경도 코카인사용장애가 동반되면 ICD-10-CM 부호는 F14.120이며, 만약 중등도 또는 고도 코카인사용장애가 동반되면 ICD-10-CM 부호는 F14.220이다. 만약 동반이환된 코카인사용장애가 없으면 ICD-10-CM 부호는 F14.920이다.

   지각 장해를 동반하는 암페타민류 물질, 코카인 또는 기타 자극제 중독: 만약 경도 암페타민류 물질 또는 기타 자극제 사용장애가 동반되면 ICD-10-CM 부호

는 **F15.122**이며, 만약 중등도 또는 고도 암페타민류 물질 또는 기타 자극제 사용장애가 동반되면 ICD-10-CM 부호는 **F15.222**다. 만약 동반이환된 암페타민류 물질 또는 기타 자극제 사용장애가 없으면 ICD-10-CM 부호는 **F15.922**다. 유사하게, 만약 경도 코카인사용장애가 동반되면 ICD-10-CM 부호는 **F14.122**이며, 만약 중등도 또는 고도 코카인사용장애가 동반되면 ICD-10-CM 부호는 **F14.222**다. 만약 동반이환된 코카인사용장애가 없으면 ICD-10-CM 부호는 **F14.922**다.

● 자극제 금단
Stimulant Withdrawal

🌿 **진단기준**

A. 암페타민류 물질, 코카인 또는 기타 자극제를 장기적으로 사용하다가 중단(혹은 감량)한다.

B. 진단기준 A 상태 이후 불쾌 기분과 다음의 생리적 변화 중 2가지(혹은 그 이상) 증상이 수 시간에서 수일 이내에 나타난다.
  1. 피로
  2. 생생하고 불쾌한 꿈
  3. 불면 또는 과다수면
  4. 식욕 증가
  5. 정신운동지연 또는 초조

C. 진단기준 B의 징후 또는 증상이 사회적, 직업적 또는 다른 중요한 기능 영역에서 임상적으로 현저한 고통이나 손상을 초래한다.

D. 징후 또는 증상은 다른 의학적 상태로 인한 것이 아니며, 다른 물질 중독 및 금단을 포함한 다른 정신질환으로 더 잘 설명되지 않는다.

금단 증후군을 야기하는 특정 물질을 명시할 것(즉, 암페타민류 물질, 코카인 또는 기타 자극제)

부호화 시 주의점: ICD-10-CM 부호는 자극제가 암페타민류 물질, 코카인 또는 기타 자극제인지, 그리고 동반된 암페타민류 물질, 코카인 또는 기타 자극제사용장애가 있는지 여부에 따라 달라진다. 만약 경도 암페타민류 물질 혹은 기타 자극제 사용장애가 동반될 때, ICD-10-CM의 부호는 **F15.13**이다. 만약 중등도 또는 고도 암페타민류 물질 혹은 기타 자극제 사용장애가 동반될 때, ICD-10-CM의 부호는 **F15.23**이다. 암페타민류 물질 또는 기타 자극제 사용장애(예, 적절한 의료 감독하에 암페타민을 단독으로 복용하는 환자의 경우)의 ICD-10-CM의 부호는 **F15.93**이다. 만약 경도 코카인사용장애가 동반되면, ICD-10-CM 부호는 **F14.13**이다. 만약 중등도 또는 고도 코카인사용장애가 동반되면, ICD-10-CM 부호는 **F14.23**이다. 코카인사용장애 없이 발생하는 코카인 금단의 경우, ICD-10-CM의 부호는 **F14.93**이다.

자극제로 유발된 정신질환
Stimulant-Induced Mental Disorders

다음의 자극제로 유발된 정신질환들(암페타민류 물질, 코카인, 기타 자극제로 유발된 정신질환을 포함)은 현상학적으로 동일한 증상을 공유하고 있는 장애 부분에서 서술된다(각 장의 물질/치료약물로 유발된 정신질환 참조): 자극제로 유발된 정신병적 장애('조현병 스펙트럼 및 기타 정신병적 장애'), 자극제로 유발된 양극성 및 관련 장애('양극성 및 관련 장애'), 자극제로 유발된 우울장애('우울장애'), 자극제로 유발된 불안장애('불안장애'), 자극제로 유발된 강박장애('강박 및 관련 장애'), 자극제로 유발된 수면장애('수면-각성장애'), 자극제로 유발된 성기능부전('성기능부전') 및 자극제로 유발된 경도 신경인지장애('신경인지장애'). 자극제 중독 섬망과 처방된 자극제로 유발된 섬망은 '신경인지장애' 장의 섬망의 진단기준과 논의에서 설명한다. 이러한 자극제로 유발된 정신질환은 증상이 상당히 심해서 독립적인 임상적 주의를 필요로 할 때만 자극제 중독이나 자극제 금단 대신 진단 내린다.

● 명시되지 않는 자극제관련장애
Unspecified Stimulant-Related Disorder

이 범주는 사회적, 직업적 또는 다른 중요한 기능 영역에서 임상적으로 현저한 고통이나 손상을 초래하는 자극제관련장애의 특징적인 증상들이 두드러지지만, 어떤 특정 자극제관련장애 또는 물질관련 및 중독 장애의 진단분류에 속한 장애 중 어느 것에도 완전한 기준을 만족하지 않는 발현 징후들에 적용된다.

부호화 시 주의점: ICD-10-CM 부호는 자극제가 암페타민류 물질, 코카인 또는 기타 자극제인지 여부에 따라 달라진다. 명시되지 않는 암페타민류 물질 또는 기타 자극제 관련장애의 ICD-10-CM 부호는 **F15.99**다. 명시되지 않는 코카인관련장애의 ICD-10-CM 부호는 **F14.99**다.

담배관련장애
Tobacco-Related Disorders

● **담배사용장애**
Tobacco Use Disorder

📖 진단기준

A. 임상적으로 현저한 손상이나 고통을 초래하는 문제적 담배 사용 양상이 지난 12개월 사이에 다음의 항목 중 최소한 2개 이상으로 나타난다.
1. 담배를 종종 의도했던 것보다 많은 양, 혹은 오랜 기간 동안 사용함
2. 담배 사용을 줄이거나 조절하려는 지속적인 욕구가 있음. 혹은 사용을 줄이거나 조절하려고 노력했지만 실패한 경험들이 있음
3. 담배를 구하거나 피우기 위한 활동에 많은 시간을 보냄
4. 담배에 대한 갈망감, 혹은 강한 바람, 혹은 욕구
5. 반복적인 담배 사용으로 인해 직장, 학교 혹은 가정에서의 주요한 역할 책임 수행에 실패함(예, 업무 수행에 방해가 됨)
6. 담배의 영향으로 지속적으로, 혹은 반복적으로 사회적 혹은 대인관계 문제가 발생하거나 악화됨에도 불구하고 담배 사용을 지속함(예, 다른 사람과 담배 사용에 대한 문제로 다툼)
7. 담배 사용으로 인해 중요한 사회적, 직업적 혹은 여가 활동을 포기하거나 줄임
8. 신체적으로 해가 되는 상황에서도 반복적으로 담배를 사용함
9. 담배 사용으로 인해 지속적으로, 혹은 반복적으로 신체적·심리적 문제가 유발되거나 악화될 가능성이 높다는 것을 알면서도 계속 담배를 사용함
10. 내성, 다음 중 하나로 정의됨
    a. 중독이나 원하는 효과를 얻기 위해 담배 사용량의 뚜렷한 증가가 필요
    b. 동일한 용량의 담배를 계속 사용할 경우 효과가 현저히 감소
11. 금단, 다음 중 하나로 나타남
    a. 담배의 특징적인 금단 증후군(담배 금단 진단기준 A와 B를 참조하시오)
    b. 금단 증상을 완화하거나 피하기 위해 담배(혹은 니코틴과 같은 비슷한 관련 물질)를 사용

다음의 경우 명시할 것:
조기 관해 상태: 이전에 담배사용장애의 진단기준을 만족했고, 최소 3개월 이상 최대 12개월 이내의 기간 동안 진단기준에 맞는 항목이 전혀 없는 경우(진단기준 A4의 '담배에 대한 갈망감, 혹은 강한 바람, 혹은 욕구'는 예외) 사용한다.

지속적 관해 상태: 이전에 담배사용장애의 진단기준을 만족했고, 12개월 이상의 기간 동안 어떤 시기에도 진단기준에 맞는 항목이 전혀 없는 경우(진단기준 A4 의 '담배에 대한 갈망감, 혹은 강한 바람, 혹은 욕구'는 예외) 사용한다.

다음의 경우 명시할 것:

유지치료 중: 개인이 니코틴 대체 치료약물과 같은 장기 유지 치료약물을 복용하고 있고 담배사용장애에 대한 진단기준에 맞지 않았던 경우다(니코틴 대체 치료약물에 대한 내성 또는 금단 제외).

통제된 환경에 있음: 이 부가적인 명시자는 개인이 담배에 대한 접근이 제한된 환경에 있을 때 사용된다.

현재의 심각도/관해에 따른 부호화: 만약 담배 금단, 담배로 유발된 수면장애가 같이 있으면, 담배사용장애에 대한 다음의 부호를 쓰지 않는다. 대신 동반한 담배사용장애는 담배로 유발된 장애 부호의 네 번째 글자에 표시한다(담배 금단 혹은 담배로 유발된 수면장애의 부호화 시 주의점 참조). 예를 들어, 만약 담배로 유발된 수면장애와 담배사용장애가 동반되면 담배로 유발된 수면장애 부호만 쓰고, 동반한 담배사용장애가 경도인지, 중등도인지, 고도인지를 네 번째 글자에 표시한다. 담배로 유발된 수면장애가 동반된 중등도 또는 고도 담배사용장애에는 F17.208을 사용한다. 담배로 유발된 수면장애가 동반된 경도 담배사용장애는 부호로 허용되지 않는다.

현재의 심각도/관해를 명시할 것:

Z72.0 경도: 2~3개의 증상이 있다.

F17.200 중등도: 4~5개의 증상이 있다.

F17.201 중등도, 조기 관해 상태

F17.201 중등도, 지속적 관해 상태

F17.200 고도: 6개 이상의 증상이 있다.

F17.201 고도, 조기 관해 상태

F17.201 고도, 지속적 관해 상태

● 담배 금단
Tobacco Withdrawal

 진단기준   **F17.203**

A. 최소 수 주 동안 매일 담배를 사용한다.

B. 갑작스러운 담배 사용 중단 혹은 담배 사용량의 감소 후 24시간 내에 다음 징후 또는 증상 중 4가지(혹은 그 이상)가 나타난다.

1. 과민성, 좌절 또는 화
2. 불안

3. 집중곤란
4. 식욕 증가
5. 안절부절
6. 우울 기분
7. 불면

C. 진단기준 B의 징후 또는 증상이 사회적, 직업적 또는 다른 중요한 기능 영역에서 임상적으로 현저한 고통이나 손상을 초래한다.

D. 징후 또는 증상은 다른 의학적 상태로 인한 것이 아니며, 다른 물질 중독 및 금단을 포함하는 다른 정신질환으로 더 잘 설명되지 않는다.

부호화 시 주의점: 담배 금단에 대한 ICD-10-CM 부호는 **F17.203**이다. ICD-10-CM 부호는 담배 금단이 중등도 또는 고도 담배사용장애가 있을 때만 발생한다는 사실을 반영해서, 동반이환된 담배사용장애가 중등도 또는 고도임을 나타낸다는 것에 주의한다. 담배 금단이 경도의 담배사용장애와 동반되는 것은 부호로 허용되지 않는다.

담배로 유발된 정신질환
Tobacco-Induced Mental Disorders

담배로 유발된 수면장애는 '수면-각성장애' 장에서 다룬다('물질/치료약물로 유발된 수면장애' 참조).

● 명시되지 않는 담배관련장애
Unspecified Tobacco-Related Disorder

F17.209

이 범주는 사회적, 직업적 또는 다른 중요한 기능 영역에서 임상적으로 현저한 고통이나 손상을 초래하는 담배관련장애의 특징적인 증상들이 두드러지지만, 어떤 특정 담배관련장애 또는 물질관련 및 중독 장애의 진단분류에 속한 장애 중 어느 것에도 완전한 기준을 만족하지 않는 발현 징후들에 적용된다.

기타(또는 미상의) 물질관련장애
Other (or Unknown) Substance-Related Disorders

● 기타(또는 미상의) 물질사용장애
Other (or Unknown) Substance Use Disorder

진단기준

A. 임상적으로 현저한 손상이나 고통을 일으키는 문제적 알코올; 카페인; 대마; 환각제(펜시클리딘 등); 흡입제; 아편계; 진정제, 수면제 또는 항불안제; 자극제; 혹은 담배로 분류될 수 없는 중독성 물질 사용의 양상이 지난 12개월 사이에 다음의 항목 중 최소한 2개 이상으로 나타난다.
  1. 물질을 종종 의도했던 것보다 더 많은 양, 혹은 오랜 기간 동안 사용함
  2. 물질 사용을 줄이거나 조절하려는 지속적인 욕구가 있음. 혹은 사용을 줄이거나 조절하려고 노력했지만 실패한 경험들이 있음
  3. 물질을 구하거나, 사용하거나, 그 효과에서 벗어나기 위한 활동에 많은 시간을 보냄
  4. 물질에 대한 갈망감, 혹은 강함 바람, 혹은 욕구
  5. 반복적인 물질 사용으로 인해 직장, 학교 혹은 가정에서의 주요한 역할 책임 수행에 실패함
  6. 물질의 영향으로 지속적으로, 혹은 반복적으로 사회적 혹은 대인관계 문제가 발생하거나 악화됨에도 불구하고 물질 사용을 지속함
  7. 물질 사용으로 인해 중요한 사회적, 직업적 혹은 여가 활동을 포기하거나 줄임
  8. 신체적으로 해가 되는 상황에서도 반복적으로 물질을 사용함
  9. 물질 사용으로 인해 지속적으로, 혹은 반복적으로 신체적·심리적 문제가 유발되거나 악화될 가능성이 높다는 것을 알면서도 계속 물질을 사용함
  10. 내성, 다음 중 하나로 정의됨
    a. 중독이나 원하는 효과를 얻기 위해 물질 사용량의 뚜렷한 증가가 필요
    b. 동일한 용량의 물질을 계속 사용할 경우 효과가 현저히 감소
  11. 금단, 다음 중 하나로 나타남
    a. 기타(또는 미상의) 물질의 특징적인 금단 증후군(기타[또는 미상의] 물질 금단 진단기준 A와 B를 참조하시오)
    b. 금단 증상을 완화하거나 피하기 위해 물질(혹은 비슷한 관련 물질)을 사용

다음의 경우 명시할 것:
　조기 관해 상태: 이전에 기타(또는 미상의) 물질사용장애의 진단기준을 만족했

고, 최소 3개월 이상 최대 12개월 이내의 기간 동안 진단기준에 맞는 항목이 전혀 없는 경우(진단기준 A4의 '물질에 대한 갈망감, 혹은 강한 바람, 혹은 욕구'는 예외) 사용된다.

지속적 관해 상태: 이전에 기타(또는 미상의 물질사용장애의 진단기준을 만족했고, 12개월 이상의 기간 동안 어떤 시기에도 진단기준에 맞는 항목이 전혀 없는 경우(진단기준 A4의 '물질에 대한 갈망감, 혹은 강한, 바람 혹은 욕구'는 예외) 사용된다.

다음의 경우 명시할 것:

통제된 환경에 있음: 이 부가적인 명시자는 개인이 물질에 대한 접근이 제한된 환경에 있을 때 사용된다.

현재의 심각도/관해에 따른 부호화: 만약 기타(또는 미상의) 물질 중독, 기타(또는 미상의) 물질 금단, 또는 기타(또는 미상의) 물질로 유발된 정신질환이 같이 있으면, 기타(또는 미상의) 물질사용장애에 대한 다음의 부호를 쓰지 않는다. 대신 동반한 기타(또는 미상의) 물질사용장애는 기타(또는 미상의) 물질사용장애 부호의 네 번째 글자에 표시한다(기타[또는 미상의] 물질 중독, 기타[또는 미상의] 물질 금단 또는 특정 기타[또는 미상의] 물질로 유발된 정신질환의 부호화 시 주의점 참조). 예를 들어, 만약 기타(또는 미상의) 물질로 유발된 우울장애와 기타(또는 미상의) 물질사용장애가 동반되면 기타(또는 미상의) 물질로 유발된 우울장애 부호만 쓰고, 동반한 기타(또는 미상의) 물질사용장애가 경도인지, 중등도인지, 고도인지를 네 번째 글자에 표시한다. 기타(또는 미상의) 물질로 유발된 우울장애가 동반된 경도 기타(또는 미상의) 물질사용장애에는 F19.14를 사용하고, 기타(또는 미상의) 물질로 유발된 우울장애가 동반된 중등도 또는 고도 기타(또는 미상의) 물질사용장애에는 F19.24를 사용한다.

현재의 심각도/관해를 명시할 것:

F19.10 경도: 2~3개의 증상이 있다.

F19.11 경도, 조기 관해 상태

F19.11 경도, 지속적 관해 상태

F19.20 중등도: 4~5개의 증상이 있다.

F19.21 중등도, 조기 관해 상태

F19.21 중등도, 지속적 관해 상태

F19.20 고도: 6개 이상의 증상이 있다.

F19.21 고도, 조기 관해 상태

F19.21 고도, 지속적 관해 상태

● 기타(또는 미상의) 물질 중독
Other (or Unknown) Substance Intoxication

🌿진단기준

A. 목록에 없거나 알려지지 않은 최근의 물질 섭취(또는 노출)로 인한 가역적인 물질 특이적 증후군이 발생한다.

B. 물질을 사용하는 동안 또는 그 직후에 물질의 중추신경계 작용으로 인한 임상적으로 심각한 문제적 행동 변화 및 심리적 변화가 발생한다(예, 손상된 운동 협응, 정신운동 초조 또는 지연, 다행감, 불안, 적대감, 기분 가변성, 인지 손상, 판단력 손상, 사회적 위축).

C. 징후 또는 증상은 다른 의학적 상태로 인한 것이 아니며, 다른 물질 중독을 포함한 다른 정신질환으로 더 잘 설명되지 않는다.

다음의 경우 명시할 것:
　지각 장해 동반: 이 명시자는 환각이 현실 검증력이 손상되지 않은 상태에서 생기거나, 청각적, 시각적 혹은 촉각적 착각이 섬망 없이 발생할 때 적용한다.

부호화 시 주의점: ICD-10-CM 부호는 동일한 물질과 관련된 동반된 기타(또는 미상의) 물질사용장애의 유무와 지각 장해의 유무에 따라 정해진다.
　지각 장해를 동반하지 않는 기타(또는 미상의) 물질 중독: 만약 경도 기타(또는 미상의) 물질사용장애가 동반되면 ICD-10-CM 부호는 F19.120이며, 중등도 또는 고도 기타(또는 미상의) 물질사용장애가 동반되면 ICD-10-CM 부호는 F19.220이다. 만약 동일한 물질과 관련된 동반된 기타(또는 미상의) 물질사용장애가 없으면 ICD-10-CM 부호는 F19.920이다.
　지각 장해를 동반하는 기타(또는 미상의) 물질 중독: 만약 경도 기타(또는 미상의) 물질사용장애가 동반되면 ICD-10-CM 부호는 F19.122이며, 중등도 또는 고도 기타(또는 미상의) 물질사용장애가 동반되면 ICD-10-CM 부호는 F19.222다. 만약 동일한 물질과 관련된 동반된 기타(또는 미상의) 물질사용장애가 없으면 ICD-10-CM 부호는 F19.922다.

● 기타(또는 미상의) 물질 금단
Other (or Unknown) Substance Withdrawal

🌿진단기준

A. 물질을 과도하게 장기적으로 사용하다가 중단(혹은 감량)한다.

B. 물질 사용을 중단(혹은 감량)한 이후 곧바로 물질 특이적 증후군이 나타난다.

C. 물질 특이적 증후군이 사회적, 직업적 또는 다른 중요한 기능 영역에서 임상적으로 현저한 고통이나 손상을 초래한다.
D. 증상은 다른 의학적 상태로 인한 것이 아니며, 다른 물질의 금단을 포함하는 다른 정신질환으로 더 잘 설명되지 않는다.
E. 물질은 다른 어떠한 물질의 범주(알코올; 카페인; 대마; 아편계; 진정제, 수면제 또는 항불안제; 자극제; 혹은 담배) 하위로 분류되지 않거나, 혹은 알려져 있지 않다.

다음의 경우 명시할 것:
　지각 장해 동반: 이 명시자는 환각이 현실 검증력이 손상되지 않은 상태에서 생기거나, 청각적, 시각적 혹은 촉각적 착각이 섬망 없이 발생할 때 적용한다.
부호화 시 주의점: ICD-10-CM 부호는 동일한 물질과 관련된 동반된 기타(또는 미상의) 물질사용장애의 유무와 지각 장해의 유무에 따라 정해진다.
　지각 장해를 동반하지 않는 기타(또는 미상의) 물질 금단: 만약 경도 기타(또는 미상의) 물질사용장애가 동반되면 ICD-10-CM 부호는 F19.130이며, 중등도 또는 고도 기타(또는 미상의) 물질사용장애가 동반되면 ICD-10-CM 부호는 F19.230이다. 동일한 물질과 관련된 동반된 기타(또는 미상의) 물질사용장애가 없으면 ICD-10-CM 부호는 F19.930이다.
　지각 장해를 동반하는 기타(또는 미상의) 물질 금단: 만약 경도 기타(또는 미상의) 물질사용장애가 동반되면 ICD-10-CM 부호는 F19.132이며, 중등도 또는 고도 기타(또는 미상의) 물질사용장애가 동반되면 ICD-10-CM 부호는 F19.232다. 만약 동반된 기타(또는 미상의) 물질사용장애가 없는 경우(예, 적절한 의료감독하에 기타[또는 미상의] 물질을 복용하는 환자), ICD-10-CM 부호는 F19.932다.

기타(또는 미상의) 물질로 유발된 정신질환
Other (or Unknown) Substance-Induced Mental Disorders

　기타(또는 미상의) 물질의 범주가 불분명하기 때문에 그로 인해 유발된 정신질환도 정도와 범위가 명확하지 않다. 그럼에도 기타(또는 미상의) 물질로 유발된 정신질환의 진단은 가능하며, 증상을 동반하는 이 편람의 다른 장애에서 기술된다(각 장의 물질/치료약물로 유발된 정신질환 참조). 기타(또는 미상의) 물질로 유발된 정신병적 장애('조현병 스펙트럼 및 기타 정신병적 장애'), 기타(또는 미상의) 물질로 유발된 양극성 및 관련 장애('양극성 및 관련 장애'), 기타(또는 미상의) 물질로 유발된 우울장애('우울장애'), 기타(또는 미상의) 물질로 유발된 불안장애('불안장애'), 기타(또는 미상의) 물질로 유발된 강박장애('강박 및 관련 장애'), 기타(또는 미상의) 물질로 유발된 수면장애('수면-각성장애'), 기타(또는 미상의) 물질로 유발된 성기능부전('성기능부전'), 기타(또는 미상의) 물질/치료약물로 유발된 주요 또는 경도 신경인지장애('신경인지장애'). 기타(또는 미상의) 물질로 유발된 중독 섬망, 기타(또는 미상의) 물질로 유발된 금단 섬망 및 처방된 기타(또는 미상의) 물질로 유발된 섬망은 '신경인지장애' 장의 섬망의 기준과 논의에서 설명한다. 이러한 기타(또는 미상의) 물질로 유발된 정신질환은 증상이 상당히 심해서 독립적인 임상적 주의를 필요로 할 때만 기타(또는 미상의) 물질 중독이나 기타(또는 미상의) 물질 금단 대신 진단 내린다.

● 명시되지 않는 기타(또는 미상의) 물질관련장애
Unspecified Other (or Unknown) Substance-Related Disorder

F19.99

이 범주는 사회적, 직업적 또는 다른 중요한 기능 영역에서 임상적으로 현저한 고통이나 손상을 초래하는 기타(또는 미상의) 물질관련장애의 특징적인 증상들이 두드러지지만, 어떤 특정 기타(또는 미상의) 물질관련장애 또는 물질관련 및 중독 장애의 진단분류에 속한 장애 중 어느 것에도 완전한 기준을 만족하지 않는 발현 징후들에 적용된다.

비물질관련장애
Non-Substance-Related Disorders

● 도박장애
Gambling Disorder

진단기준   **F63.0**

A. 지속적이고 반복적인 문제적 도박 행동이 임상적으로 현저한 손상이나 고통을 초래하고, 지난 12개월 동안 다음의 항목 중 4가지(또는 그 이상)가 나타난다.
  1. 원하는 흥분을 얻기 위해 액수를 늘리면서 도박하려는 욕구
  2. 도박을 줄이거나 중지시키려고 시도할 때 안절부절못하거나 과민해짐
  3. 도박을 조절하거나, 줄이거나, 중지시키려는 노력이 반복적으로 실패함
  4. 종종 도박에 집착함(예, 과거의 도박 경험을 되새기고, 다음 도박의 승산을 예견해 보거나 계획하고, 도박으로 돈을 벌 수 있는 방법을 생각)
  5. 괴로움(예, 무기력감, 죄책감, 불안감, 우울감)을 느낄 때 도박함
  6. 도박으로 돈을 잃은 후, 흔히 만회하기 위해 다음날 다시 도박함(손실을 '쫓아감')
  7. 도박에 관여된 정도를 숨기기 위해 거짓말을 함
  8. 도박으로 인해 중요한 관계, 일자리, 교육적 또는 직업적 기회를 상실하거나 위험에 빠뜨림
  9. 도박으로 야기된 절망적인 경제 상태에서 벗어나기 위한 돈 조달을 남에게 의존함
B. 도박 행동이 조증 삽화로 더 잘 설명되지 않는다.
다음의 경우 명시할 것:
  삽화성: 진단기준을 만족하는 것이 1회 이상이며, 도박장애 사이에 적어도 수개월 동안 증상이 줄어든 시기가 있는 경우
  지속성: 진단기준을 수년간 만족시키는 증상이 지속되는 경우
다음의 경우 명시할 것:
  조기 관해 상태: 이전에 도박장애의 모든 진단기준을 만족했고, 최소 3개월 이상 12개월 이내의 기간 동안 진단기준에 맞는 항목이 전혀 없는 경우
  지속적 관해 상태: 이전에 도박장애의 모든 진단기준을 만족했고, 12개월 이상의 기간 동안 진단기준에 맞는 항목이 전혀 없는 경우
현재의 심각도를 명시할 것:
  경도: 4~5개의 진단기준을 만족한다.
  중등도: 6~7개의 진단기준을 만족한다.
  고도: 8~9개의 진단기준을 만족한다.

신경인지장애
Neurocognitive Disorders

　주요 혹은 경도 신경인지장애(NCD)에서 여러 병리학적 하위 유형에 대한 진단기준은 NCD와 다른 의학조건과의 원인적 관계의 정도는 물론이고, NCD와 의학적 상태의 원인관계의 확실성의 정도를 지정할 수 있다. 알츠하이머병에 의한 NCD, 전두측두엽 NCD, 그리고 루이소체 NCD의 경우에는 의학적 상태가 개인에게 존재하는지 여부의 판단이 굉장히 어려운 일이고, 때로는 병인이 사망 이후에 확실해질 수가 있다. 이러한 아형에는 거의 확실한/가능성 있는 명칭이 의학적 상태(예, 가능성 있는 알츠하이머병으로 인한 경도 NCD, 거의 확실한 전두측두엽 변성으로 인한 주요 NCD)보다 우선할 수 있다. 혈관성 NCD와 파킨슨병으로 인한 NCD의 진단기준은 각각 혈관질환이나 파킨슨병 유무에 대한 명확한 근거가 필요하기 때문에, 이러한 아형에 대해서는 NCD와 의학적 조건 사이의 인과관계에 대한 것이다. 이러한 아형에는 '거의 확실한 ~으로 인한' 및 '가능성 있는 ~으로 인한'이라는 명칭이 적용된다.

신경인지 영역 Neurocognitive Domains
　다양한 NCDs의 기준은 정의된 인지 영역들에 근거를 둔다. 〈표 1〉은 각각의 주요 영역에 대해 실용적 정의, 일상 활동에서의 손상과 관련된 증상이나 관찰의 예, 평가의 예를 제시한다. 이렇게 정의된 영역들은 임상적 역치에 대한 지침과 함께 NCDs 및 그 수준과 아형을 진단할 수 있는 기반이 된다.

〈표 1〉 신경인지 영역

인지 영역	증상 또는 관찰의 예	평가의 예
복합적 주의 (지속적 주의, 분할 주의, 선택적 주의, 처리 속도)	주요: 다양한 자극(TV, 라디오, 대화)이 있는 환경에서 어려움이 커진다. 주변에서 경함적으로 일어나는 사건들에 의해 쉽게 산만해진다. 입력되는 정보가 제한되고 단순화되지 않으면 주의를 기울일 수 없다. 방금 주어진 전화번호나 주소를 회상하거나 못하거나 방금 들은 것을 보고하지 못하는 것처럼 새로운 정보를 유지하는 데 어려움이 있다. 암산을 할 수 없다. 모든 생각하기가 평소보다 더 오래 걸리고, 처리할 구성 요소들 하나 또는 몇 개로 단순화해야 한다. 경도: 평범한 일을 하는 데 이전보다 시간이 더 오래 걸린다. 일상적인 일에서 실수를 발견하기 시작한다. 일을 할 때 이전보다 더 자주 재확인이 필요성을 발견한다. 생각하는 다른 일들(라디오, TV, 다른 대화, 휴대 전화, 운전)과 경함하지 않을 때 더 용이하다.	지속적 주의: 시간이 흐르는 동안 주의를 유지하기(예, 일정한 시간 동안 신호가 들릴 때마다 버튼을 누르기) 선택적 주의: 경함하는 자극를 그리고/또는 방해 자극들이 있음에도 불구하고 주의를 유지하기: 읽어 주는 숫자와 문자를 들으면서 문자만을 세도록 함 분할 주의: 동일한 시간 내에 2가지 과제에 주의를 기울이기: 읽어 주는 이야기를 파악하면서 손가락을 빠르게 두드림. 처리 속도는 어떤 과제에서나 그 시간을 측정하여 정량화할 수 있다(예, 블록으로 모양을 만드는 데 걸리는 시간, 숫자와 기호를 짝짓는 데 걸리는 시간, 계산 속도 혹은 숫자 3을 연속해서 빼는 연속해서 속도와 같은 반응 속도).

〈표 1〉 신경인지 영역

인지 영역	증상 또는 관찰의 예	평가의 예
집행 기능 (계획, 의사결정, 작업기억, 피드백에 대한 반응/오류 수정, 우선적인 습관/억제, 정신적 유연성)	주요: 복잡한 계획은 포기한다. 한 번에 하나의 일에 초점을 맞춰야 한다. 일상생활에서 도구를 사용하는 활동을 계획하거나 결정을 내리기 위해서 다른 사람에게 의존해야 한다. 경도: 다단계의 계획을 완료하는 데 더 많은 노력이 필요하다. 한 번에 여러 가지 일을 처리하는 데 또는 방문자이나 전화 때문에 중단되었던 일을 재개하는 데 어려움이 커진다. 일을 조직하고, 계획하고, 결정하는 데 추가적 노력이 필요하기 때문에 피로감이 더 심해진다고 호소할 수 있다. 큰 사교 모임에서는 바뀌는 대화 주제들을 따라가는 데 더 많은 노력을 기울여야 하므로 그런 모임이 더 부담스럽거나 덜 즐겁다고 보고할 수 있다.	계획: 미로의 출구를 찾는 능력, 연속된 그림이나 배열된 물건을 해석하는 능력 의사결정: 경합하는 여러 대안이 있을 때 결정 과정을 평가하는 과제 수행(예, 모의 도박) 작업기억: 단기간 정보를 유지하고 그것을 다루는 능력(예, 숫자 목록을 더하거나 일련의 숫자나 단어를 거꾸로 따라하기) 피드백/오류 활용: 문제 해결을 위한 규칙을 추론하기 위해 피드백을 통해 도움을 얻는 능력 우선적인 습관/억제: 보다 복잡하고 노력이 드는 해결책을 바르게 선택하는 능력(예, 화살표가 가리키는 방향과 다른 방향을 보기; 단어의 뜻을 그대로 말하지 않고 단어 활자의 색깔을 말하기) 정신적/인지적 유연성: 2개의 개념을 과제들 혹은 반응 규칙들 사이에서 전환하는 능력(예, 숫자에서 글자로, 언어적 반응에서 키를 눌러 반응하기로, 숫자 더하기에서 숫자를 순서대로 하기로, 물건을 크기에 따라 정리하기에서 색상에 따라 정리하기로)

〈표 1〉 신경인지 영역

인지 영역	증상 또는 관찰의 예	평가의 예
학습과 기억 (즉각기억, 최신기억 [자유회상, 단서회상 그리고 재인기억을 포함], 초장기기억 [의미적, 자전적], 암묵적 학습)	**주요:** 대화를 하면서 자신의 말을 되풀이하고, 종종 같은 대화 안에서도 되풀이한다. 쇼핑 품목의 짧은 목록이나 하루 계획을 상기시킬 필요가 있다. **경도:** 최근 사건들을 회상하기 어렵고, 목록 작성이나 달력에 더 많이 의존한다. 영화나 소설에서 등장인물을 계속 파악하기 위해 가끔씩 상기시켜 주거나 다시 읽기가 필요하다. 가끔 몇 주에 걸쳐 같은 사람에게 자신의 말을 되풀이한다. 계산서를 이미 지불했는지를 기억하지 못한다. **주의점:** 심한 형태의 주요신경인지장애가 아니면 의미적, 자전적, 그리고 암묵적 기억은 최근 기억에 비해 비교적 잘 보존된다.	즉각기억폭: 낱말이나 숫자 목록을 반복하는 능력 **주의점:** 즉각기억은 때로 "작업기억"에 포함된다("집행 기능"을 참조하시오). 최신기억: 새로운 정보(예, 단어 목록, 짧은 이야기 혹은 도표)를 부호화하는 과정을 평가한다. 평가할 최신기억의 측면에는 1) 자유회상(낱말, 도형 혹은 이야기의 요소를 만들어내는 한 많이 회상하도록 한다); 2) 단서회상(평가자가 "그 목록에서 음식 품목을 모두 열거해 보세요." 모든 "그 이야기에서 모든 어린이의 이름을 열거해 보세요."처럼 의미적 단서를 제공하여 회상을 돕는다); 그리고 3) 재인기억 (평가자가 특정한 품목에 대해 묻는다. 예, "그 목록에 '사과'가 있었나요?" 또는 "이 도형이나 그림을 봤나요?")이 있다. 평가할 기억의 다른 측면들에는 의미적 기억(사실에 대한 기억), 자전적 기억(개인적 사건이나 사람에 대한 기억), 그리고 암묵적(절차적) 학습(기술의 무의식적 학습)이 있다.

〈표 1〉 신경인지 영역

인지 영역	증상 또는 관찰의 예	평가의 예
언어 (표현성 언어 [이름대기], 단어 찾기, 유창성, 문법 그리고 구문과 수용성 언어)	주요: 표현성 또는 수용성 언어에 현저한 어려움이 있다. "가시기", 그리고 "무슨 말인지 알잖아"와 같이 일상적으로 통용되는 구절을 종종 사용하고, 이름을 말하는 것보다 일반 대명사를 더 사용한다. 심한 손상인 경우, 가까운 친구와 가족의 이름조차 회상하지 못할 수 있다. 특이한 단어 사용이나 문법적 오류가 나타나고, 혼잣말을 하고 맞수가 줄어든다. 상동언어가 나타난다. 반향언어증과 자동적 언어는 보통 함구증보다 먼저 나타난다. 경도: 단어 찾기의 어려움이 분명하다. 특정 용어를 일반적인 용어로 대체한다. 아는 사람의 구체적인 이름의 사용을 회피한다. 문법적 오류에는 관사, 전치사, 조동사 등이 미묘한 생략이나 부정확한 사용을 수반한다.	표현성 언어: 직면적 이름대기(물건이나 그림의 식별); 유창성(예, 의미적(예, 동물) 또는 음소적(예, "ㅍ"로 시작하는 단어의 범주의 품목을 1분 동안에 가능한 한 많이 이름대기) 문법과 구문(예: 이름대기와 유창성 검사를 하는 동안 관찰된 오류 사용): 이름대기와 유창성 검사를 하는 동안 관찰된 오류를 규준과 비교하여 오류 빈도를 평가하고 정상적인 말 실수인지 알아본다. 수용성 언어: 이해력(생물 및 무생물 지각과 관련하여 단어의 뜻을 이해하고 그 대상을 지목하는 과제): 언어적 지시에 따른 행위/활동 수행

〈표 1〉 신경인지 영역

인지 영역	증상 또는 관찰의 예	평가의 예
지각-운동 (시각적 지각, 시각구조적, 지각-운동, 실행, 그리고 인지과 같은 용어에 내포된 능력들을 포함한다)	주요: 이전에 익숙한 활동(도구 사용, 자동차 운전)이나 친숙한 환경에서 길을 찾는 데 현저한 어려움이 있다. 그럼 자하 어두워진 불빛으로 지각 변화가 일어나는 해질녘에 혼돈이 좋종 더 심해진다. 경도: 방향을 찾기 위해 지도나 다른 무언가에 더 많이 의존할 수 있다. 새로운 장소에 가려면 메모를 하거나 다른 사람을 따라간다. 일에 집중하고 있지 않으면 자신이 헤매고 있거나 들어가고 있음을 알 수 있다. 주차가 될 정도하다. 목수일, 조립, 바느질 또는 뜨개질과 같은 공간적인 일을 할 때는 더 많은 노력을 기울여야 한다.	시각적 지각: 기본적 시각 결손이나 주의 무시를 탐지하기 위해서는 선을 이등분하는 과제를 이용할 수 있다. 운동성이 필요 없는 지각 과제(얼굴 인식 포함)는 형태의 식별 그리고/또는 적짓기가 필요하며, 이 과제는 언어로 전달할 수 없을 때에 가장 좋다(예, 형태는 물체가 아니다); 어떤 경우에는 형태가 차원성을 바탕으로 "진짜"인지 아닌지의 판단이 필요하다. 시각구조적: 그리기, 베끼기 및 블록 조립처럼 손과 눈의 협응을 필요로 하는 과제들의 모음 지각-운동: 시각을 목적 있는 운동과 통합하기(예, 시각적 단서 없이 형틀에 블록을 끼우기, 구멍 뚫린 보드에 못을 빨리 꺼워 넣기) 실행: 몸동작을 흉내 내거나(작별인사로 손을 흔들기) 지시에 따라 물건의 사용을 몸짓으로 표현하는("망치를 어떻게 사용하는지 보여 주세요.") 능력과 같이 학습된 동작의 온전함 인지: 얼굴과 색깔의 인식과 같이 의식과 인식의 지각적 온전함

〈표 1〉 신경인지 영역

인지 영역	증상 또는 관찰의 예	평가의 예
사회인지 (감정의 인식, 마음이론)	주요: 사회적으로 허용하는 범위를 분명하게 벗어나는 행동, 복장의 단정함이나 정치적·종교적·성적 주제의 대화에서 사회적 기준에 둔감함을 보인다. 모임에서 다른 사람이 무관심하거나 직접적 제지에도 불구하고 과도하게 한 가지 주제에 초점을 맞춘다. 행동의 의도가 가족이나 친구를 고려하지 않는다. 안전을 고려하지 않고 결정한다 (예, 날씨나 사회적 상황에 부적절한 옷차림). 보통 이런 변화를 거의 알아채지 못한다. 경도: 행동이나 태도에 미묘한 변화를 보여 종종 성격의 변화로 묘사되는데, 여기에는 사회적 신호를 인식하거나 얼굴 표정을 읽어 내는 능력의 저하, 공감의 감소, 외향성이나 내향성의 증가, 억제력의 감소, 미세하거나 삽화적 무감동 또는 안절부절못함 등이 있다.	감정의 인식: 다양한 긍정적 및 부정적 감정을 나타내는 얼굴 이미지에서 감정을 식별 마음이론: 다른 사람의 정신 상태(사고, 욕망, 의도)나 경험을 고려할 수 있는 능력. "소녀는 잃어버린 가방을 어디에서 찾을까요?" 또는 "소년은 왜 슬프죠?"와 같이 묘사된 인물의 정신 상태에 대한 정보를 이끌어 내는 질문들을 할 수 있는 이야기 카드

● 섬망
Delirium

A. 환경에 대한 인식 감소를 동반한 주의의 장해(즉, 주의를 기울이고, 집중, 유지 및 전환하는 능력의 감소)
B. 장해는 단기간에 걸쳐 발생하고(대개 몇 시간이나 며칠), 기저 상태의 주의와 의식으로부터 변화를 보이며, 하루 경과 중 심각도가 변동하는 경향이 있다.
C. 부가적 인지 장해(예, 기억 결손, 지남력장애, 언어, 시공간 능력 또는 지각)
D. 진단기준 A와 C의 장해는 이미 존재하거나, 확진되었거나, 진행 중인 다른 신경인지장애로 더 잘 설명되지 않고, 혼수와 같이 각성 수준이 심하게 저하된 상황에서는 일어나지 않는다.
E. 병력, 신체검진 또는 검사 소견에서 장해가 다른 의학적 상태, 물질 중독이나 금단(즉, 남용약물 또는 치료약물로 인한) 또는 독소 노출로 인한 직접적·생리적 결과이거나, 또는 다중 병인 때문이라는 증거가 있다.

다음의 경우 명시할 것:
 급성: 몇 시간이나 며칠 지속하는 경우
 지속성: 몇 주나 몇 개월 지속하는 경우
다음의 경우 명시할 것:
 과활동성: 정신운동 활동 수준이 과잉되어 기분 가변성, 초조, 그리고/또는 의학적 치료에 대한 협조 거부를 동반할 수 있다.
 저활동성: 정신운동 활동 수준이 저조하여 혼미에 가깝게 축 늘어지거나 무기력을 동반할 수 있다.
 혼재성 활동 수준: 비록 주의와 의식의 장해가 있지만, 정신운동 활동은 보통 수준이다. 또한 활동 수준이 빠르게 변동하는 경우도 포함한다.
다음 중 하나를 명시할 것:
 물질 중독 섬망: 이 진단은 진단기준 A와 C의 증상이 임상 양상에서 두드러지고 임상적 관심을 보증할 정도로 충분히 심할 때에만 물질 중독 진단 대신에 내려져야 한다.
  부호화 시 주의점: [특정 물질] 중독 섬망에 대한 ICD-10-CM 부호는 다음 표에 제시되어 있다. ICD-10-CM 부호는 동일 종류의 물질에 대한 물질사용장애의 동반이환 여부에 따라 달라진다는 점에 주의한다. 만약 경도 물질사용장애가 물질 중독 섬망과 동반이환된다면 네 번째 자리의 글자는 '1'이고, 임상의는 물질 중독 섬망 앞에 '경도 [물질]사용장애'를 기록해야 한다(예, '경도 코카인사용장애, 코카인 중독 섬망 동반'). 만약 중등도 또는 고도 물질사용장애가 물질 중독 섬망과 동반이환된다면 네 번째 자리의 글자는 '2'이고, 임상

의는 동반이환하는 물질사용장애의 심각도에 따라 '중등도 [물질]사용장애 또는 고도 [물질]사용장애'를 기록해야 한다. 만약 동반이환하는 물질사용장애가 없다면(예, 1회의 심한 물질 사용 후) 네 번째 자리의 글자는 '9'이며 임상의는 물질 중독 섬망만을 기록해야 한다.

물질 중독 섬망	ICD-10-CM		
	경도 사용장애 동반	중등도 또는 고도 사용장애 동반	사용장애 미동반
알코올	F10.121	F10.221	F10.921
대마	F12.121	F12.221	F12.921
펜시클리딘	F16.121	F16.221	F16.921
기타 환각제	F16.121	F16.221	F16.921
흡입제	F18.121	F18.221	F18.921
아편계	F11.121	F11.221	F11.921
진정제, 수면제 또는 항불안제	F13.121	F13.221	F13.921
암페타민류 물질(또는 기타 자극제)	F15.121	F15.221	F15.921
코카인	F14.121	F14.221	F14.921
기타(또는 미상의) 물질	F19.121	F19.221	F19.921

물질 금단 섬망: 이 진단은 진단기준 A와 C의 증상들이 임상 양상에서 두드러지고 임상적 관심을 보증할 정도로 충분히 심할 때에만 물질 금단 진단 대신에 내려져야 한다.

부호화 시 주의점: [특정 물질] 금단 섬망에 대한 ICD-10-CM 부호는 다음 표에 제시되어 있다. ICD-10-CM 부호는 동일 종류의 물질에 대한 물질사용장애의 동반이환 여부에 따라 달라진다는 점에 주의한다. 만약 경도 물질사용장애가 물질 금단 섬망과 동반이환된다면 네 번째 자리의 글자는 '1'이고, 임상의는 물질 금단 섬망 앞에 '경도 [물질]사용장애'를 기록해야 한다(예, '경도 알코올사용장애, 알코올 금단 섬망 동반'). 만약 중등도 또는 고도 물질사용장애가 물질 금단 섬망과 동반이환된다면 네 번째 자리의 글자는 '2'이고, 임상의는 동반이환하는 물질사용장애의 심각도에 따라 '중등도 [물질]사용장애 또는 고도 [물질]사용장애'를 기록해야 한다. 만약 동반이환하는 물질사용장애가 없다면(예, 처방받은 항불안 물질을 규칙적으로 사용 후) 네 번째 자리의 글자는 '9'이며, 임상의는 물질 금단 섬망만을 기록해야 한다.

물질 금단 섬망	ICD-10-CM		
	경도 사용장애 동반	중등도 또는 고도 사용장애 동반	사용장애 미동반
알코올	F10.131	F10.231	F10.931
아편계	F11.188	F11.288	F11.988
진정제, 수면제 또는 항불안제	F13.131	F13.231	F13.931
기타(또는 미상의) 물질	F19.131	F19.231	F19.931

치료약물로 유발된 섬망: 이 진단은 진단기준 A와 C의 증상들이 처방받아 복용 중인 치료약물의 부작용으로서 발생할 때에 적용한다.

부호[특정 치료약물]로 유발된 섬망: **F11.921** 처방받아 복용 중인 아편계(또는 만약 처방받아 복용 중인 아편계의 금단 기간인 경우 **F11.988**); **F12.921** 처방받아 복용 중인 약용 대마 수용체 효현제; **F13.921** 처방받아 복용 중인 진정제, 수면제 또는 항불안제(또는 만약 처방받아 복용 중인 진정제, 수면제 또는 항불안제의 금단 기간인 경우 **F13.931**); **F15.921** 처방받아 복용 중인 암페타민류 물질 또는 기타 자극제; **F16.921** 처방받았거나 의학적 이유로 복용 중인 케타민 또는 기타 환각제; **F19.921** 어떠한 종류에도 부합하지 않는 치료약물(예, 덱사메타손); 병인적 인자로 판단되지만 그 물질의 구체적 종류를 모르는 경우(또는 만약 처방받아 복용하였고, 어떠한 종류에도 부합하지 않는 치료약물의 금단 기간인 경우 **F19.931**).

F05 다른 의학적 상태로 인한 섬망: 병력, 신체검진 또는 검사 소견에서 장해가 다른 의학적 상태의 생리적 결과에 기인한다는 증거가 있다.

부호화 시 주의점: 섬망의 진단명에 기타 의학적 상태의 명칭을 포함시킨다(예, **F05** 간성뇌병증으로 인한 섬망). 기타 의학적 상태도 다른 의학적 상태로 인한 섬망 바로 앞에 별개로 부호화하여 기록해야 한다(예, **K76.82** 간성뇌병증; **F05** 간성뇌병증으로 인한 섬망).

F05 다중 병인으로 인한 섬망: 병력, 신체검진 또는 검사 소견에서 섬망이 한 가지 이상의 병인을 가지고 있다는 증거가 있다(예, 한 가지 이상의 병인이 되는 의학적 상태, 다른 의학적 상태에 더해지는 물질 중독이나 치료약물의 부작용).

부호화 시 주의점: 특정한 섬망의 병인을 반영하는 여러 가지 개별 부호를 사용한다(예, **K76.82** 간성뇌병증; **F05** 간부전으로 인한 섬망; **F10.231** 고도 알코올사용장애, 알코올 금단 섬망 동반). 병인이 되는 의학적 상태는 섬망의 부호 앞에 별개의 부호로서 표기하고, 또한 규정대로 다른 의학적 상태로 인한 섬망으로 대치하여 표기한다는 점에 주의한다.

기록 절차 Recording Procedures

물질 중독 섬망. 물질 중독 섬망의 이름은 섬망의 원인으로 가정되는 특정 물질(예, 코카인)로 시작한다. 진단부호는 진단기준 세트에 포함된 표에서 선택되며, 이 진단기준은 약물 종류와 동반이환하는 물질사용장애 여부에 기초한 것이다. 어느 종류에도 부합하지 않는 물질(예, 덱사메타손)의 경우 '기타 물질'을 위한 부호를 사용해야 한다. 물질이 원인 요소라고 여겨지나 물질의 특정 종류를 알 수 없는 경우에는 '미상의 물질' 범주를 사용해야 한다.

    장애의 이름을 기록할 때는 동반 물질사용장애를(있다면) 먼저 기재하고, 이어서 '동반'이라는 단어와 함께 물질 중독 섬망의 이름이 뒤따르며, 그다음으로 경과(즉, 급성, 지속성)와 정신운동 활동 수준을 나타내는 명시자(즉, 과활동성, 저활동성, 혼재성 활동 수준)를 적는다. 예를 들어, 고도 코카인사용장애가 있는 사람에서 급성 과활동성 중독 섬망이 발생한 경우 진단은 F14.221 고도 코카인사용장애, 코카인 중독 섬망 동반, 급성, 과활동성이다. 동반된 고도 코카인사용장애에 대한 별도의 진단은 부여되지 않는다. 만약 중독 섬망이 동반된 물질사용장애 없이 일어난 경우라면(예, 1회의 심한 물질 사용 후) 부수의 물질사용장애는 기록되지 않는다(예, F16.921 펜시클리딘 중독 섬망, 급성, 저활동성).

물질 금단 섬망. 물질 금단 섬망의 이름은 금단 섬망의 원인으로 가정되는 특정 물질(예, 알코올)로 시작한다. 진단부호는 진단기준 세트 내의 부호화 시 주의점에 있는 물질 특정 부호에서 선택한다. 장애의 이름을 기록할 때는 물질사용장애를(있다면) 먼저 기재하고, 이어서 '동반'이라는 단어와 함께 물질 금단 섬망의 이름이 뒤따르며, 그다음으로 경과(즉, 급성, 지속성)와 정신운동 활동 수준을 나타내는 명시자(즉, 과활동성, 저활동성, 혼재성 활동 수준)를 적는다. 예를 들어, 고도 알코올사용장애가 있는 사람에서 급성 과환동성 금단 섬망이 발생한 경우 진단은 F10.231 고도 알코올사용장애, 알코올 금단 섬망 동반, 급성, 과활동성이다. 동반된 고도 알코올사용장애에 대한 별도의 진단은 부여되지 않는다.

치료약물로 유발된 섬망. 치료약물로 유발된 섬망의 이름은 섬망의 원인으로 가정되는 특정 물질(예, 덱사메타손)로 시작한다. 장애의 이름 뒤에 경과(즉, 급성, 지속성)와 정신운동 활동 수준을 나타내는 명시자(즉, 과활동성, 저활동성, 혼재성 활동 수준)를 적는다. 예를 들어, 덱사메타손을 처방받은 대로 사용한 사람에서 급성 과활동성 치료약물로 유발된 섬망이 발생한 경우, 진단은 F19.921 덱사메타손으로 유발된 섬망, 급성, 과활동성이다.

● 달리 명시되는 섬망
Other Specified Delirium

F05

이 범주는 사회적, 직업적 또는 다른 중요한 기능 영역에서 임상적으로 현저한 고통이나 손상을 초래하는 섬망의 특징적인 증상들이 두드러지지만, 섬망 또는 신경인지장애의 진단분류에 속한 장애 중 어느 것에도 완전한 기준을 만족하지 않는 발현 징후들에 적용된다. 달리 명시되는 섬망 범주는 발현 징후가 섬망 또는 어떤 특정 신경인지장애의 기준에 맞지 않은 특정한 이유에 대해 의사소통하기 위해 임상의가 선택한 상황들에서 사용된다. 이는 '달리 명시되는 섬망'을 기록하고, 이어서 특정한 이유(예, '아증후 섬망')를 기록한다.

'달리 명시되는 섬망'이라는 지정 문구를 사용해 분류될 수 있는 발현 징후들의 예는 다음과 같다.

아증후 섬망: 섬망과 유사한 증상인 주의력, 고위 기능 사고, 일주기리듬의 장해를 나타내나 인지 손상의 심각도가 섬망 진단에 필요한 정도에 미치지 못한다.

● 명시되지 않는 섬망
Unspecified Delirium

F05

이 범주는 사회적, 직업적 또는 다른 중요한 기능 영역에서 임상적으로 현저한 고통이나 손상을 초래하는 섬망의 특징적인 증상들이 두드러지지만, 섬망 또는 신경인지장애의 진단분류에 속한 장애 중 어느 것에도 완전한 기준을 만족하지 않는 발현 징후들에 적용된다. 명시되지 않는 섬망 범주는 기준이 특정 섬망 또는 신경인지장애의 기준에 맞지 않은 이유를 명시할 수 없다고 임상의가 선택한 상황들에서 사용되며, 좀 더 특정한 진단을 내리기에는 정보가 불충분한(예, 응급실 상황) 발현 징후들을 포함한다.

주요 및 경도 신경인지장애
Major and Mild Neurocognitive Disorders

주요 신경인지장애
Major Neurocognitive Disorder

 진단기준

A. 1개 이상의 인지 영역(복합적 주의, 집행 기능, 학습과 기억, 언어, 지각-운동 또는 사회인지)에서 인지 저하가 이전의 수행 수준에 비해 현저하다는 증거는 다음에 근거한다.
   1. 환자, 환자를 잘 아는 정보제공자 또는 임상의가 현저한 인지기능저하를 걱정, 그리고
   2. 인지 수행의 현저한 손상이 가급적이면 표준화된 신경심리검사에 의해, 또는 그것이 없다면 다른 정량적 임상 평가에 의해 입증
B. 인지 결손은 일상 활동에서 독립성을 방해한다(즉, 최소한 계산서 지불이나 치료약물 관리와 같은 일상생활의 복잡한 도구적 활동에서 도움을 필요로 함).
C. 인지 결손은 오직 섬망이 있는 상황에서만 발생하는 것이 아니다.
D. 인지 결손은 다른 정신질환(예, 주요우울장애, 조현병)으로 더 잘 설명되지 않는다.

병인에 따라 다음 중 하나를 명시할 것:

   주의점: 나열된 각 아형에는 특정 진단기준과 해당하는 본문이 있으며, 이는 주요 및 경도 신경인지장애의 일반적 논의 후에 이어진다.

   알츠하이머병
   전두측두엽 변성
   루이소체병
   혈관 질환
   외상성 뇌손상
   물질/치료약물 사용
   HIV 감염
   프라이온병
   파킨슨병
   헌팅턴병
   다른 의학적 상태
   다중 병인
   미상의 병인

부호화 시 주의점: 병인이 되는 의학적 상태가 알려진 경우, 331~333쪽 부호화 표와 같이, 대부분 주요 신경인지장애의 진단부호 바로 앞에 추가적인 부호를 기록

한다. '가능성 있는'으로 판단되는 의학적 병인은 추가적인 부호를 사용하지 않는다 (즉, 가능성 있는 알츠하이머병으로 인한 주요 NCD, 가능성 있는 전두측두엽 변성으로 인한 주요 NCD, 가능성 있는 루이소체병으로 인한 주요 NCD, 가능성 있는 혈관 질환으로 인한 주요 NCD, 가능성 있는 파킨슨병으로 인한 주요 NCD).

현재의 심각도를 명시할 것(자세한 내용은 부호화 표 참조):

  경도: 일상생활의 도구적 활동의 어려움(예, 집안일, 돈 관리)이 있다.

  중등도: 일상생활의 기본적 활동의 어려움(예, 음식 섭취, 옷 입기)이 있다.

  고도: 완전히 의존적인 상태다.

다음의 경우 명시할 것(자세한 내용은 부호화 표 참조):

  초조 동반: 인지 장해가 임상적으로 현저한 초조감을 동반하는 경우

  불안 동반: 인지 장해가 임상적으로 현저한 불안증을 동반하는 경우

  기분 증상 동반: 인지 장해가 임상적으로 현저한 기분 증상을 동반하는 경우(예, 불쾌감, 과민성, 다행감)

  정신병적 장해 동반: 인지 장해가 망상 또는 환각을 동반하는 경우

  기타 행동 또는 심리적 장해 동반: 인지 장해가 다른 임상적으로 현저한 행동 또는 심리적 장해를 동반하는 경우(예, 무감동, 공격성, 탈억제, 파괴적 행동 또는 언어, 수면 또는 식욕/섭식 장해).

  행동 또는 심리적 장해를 동반하지 않음: 인지 장해가 임상적으로 현저한 어떠한 행동 또는 정신병적 장해와도 동반하지 않는 경우

부호화와 기록 절차

다음은 서로 다른 유형별 주요 NCD의 부호화와 기록의 예다. 하나 이상의 연관된 행동 또는 심리적 장해가 있는 경우, 각각의 장해를 따로 부호화한다(자세한 내용은 331~333쪽 부호화 표와 주요 및 경도 NCD 각 아형의 특정 진단기준의 부호화 시 주의점을 참조하시오):

  거의 확실한 알츠하이머병으로 인한 주요 신경인지장애, 경도, 불안 동반: G30.9 알츠하이머병, F02.A4 거의 확실한 알츠하이머병으로 인한 주요 신경인지장애, 경도, 불안 동반

  가능성 있는 알츠하이머병으로 인한 주요 신경인지장애, 중등도, 기분 증상 동반: F03.B3 가능성 있는 알츠하이머병으로 인한 주요 신경인지장애, 중등도, 기분 증상 동반

  외상성 뇌손상으로 인한 주요 신경인지장애, 중등도, 정신병적 장해와 초조 동반: S06.2XAS 불특정 기간 의식 상실이 있는 광범위한 외상성 뇌손상, 후유증; F02.B2 외상성 뇌손상으로 인한 주요 신경인지장애, 중등도, 정신병적 장해 동반; F02.B11 외상성 뇌손상으로 인한 주요 신경인지장애, 중등도, 초조 동반

  미상의 병인으로 인한 주요 신경인지장애, 고도, 기분 증상 동반: F03.C3 미상의 병인으로 인한 주요 신경인지장애, 고도, 기분 증상 동반

경도 신경인지장애
Mild Neurocognitive Disorder

진단기준

A. 1개 이상의 인지 영역(복합적 주의, 집행 기능, 학습과 기억, 언어, 지각-운동 또는 사회인지)에서 인지 저하가 이전의 수행 수준에 비해 경미하게 있다는 증거는 다음에 근거한다.
  1. 환자, 환자를 잘 아는 정보제공자 또는 임상의가 경도 인지기능저하를 걱정, 그리고
  2. 인지 수행의 경미한 손상이 가급적이면 표준화된 신경심리검사에 의해, 또는 그것이 없다면 다른 정량적 임상 평가에 의해 입증
B. 인지 결손은 일상 활동에서 독립적 능력을 방해하지 않는다(예, 계산서 지불이나 치료약물 관리와 같은 일상생활의 복잡한 도구적 활동은 보존되지만 더 많은 노력, 보상 전략 및 조정이 필요할 수 있다).
C. 인지 결손은 오직 섬망이 있는 상황에서만 발생하는 것이 아니다.
D. 인지 결손은 다른 정신질환(예, 주요우울장애, 조현병)으로 더 잘 설명되지 않는다.

병인에 따라 다음 중 하나를 명시할 것:
  주의점: 나열된 각 아형에는 특정 진단기준과 해당하는 본문이 있으며, 이는 주요 및 경도 신경인지장애의 일반적 논의 후에 이어진다.

  알츠하이머병
  전두측두엽 변성
  루이소체병
  혈관 질환
  외상성 뇌손상
  물질/치료약물 사용
  HIV 감염
  프라이온병
  파킨슨병
  헌팅턴병
  다른 의학적 상태
  다중 병인
  미상의 병인

부호화 시 주의점: 병인이 되는 의학적 상태나 물질에 근거하여 부호화한다. 병인이 되는 의학적 상태를 나타내는 추가적인 부호는 의학적 병인으로 인한 경도 NCD 진단부호인 **F06.7z**의 바로 앞에 기록한다. '가능성 있는'으로 판단되는 의학적 병인

은 추가적인 부호를 사용하지 않는다(즉, 가능성 있는 알츠하이머병으로 인한 경도 NCD, 가능성 있는 전두측두엽 변성으로 인한 경도 NCD, 가능성 있는 루이소체병으로 인한 경도 NCD, 가능성 있는 혈관 질환으로 인한 경도 NCD, 가능성 있는 파킨슨병으로 인한 경도 NCD). 331~333쪽 부호화 표를 참조하시오. 물질/치료약물로 유발된 경도 NCD의 경우, 물질의 유형에 근거하여 부호화한다. '물질/치료약물로 유발된 주요 또는 경도 신경인지장애'를 참조한다. **주의점:** G31.84는 미상의 병인으로 인한 경도 NCD와 가능성 있는 의학적 병인으로 인한 경도 NCD(예. 가능성 있는 알츠하이머병)에 사용한다. 의학적 또는 물질적 병인의 추가적인 부호는 사용하지 않는다.

다음의 경우 명시할 것(자세한 내용은 부호화 표 참조):

행동 장해를 동반하지 않는 경우: 인지 장해가 임상적으로 현저한 어떤 행동 장해도 동반하지 않는 경우

행동 장해를 동반하는 경우(장해를 명시한다): 인지 장해가 임상적으로 현저한 행동 장해(예. 무감동, 초조, 불안, 기분 증상들, 정신병적 장해 또는 기타 행동 증상들)를 동반하는 경우

부호화 시 주의점: 경도 NCD의 원인이 되는 동일한 의학적 상태로 인해 발생한 임상적으로 현저한 정신과적 증상을 나타내기 위하여 추가적인 부호를 사용한다(예, **F06.2** 외상성 뇌손상으로 인한 정신병적 장애, 망상 동반; **F06.32** HIV병으로 인한 우울장애, 주요우울 유사 삽화 동반). **주의점:** 다른 의학적 상태로 인한 정신질환은 현상학을 공유하는 장애에 포함된다(예, 다른 의학적 상태로 인한 우울장애의 경우 '우울장애' 장 참조).

부호화와 기록 절차

다음은 서로 다른 유형별 경도 NCDs의 부호화와 기록의 예다. **(자세한 내용은 331~333쪽 부호화 표와 주요 및 경도 NCD 각 아형의 특정 진단기준의 부호화 시 주의점을 참조하시오):**

거의 확실한 알츠하이머병으로 인한 경도 신경인지장애, 행동 장해를 동반하지 않는 경우: G30.9 알츠하이머병; F06.70 거의 확실한 알츠하이머병으로 인한 경도 신경인지장애, 행동 장해를 동반하지 않는 경우

가능성 있는 알츠하이머병으로 인한 경도 신경인지장애, 행동 장해를 동반하지 않는 경우: G31.84 가능성 있는 알츠하이머병으로 인한 경도 신경인지장애, 행동 장해를 동반하지 않는 경우

외상성 뇌손상으로 인한 경도 신경인지장애, 행동 장해를 동반하는 경우: S06.2XAS 불특정 기간 의식 상실이 있는 광범위한 외상성 뇌손상, 후유증; F06.71 외상성 뇌손상으로 인한 경도 신경인지장애, 행동 장해를 동반하는 경우[**우울이 있는 장해**]; F06.31 외상성 뇌손상으로 인한 우울장애, 우울 양상을 동반하는 경우

병인적 아형	주요 또는 경도 신경인지장애 (NCD)와 연관된 병인적 의학적 부호	주요 NCD 부호	경도 NCD 부호
알츠하이머병, 거의 확실한	G30.9[a]	F02.xy[b,c]	F06.7z[d]
알츠하이머병, 가능성 있는	추가적인 의학적 부호 없음	F03.xy[b,c]	G31.84
전두측두엽 변성, 거의 확실한	G31.09[a]	F02.xy[b,c]	F06.7z[d]
전두측두엽 변성, 가능성 있는	추가적인 의학적 부호 없음	F03.xy[b,c]	G31.84
루이소체병, 거의 확실한	G31.83[a]	F02.xy[b,c]	F06.7z[d]
루이소체병, 가능성 있는	추가적인 의학적 부호 없음	F03.xy[b,c]	G31.84
혈관 질환, 거의 확실한	I67.9(경도 혈관성 NCD에만 적용한다)	F01.xy[b,c] 추가적인 의학적 부호를 사용하지 않는다.	F06.7z[d]
혈관 질환, 가능성 있는	추가적인 의학적 부호 없음	F03.xy[b,c]	G31.84
외상성 뇌손상	S06.2xAS[a]	F02.xy[b,c]	F06.7z[d]

물질/치료약물로 유발된	추가적인 의학적 부호 없음	주요 NCD를 일으키는 물질 물질 유형에 근거한 부호e,f,g	경도 NCD를 일으키는 물질 물질 유형에 근거한 부호e,g
HIV 감염	B20a	F02.xyb,c	F06.7zd
프라이온병	A81.9a	F02.xyb,c	F06.7zd
파킨슨병, 거의 확실한	G20.Ca	F02.xyb,c	F06.7zd
파킨슨병, 가능성 있는	추가적인 의학적 부호 없음	F03.xyb,c	G31.84
헌팅턴병	G10a	F02.xyb,c	F06.7zd
다른 의학적 상태로 인한	다른 의학적 상태를 먼저 부호화한다 (예. G35 다발성 경화증).	F02.xyb,c	F06.7zd
다중 병인으로 인한	모든 병인적 의학적 상태를 먼저 부호화한다. 혈관 질환이 경도 NCD의 원인인 경우. I67.9(뇌혈관 질환)와 기타 병인적 의학적 상태를 부호화한다. I67.9는 주요 혈관성 NCD에는 사용하지 않는다.	F02.xyb,c(모든 병인적 의학적 상태로 인한 주요 NCD는 한 번만 부호화한다.) 거의 확실한 혈관 질환으로 인한 주요 NCD가 있다면 F01.xyb,c도 부호화한다. 만약 물질이나 치료약물이 병인으로 역할을 한다면 관련된 물질/치료약물로 유발된 주요 NCDs도 부호화한다.	F06.7zd(거의 확실한 혈관 질환으로 인한 경도 NCD를 포함하는 모든 병인적 의학적 상태로 인한 경도 NCD는 한 번만 부호화한다.) 만약 물질이나 치료약물이 병인으로 역할을 한다면 관련된 물질/치료약물로 유발된 경도 NCDs도 부호화한다.
미상의 병인으로 인한	추가적인 의학적 부호 없음	F03.xyb,c	G31.84

주의점: 각주 z~d는 물질/치료약물로 유발된 NCD에 적용하지 않는다.

a제일 먼저, 병인적 의학적 상태를 부호화한다(즉, 주요 또는 경도 NCD 부호 앞에 기록).

b주요 NCD: 그다음으로, 심각도(네 번째 자리의 금지[앞의 표의 기호 'x'])를 다음과 같이 부호화한다: .Av 경도, .Bv 중등도, .Cv 고도. **(기호 'y'**
는 동반하는 행동 또는 심리적 장해를 나타내며, 다음 각주 c에 나와 있다.)

c주요 NCD: 그리고 동반하는 행동 또는 심리적 장해(다섯 번째와 여섯 번째 자리의 금지[앞의 표의 기호 'y'])를 부호화한다: .x11 초조 동반; .x4 불안 동반, .x3 기분 증상 동반; .x2 정신병적 장해 동반; .x18 기타 행동 또는 심리적 장해 동반; .x0 행동 또는 심리적 장해
를 동반하지 **않음**

d경도 NCD: 동반하는 행동 장해에 근거하여 부호화하는데(다섯 번째 자리의 금지[앞의 표의 기호 'z']). F06.70 행동 장해를 동반하지 않는 경
우 또는 F06.71 행동 장해를 동반하는 경우(예, 무감동, 초조, 불안, 기분 증상, 정신병적 장해, 또는 기타 행동 증상)이다.

eICD-10-CM 브로슈는 '물질/치료약물로 유발된 주요 또는 경도 신경인지장애'의 부호화 표를 참조하시오.

f심각도 명시자인 '경도' '중등도' '고도'는 '물질/치료약물로 유발된 주요 NCD에서나 부호화할 수 없으나 기록은 해야 한다.

g동반 증상 명시자인 '초조 동반' '불안 동반' '기분 증상 동반' '정신병적 장해 동반' '기타 행동 또는 심리적 장해 동반' '행동 또는 심리적 장해
를 동반하지 않음'은 부호화할 수 없으나 기록은 해야 한다.

부호화 시 주의점: [이하의 병인으로 인한 주요 NCD의 **거의 확실한** 병인에서 임상적으로 현저한 여러 행동 및 심리적 장해가 발생하는 경우,
여러 ICD-10-CM 부호가 필요하다. 거의 확실한 알츠하이머병으로 인한 주요 NCD, 고도, 초조, 망상, 우울을 동반하는 경우 4개의
부호가 필요하다: G30.9 알츠하이머병; F02.C11(정신병적 장해 동반); F02.C2(정신병적 장해 동반); F02.C3(기분 증상 동반).
미상의 병인으로 인한 주요 NCD와 **가능성 있는** 병인에서 임상적으로 현저한 여러 행동 및 심리적 장해가 발생하는 경우, **여러 ICD-10-CM**
부호가 필요하다. 예를 들어, 가능성 있는 알츠하이머병으로 인한 주요 NCD, 고도, 초조, 망상, 우울을 동반하는 경우 3개의 부호가 필요하다:
F03.C11(초조 동반); F03.C2(정신병적 장해 동반); F03.C3(기분 증상 동반).

알츠하이머병으로 인한 주요 또는 경도 신경인지장애
Major or Mild Neurocognitive Disorder Due to Alzheimer's Disease

진단기준

A. 주요 또는 경도 신경인지장애의 기준을 충족한다.
B. 1개 이상의 인지 영역에서 손상이 서서히 시작하고 점진적으로 진행한다(주요 신경인지장애에서는 적어도 2개 영역에서 손상이 있어야 한다).
C. 진단기준이 다음과 같이 거의 확실한 또는 가능성 있는 알츠하이머병 둘 중 하나를 충족한다.
   주요 신경인지장애의 경우:
   거의 확실한 알츠하이머병은 다음 둘 중 어느 하나라도 있는 경우에 진단한다. 그렇지 않으면 **가능성 있는 알츠하이머병**으로 진단해야 한다.
   1. 가족력이나 유전자 검사에서 알츠하이머병의 원인이 되는 유전적 돌연변이의 증거
   2. 다음 3개가 모두 존재함
      a. 기억과 학습, 그리고 적어도 1개의 다른 인지 영역에서 저하의 명백한 증거(자세한 과거력이나 연속적 신경심리검사에 근거하여)
      b. 인지 저하는 장기간의 안정기가 없이 꾸준히 진행하고 점진적임
      c. 혼합성 병인의 증거가 없음(즉, 인지 저하의 원인이 될 만한 다른 신경퇴행성 · 뇌혈관 질환 또는 다른 신경학적 · 정신 · 전신 질환이나 상태가 없음)
   경도 신경인지장애의 경우:
   거의 확실한 알츠하이머병은 유전자 검사나 가족력에서 알츠하이머병의 원인이 되는 유전적 돌연변이의 증거가 있다면 진단한다.
   가능성 있는 알츠하이머병은 유전자 검사나 가족력에서 알츠하이머병의 원인이 되는 유전적 돌연변이의 증거가 없고, 다음의 3개가 모두 존재한다면 진단한다.
   1. 기억 및 학습 저하의 명백한 증거
   2. 인지 저하는 장기간의 안정기가 없이 꾸준히 진행하고 점진적임
   3. 혼합성 병인의 증거가 없음(즉, 인지 저하의 원인이 될 만한 다른 신경퇴행성 · 뇌혈관 질환 또는 다른 신경학적 · 전신 질환이나 상태가 없음)
D. 장해는 뇌혈관 질환, 다른 신경퇴행성 질환, 물질의 효과, 또는 다른 정신질환 및 신경학적 장애, 전신장애로 더 잘 설명되지 않는다.
부호화 시 주의점(331~333쪽 부호화 표 참조):
거의 확실한 알츠하이머병으로 인한 주요 신경인지장애(NCD)의 경우: ① 먼저 **G30.9** 알츠하이머병을 부호화하고, ② 그 뒤에 **F02**를, ③ 그리고 인지 장해의 현재 심각도(경도, 중등도, 고도)를 부호화하고, ④ 마지막으로, 동반하는 행동 또는 심

리적 장해 여부를 부호화한다. 예를 들어, 거의 확실한 알츠하이머병으로 인한 주요 NCD, 중등도, 정신병적 장해 동반의 경우, ICD-10-CM 부호는 **F02.B2**다.

가능성 있는 알츠하이머병으로 인한 주요 NCD의 경우: ① 먼저 **F03**(추가적인 의학적 부호는 없다)을 부호화한다. ② 그 뒤에 인지 장해의 현재 심각도(경도, 중등도, 고도)를 부호화하고, ③ 동반하는 행동 또는 심리적 장해 여부를 부호화한다. 예를 들어, 가능성 있는 알츠하이머병으로 인한 주요 NCD, 경도, 기분 증상 동반의 경우, ICD-10-CM 부호는 **F03.A3**이다.

거의 확실한 알츠하이머병으로 인한 경도 NCD의 경우: ① 먼저 **G30.9** 알츠하이머병을 부호화하고, ② 그 뒤에 **F06.70** 행동 장해를 동반하지 않는 알츠하이머병으로 인한 경도 NCD 또는 **F06.71** 행동 장해를 동반하는 알츠하이머병으로 인한 경도 NCD를 부호화한다. 알츠하이머병으로 인해 발생한 임상적으로 현저한 정신과적 증상을 나타내기 위하여 추가적인 부호를 사용한다(예, **F06.2** 알츠하이머병으로 인한 정신병적 장애, 망상 동반; **F06.32** 알츠하이머병으로 인한 우울장애, 주요우울 유사 삽화 동반).

가능성 있는 알츠하이머병으로 인한 경도 NCD의 경우, **G31.84**를 부호화한다. (**주의점**: 추가적인 의학적 부호는 없다. '행동 장해를 동반하는 경우'와 '행동 장해를 동반하지 않는 경우'는 부호화할 수 없으나 기록은 해야 한다.)

● 전두측두엽 주요 또는 경도 신경인지장애
Major or Mild Frontotemporal Neurocognitive Disorder

 진단기준

A. 주요 또는 경도 신경인지장애의 기준을 충족한다.
B. 장해는 서서히 시작하고 점진적으로 진행한다.
C. (1) 또는 (2)를 충족한다.
    1. 행동 변형
        a. 다음 행동 증상들 중 3개 이상:
            i. 행동 탈억제
            ii. 무감동 또는 무기력
            iii. 동정 또는 공감의 상실
            iv. 반복적 · 상동적 또는 강박적/의례적 행동
            v. 과탐식과 식이 변화
        b. 사회인지, 그리고/또는 집행 능력의 뚜렷한 저하

2. 언어 변형
    a. 언어 생산, 단어 찾기, 물건 이름대기, 문법 또는 단어 이해에서 언어 능력
    의 뚜렷한 저하
D. 학습, 기억, 그리고 지각-운동 기능의 상대적 보존
E. 장애는 뇌혈관 질환, 다른 신경퇴행성 질환, 물질의 효과, 또는 다른 정신질환 및
    신경학적 장애, 전신장애로 더 잘 설명되지 않는다.
거의 확실한 전두측두엽 신경인지장애는 다음 둘 중 어느 하나라도 있는 경우에 진
단한다. 그렇지 않으면 **가능성 있는 전두측두엽 신경인지장애**로 진단해야 한다.
1. 가족력 또는 유전자 검사에서 전두측두엽 신경인지장애의 원인이 되는 유전적
    돌연변이의 증거
2. 뇌영상에서 전두엽, 그리고/또는 측두엽에 치우쳐 침범된 병변의 증거
가능성 있는 전두측두엽 신경인지장애는 유전적 돌연변이의 증거가 없고 뇌영상이
수행되지 않았을 때 진단한다.
부호화 시 주의점(331~333쪽 부호화 표 참조):
거의 확실한 전두측두엽 변성으로 인한 주요 신경인지장애(NCD)의 경우: ① 먼저
G31.09 전두측두엽 변성을 부호화하고, ② 그 뒤에 **F02**를, ③ 그리고 인지 장해의
현재 심각도(경도, 중등도, 고도)를 부호화하고, ④ 마지막으로, 동반하는 행동 또는
심리적 장해 여부를 부호화한다. 예를 들어, 거의 확실한 전두측두엽 변성으로 인한
주요 NCD, 중등도, 정신병적 장해 동반의 경우, ICD-10-CM 부호는 **F02.B2**다.
가능성 있는 전두측두엽 변성으로 인한 주요 NCD의 경우: ① 먼저 **F03**(추가적인
의학적 부호는 없다)을 부호화한다. ② 그 뒤에 인지 장해의 현재 심각도(경도, 중등
도, 고도)를 부호화하고, ③ 동반하는 행동 또는 심리적 장해 여부를 부호화한다. 예
를 들어, 가능성 있는 전두측두엽 변성으로 인한 주요 NCD, 경도, 기분 증상 동반의
경우, ICD-10-CM 부호는 **F03.A3**이다.

거의 확실한 전두측두엽 변성으로 인한 경도 NCD의 경우: ① 먼저 **G31.09** 전두측
두엽 변성을 부호화하고, ② 그 뒤에 **F06.70** 행동 장해를 동반하지 않는 전두측두
엽 변성으로 인한 경도 NCD 또는 **F06.71** 행동 장해를 동반하는 전두측두엽 변성
으로 인한 경도 NCD를 부호화한다. 전두측두엽 변성으로 인해 발생한 임상적으로
현저한 정신과적 증상을 나타내기 위하여 추가적인 부호를 사용한다(예, **F06.33** 전
두측두엽 변성으로 인한 양극성 및 관련 장애, 조증 양상 동반; **F07.0** 전두측두엽
변성으로 인한 성격 변화, 탈억제형).
가능성 있는 전두측두엽 변성으로 인한 경도 NCD의 경우, **G31.84**를 부호화한다.
(**주의점**: 추가적인 의학적 부호는 없다. '행동 장해를 동반하는 경우'와 '행동 장해
를 동반하지 않는 경우'는 부호화할 수 없으나 기록은 해야 한다.)

● 루이소체 주요 또는 경도 신경인지장애
Major or Mild Neurocognitive Disorder With Lewy Bodies

 진단기준

A. 주요 또는 경도 신경인지장애의 기준을 충족한다.
B. 장애는 서서히 발병하고 점진적으로 진행한다.
C. 장애는 거의 확실한 또는 가능성 있는 루이소체 신경인지장애의 핵심적 진단 특
징과 시사적 진단 특징의 조합을 충족한다.
거의 확실한 루이소체 주요 또는 경도 신경인지장애의 경우, 2개의 핵심적 특징
을 갖거나 1개 이상의 핵심적 특징과 1개의 시사적 특징을 갖는다.
가능성 있는 루이소체 주요 또는 경도 신경인지장애의 경우, 단 1개의 핵심적 특
징을 갖거나 1개 이상의 시사적 특징을 갖는다.
　1. 핵심적 진단 특징
　　a. 주의와 각성의 현저한 변이가 동반된 변동성 인지
　　b. 잘 형성되고 상세한 환시의 반복
　　c. 인지 저하가 발생한 이후에 발병하는 자발성 파킨슨증
　2. 시사적 진단 특징
　　a. REM수면 행동장애의 기준 충족
　　b. 심각한 신경이완제 민감도
D. 장해는 뇌혈관 질환, 다른 신경퇴행성 질환, 물질의 효과, 또는 다른 정신질환 및
신경학적 장애, 전신장애로 더 잘 설명되지 않는다.
부호화 시 주의점(331~333쪽 부호화 표 참조):
거의 확실한 루이소체 주요 신경인지장애(NCD)의 경우: ① 먼저 **G31.83** 루이소체
병을 부호화하고, ② 그 뒤에 **F02**를, ③ 그리고 인지 장해의 현재 심각도(경도, 중등
도, 고도)를 부호화하고, ④ 마지막으로, 동반하는 행동 또는 심리적 장해 여부를 부
호화한다. 예를 들어, 거의 확실한 루이소체 주요 NCD, 중등도, 정신병적 장해 동반
의 경우, ICD-10-CM 부호는 **F02.B2**다.
가능성 있는 루이소체 주요 NCD의 경우: ① 먼저 **F03**(추가적인 의학적 부호는 없
다)을 부호화한다. ② 그 뒤에 인지 장해의 현재 심각도(경도, 중등도, 고도)를 부호
화하고, ③ 동반하는 행동 또는 심리적 장해 여부를 부호화한다. 예를 들어, 가능성
있는 루이소체 주요 NCD, 경도, 기분 증상 동반의 경우, ICD-10-CM 부호는 **F03.
A3**이다.

거의 확실한 루이소체 경도 NCD의 경우: ① 먼저 **G31.83** 루이소체병을 부호화
하고, ② 그 뒤에 **F06.70** 행동 장해를 동반하지 않는 루이소체 경도 NCD 또는
F06.71 행동 장해를 동반하는 루이소체 경도 NCD를 부호화한다. 루이소체병으로

인해 발생한 임상적으로 현저한 정신과적 증상을 나타내기 위하여 추가적인 부호를 사용한다(예, **F06.0** 루이소체병으로 인한 정신병적 장애, 환각 동반; **F06.31** 루이소체병으로 인한 우울장애, 우울 양상 동반).

가능성 있는 루이소체 경도 NCD의 경우, **G31.84**를 부호화한다. (**주의점**: 추가적인 의학적 부호는 없다. '행동 장해를 동반하는 경우'와 '행동 장해를 동반하지 않는 경우'는 부호화할 수 없으나 기록은 해야 한다.)

● 혈관성 주요 또는 경도 신경인지장애
Major or Mild Vascular Neurocognitive Disorder

🍃 진단기준

A. 주요 또는 경도 신경인지장애의 기준을 충족한다.
B. 임상적 특징은 다음 중 어느 하나가 제시하는 바와 같이 혈관성 병인과 일치한다.
  1. 인지 결손의 시작이 하나 이상의 뇌혈관 사건과 시간적으로 연관됨
  2. 복합적 주의(처리 속도 포함)와 전두엽 집행 기능에서 저하의 증거가 뚜렷함
C. 병력, 신체검진, 그리고/또는 뇌영상에서 신경인지 결손을 설명하기에 충분하다고 여겨지는 뇌혈관 질환이 존재한다는 증거가 있다.
D. 증상들은 다른 뇌 질환이나 전신장애로 더 잘 설명되지 않는다.

거의 확실한 혈관성 신경인지장애는 다음 중 하나가 존재하면 진단할 수 있다. 그렇지 않으면 **가능성 있는 혈관성 신경인지장애**로 진단해야 한다.
1. (뇌영상으로 지지되는) 뇌혈관 질환으로 인해 현저한 뇌 실질 손상이 있다는 뇌영상 증거가 임상적 기준을 지지함
2. 신경인지 증후군은 하나 이상의 분명한 뇌혈관 사건과 시간적으로 관련됨
3. 뇌혈관 질환의 임상적 및 유전적(예, 피질하경색과 백질뇌병증이 있는 상염색체 우성 뇌동맥병증) 증거가 2가지 모두 존재함

가능성 있는 혈관성 신경인지장애는 임상적 기준을 충족하지만 뇌영상을 이용할 수 없고, 신경인지 증후군이 하나 이상의 뇌혈관 사건과 시간적으로 연관성이 확실하지 않으면 진단한다.

부호화 시 주의점(331~333쪽 부호화 표 참조):
거의 확실한 혈관 질환으로 인한 주요 신경인지장애(NCD)의 경우: ① 먼저 **F01**(추가적인 의학적 부호는 없다)을 부호화한다. ② 그 뒤에 인지 장해의 현재 심각도(경도, 중등도, 고도)를 부호화하고, ③ 동반하는 행동 또는 심리적 장해 여부를 부호화한다. 예를 들어, 거의 확실한 혈관 질환으로 인한 주요 NCD, 중등도, 정신병적 장해 동반의 경우, ICD-10-CM 부호는 **F01.B2**다.

가능성 있는 혈관 질환으로 인한 주요 NCD의 경우: ① 먼저 **F03**(추가적인 의학적 부호는 없다)을 부호화한다. ② 그 뒤에 인지 장해의 현재 심각도(경도, 중등도, 고도)를 부호화하고, ③ 동반하는 행동 또는 심리적 장해 여부를 부호화한다. 예를 들어, 가능성 있는 혈관 질환으로 인한 주요 NCD, 경도, 기분 증상 동반의 경우, ICD-10-CM 부호는 **F03.A3**이다.

거의 확실한 혈관 질환으로 인한 경도 NCD의 경우: ① 먼저 **I67.9** 뇌혈관 질환을 부호화하고, ② 그 뒤에 **F06.70** 행동 장해를 동반하지 않는 혈관성 경도 NCD 또는 **F06.71** 행동 장해를 동반하는 혈관성 경도 NCD를 부호화한다. 뇌혈관 질환으로 인해 발생한 임상적으로 현저한 정신과적 증상을 나타내기 위하여 추가적인 부호를 사용한다(예, **F06.2** 뇌혈관 질환으로 인한 정신병적 장애, 망상 동반; **F06.32** 뇌혈관 질환으로 인한 우울장애, 주요우울 유사 삽화 동반).
가능성 있는 혈관 질환으로 인한 경도 NCD의 경우, **G31.84**를 부호화한다. (**주의점**: 추가적인 의학적 부호는 없다. '행동 장해를 동반하는 경우'와 '행동 장해를 동반하지 않는 경우'는 부호화할 수 없으나 기록은 해야 한다.)

● 외상성 뇌손상으로 인한 주요 또는 경도 신경인지장애
Major or Mild Neurocognitive Disorder Due to Traumatic Brain Injury

 진단기준

A. 주요 또는 경도 신경인지장애의 기준을 충족한다.
B. 외상성 뇌손상의 증거가 있다. 즉, 두부에 대한 충격 또는 두개골 내에서 뇌를 급격히 움직이거나 전위시키는 다른 기전의 증거가 있고, 다음 중 1개 이상이 있다.
   1. 의식 상실
   2. 외상 후 기억상실
   3. 지남력장애와 혼돈
   4. 신경학적 징후(예, 손상을 입증하는 뇌영상, 시야 결손, 후각상실증, 반신불완전마비, 반신감각 상실, 피질성 실명, 실어증, 실행증, 무기력, 균형 상실, 말초신경이나 다른 원인으로 설명할 수 없는 기타 감각 상실)
C. 신경인지장애는 외상성 뇌손상 발생 직후 또는 의식 회복 직후 나타나며, 손상 후 급성기가 지나서도 지속된다.
부호화 시 주의점(331~333쪽 부호화 표 참조):
외상성 뇌손상으로 인한 주요 신경인지장애(NCD)의 경우: ① 먼저 **S06.2XAS** 불특정 기간 의식 상실이 있는 광범위한 외상성 뇌손상, 후유증을 부호화하고; ② 그 뒤에 **F02**를, ③ 그리고 인지 장해의 현재 심각도(경도, 중등도, 고도)를 부호화하고, ④ 마지막으로, 동반하는 행동 또는 심리적 장해 여부를 부호화한다. 예를 들어, 외상성 뇌손상으로 인한 주요 NCD, 중등도, 정신병적 장해 동반의 경우, ICD-10-CM 부호는 **F02.B2**다.

여러 임상적으로 현저한 행동 및 심리적 장해가 주요 NCD에 동반하는 경우, 여러 ICD-10-CM 부호가 필요하다. 예를 들어, 외상성 뇌손상으로 인한 주요 NCD, 고도, 초조, 망상, 우울 동반의 경우, 4개의 부호가 필요하다: **S06.2XAS** 불특정 기간 의식 상실이 있는 광범위한 외상성 뇌손상, 후유증; **F02.C11**(초조 동반); **F02.C2**(정신병적 장해 동반); **F02.C3**(기분 증상 동반).

외상성 뇌손상으로 인한 경도 NCD의 경우: ① 먼저 **S06.2XAS** 불특정 기간 의식 상실이 있는 광범위한 외상성 뇌손상, 후유증을 부호화하고; ② 그 뒤에 **F06.70** 행동 장해를 동반하지 않는 외상성 뇌손상으로 인한 경도 NCD 또는 **F06.71** 행동 장해를 동반하는 외상성 뇌손상으로 인한 경도 NCD를 부호화한다. 외상성 뇌손상으로 인해 발생한 임상적으로 현저한 정신과적 증상을 나타내기 위하여 추가적인 부호를 사용한다(예, **F06.0** 외상성 뇌손상으로 인한 정신병적 장애, 환각 동반; **F06.31** 외상성 뇌손상으로 인한 우울장애, 우울 양상 동반).

● 물질/치료약물로 유발된 주요 또는 경도 신경인지장애
Substance/Medication-Induced Major or Mild Neurocognitive Disorder

진단기준

A. 주요 또는 경도 신경인지장애의 기준을 충족한다.

B. 신경인지 손상은 단지 섬망의 경과 중에만 발생하는 것은 아니며, 중독과 급성 금단의 통상적 기간 이후에도 지속한다.

C. 관련 물질이나 치료약물, 그리고 사용 기간과 정도가 신경인지 손상을 일으킬 수 있다.

D. 신경인지 결손의 시간적 경과는 물질이나 치료약물의 사용 및 중단의 시점과 일치한다(예, 결손은 일정 기간의 금단 이후에 안정적 상태로 유지되거나 개선을 보인다).

E. 신경인지장애는 다른 의학적 상태로 인한 것이 아니며, 다른 정신질환으로 더 잘 설명되지 않는다.

부호화 시 주의점(331~333쪽 부호화 표 참조): [특정 물질/치료약물]로 유발된 신경인지장애에 대한 ICD-10-CM 부호는 다음 표에 제시되어 있다. ICD-10-CM 부호는 동일 종류의 물질에 대한 물질사용장애의 동반이환 여부에 따라 달라진다는 점에 주의한다. 어떠한 경우에도 물질사용장애에 대한 별도의 부가적 진단은 내리지 않는다.

물질로 유발된 주요 신경인지장애: 만약 경도 물질사용장애가 물질로 유발된 주요 NCD에 동반이환된다면 네 번째 자리의 글자는 '1'이고, 임상의는 물질로 유발된 주요 NCD 앞에 '경도 [물질]사용장애'를 기록해야 한다(예, 경도 흡입제사용장애, 흡입제로 유발된 주요 NCD 동반). 알코올 및 진정제, 수면제 또는 항불안제의 경우 경도 물질사용장애는 물질로 유발된 주요 NCD를 일으키기에 충분하지 않다. 따라서 이 조합에 사용할 수 있는 ICD-10-CM 부호가 존재하지 않는다. 만약 중등도 또는 고도 물질사용장애가 물질로 유발된 주요 NCD와 동반이환된다면 네 번째 자리의 글자는 '2'이고, 임상의는 동반이환된 물질사용장애의 심각도에 따라 '중등도 [물질]사용장애' 또는 '고도 [물질]사용장애'를 기록해야 한다. 만약 동반이환하는 물질사용장애가 없다면 네 번째 자리의 글자는 '9'이며, 임상의는 물질로 유발된 주요 NCD만을 기록해야 한다. **주의점: 심각도 명시자인 '경도' '중등도' '고도'는 NCD의 심각도로 부호화할 수 없으나 기록은 해야 한다.**

물질로 유발된 경도 신경인지장애: 만약 경도 물질사용장애가 물질로 유발된 경도 NCD에 동반이환된다면 네 번째 자리의 글자는 '1'이고, 임상의는 물질로 유발된 경도 NCD 앞에 '경도 [물질]사용장애'를 기록해야 한다(예, 경도 코카인사용장애, 코카인으로 유발된 경도 NCD 동반). 만약 중등도 또는 고도 물질사용장애가 물질로 유발된 경도 NCD와 동반이환된다면 네 번째 자리의 글자는 '2'이고, 임상의는 동반이환된 물질사용장애의 심각도에 따라 '중등도 [물질]사용장애' 또는 '고도 [물질]사용장애'를 기록해야 한다. 만약 동반이환하는 물질사용장애가 없다면 네 번째 자리의 글자는 '9'이며, 임상의는 물질로 유발된 경도 NCD만을 기록해야 한다.

물질로 유발된 주요 또는 경도 신경인지장애: 동반 증상 명시자인 '초조 동반' '불안 동반' '기분 증상 동반' '정신병적 장해 동반' '기타 행동 또는 심리적 장해 동반' '행동 또는 심리적 장해를 동반하지 않음'은 부호화할 수 없으나 기록은 해야 한다.

	ICD-10-CM		
	경도 사용장애 동반	중등도 또는 고도 사용장애 동반	사용장애 미동반
물질로 유발된 주요 신경인지장애(NCD)			
알코올(주요 NCD), 기억상실 없음-작화증형	NA	F10.27	F10.97
알코올(주요 NCD), 기억상실-작화증형	NA	F10.26	F10.96

흡입제(주요 NCD)	F18.17	F18.27	F18.97
진정제, 수면제 또는 항불안제 (주요 NCD)	NA	F13.27	F13.97
기타(또는 미상의) 물질 (주요 NCD)	F19.17	F19.27	F19.97

물질로 유발된 경도 신경인지장애(NCD)

알코올(경도 NCD)	F10.188	F10.288	F10.988
흡입제(경도 NCD)	F18.188	F18.288	F18.988
진정제, 수면제 또는 항불안제 (경도 NCD)	F13.188	F13.288	F13.988
암페타민류 물질(또는 기타 자극제) (경도 NCD)	F15.188	F15.288	F15.988
코카인(경도 NCD)	F14.188	F14.288	F14.988
기타(또는 미상의) 물질 (경도 NCD)	F19.188	F19.288	F19.988

다음의 경우 명시할 것:
　지속성: 장기간의 금단 이후에도 신경인지 손상은 지속적으로 현저하다.

기록 절차 Recording Procedures

물질/치료약물로 유발된 신경인지장애(NCD)의 이름은 신경인지 증상의 원인으로 가정되는 특정 물질(예, 알코올)로 시작한다. 해당 약물 종류에 상응하는 ICD-10-CM 부호는 진단기준 세트에 포함된 표에서 선택된다. 어느 종류(예, 척수강내 메토트렉세이트)에도 적합하지 않은 물질의 경우에는 기타(또는 미상의) 물질 종류에 대한 ICD-10-CM 부호가 사용되어야 하고, 특정 물질의 이름(예, F19.988 척수강내 메토트렉세이트로 유발된 경도 신경인지장애)이 기록되어야 한다. 물질이 원인 요소라고 여겨지나 특정한 물질을 알 수 없는 경우에는 기타(또는 미상의) 물질 종류에 대한 ICD-10-CM 부호가 사용되고, 미상의 물질이라는 것을 기록해야 한다(예, F19.97 미상의 물질로 유발된 주요 신경인지장애).

　장애의 이름을 기록할 때는 동반 물질사용장애를(있다면) 먼저 기재하고, 이어서 '동반'이라는 단어와 함께 물질로 유발된 신경인지장애의 이름(즉, [특정 물질]로 유발된 주요 신경인지장애 또는 [특정 물질]로 유발된 경도 신경인지장애), 알코올의 경우 그 유형(즉, 기억상실 없음-작화증형, 기억상실-작화증형)이 뒤따르며, 그다음으로 기간의 명시(즉, 지속성)를 적는다. 예를 들어, 고도 알코올사용장애가 있는 사람에서 지속적인 기억상실-작화증 증상을 보이는 경우 진단은 F10.26 고도 알코올사용장애, 알코올로 유발된 주요 신경인지장애 동반, 기억상실-작화증형, 지속성이다. 동반된 고도 알코올사용장애에 대한 별도의 진단은 부여되지 않는다. 만약 물질로 유발된 신경인지장애가 동반된 물질사용장애 없이 일어난 경우라면(예, 이따금 흡입제 과량 사용) 부수의 물질사용장애는 기록되지 않는다(예, F18.988 [특정 흡입제]로 유발된 경도 신경인지장애).

HIV 감염으로 인한 주요 또는 경도 신경인지장애
Major or Mild Neurocognitive Disorder Due to HIV Infection

 진단기준

A. 주요 또는 경도 신경인지장애의 기준을 충족한다.
B. 인간면역결핍바이러스(Human Immunodeficiency Virus: HIV) 감염이 입증되어야 한다.
C. 신경인지장애는 진행다초점백질뇌병증이나 크립토쿠스수막염과 같은 이차적 뇌 질환을 포함한, HIV와 관련 없는 상태에 의해 더 잘 설명되지 않는다.
D. 신경인지장애는 다른 의학적 상태로 인한 것이 아니며, 다른 정신질환으로 더 잘 설명되지 않는다.

부호화 시 주의점(331~333쪽 부호화 표 참조):
HIV 감염으로 인한 주요 신경인지장애(NCD)의 경우: ① 먼저 **B20** HIV 감염을 부호화하고, ② 그 뒤에 **F02**를, ③ 그리고 인지 장해의 현재 심각도(경도, 중등도, 고도)를 부호화하고, ④ 마지막으로, 동반하는 행동 또는 심리적 장해 여부를 부호화한다. 예를 들어, HIV 감염으로 인한 주요 NCD, 중등도, 정신병적 장해 동반의 경우, ICD-10-CM 부호는 **F02.B2**다.
여러 임상적으로 현저한 행동 및 심리적 장해가 주요 NCD에 동반하는 경우, 여러 ICD-10-CM 부호가 필요하다. 예를 들어, HIV 감염으로 인한 주요 NCD, 고도, 초조, 망상, 우울 동반의 경우, 4개의 부호가 필요하다: **B20** HIV 감염; **F02.C11**(초조 동반); **F02.C2**(정신병적 장해 동반); **F02.C3**(기분 증상 동반).

HIV 감염으로 인한 경도 NCD의 경우: ① 먼저 **B20** HIV 감염을 부호화하고, ② 그 뒤에 **F06.70** 행동 장해를 동반하지 않는 HIV 감염으로 인한 경도 NCD 또는 **F06.71** 행동 장해를 동반하는 HIV 감염으로 인한 경도 NCD를 부호화한다. HIV 감염으로 인해 발생한 임상적으로 현저한 정신과적 증상을 나타내기 위하여 추가적인 부호를 사용한다(예, **F06.34** HIV 감염으로 인한 양극성 및 관련 장애, 혼재성 양상 동반; **F07.0** HIV 감염으로 인한 성격 변화, 무감동형).

프라이온병으로 인한 주요 또는 경도 신경인지장애
Major or Mild Neurocognitive Disorder Due to Prion Disease

진단기준

A. 주요 또는 경도 신경인지장애의 기준을 충족한다.

B. 서서히 발병하고, 손상의 급속한 진행이 흔하다.

C. 간대성 근경련이나 실조 같은 프라이온병의 운동 특징 또는 생체 표지자의 증거가 있다.

D. 신경인지장애는 다른 의학적 상태로 인한 것이 아니며, 다른 정신질환으로 더 잘 설명되지 않는다.

부호화 시 주의점(331~333쪽 부호화 표 참조):

프라이온병으로 인한 주요 신경인지장애(NCD)의 경우: ① 먼저 **A81.9** 프라이온병을 부호화하고, ② 그 뒤에 **F02**를, ③ 그리고 인지 장해의 현재 심각도(경도, 중등도, 고도)를 부호화하고, ④ 마지막으로, 동반하는 행동 또는 심리적 장해 여부를 부호화한다. 예를 들어, 프라이온병으로 인한 주요 NCD, 중등도, 정신병적 장해 동반의 경우, ICD-10-CM 부호는 **F02.B2**다.

여러 임상적으로 현저한 행동 및 심리적 장해가 주요 NCD에 동반하는 경우, 여러 ICD-10-CM 부호가 필요하다. 예를 들어, 프라이온병으로 인한 주요 NCD, 고도, 초조, 망상, 우울 동반의 경우, 4개의 부호가 필요하다: **A81.9** 프라이온병; **F02.C11**(초조 동반); **F02.C2**(정신병적 장해 동반); **F02.C3**(기분 증상 동반).

프라이온병으로 인한 경도 NCD의 경우: ① 먼저 **A81.9** 프라이온병을 부호화하고, ② 그 뒤에 **F06.70** 행동 장해를 동반하지 않는 프라이온병으로 인한 경도 NCD 또는 **F06.71** 행동 장해를 동반하는 프라이온병으로 인한 경도 NCD를 부호화한다. 프라이온병으로 인해 발생한 임상적으로 현저한 정신과적 증상을 나타내기 위하여 추가적인 부호를 사용한다(예, **F06.34** 프라이온병으로 인한 양극성 및 관련 장애, 혼재성 양상 동반; **F07.0** 프라이온병으로 인한 성격 변화, 무감동형).

파킨슨병으로 인한 주요 또는 경도 신경인지장애
Major or Mild Neurocognitive Disorder Due to Parkinson's Disease

진단기준

A. 주요 또는 경도 신경인지장애의 기준을 충족한다.
B. 장해는 확증된 파킨슨병의 상태에서 발생한다.
C. 손상이 서서히 시작하고 점진적으로 진행한다.
D. 신경인지장애는 다른 의학적 상태로 인한 것이 아니며, 다른 정신질환으로 더 잘 설명되지 않는다.

거의 확실한 파킨슨병으로 인한 주요 또는 경도 신경인지장애는 다음의 1과 2를 둘 다 충족할 때 진단되어야 한다. **가능성 있는 파킨슨병으로 인한 주요 또는 경도 신경인지장애**는 1 또는 2를 충족할 때 진단되어야 한다.

1. 혼합성 병인의 증거가 없음(즉, 인지 저하의 원인이 될 만한 다른 신경퇴행성·뇌혈관 질환 또는 다른 신경학적·정신·전신 질환이나 상태가 없음)
2. 파킨슨병이 신경인지장애의 발병보다 분명히 선행함

부호화 시 주의점(331~333쪽 부호화 표 참조):
거의 확실한 파킨슨병으로 인한 주요 신경인지장애(NCD)의 경우: ① 먼저 **G20.C** 파킨슨병을 부호화하고, ② 그 뒤에 **F02**를, ③ 그리고 인지 장해의 현재 심각도(경도, 중등도, 고도)를 부호화하고, ④ 마지막으로, 동반하는 행동 또는 심리적 장해 여부를 부호화한다. 예를 들어, 거의 확실한 파킨슨병으로 인한 주요 NCD, 중등도, 정신병적 장해 동반의 경우, ICD-10-CM 부호는 **F02.B2**다.

가능성 있는 파킨슨병으로 인한 주요 NCD의 경우: ① 먼저 **F03**(추가적인 의학적 부호는 없다)을 부호화한다. ② 그 뒤에 인지 장해의 현재 심각도(경도, 중등도, 고도)를 부호화하고, ③ 동반하는 행동 또는 심리적 장해 여부를 부호화한다. 예를 들어, 가능성 있는 파킨슨병으로 인한 주요 NCD, 경도, 기분 증상 동반의 경우, ICD-10-CM 부호는 **F03.A3**이다.

거의 확실한 파킨슨병으로 인한 경도 NCD의 경우: ① 먼저 **G20.C** 파킨슨병을 부호화하고, ② 그 뒤에 **F06.70** 행동 장해를 동반하지 않는 파킨슨병으로 인한 경도 NCD 또는 **F06.71** 행동 장해를 동반하는 파킨슨병으로 인한 경도 NCD를 부호화한다. 파킨슨병으로 인해 발생한 임상적으로 현저한 전신과적 증상을 나타내기 위하여 추가적인 부호를 사용한다(예, **F06.0** 파킨슨병으로 인한 정신병적 장애, 망상 동반; **F06.31** 파킨슨병으로 인한 우울장애, 우울 양상 동반; **F07.0** 파킨슨병으로 인한 성격 변화, 무감동형).

가능성 있는 파킨슨병으로 인한 경도 NCD의 경우, **G31.84**를 부호화한다. (**주의점:**

추가적인 의학적 부호는 없다. '행동 장해를 동반하는 경우'와 '행동 장해를 동반하지 않는 경우'는 부호화할 수 없으나 기록은 해야 한다.)

헌팅턴병으로 인한 주요 또는 경도 신경인지장애
Major or Mild Neurocognitive Disorder Due to Huntington's Disease

📋 진단기준

A. 주요 또는 경도 신경인지장애의 기준을 충족한다.
B. 서서히 발병하고 점진적으로 진행한다.
C. 임상적으로 확증된 헌팅턴병이 있거나, 가족력 또는 유전자 검사에 근거하여 헌팅턴병의 위험이 있다.
D. 신경인지장애는 다른 의학적 상태로 인한 것이 아니며, 다른 정신질환으로 더 잘 설명되지 않는다.

부호화 시 주의점(331~333쪽 부호화 표 참조):
헌팅턴병으로 인한 주요 신경인지장애(NCD)의 경우: ① 먼저 **G10** 헌팅턴병을 부호화하고, ② 그 뒤에 **F02**를, ③ 그리고 인지 장해의 현재 심각도(경도, 중등도, 고도)를 부호화하고, ④ 마지막으로, 동반하는 행동 또는 심리적 장해 여부를 부호화한다. 예를 들어, 헌팅턴병으로 인한 주요 NCD, 중등도, 정신병적 장해 동반의 경우, ICD-10-CM 부호는 **F02.B2**다.
여러 임상적으로 현저한 행동 및 심리적 장해가 주요 NCD에 동반하는 경우, 여러 ICD-10-CM 부호가 필요하다. 예를 들어, 헌팅턴병으로 인한 주요 NCD, 고도, 초조, 망상, 우울 동반의 경우, 4개의 부호가 필요하다: **G10** 헌팅턴병; **F02.C11**(초조 동반); **F02.C2**(정신병적 장해 동반); **F02.C3**(기분 증상 동반).
헌팅턴병으로 인한 경도 NCD의 경우: ① 먼저 **G10** 헌팅턴병을 부호화하고, ② 그 뒤에 **F06.70** 행동 장해를 동반하지 않는 헌팅턴병으로 인한 경도 NCD 또는 **F06.71** 행동 장해를 동반하는 헌팅턴병으로 인한 경도 NCD를 부호화한다. 헌팅턴병으로 인해 발생한 임상적으로 현저한 정신과적 증상을 나타내기 위하여 추가적인 부호를 사용한다(예, **F06.31** 헌팅턴병으로 인한 우울장애, 우울 양상 동반; **F06.4** 헌팅턴병으로 인한 불안장애).

● 다른 의학적 상태로 인한 주요 또는 경도 신경인지장애
Major or Mild Neurocognitive Disorder Due to Another Medical Condition

진단기준

A. 주요 또는 경도 신경인지장애의 기준을 충족한다.

B. 병력, 신체검진 또는 검사 소견에서 신경인지장애가 다른 의학적 상태의 병태생리학적 결과라는 증거가 있다(예, 다발성 경화증).

C. 인지 결손은 다른 정신질환(예, 주요우울장애) 또는 다른 특정 신경인지장애(예, 알츠하이머병으로 인한 주요 신경인지장애)로 더 잘 설명되지 않는다.

부호화 시 주의점(331~333쪽 부호화 표 참조):

다른 의학적 상태로 인한 주요 신경인지장애(NCD)의 경우: ① 먼저 의학적 상태(예, **G35** 다발성 경화증)를 부호화하고, ② 그 뒤에 **F02**를, ③ 그리고 인지 장해의 현재 심각도(경도, 중등도, 고도)를 부호화하고, ④ 마지막으로, 동반하는 행동 또는 심리적 장해 여부를 부호화한다. 예를 들어, 다발성 경화증으로 인한 주요 NCD, 중등도, 정신병적 장해 동반의 경우, ICD-10-CM 부호는 **F02.B2**다.

여러 임상적으로 현저한 행동 및 심리적 장해가 주요 NCD에 동반하는 경우, 여러 ICD-10-CM 부호가 필요하다. 예를 들어, 다발성 경화증으로 인한 주요 NCD, 고도, 초조, 망상, 우울 동반의 경우, 4개의 부호가 필요하다: **G35** 다발성 경화증; **F02.C11**(초조 동반); **F02.C2**(정신병적 장해 동반); **F02.C3**(기분 증상 동반).

다른 의학적 상태로 인한 경도 NCD의 경우: ① 먼저 의학적 상태(예, **G35** 다발성 경화증)를 부호화하고, ② 그 뒤에 **F06.70** 행동 장해를 동반하지 않는 다발성 경화증으로 인한 경도 NCD 또는 **F06.71** 행동 장해를 동반하는 다발성 경화증으로 인한 경도 NCD를 부호화한다. 다발성 경화증으로 인해 발생한 임상적으로 현저한 정신과적 증상을 나타내기 위하여 추가적인 부호를 사용한다(예, **F06.31** 다발성 경화증으로 인한 우울장애, 우울 양상 동반; **F06.4** 다발성 경화증으로 인한 불안장애).

● 다중 병인으로 인한 주요 또는 경도 신경인지장애
Major or Mild Neurocognitive Disorder Due to Multiple Etiologies

진단기준

A. 주요 또는 경도 신경인지장애의 기준을 충족한다.

B. 병력, 신체검진 또는 검사 소견에서 신경인지장애가 물질을 제외하고 하나 이상

의 병인적 과정의 병태생리학적 결과라는 증거가 있다(예, 알츠하이머병으로 인한 신경인지장애에 뒤이어 발생하는 혈관성 신경인지장애).

주의점: 특정 병인의 확증에 관한 지침을 위해서는 특정 의학적 상태로 인한 다양한 신경인지장애의 진단기준을 참조하시오.

C. 인지 결손은 다른 정신질환으로 더 잘 설명되지 않으며, 섬망의 경과 중에만 발생되지는 않는다.

부호화 시 주의점(331~333쪽 부호화 표 참조):

거의 확실한 병인을 포함하는, 다중 병인으로 인한 주요 신경인지장애(NCD)의 경우: ① 먼저 모든 병인적 의학적 상태들(부호화하지 않는 뇌혈관 질환 제외)을 부호화하고, ② 그 뒤에 F02를, ③ 그리고 인지 장해의 현재 심각도(경도, 중등도, 고도)를 부호화하고, ④ 마지막으로, 동반하는 행동 또는 심리적 장해 여부를 부호화한다. ⑤ 거의 확실한 뇌혈관 질환이 다중 병인적 의학적 상태에 속한다면 F01(추가적인 의학적 부호는 없다)을 부호화하고, 인지 장해의 현재 심각도(경도, 중등도, 고도)와 동반하는 행동 또는 심리적 장해 여부를 부호화한다. 예를 들어, 주요 NCD, 중등도, 정신병적 장해를 동반하는 질환이 알츠하이머병, 뇌혈관 질환, HIV 감염으로 인한 것이며 과도한 만성적 알코올 사용이 기여 요인으로 판단된다면, 다음과 같이 부호화한다: G30.9 알츠하이머병; B20 HIV 감염; F02.B2 알츠하이머병과 HIV 감염으로 인한 주요 NCD, 중등도, 정신병적 장해 동반; F01.B2 거의 확실한 혈관 질환으로 인한 주요 NCD, 중등도, 정신병적 장해 동반; F10.27 알코올로 유발된 주요 신경인지장애, 기억상실 없음-작화증형, 중등도 알코올사용장애 동반.

거의 확실한 병인을 포함하는, 다중 병인으로 인한 경도 NCD의 경우, ① 먼저 모든 병인적 의학적 상태들(I67.9 뇌혈관 질환이 존재하는 경우, 이를 포함한다)을 부호화하고, ② 그 뒤에 F06.70 행동 장해를 동반하지 않는 다중 병인으로 인한 경도 NCD 또는 F06.71 행동 장해를 동반하는 다중 병인으로 인한 경도 NCD를 부호화한다. 예를 들어, 행동 장해를 동반하지 않는 경도 NCD가 알츠하이머병과 혈관 질환으로 인한 것이라면, 다음과 같이 부호화한다: G30.9 알츠하이머병, I67.9 뇌혈관 질환; F06.70 거의 확실한 알츠하이머병과 뇌혈관 질환으로 인한 경도 NCD, 행동 장해를 동반하지 않음. 다양한 의학적 병인으로 인해 발생한 임상적으로 현저한 정신과적 증상을 나타내기 위하여 추가적인 부호를 사용한다(예, F06.31 뇌혈관 질환으로 인한 우울장애, 우울 양상 동반; F06.4 알츠하이머병으로 인한 불안장애).

미상의 병인으로 인한 주요 또는 경도 신경인지장애
Major or Mild Neurocognitive Disorder Due to Unknown Etiology

진단기준

A. 주요 또는 경도 신경인지장애의 기준을 충족한다.
B. 병력, 신체검진 또는 검사 소견에서 신경인지장애가 추정되는 의학적 상태, 혼합된 의학적 상태 혹은 물질 또는 치료약물과 혼합된 의학적 상태의 병태생리학적 결과라고 시사되는 증거가 있으나 구체적인 원인을 밝히기에는 정보가 부족하다.
C. 인지 결손은 다른 의학적 상태 또는 물질/치료약물로 유발된 신경인지장애로 더 잘 설명되지 않으며 단지 섬망의 경과 중에만 발생하는 것이 아니다.

부호화 시 주의점(331~333쪽 부호화 표 참조):
미상의 병인으로 인한 주요 신경인지장애의 경우: ① 먼저 F03(추가적인 의학적 부호는 없다)을 부호화한다. ② 그 뒤에 인지 장애의 현재 심각도(경도, 중등도, 고도)를 부호화하고, ③ 동반하는 행동 또는 심리적 장해 여부를 부호화한다. 예를 들어, 미상의 병인으로 인한 주요 NCD, 중등도, 정신병적 장해 동반의 경우, ICD-10-CM 부호는 **F03.B2**다.
여러 임상적으로 현저한 행동 및 심리적 장해가 주요 NCD에 동반하는 경우, 여러 ICD-10-CM 부호가 필요하다. 예를 들어, 미상의 병인으로 인한 주요 NCD, 고도, 초조, 망상, 우울 동반의 경우, 3개의 부호가 필요하다: **F03.C11**(초조 동반); **F03.C2**(정신병적 장해 동반); **F03.C3**(기분 증상 동반).

미상의 병인으로 인한 경도 NCD의 경우, **G31.84**를 부호화한다. (**주의점**: '행동 장해를 동반하는 경우'와 '행동 장해를 동반하지 않는 경우'는 부호화할 수 없으나 기록은 해야 한다.)

명시되지 않는 신경인지장애
Unspecified Neurocognitive Disorder

R41.9

이 범주는 사회적, 직업적 또는 다른 중요한 기능 영역에서 임상적으로 현저한 고통이나 손상을 초래하는 신경인지장애의 특징적인 증상들이 두드러지지만, 신경인지장애의 진단분류에 속한 장애 중 어느 것에도 완전한 기준을 만족하지 않는 발현 징후들에 적용된다.

성격장애
Personality Disorders

성격장애 일반
General Personality Disorder

진단기준

A. 개인이 속한 문화에서 기대되는 바로부터 현저하게 편향된 내적 경험과 행동의 지속적인 패턴. 이러한 형태는 다음 중 2가지(또는 그 이상)에서 나타난다.
  1. 인지(즉, 자신, 타인, 사건을 인식하고 해석하는 방식)
  2. 감정 성향(즉, 감정 반응의 범위, 강도, 가변성, 적절성)
  3. 대인관계 기능
  4. 충동 조절
B. 지속적인 패턴이 개인적·사회적 상황에 광범위하게 경직되고 만연되어 나타난다.
C. 지속적인 패턴이 사회적, 직업적 또는 다른 중요한 기능 영역에서 임상적으로 현저한 고통이나 손상을 초래한다.
D. 패턴은 안정적이고 오랜 기간 있어 왔으며, 최소한 청소년기 혹은 성인기 초기부터 시작된다.
E. 지속적인 패턴이 다른 정신질환의 발현이나 결과로 더 잘 설명되지 않는다.
F. 지속적인 패턴이 물질(예, 남용약물, 치료약물)의 생리적 효과나 다른 의학적 상태(예, 두부 외상)로 인한 것이 아니다.

A군 성격장애
Cluster A Personality Disorders

편집성 성격장애
Paranoid Personality Disorder

진단기준   **F60.0**

A. 다른 사람의 동기를 악의가 있는 것으로 해석하는 등 다른 사람에 대한 만연된 불신과 의심이 있다. 이 패턴은 성인기 초기에 시작되며 다양한 맥락에서 나타나고, 다음 중 4가지(또는 그 이상)를 충족한다.
   1. 충분한 근거 없이, 다른 사람이 자신을 착취하고 해를 끼치고 속인다고 의심함
   2. 친구들이나 동료들의 충정이나 신뢰에 대한 근거 없는 의심에 사로잡혀 있음
   3. 어떠한 정보가 자신에게 나쁘게 이용될 것이라는 잘못된 두려움 때문에 다른 사람에게 비밀을 털어놓기를 꺼림
   4. 그리 악의 없는 말이나 사건에 대해 자신을 비하하거나 위협하려는 숨은 의미가 있는 것으로 해석함
   5. 지속적으로 원한을 품음(즉, 모욕, 상처 혹은 경멸을 용서하지 못함)
   6. 다른 사람에게는 명백하지 않은 자신의 성격이나 평판을 공격으로 인지하고 즉각 화를 내고 반격함
   7. 정당한 이유 없이 배우자나 성행위 파트너의 정조를 반복적으로 의심함
B. 조현병, 정신병적 양상을 동반한 양극성장애 또는 우울장애, 다른 정신병적 장애의 경과 동안에만 발생한 것이 아니고, 다른 의학적 상태의 생리적 효과로 인한 것이 아니다.
주의점: 진단기준이 조현병의 발병에 앞서 만족했다면 '병전'을 추가해야 한다. 즉, '편집성 성격장애(병전)'.

조현성 성격장애
Schizoid Personality Disorder

진단기준   **F60.1**

A. 사회적 관계에서 고립되고 대인관계 환경에서 제한된 범위의 감정 표현이 만연된 패턴으로 나타나고, 이 패턴이 성인기 초기에 시작되며 다양한 맥락에서 나타

나고, 다음 중 4가지(또는 그 이상)를 충족한다.
1. 가족의 일원이 되는 것을 포함해서 친밀한 관계를 바라지 않고 즐기지도 않음
2. 항상 혼자서 하는 행위를 선택함
3. 다른 사람과의 성적 경험에 대한 관심이 거의 없음
4. 거의 모든 분야에서 즐거움을 취하려 하지 않음
5. 일차 친족 이외에 친한 친구가 없음
6. 다른 사람의 칭찬이나 비난에 무관심함
7. 감정적 냉정, 냉담, 혹은 평평한 감정 성향을 보임

B. 조현병, 정신병적 양상을 동반한 양극성장애 또는 우울장애, 다른 정신병적 장애 혹은 자폐스펙트럼장애의 경과 동안에만 발생한 것이 아니고, 다른 의학적 상태의 생리적 효과로 인한 것이 아니다.

주의점: 진단기준이 조현병의 발병에 앞서 만족했다면 '병전'을 추가해야 한다. 즉, '조현성 성격장애(병전)'.

조현형 성격장애
Schizotypal Personality Disorder

진단기준   F21

A. 친밀한 관계를 극심하게 불편해하고 유지할 능력이 부족하며, 인지 및 지각의 왜곡과 행동의 기이성이 특징인 사회적 결함과 대인관계 결함이 만연된 패턴. 이는 성인기 초기에 시작되며 여러 맥락에서 나타나고, 다음 중 5가지(또는 그 이상)를 충족한다.
1. 관계사고(관계망상은 제외)
2. 행동에 영향을 미치고, 소문화권의 기준에도 맞지 않는 유별난 믿음이나 마술적인 사고(예, 미신, 천리안에 대한 믿음, 텔레파시, 아동과 청소년에서 '육감', 기이한 공상이나 몰두)
3. 신체적 착각을 포함한 일반적이지 않은 지각 경험
4. 이상한 사고와 언어(예, 모호하고, 우회적·은유적·과장적으로 수식된 또는 상동적인)
5. 의심 또는 편집적 사고
6. 부적절하고 제한된 정동
7. 이상하거나, 기이하거나, 독특한 행동이나 외모
8. 일차 친족 이외에 친한 친구나 측근이 없음
9. 익숙함으로도 줄어들지 않고 자신에 대한 부정적인 판단보다는 편집적 공포와 연관되는 경향이 있는 과도한 사회불안

B. 조현병, 정신병적 양상을 동반한 양극성장애 또는 우울장애, 다른 정신병적 장애 혹은 자폐스펙트럼장애의 경과 동안에만 발생하지 않음

주의점: 진단기준이 조현병의 발병에 앞서 만족했다면 '병전'을 추가해야 한다. 즉, '조현형 성격장애(병전)'.

B군 성격장애
Cluster B Personality Disorders

● **반사회성 성격장애**
Antisocial Personality Disorder

🌿 진단기준   F60.2

A. 다른 사람들의 권리를 무시하고 침해하는 만연된 패턴이 15세부터 시작되고, 다음 중 3가지(또는 그 이상)를 충족한다.
1. 체포의 사유가 되는 행동을 반복하는 것으로 나타나는 법적 행위에 관련된 사회적 규범을 준수하지 않음
2. 반복적인 거짓말, 가명 사용, 자신의 이익이나 쾌락을 위해 다른 사람을 속이는 것으로 나타나는 사기성
3. 충동적이거나 미리 계획을 세우지 못함
4. 반복되는 몸싸움이나 폭력으로 나타나는 성마름과 공격성
5. 자신이나 다른 사람의 안전을 무시하는 무모성
6. 반복적으로 일관된 업무 태도를 유지하지 못하고 재정적 의무를 준수하지 못하는 것으로 나타나는 지속되는 무책임성
7. 다른 사람에게 상처를 입히거나, 학대하거나, 훔치는 것을 아무렇지도 않게 여기거나 이를 합리화하는 것으로 나타나는 반성의 결여
B. 최소 18세 이상이어야 한다.
C. 15세 이전에 품행장애가 시작된 증거가 있다.
D. 반사회적 행동은 조현병이나 양극성장애의 경과 동안에만 발생하지 않는다.

● 경계성 성격장애
Borderline Personality Disorder

 진단기준 **F60.3**

대인관계, 자아상 및 감정의 불안정성과 현저한 충동성이 만연된 패턴으로 성인기 초기에 시작되며 다양한 맥락에서 나타나고, 다음 중 5가지(또는 그 이상)를 충족한다.

1. 실제 혹은 상상 속에서 버림받지 않기 위해 필사적으로 노력함(**주의점**: 진단기준 5번에 있는 자살 행동이나 자해 행동은 포함되지 않음)
2. 이상화와 평가 절하의 극단 사이를 오락가락하는 것을 특징으로 하는 불안정하고 열정적인 대인관계 패턴
3. 정체성 장해: 현저하게 지속되는 불안정한 자아상 또는 자기감
4. 자신이 손상될 가능성이 있는 최소한 2가지 이상 영역에서의 충동성(예, 소비, 성행위, 물질 남용, 난폭운전, 폭식) (**주의점**: 진단기준 5번에 있는 자살 행동이나 자해 행동은 포함되지 않음)
5. 반복적인 자살 행동, 자살 제스처, 자살 위협 혹은 자해 행동
6. 현저한 기분의 반응성으로 인한 감정의 불안정성(예, 격정적인 불쾌감 삽화, 성마름 또는 불안이 보통 수 시간 동안 지속되며 아주 드물게는 수일간 지속됨)
7. 만성적인 공허감
8. 부적절하고 격렬하게 화를 내거나 화를 조절하지 못함(예, 자주 성질을 부리거나, 늘 화를 내거나, 몸싸움을 반복함)
9. 일시적으로 스트레스와 관련된 편집성 사고 혹은 심각한 해리 증상들

● 연극성 성격장애
Histrionic Personality Disorder

 진단기준 **F60.4**

과도하게 감정적이고 지나치게 주의를 끄는 만연된 패턴으로 이는 성인기 초기에 시작되며 여러 맥락에서 나타나고, 다음 중 5가지(또는 그 이상)를 충족한다.

1. 자신이 관심의 중심에 있지 않는 상황을 불편해함
2. 다른 사람들과의 상호작용은 종종 부적절한 성적 유혹이나 도발적인 행동으로 특징지어짐
3. 감정 표현이 피상적이고 빠르게 변함
4. 지속적으로 신체적 외모를 이용하여 자신에게 관심을 유도함

5. 지나치게 인상적이면서 세밀함이 결여된 언어 스타일
6. 자기극화, 연극성, 그리고 과장된 감정의 표현
7. 피암시적임(즉, 다른 사람이나 상황에 쉽게 영향을 받음)
8. 관계를 실제보다 더 가까운 것으로 간주함

● 자기애성 성격장애
Narcissistic Personality Disorder

 진단기준   **F60.81**

과대성(공상 또는 행동에서), 감탄 요구, 공감 부족이 만연된 패턴으로 성인기 초기에 시작되며 여러 맥락에서 나타나고, 다음 중 5가지(또는 그 이상)를 충족한다.
1. 자기-중요성에 과대한 느낌을 가짐(예, 성취와 능력을 과장, 상응하는 성과 없이도 우수한 것으로 인식될 것을 기대)
2. 무한한 성공, 권력, 명석함, 아름다움 혹은 이상적인 사랑에 대한 환상에 몰두
3. 자신은 '특별'하고 특이해서 또 다른 특별하거나 높은 지위의 사람(또는 기관)만이 자신을 이해할 수 있고 또는 관련해야 한다는 믿음
4. 과도한 감탄을 요구함
5. 특권의식이 있음(즉, 특별히 호의적인 대우를 받기를, 자신의 기대에 대해 자동적으로 순응하기를 불합리하게 기대함)
6. 대인관계에서 착취적임(즉, 자신의 목적을 달성하기 위해서 타인을 이용함)
7. 공감의 결여: 타인의 느낌이나 요구를 인식하거나 확인하려 하지 않음
8. 다른 사람을 자주 부러워하거나 다른 사람이 자신을 시기하고 있다는 믿음
9. 오만하고 건방진 행동이나 태도

C군 성격장애
Cluster C Personality Disorders

회피성 성격장애
Avoidant Personality Disorder

사회적 억제, 부적절감, 부정적 평가에 대한 예민함이 만연된 패턴으로 성인기 초기에 시작되며 여러 맥락에서 나타나고, 다음 중 4가지(또는 그 이상)를 충족한다.

1. 비난, 거부, 거절에 대한 두려움 때문에 의미 있는 대인 접촉과 관련된 직업적 활동을 회피함
2. 확실한 호감이 가지 않는 한 사람들과 관계하는 것을 꺼림
3. 수치심을 느끼거나 조롱당할 것에 대한 두려움 때문에 친밀한 관계를 제한함
4. 사회적 상황에서 비난받거나 거절당하는 것에 대해 집착함
5. 부적절감으로 인해 새로운 대인관계 상황을 제한함
6. 자신을 사회적으로 서툴고, 개인적으로 매력적이지 않으며, 다른 사람들보다 열등하다고 바라봄
7. 당황스러움이 드러날까 염려하여 어떤 새로운 일에 관여하거나 개인적인 위험을 감수하는 것을 유별나게 꺼림

의존성 성격장애
Dependent Personality Disorder

만연된 지나친 돌봄을 받고자 하는 욕구가 복종, 매달림, 이별 공포를 초래하는데, 이는 성인기 초기에 시작되며 여러 맥락에서 나타나고, 다음 중 5가지(또는 그 이상)를 충족한다.

1. 다른 사람으로부터의 과도히 많은 충고나 확신 없이는 일상의 판단을 하는 데 어려움을 겪음
2. 자신의 생활 중 대부분의 주요 영역에서 다른 사람이 책임져 줄 것을 요구함
3. 지지와 인정을 잃는 것에 대한 공포 때문에 다른 사람과의 의견 불일치를 표현하는 데 어려움이 있음(**주의점**: 보복에 대한 현실적인 공포는 포함하지 않는다)

4. 계획을 시작하기 어렵거나 스스로 일을 하기가 힘듦(동기나 에너지의 결핍이라
   기보다는 판단이나 능력에 있어 자신감의 결여 때문임)
5. 다른 사람의 돌봄과 지지를 지속하기 위해 불쾌한 일이라도 자원해서 함
6. 혼자서는 자신을 돌볼 수 없다는 심한 공포 때문에 혼자 있을 때 불편함과 절망
   감을 느낌
7. 하나의 친밀한 관계가 끝나면, 자신을 돌봐 주고 지지해 줄 근원으로 다른 관계
   를 시급히 찾음
8. 자신을 돌보기 위해 혼자 남는 데 대한 공포에 비현실적으로 집착함

● 강박성 성격장애
Obsessive-Compulsive Personality Disorder

 진단기준   F60.5

융통성, 개방성, 효율성을 희생하더라도 정돈, 완벽, 정신적 통제 및 대인관계의 통
제에 몰두하는 만연된 패턴이 성인기 초기에 시작되며 여러 맥락에서 나타나고, 다
음 중 4가지(또는 그 이상)를 충족한다.
1. 내용의 세부, 규칙, 목록, 순서, 조직 혹은 스케줄에 몰두하여 활동의 주요 요점
   을 놓침
2. 과제의 완수를 방해하는 완벽함(예, 자신의 지나치게 엄격한 기준을 충족하지 못
   해 프로젝트를 완수할 수 없음)
3. 여가 활동과 친구 교제를 마다하고 일과 성과에 지나치게 열중함(경제적으로 필
   요한 것이 명백히 아님)
4. 도덕, 윤리 또는 가치관에 대해 지나치게 양심적이고, 꼼꼼하며, 융통성이 없음
   (문화적 혹은 종교적 정체성으로 설명되지 않음)
5. 감상적 가치조차 없는데도 낡고 쓸모없는 물건을 버리지 못함
6. 자신의 일하는 방법에 정확하게 복종적이지 않으면 일을 위임하거나 함께 일하
   지 않으려 함
7. 자신과 다른 사람 모두에게 돈을 쓰는 데 인색함. 돈을 미래의 재난에 대비하는
   것으로 인식함
8. 경직성과 고집스러움을 보임

기타 성격장애
Other Personality Disorders

● 다른 의학적 상태로 인한 성격 변화
Personality Change Due to Another Medical Condition

A. 병전의 특징적 성격 양상이 변화되었음을 나타내는 지속되는 성격적 장해
   주의점: 아동에서는 장해가 적어도 1년 이상 지속되고, 정상적인 발달에서 현저히 이탈되거나 개인의 일상적인 행동 양상보다 심각한 변화가 있어야 한다.
B. 병력, 신체검진 또는 검사 소견에서 장해가 다른 의학적 상태의 직접적인 병태생리학적 결과라는 증거가 있다.
C. 장해가 다른 정신질환(다른 의학적 상태로 인한 다른 정신질환 포함)으로 더 잘 설명되지 않는다.
D. 장해가 섬망의 경과 중에만 발생되지는 않는다.
E. 장해가 사회적, 직업적 또는 다른 중요한 기능 영역에서 임상적으로 현저한 고통이나 손상을 초래한다.

다음 중 하나를 명시할 것:
   불안정형: 주요 특징이 감정 가변성인 경우
   탈억제형: 주요 특징이 성적 무분별 등에서 입증되는 빈약한 충동 조절인 경우
   공격형: 주요 특징이 공격적인 행동인 경우
   무감동형: 주요 특징이 심한 무감동과 무관심인 경우
   편집형: 주요 특징이 의심 또는 편집성 사고인 경우
   기타형: 주요 특징이 앞의 어느 아형에도 맞지 않는 경우
   혼합형: 임상 상황에서 주요 특징이 하나 이상인 경우
   명시되지 않는 유형
부호화 시 주의점: 기타 의학적 상태의 진단명을 기재한다(예, F07.0 측두엽 뇌전증으로 인한 성격 변화). 다른 의학적 상태로 인한 성격 변화 앞에 기타 의학적 상태가 즉시 부호화되고 분류되어 기록되어야 한다(예, G40.209 측두엽 뇌전증; F07.0 측두엽 뇌전증으로 인한 성격 변화).

달리 명시되는 성격장애
Other Specified Personality Disorder

F60.89

이 범주는 사회적, 직업적 또는 다른 중요한 기능 영역에서 임상적으로 현저한 고통이나 손상을 초래하는 성격장애의 특징적인 증상들이 두드러지지만, 성격장애의 진단분류에 속한 장애 중 어느 것에도 완전한 기준을 만족하지 않는 발현 징후들에 적용된다. 달리 명시되는 성격장애 범주는 발현 징후가 어떤 특정 성격장애의 기준에 맞지 않은 특정한 이유에 대해 의사소통하기 위해 임상의가 선택한 상황들에서 사용된다. 이는 '달리 명시되는 성격장애'를 기록하고, 이어서 특정한 이유(예, '혼합형 성격 양상')를 기록한다.

명시되지 않는 성격장애
Unspecified Personality Disorder

F60.9

이 범주는 사회적, 직업적 또는 다른 중요한 기능 영역에서 임상적으로 현저한 고통이나 손상을 초래하는 성격장애의 특징적인 증상들이 두드러지지만, 성격장애의 진단분류에 속한 장애 중 어느 것에도 완전한 기준을 만족하지 않는 발현 징후들에 적용된다. 명시되지 않는 성격장애 범주는 기준이 특정 성격장애의 기준에 맞지 않은 이유를 명시할 수 없다고 임상의가 선택한 상황들에서 사용되며, 좀 더 특정한 진단을 내리기에는 정보가 불충분한 발현 징후들을 포함한다.

변태성욕장애
Paraphilic Disorders

관음장애
Voyeuristic Disorder

 진단기준

F65.3

A. 옷을 벗는 과정에 있거나 성행위에 몰입해 있어, 눈치채지 못하고 옷을 벗고 있는 사람을 관찰하는 행위를 통한 반복적이고 강렬한 성적 흥분이 성적 공상, 성적 충동 또는 성적 행동으로 발현되며 적어도 6개월을 넘어 지속된다.
B. 개인은 동의하지 않는 사람에게 이러한 성적 충동에 따라 행동하거나, 이러한 성적 충동이나 성적 공상이 사회적, 직업적 또는 다른 중요한 기능 영역에서 임상적으로 현저한 고통이나 손상을 초래한다.
C. 이러한 성적 흥분을 경험하거나 성적 충동에 따라 행동하는 개인은 적어도 18세 이상이어야 한다.

다음의 경우 명시할 것:
　통제된 환경에 있음: 이 명시자는 관음증적인 행동에 몰입할 기회가 제한되는 보호시설이나 그 외의 환경에 거주하는 개인에게 주로 적용한다.
　완전 관해 상태: 개인이 동의하지 않는 사람에게 성적 충동에 따라 행동하지 않고, 사회적, 직업적 또는 다른 기능 영역에서 고통이나 손상이 없는 상태가 통제되지 않은 환경에서 적어도 5년간 유지되는 경우다.

● 노출장애
Exhibitionistic Disorder

 진단기준 **F65.2**

A. 눈치채지 못한 사람에게 성기를 노출하는 행위를 통한 반복적이고 강렬한 성적 흥분이 성적 공상, 성적 충동 또는 성적 행동으로 발현되며 적어도 6개월을 넘어 지속된다.

B. 개인은 동의하지 않는 사람에게 이러한 성적 충동에 따라 행동하거나, 이러한 성적 충동이나 성적 공상이 사회적, 직업적 또는 다른 중요한 기능 영역에서 임상적으로 현저한 고통이나 손상을 초래한다.

다음 중 하나를 명시할 것:
    사춘기 이전의 아동에게 성기를 노출함으로써 성적 흥분을 일으킴
    신체적으로 성숙한 개인에게 성기를 노출함으로써 성적 흥분을 일으킴
    사춘기 이전의 아동과 신체적으로 성숙한 개인에게 성기를 노출함으로써 성적 흥분을 일으킴

다음의 경우 명시할 것:
    통제된 환경에 있음: 이 명시자는 성기를 노출할 기회가 제한되는 보호시설이나 그 외의 환경에 거주하는 개인에게 주로 적용한다.
    완전 관해 상태: 개인이 동의하지 않는 사람에게 성적 충동에 따라 행동하지 않고, 사회적, 직업적 또는 다른 기능 영역에서 고통이나 손상이 없는 상태가 통제되지 않은 환경에서 적어도 5년간 유지되는 경우다.

● 마찰도착장애
Frotteuristic Disorder

 진단기준 **F65.81**

A. 동의하지 않은 사람에 대한 접촉, 문지르는 행위를 통한 반복적이고 강렬한 성적 흥분이 성적 공상, 성적 충동 또는 성적 행동으로 발현되며 적어도 6개월을 넘어 지속된다.

B. 개인은 동의하지 않는 사람에게 이러한 성적 충동에 따라 행동하거나, 이러한 성적 충동이나 성적 공상이 사회적, 직업적 또는 다른 중요한 기능 영역에서 임상적으로 현저한 고통이나 손상을 초래한다.

다음의 경우 명시할 것:
    통제된 환경에 있음: 이 명시자는 동의하지 않는 사람에게 접촉하거나 문지르는

행동을 할 기회가 제한되는 보호시설이나 그 외의 환경에 거주하는 개인에게 주로 적용한다.

완전 관해 상태: 개인이 동의하지 않는 사람에게 성적 충동에 따라 행동하지 않고, 사회적, 직업적 또는 다른 기능 영역에서 고통이나 손상이 없는 상태가 통제되지 않은 환경에서 적어도 5년간 유지되는 경우다.

● 성적피학장애
Sexual Masochism Disorder

 진단기준   F65.51

A. 굴욕을 당하거나, 매질을 당하거나, 묶이거나, 기타 다른 방식으로 고통을 당하는 행위를 통한 반복적이고 강렬한 성적 흥분이 성적 공상, 성적 충동 또는 성적 행동으로 발현되며 적어도 6개월을 넘어 지속된다.
B. 이러한 성적 공상, 성적 충동 혹은 성적 행동이 사회적, 직업적 또는 다른 중요한 기능 영역에서 임상적으로 현저한 고통이나 손상을 초래한다.

다음의 경우 명시할 것:
    질식기호증 동반: 호흡을 제한하는 것과 관련하여 성적 흥분에 도달하는 행위를 하는 개인일 때 해당된다.

다음의 경우 명시할 것:
    통제된 환경에 있음: 이 명시자는 성적 피학적 행동을 할 기회가 제한되는 보호시설이나 그 외의 환경에 거주하는 개인에게 주로 적용한다.
    완전 관해 상태: 사회적, 직업적 또는 다른 기능 영역에서 고통이나 손상이 없는 상태가 통제되지 않은 환경에서 적어도 5년간 유지되는 경우다.

● 성적가학장애
Sexual Sadism Disorder

 진단기준   F65.52

A. 다른 사람의 신체적 또는 심리적 고통을 통해 반복적이고 강렬한 성적 흥분이 성적 공상, 성적 충동 또는 성적 행동으로 발현되며 적어도 6개월을 넘어 지속된다.
B. 개인은 동의하지 않는 사람에게 이러한 성적 충동에 따라 행동하거나, 이러한 성적 충동 혹은 성적 공상이 사회적, 직업적 또는 다른 중요한 기능 영역에서 임상적으로 현저한 고통이나 손상을 초래한다.

다음의 경우 명시할 것:

통제된 환경에 있음: 이 명시자는 성적 가학적인 행동을 할 기회가 제한되는 보호시설이나 그 외의 환경에 거주하는 개인에게 주로 적용한다.

완전 관해 상태: 개인이 동의하지 않는 사람에게 성적 충동에 따라 행동하지 않고, 사회적, 직업적 또는 다른 기능 영역에서 고통이나 손상이 없는 상태가 통제되지 않은 환경에서 적어도 5년간 유지되는 경우다.

● 소아성애장애
Pedophilic Disorder

 진단기준   **F65.4**

A. 사춘기 이전의 아동이나 아동들(일반적으로 13세 이하)을 상대로 한 성적 활동을 통해 반복적이고 강렬한 성적 흥분이 성적 공상, 성적 충동 또는 성적 행동으로 발현되며 적어도 6개월을 넘어 지속된다.

B. 개인은 이러한 성적 충동에 따라 행동하거나, 이러한 성적 충동 혹은 성적 공상이 현저한 고통이나 대인관계의 어려움을 초래한다.

C. 이러한 개인은 연령이 적어도 16세 이상이어야 하며, 진단기준 A에 언급된 아동이나 아동들보다 적어도 5세 연상이어야 한다.

주의점: 12세 또는 13세의 아동과 지속적인 성행위를 맺고 있는 청소년기 후기의 개인은 포함하지 않는다.

다음 중 하나를 명시할 것:

배타적 유형(아동들에게만 매력을 느끼는 경우)

비배타적 유형

다음의 경우 명시할 것:

성적으로 남아 선호

성적으로 여아 선호

성적으로 양성 모두 선호

다음의 경우 명시할 것:

근친상간에 국한된 경우

● 물품음란장애
Fetishistic Disorder

 진단기준   F65.0

A. 무생물의 물체를 이용하거나, 성기가 아닌 신체 부위에 상당히 특정한 집착을 함
   으로써 반복적이고 강렬한 성적 흥분이 성적 공상, 성적 충동, 또는 성적 행동으
   로 발현되며 적어도 6개월을 넘어 지속된다.
B. 이러한 성적 공상, 성적 충동 또는 성적 행동이 사회적, 직업적 또는 다른 중요한
   기능 영역에서 임상적으로 현저한 고통이나 손상을 초래한다.
C. 물품음란의 대상이 되는 물체는 옷 바꿔 입기에 쓰이는 의복(복장도착장애에서
   처럼)이나 접촉적인 성기 자극을 위해 특별히 고안된 물품(예, 진동기)에 국한되
   지 않는다.

명시할 것:
   신체 일부
   무생물 물체
   기타

다음의 경우 명시할 것:
   통제된 환경에 있음: 이 명시자는 물품음란적인 행동을 할 기회가 제한되는 보
   호시설이나 그 외의 환경에 거주하는 개인에게 주로 적용한다.
   완전 관해 상태: 사회적, 직업적 또는 다른 기능 영역에서 고통이나 손상이 없는
   상태가 통제되지 않은 환경에서 적어도 5년간 유지되는 경우다.

● 복장도착장애
Transvestic Disorder

진단기준   F65.1

A. 옷 바꿔 입기로부터 반복적이고 강렬한 성적 흥분이 성적 공상, 성적 충동 또는
   성적 행동으로 발현되며 적어도 6개월을 넘어 지속된다.
B. 이러한 성적 공상, 성적 충동 또는 성적 행동이 사회적, 직업적 또는 다른 중요한
   기능 영역에서 임상적으로 현저한 고통이나 손상을 초래한다.

다음의 경우 명시할 것:
   물품음란증 동반: 직물, 소재 또는 의복으로부터 성적 흥분을 느끼는 경우
   자가여성애 동반: 자신을 여성이라고 생각하거나 떠올림으로써 성적 흥분을 느
   끼는 경우

다음의 경우 명시할 것:

    통제된 환경에 있음: 이 명시자는 옷 바꿔 입기를 할 기회가 제한되는 보호시설이나 그 외의 환경에 거주하는 개인에게 주로 적용한다.

    완전 관해 상태: 사회적, 직업적 또는 다른 기능 영역에서 고통이나 손상이 없는 상태가 통제되지 않은 환경에서 적어도 5년간 유지되는 경우다.

● 달리 명시되는 변태성욕장애
Other Specified Paraphilic Disorder

F65.89

이 범주는 사회적, 직업적 또는 다른 중요한 기능 영역에서 임상적으로 현저한 고통이나 손상을 초래하는 변태성욕장애의 특징적인 증상들이 두드러지지만, 변태성욕장애의 진단분류에 속한 장애 중 어느 것에도 완전한 기준을 만족하지 않는 발현 징후들에 적용된다. 달리 명시되는 변태성욕장애 범주는 발현 징후가 어떤 특정 변태성욕장애의 기준에 맞지 않은 특정한 이유에 대해 의사소통하기 위해 임상의가 선택한 상황들에서 사용된다. 이는 '달리 명시되는 변태성욕장애'를 기록하고, 이어서 특정한 이유(예, '동물성애증')를 기록한다.

'달리 명시되는'이라는 명칭을 이용하여 명시할 수 있는 임상 양상의 예는 **전화음란증**(음란전화), **시체성애증**(시체), **동물성애증**(동물), **분뇨성애증**(분변), **관장성애증**(관장) 또는 **방뇨성애증**(소변)이 적어도 6개월 동안 지속되고, 사회적, 직업적 또는 다른 중요한 기능 영역에서 현저한 고통이나 손상을 초래하는 경우를 포함하나, 이들에만 국한되지는 않는다. 달리 명시되는 변태성욕장애는 명시자로 '관해, 그리고/또는 통제된 환경에서 발생하는 것'을 붙일 수 있다.

● 명시되지 않는 변태성욕장애
Unspecified Paraphilic Disorder

F65.9

이 범주는 사회적, 직업적 또는 다른 중요한 기능 영역에서 임상적으로 현저한 고통이나 손상을 초래하는 변태성욕장애의 특징적인 증상들이 두드러지지만, 변태성욕장애의 진단분류에 속한 장애 중 어느 것에도 완전한 기준을 만족하지 않는 발현 징후들에 적용된다. 명시되지 않는 변태성욕장애 범주는 기준이 특정 변태성욕장애의 기준에 맞지 않은 이유를 명시할 수 **없다고** 임상의가 선택한 상황들에서 사용되며, 좀 더 특정한 진단을 내리기에는 정보가 불충분한 발현 징후들을 포함한다.

기타 정신질환 및 추가적 부호
Other Mental Disorders and Additional Codes

● 다른 의학적 상태로 인한 달리 명시되는 정신질환
Other Specified Mental Disorder Due to Another Medical Condition

F06.8

이 범주는 사회적, 직업적 또는 다른 중요한 기능 영역에서 임상적으로 현저한 고통이나 손상을 초래하는 다른 의학적 상태로 인한 정신질환 특유의 증상이 두드러지나, 다른 의학적 상태 때문에 생긴 어떤 특정한 정신질환의 기준 전체를 충족하지 않는 발현 징후에 적용된다. 다른 의학적 상태로 인한 달리 명시되는 정신질환 범주는 발현 징후가 다른 의학적 상태 때문에 생긴 어떤 특정 정신질환의 기준을 충족하지 않는 특정한 이유에 대해 임상의가 의사소통하기 위해 선택하는 상황에서 사용된다. 이는 '다른 의학적 상태'의 자리에 삽입되는 특정한 원인적 의학적 상태로 장애의 이름을 기록하고, 이어서 다른 의학적 상태로 인한 어떤 특정 정신질환의 기준도 충족하지 않는 특정한 증상 발현을 기록함으로써 행해진다. 더불어 특정 의학적 상태의 진단부호는 다른 의학적 상태로 인한 달리 명시되는 정신질환의 부호 바로 앞에 적시되어야 한다. 예를 들어, 복합부분발작으로 인한 해리 증상은 G40.209 복합부분발작; F06.8 복합부분발작으로 인한 달리 명시되는 정신질환, 해리 증상으로 부호화 및 기록이 될 것이다.

'달리 명시되는'이라는 지정 문구를 사용해 명시될 수 있는 발현 징후의 예는 다음과 같다.

해리 증상: 이는 예를 들어, 복합부분발작의 맥락에서 일어나는 증상을 포함한다.

다른 의학적 상태로 인한 명시되지 않는 정신질환
Unspecified Mental Disorder Due to Another Medical Condition

F09

이 범주는 사회적, 직업적 또는 다른 중요한 기능 영역에서 임상적으로 현저한 고통이나 손상을 초래하는 다른 의학적 상태로 인한 정신질환 특유의 증상이 두드러지나, 다른 의학적 상태 때문에 생긴 어떤 특정 정신질환의 진단기준 전체를 충족하지 않는 발현 징후에 적용된다. 다른 의학적 상태로 인한 명시되지 않는 정신질환 범주는 기준이 다른 의학적 상태로 인한 특정 정신질환을 충족하지 않는 이유를 명시할 수 **없다고** 임상의가 선택하는 상황에 사용되며, 더 특정한 진단을 내리기에는 정보가 불충분한(예, 응급실 상황) 발현 징후들을 포함한다. 이는 '다른 의학적 상태'의 자리에 삽입되는 특정한 병인적 의학적 상태로 장애의 이름을 기록함으로써 행해진다. 더불어 특정 의학적 상태의 진단부호는 다른 의학적 상태로 인한 명시되지 않는 정신질환의 부호 바로 앞에 적시되어야 한다. 예를 들어, 복합부분발작으로 인한 해리 증상은 G40.209 복합부분발작, F09 복합부분발작으로 인한 명시되지 않는 정신질환으로 부호화 및 기록이 될 것이다.

달리 명시되는 정신질환
Other Specified Mental Disorder

F99

이 범주는 사회적, 직업적 또는 다른 중요한 기능 영역에서 임상적으로 현저한 고통이나 손상을 초래하는 정신질환 특유의 증상이 두드러지나, 어떤 특정한 정신질환의 기준 전체를 충족하지 않는 발현 징후에 적용된다. 달리 명시되는 정신질환 범주는 발현 징후가 어떤 특정 정신질환의 기준을 충족하지 않는 특정한 이유에 대해 임상의가 의사소통하기 위해 선택하는 상황에서 사용된다. 이는 '달리 명시되는 정신질환'이라고 기록하고, 이어서 특정한 이유를 기록함으로써 행해진다.

● 명시되지 않는 정신질환
Unspecified Mental Disorder

F99

이 범주는 사회적, 직업적 또는 다른 중요한 기능 영역에서 임상적으로 현저한 고통이나 손상을 초래하는 정신질환 특유의 증상이 두드러지나, 어떤 정신질환의 기준 전체를 충족하지 않는 발현 징후에 적용된다. 명시되지 않는 정신질환 범주는 기준이 특정 정신질환을 충족하지 않는 이유를 명시할 수 **없다고** 임상의가 선택하는 상황에 사용되며, 더 특정한 진단을 내리기에는 정보가 불충분한(예, 응급실 상황) 발현 징후들을 포함한다.

추가적 부호
Additional Codes

Z03.89 진단 혹은 상태 없음

이 부호는 평가를 받은 사람에게 정신질환 혹은 상태가 없는 것으로 결정된 상황에 적용된다.

치료약물로 유발된 운동장애 및 치료약물의 기타 부작용
Medication-Induced Movement Disorders and Other Adverse Effects of Medication

치료약물로 유발된 운동장애는 ① 정신질환이나 기타 의학적 상태의 치료약물로 치료 때와 ② 정신질환의 감별진단(예, 불안장애 대 치료약물로 유발된 좌불안석, 악성 긴장증[특히 심각해서 잠재적으로 생명을 위협하는 긴장증의 형태] 대 신경이완제 악성 증후군, 지연성 운동이상 대 무도병)에서의 빈번한 중요성 때문에 II편에 포함된다. 비록 이러한 운동장애들이 '치료약물로 유발된'이라 지칭되지만, 치료약물 노출과 운동장애의 발생 사이에 인과관계를 규정하기가 쉽지 않을 때가 많으며, 특히 이러한 운동장애의 일부는 치료약물 노출 없이도 일어나기 때문에 더욱 그렇다. 이 장에 열거된 여러 상태와 문제가 정신질환은 아니다.

신경이완(neuroleptic)이라는 용어는 고루한 것이 되고 있는데, 이는 항정신병 치료약물이 비정상적 운동을 일으키는 성질을 강조하는 것이기 때문이다. 그 대신 많은 맥락에서 항정신병 치료약물과 기타 도파민 수용체 차단제라는 용어로 대치되고 있다. 비록 새로운 항정신병 치료약물들은 치료약물로 유발된 운동장애를 덜 일으키는 편이지만, 그런 장애들이 여전히 일어나기는 한다. 항정신병 치료약물과 기타 도파민 수용체 차단제는 소위 재래, '정형', 혹은 1세대 항정신병약물(예, 클로르프로마진, 할로페리돌, 플루페나진), '비정형' 혹은 2세대 항정신병약물(예, 클로자핀, 리스페리돈, 올란자핀, 퀘디아핀), 오심과 위장장애 같은 증상의 치료에 사용되는 일부 도파민 수용체 차단제(예, 프로클로르페라진, 프로메타진, 트리메토벤자마이드, 티에틸페라진, 메토클로프라마이드), 그리고 우울증 치료에 적응증이 있는 아목사핀 등이 있다.

치료약물로 유발된 파킨슨증 Medication-Induced Parkinsonism

G21.11 항정신병 치료약물 및 기타 도파민 수용체 차단제로 유발된 파킨슨증
G21.19 기타 치료약물로 유발된 파킨슨증

치료약물로 유발된 파킨슨증은 파킨슨병 다음으로 가장 흔한 파킨슨증의 원인이며, 특히 정신건강의학적 질환이 있는 사람들에서 상당한 이환율, 장애 및 치료 불순응과 연관된다. 조기 발견이 중요하기 때문에, 어떤 새로운 파킨슨증 사례이건 치료약물로 유발된 파킨슨증의 진단에 필수적인 철저한 치료약물 복용력이 일깨워져야 한다. 치료약물 시작과 파킨슨증 발병 사이의 시간적 관계가 분명해야 한다. 정신건강의학적 질환이 있는 사람들에게 처방될 수 있는 다수의 약제가 또한 파킨슨증을 유발할 수 있으나, 치료약물로 유발된 파킨슨증은 도파민 D_2 수용체를 차단하는 항정신병 치료약물에 노출될 때 가장 흔하게 나타난다. 치료약물로 유발된 파킨슨증은 할로페리돌, 플루페나진, 리스페리돈과 같은 도파민 D_2 수용체에 대한 효능이 더 높은 항정신병제에서 더 높은 비율로 발생하나, 1세대와 2세대 항정신병제 간에 파킨슨증의 임상적 특징에는 차이가 없다.

치료약물로 유발된 파킨슨증을 유발할 수 있는 다른 치료약물에는 칼슘채널 길항제(예, 플루나리진, 신나리진), 도파민 고갈제(예, 리서핀, 테트라베나진), 항뇌전증제(예, 페니토인, 발프로에이트, 레베티라세탐), 항우울제(예, 선택적 세로토닌 재흡수 억제제, 단가아민 산화효소 억제제), 리튬, 화학요법 약물(예, 시스토신 아라비노사이드, 사이클로포스파미드, 빈크리스틴, 독소루비신, 파클리탁셀, 에토포사이드), 면역억제제(예, 사이클로스포린, 타크로리무스) 등이 있다. 독소(예, 1-메틸-4-페닐-1,2,3,6-테트라하이드로피리딘[MPTP], 유기인산염 살충제, 망간, 메탄올, 시안화물, 일산화탄소 및 이황화탄소)도 치료약물로 유발된 파킨슨증을 일으킬 수 있다.

치료약물로 유발된 파킨슨증 발생의 시간 경과는 다양하다. 대개 치료약물로 유발된 파킨슨증은 파킨슨증을 일으키는 것으로 알려진 치료약물의 용량을 시작하거나 증량한 후, 혹은 치료약물로 유발된 근육긴장이상 또는 파킨슨 증상의 치료나 예방에 사용되는 항파킨슨증 약물(예, 항콜린제)을 줄인 후 몇 주 후에 발생한다. 그러나 치료약물로 유발된 파킨슨증은 치료약물 용량을 시작하거나 증량한 후 곧바로 발생하거나, 수개월의 노출 이후에 잠행성의 발병을 보일 수도 있다. 항정신병 치료약물이나 기타 도파민 수용체 차단제의 경우, 치료약물로 유발된 파킨슨증은 전형적으로 치료약물 시작 후 2~4주, 대개 3개월까지에 발생한다. 주로 칼슘 채널 차단제의 경우, 증상 발병의 두 번째 정점이 약 1년 후에 보고된다.

치료약물로 유발된 파킨슨증의 보고된 비율은 표준 진단기준의 부재, 치료약물로 유발된 파킨슨증 징후를 루이소체병 또는 정신건강의학적 상태로 부정확한 진단이나 잘못된 귀속, 그리고 특히 경증에서 전반적인 인식 부족의 영향을 받는다. 정형 약제로 장기간 항정신병 치료를 받는 외래 환자의 최소 50%는 치료 경과의 어느 시점에서 파킨슨증 징후 또는 증상이 발생하는 것으로 추정된다.

치료약물로 유발된 파킨슨증을 파킨슨병과 확실하게 구별하는 임상적 특징은 없다. 파킨슨병에서 운동 징후와 증상은 편측성으로 시작하여 비대칭적으로 진행되기 때문에, 항정신병제 또는 기타 치료약물로 유발된 파킨슨증을 일으키는 약제를 시작한 후 몇 주 이내에 양측성 파킨슨병의 아급성 발병은 치료약물로 유발된 파킨슨증을 강력하게 시사한다. 파킨슨 징후들은 종종 치료약물로 유발된 파킨슨증에서 대칭적이지만, 비대칭 양상이 드물지 않으며 치료약물로 유발된 파킨슨증 진단을 배제해서는 안 된다. 덧붙여, 파킨슨증의 경과와 발현 징후는 긴장증, 조현병의 음성 증상 또는 주요우울 삽화의 정신운동 지체와 같은 정신건강의학적 현상; 기타 비파킨슨병 치료약물로 유발된 운동장애; 다른 신경학적 또는 의학적 상태(예, 파킨슨병, 윌슨병); 또는 항정신병제로 악화된 파킨슨병 등으로 더 잘 설명되어서는 안 된다.

치료약물로 유발된 파킨슨증에서는 강직과 운동완만증이 더 자주 나타나는 반면, 떨림은 다소 덜 일반적이며 없을 수 있다. 파킨슨형 떨림은 '알약 돌리기 떨림'이라고도 불리는데, 일정하고 율동적인 진동 운동(초당 3~6주기)으로, 쉴 때 분명하며 일반적으로 다른 떨림보다 더 느리다. 간헐적, 편측성 또는 양측성, 혹은 사지 위치에 따라 달라질 수(즉, 위치적 떨림) 있다. 떨림은 팔다리, 머리, 턱, 입, 입술('토끼 증후군') 또는 혀에 나타날 수 있다. 쉴 때 떨림이 있으므로, 떨리는 사지로 작업을 수행하려고 할 때 특히 떨림이 억제될 수 있다. 사람들은 떨림을 '요동침'으로 묘사하면서 불안, 스트레스 또는 피로로 악화되는 편이라 보고할 수 있다.

파킨슨형 강직은 팔다리, 어깨, 목 또는 몸통 근육의 불수의적 경직성과 비신축성으로 경험된다. 강직은 근육의 긴장도 또는 검사자가 관절 주위로 팔다리를 수동적으로 움직여 근육을 늘이려 할 때 존재하는 저항의 양을 측정함으로써 평가된다. 납관 강직에서 증가된 긴장도는 (접는 칼 강직성 경련 수축과 대조적으로) 동작 범위 전체에 걸쳐 일정하다. 톱니바퀴 강직은 강직에 중첩된 떨림을 나타내는 것으로 여겨진다. 손목과 팔꿈치에서 가장 흔하며, 근육이 관절 주위로 수동적으로 움직여질 때, 율동적이며 한쪽 톱니 같은 저항(톱니바퀴 현상)으로 경험된다. 파킨슨형 강직이 있는 사람들은 전신 근육의 압통이나 뻣뻣함, 사지 조임, 근육 또는 관절 통증, 신체 통증 또는 협응 결여를 호소할 수 있다.

운동완만증과 운동불능증은 각각 자발적인 운동 활동의 감소와 상실로 관찰되는 상태다. 움직임의 시작과 실행에서 느림뿐만 아니라 전반적으로 느려짐이 있다. 일상적인 행동들(예, 몸단장)이 정상적으로 수행되기 어려울 수 있으며, 감소되는 편이다. 사람들은 기운 없음, 자발성과 의욕 부족 또는 피곤함을 호소하는 편이다. 파킨슨형 강직과 운동완만증은 보폭, 팔 흔들기 또는 걷기의 전반적 자발성의 감소를 포함한 보행 이상으로 나타난다. 다른 징후로는 목을 굽히고 어깨를 굽힌 구부정한 자세, 응시하는 표정, 작은 걸음걸이 등이 있다. 침 흘림이 인두 운동 활동과 연하의 감소 결과로 생길 수 있으나, 이 치료약물들의 항콜린성 특성으로 인해 치료약물로 유발된 파킨슨증을 일으키는 다른 치료약물들과 비교하여 항정신병제로 유발된 파킨슨증에서는 덜 일반적인 편이다.

치료약물로 유발된 파킨슨증은 보행 기능부전, 낙상 및 요양원 입소의 증가와 연관된다. 따라서 치료약물로 유발된 파킨슨증은 발견과 조기 진단이 필요한 고령자에서 심각한 의인성 운동장애다. 연관된 행동 증상에 우울증과 조현병 음성 징후의 악화가 포함될 수 있다. 다른 파킨슨형 징후 및 증상으로 작은 글씨(소자증), 운동 숙련도 감소, 발성과소, 구역반사 감소, 연하곤란, 자세 불안정, 표정 및 깜빡임 감소, 지루증 등이 있다. 파킨슨증이 심한 운동 활동 감소와 연관될 때, 파킨슨증의 의학적 합병증에는 구축, 욕창, 폐색전, 요실금, 흡인성 폐렴, 체중 감소, 고관절 골절 등이 포함된다.

일관된 위험 요소로는 여성 젠더, 고령, 인지 손상, 기타 병발 신경학적 상태들, IIIV 감염, 파킨슨병의 가족력, 중증의 정신건강의학적 질환 등이 있다. 항정신병제 사용에 이차적인 치료약물로 유발된 파킨슨증은 소아에서도 보고된다. 사람들이 항콜린성 치료약물을 복용하는 경우, 치료약물로 유발된 파킨슨증의 위험성은 감소한다.

감별진단 Differential Diagnosis

파킨슨병 및 다계통 위축증, 진행핵상마비, 윌슨병 등과 같은 파킨슨 플러스 상태들은 파킨슨증을 동반하는 다른 징후 및 증상에 의해 치료약물로 유발된 파킨슨증과 구별된다. 예를 들어, 파킨슨병은 파킨슨병의 주요 특징(예, 안정 시 떨림, 강직, 운동완만, 자세 불안정) 중 3가지 이상, 후각 저하, 급속안구운동(REM)수면 행동장애와 같은 수면 교란, 파킨슨병에서 일반적인 비뇨기 및 기타 자율신경 증상들의 증거에 의해 시사된다. 이러한 특징들은 치료약물로 유발된 파킨슨증에 존재할 가능성이 적다. 파킨슨증의 일차적 신경학적 원인을 가진 사람들은 치료약물로 유발된 파킨슨증을 일으키는 치료약물로 치료하면 증상이 악화될 수 있다.

비파킨슨형 떨림은 더 미세하고(예, 더 작은 진폭), 더 빠르며(초당 10주기), 의도 시(예, 물체를 잡으려고 손을 뻗을 때) 악화되는 경향이 있다. 물질 금단의 경우, 대개 연관되는 과반사 및 자율신경계 징후 증가가 있다. 소뇌 질환에서 떨림은 의도 시 악화되며, 안구진탕, 조화운동불능 또는 단속성 말투와 연관될 수 있다. 지연성 운동이상과 연관된 무도병저 운동은 파킨슨병 떨림의 꾸준한 율동성이 없다. 뇌졸중 및 기타 중추신경계 병변들은 이완성 또는 경련성 마비로 인한 국소 신경학적 징후 또는 부동을 유발할 수 있다. 이는 근력 감소 및 수동적 운동 시 긴장도 증가가 특징인데, 이 긴장은 추가적 압력에 굴복한다(즉, 접는 칼 강직). 이는 치료약물로 유발된 파킨슨증에서의 납관 강직 및 정상적 근력과 대조된다.

치료약물로 유발된 파킨슨증에 대한 진단적 대안은 유전된 신경학적 상태의 가족력, 최근의 정신약물학적 변화로 설명되지 않는 급속히 진행되는 파킨슨증 또는 국소 신경학적 징후(예, 전두엽 방출 징후, 뇌신경 이상, 양성 바빈스키 징후)의 존재에 의해서도 시사된다. 신경이완제 악성 증후군은 심한 운동불능과 강직을 수반하지만, 특징적인 신체적 및 검사 소견(예, 발열, 크레아틴인산활성효소 증가)도 동반한다.

주요우울장애에서 보이는 정신운동 느려짐, 비활동성 및 무감동은 치료약물로 유발된 파킨슨증의 운동 느림 또는 운동불능과 구별될 수 없으나, 주요우울장애에는 식물적 징후(예, 이른 아침 기상), 절망감 및 체념이 포함될 가능성이 더 크다. 조현병의 음성 증상, 조현병과 연관된 긴장증, 또는 긴장증 특징을 동반한 기분장애도 치료약물로 유발된 운동불능과 구별하기 어려울 수 있다. 강직은 정신병적 장애, 섬망, 주요 신경인지장애, 불안장애, 기능성 신경학적 증상장애(전환장애)에서도 나타날 수 있다. 파킨슨형 강직에서 수동적 동작에 대한 저항은 전체 동작 범위에 걸쳐 일정한 반면, 강직을 나타내는 정신건강의학적 장애 또는 기타 신경학적 상태에서는 일정하지 않다. 일반적으로, 파킨슨증의 떨림, 강직 및 운동 완만과 연관된 증상들과 진찰상의 연관 신체 징후들의 일단이 치료약물로 유발된 파킨슨증 관련의 강직 및 운동 완만을 강직 및 운동 감소의 다른 일차적 정신건강의학적 원인과 구별하는 데 도움이 된다.

신경이완제 악성 증후군 Neuroleptic Malignant Syndrome

G21.0   신경이완제 악성 증후군

신경이완제 악성 증후군이 있는 사람들은 일반적으로 증상 발생 전 72시간 내에 도파민 길항제에 노출된 바 있다. 과다 발한과 연관된 고열(구강 측정에서 최소 2회 이상의 100.4°F 초과 혹은 38.0°C 초과)이 항정신병 치료약물 및 기타 도파민 수용체 차단제의 다른 신경학적 부작용과 구별되는 신경이완제 악성 증후군의 두드러진 특징이다. 중추 체온 조절의 와해를 반영하는 극도의 체온 상승이 신경이완제 악성 증후군의 진단을 더욱 지지하는 듯하다. 전신 강직이 이 장애의 주요 특징으로, 가장 심한 형태의 경우 '납관'으로 기술되기도 하고, 대개 항파킨슨제에 반응하지 않으며, 다른 신경학적 증상들(예, 떨림, 타액과다분비, 운동불능, 근육긴장이상, 개구장애, 간대성 근경련, 구음곤란, 연하곤란, 횡문근융해증)과 연관되는 편이다. 크레아틴 키나아제가 정상범위 최고치의 최소 4배로 상승하는 것도 흔히 나타난다. 섬망 또는 혼미부터 혼수까지의 의식 저하를 특징으로 하는 정신상태 변화가 흔히 신경이완제 악성 증후군의 초기 징후다. 이환된 사람들은 각성 상태이지만 멍하고 반응이 없어 긴장성 혼미처럼 보일 수 있다. 자율신경 활성과 불안정, 즉 심계항진(기준점보다 25% 초과의 맥박수), 발한, 혈압 상승(기준점보다 25% 이상의 수축기 혹은 이완기 혈압) 혹은 등락(24시간 내 20mmHg 이상의 이완기 변화 혹은 25mmHg 이상의 수축기 변화), 요실금, 창백 등이 어느 때고 나타날 수 있으며, 진단의 초기 단서를 제공한다. 빈호흡(기준점보다 50% 초과의 호흡수)이 흔하며, 대사성 산성 혈액증, 대사항진, 흉벽제한, 흡인성 폐렴 또는 폐색전의 결과인 호흡곤란이 일어나 갑작스러운 호흡 정지로 이어질 수 있다.

　몇 가지 검사실 검사상의 이상이 신경이완제 악성 증후군과 연관되기는 하지만, 어떤 단일 이상도 진단에 특이적이지 않다. 신경이완제 악성 증후군이 있는 사람들은 백혈구 증가, 대사성 산성 혈액증, 저산소증, 혈청 철분 농도 감소, 혈청 근효소와 카테콜아민의 상승 등을 보이는 편이다. 뇌척수액 분석과 뇌영상 검사의 소견은 일반적으로 정상인 반면, 뇌파는 전반적 서파를 보인다. 사망 사례에서 부검 소견은 비특이적이며 후유증에 따라 다르다.

　데이터베이스 연구에서 드러난 증거에 따르면 신경이완제 악성 증후군의 발생률은 항정신병제로 치료된 사람들의 0.01~0.02% 정도다. 홍콩에서 실시된 인구 기반 연구에 따르면, 항정신병 치료약물로 치료받은 사람들의 발병 위험도는 0.11%였다.

　징후 및 증상의 시간적 진행은 신경이완제 악성 증후군의 진단과 예후에 중요한 단서를 제공한다. 전형적으로 정신상태와 다른 신경학적 징후의 변화가 전신적 징후보다 선행한다. 증상 개시는 약물 시작 후 몇 시간부터 며칠까지 다양하다. 약물 시작 후 24시간 내에 발생한 사례도 있지만, 대부분 첫 1주 내에 발생하고, 사실상 30일 내에 모두 발생한다. 일단 이 증후군이 진단되어 경구 항정신병약물 및 기타 도파민 수용체 차단체가 중단되면, 신경이완제 악성 증후군은 대부분의 사례에서 자체 한계적이다. 약물 중단 후 1주 내에 대부분의 사람이 회복에 이르고 30일 내에 거의 모두가 회복되어, 평균 회복 시간은 7∼10일이다. 지속 기간은 장기지속성 항정신병 치료약물이 사용될 때 길어지는 편이다. 급성 대사항진 증상이 해소된 후에도 잔존 신경학적 징후가 몇 주간 지속된 사람들에 대한 보고들이 있어 왔다. 대부분의 신경이완제 악성 증후군 사례에서 증상의 완전 해소가 가능하다. 그러나 장애가 인지되지 않을 때 10∼20%의 치사율이 보고되어 왔다. 비록 항정신병 치료약물이 재개될 때 많은 사람이 신경이완제 악성 증후군의 재발을 경험하지 않지만, 일부 사람들은 확실히 재발을 경험한다. 특히 항정신병 치료약물이 삽화 후 곧바로 재개될 때 그렇다.

항정신병 치료약물 또는 기타 도파민 수용체 차단제를 복용한 어떤 사람도 신경이완제 악성 증후군의 잠재적 위험성이 있다. 이는 어떤 신경정신과적 진단에도 특이적이지 않으며, 도파민 길항제를 복용하면 정신질환의 진단이 없는 사람들이라도 생길 수 있다. 신경이완제 악성 증후군의 위험성 증가와 연관된 임상적 · 전신성 · 대사성 요인에는 초조, 탈진, 탈수, 철분 결핍 등이 있다. 항정신병 치료약물 및 기타 도파민 수용체 차단제와 연관된 이전 삽화는 지표 사례들의 15∼20%로 기술되어 왔다. 이는 어떤 사람들에서는 근본적 취약성이 있음을 시사한다. 그러나 신경전달물질 수용체 다형성에 기초한 유전적 소견들은 일관되게 되풀이되지 못해 왔다.

거의 모든 항정신병 치료약물 및 기타 도파민 수용체 차단제가 신경이완제 악성 증후군과 연관되어 왔지만, 높은 역가의 항정신병제가 낮은 역가의 항정신병제와 비정형 항정신병제에 비해 더 큰 위험성을 보인다. 부분적 또는 경미한 형태가 새로운 항정신병제와 연관될 수 있으나, 신경이완제 악성 증후군은 오래된 약물에서조차 심각도 면에서 다양하다. 내과 환경에서 사용되는 도파민 수용체 차단제(예, 메토클로프라마이드, 프로클로르페라진)도 역시 연루되어 왔다. 비경구적 투여, 급속한 적정 속도, 과도한 전체 약물 용량 등이 위험성 증가와 연관되어 있다. 그러나 대부분의 신경이완제 악성 증후군은 대개 항정신병 치료약물 및 기타 도파민 수용체 차단제의 치료 용량 범위 내에서 발생한다.

감별진단 Differential Diagnosis

신경이완제 악성 증후군은 중추신경계 감염, 염증성 혹은 자가면역성 상태, 뇌전증 지속 상태, 피질하 구조 병변, 전신성 상태(예, 크롬친화세포종, 갑상선중독증, 파상풍, 열사병) 등과 같은 다른 심각한 신경학적 또는 의학적 상태와 구별되어야 한다.

신경이완제 악성 증후군은 또한 세로토닌 증후군, 도파민 효현제의 갑작스러운 중단에 따른 파킨슨형 고열 증후군, 알코올 또는 진정제 금단, 마취 동안 일어나는 악성 고열, 자극제 및 환각제 오용과 연관된 고열, 항콜린제로 인한 아트로핀 중독 등 다른 물질이나 치료약물 사용의 결과로 발생하는 비슷한 증후군과 구별되어야 한다.

드문 예로, 조현병이나 기분장애가 있는 사람들이 신경이완제 악성 증후군과 구별이 어려운 편인 악성 긴장증을 나타내기도 한다. 일부 연구자는 신경이완제 악성 증후군을 약물로 유발된 악성 긴장증의 형태라 여기고 있다.

치료약물로 유발된 급성 근육긴장이상 Medication-Induced Acute Dystonia

G24.02 치료약물로 유발된 급성 근육긴장이상

치료약물로 유발된 급성 근육긴장이상의 본질적인 특징은 지속적인 비정상적 근육수축(근육긴장도 증가)과 급성 근육긴장이상을 일으키는 것으로 알려진 치료약물 사용과 연관하여 발생하는 자세다. 도파민 D_2 유사 수용체를 차단하는 어떤 치료약물도 급성 근육긴장이상 반응을 유발할 수 있다. 가장 일반적으로, 급성 근육긴장이상 반응은 항정신병제, 항구토제 및 장운동촉진제에 노출된 후 발생한다. 선택적 세로토닌 재흡수 억제제, 콜린 에스테라제 억제제, 아편유사제 및 메틸페니데이트를 비롯한 다양한 기타 치료약물 부류도 급성 근육긴장이상 반응을 유발하는 것으로 보고된다.

근육긴장이상 반응은 심각도 및 위치 면에서 매우 다양하며, 국소적, 분할적 또는 일반적일 수 있다. 가장 흔하게는 머리와 목 근육에 영향을 주지만, 상지와 하지 또는 몸통으로 확장될 수 있다. 보통의 발현 징후는 혀와 입을 침범해 혀 돌출 또는 입 벌림이나 찡그림의 자세를 동반하는 급성 구강-하악(턱) 근육긴장이상이며, 이는 언어 및 연하를 손상(각각 구음장애와 연하곤란)시킬 수 있고, 더 나아가 개구불능으로 발전(고정 턱)할 수 있다. 안구 근육의 침범(안구운동발작)은 위, 아래 또는 옆으로 눈의 불수의적인 강제적·지속적 동향편위로 표출되며, 몇 분에서 몇 시간 지속될 수 있다. 안검경련 또한 생길 수 있다. 경추(목) 근육긴장이상은 몸과 관련해 머리와 목의 비정상적인 전방, 후방, 측방 또는 비틀림 위치(예, 전경, 후경, 측경, 사경)로 나타난다. 국소 사지 근육긴장이상(일반적으로 근위부보다 원위부에 더 많음), 피사 증후군(한쪽으로 기울어지는 경향이 있는 몸통의 측면 굽힘) 및 활모양 강직으로 발전할 수 있는 등 굽힘(머리, 목, 척추를 뒤로 굽힘)도 생길 수 있다. 급성 후두 근육긴장이상은 기도 폐쇄를 일으켜 생명에 위협적이며, 성대 및 후두 근육에 대한 치료약물 효과로 인한 '인후의 쥐어짬', 그렁거림, 발성곤란, 연하곤란, 호흡곤란, 호흡 고통 등으로 표출된다.

사람들의 최소 50%에서 항정신병 치료약물 또는 기타 도파민 수용체 차단제의 용량을 시작하거나 급격히 증량한 지 혹은 급성 추체외로 증상의 치료 또는 예방에 사용되는 치료약물(예, 항콜린제)을 감량한 지 24~48시간 이내에 급성 근육긴장이상 반응의 징후 또는 증상이 발생한다. 영향을 받은 사람들의 약 90%가 5일 이내에 급성 근육긴장이상 반응의 시작을 경험한다. 증상이 정신질환(예, 긴장증)에 의해 더 잘 설명되어서는 안 되며, 일차성 신경학적 또는 기타 의학적 상태 혹은 지연성 치료약물로 유발된 운동장애로 인한 것이 아니어야 한다.

두려움과 불안이 흔히 급성 근육긴장이상 반응을 동반하는데, 이는 그 반응들의 강렬한 성질과 움직임 제어나 중단 불가, 그리고 숨쉬기, 말하기 또는 삼키기의 어려움을 감안하면 이해가 된다. 일부 사람들은 영향을 받은 근육에서 통증이나 경련을 경험한다. 치료약물로 유발된 근육긴장이상의 발생 가능성을 알지 못하는 사람들은 특히 괴로워할 수 있으며, 이는 치료약물 불순응으로 이어질 가능성을 증가시킨다. 정신병이 있는 사람의 사고 장애, 망상 또는 타성은 영향을 받은 개인이나 다른 사람들이 자신의 근육 긴장이상 증상을 정신건강의학적 상태의 특징으로 잘못 간주하게 하여 원인 치료약물의 용량을 늘리게 할 수 있다. 급성 근육긴장이상 반응의 발생 위험성은 정신병이 있는 어린이와 40세 미만의 성인에서 가장 크며, 어린이와 성인 모두 여자보다 남자에서 더 많이 발생한다. 급성 근육긴장이상 반응 발생의 다른 위험 요소에는 항정신병 치료약물 또는 기타 도파민 수용체 차단제에 대한 이전의 근육긴장이상 반응과 높은 역가의 정형 항정신병 치료약물의 사용이 포함된다.

감별진단 Differential Diagnosis

치료약물로 유발된 급성 근육긴장이상 반응과 근육긴장이상의 다른 원인을 구별하는 것이 중요한데, 항정신병 또는 기타 도파민 수용체 차단 치료약물로 치료를 받는 사람들에서 특히 그렇다. 일차성 신경학적 또는 기타 의학적 상태는 근육긴장이상 현상의 시간 경과 및 발전(예, 근육긴장이상이 항정신병 치료약물 노출에 선행함 또는 치료약물의 변화 없이 진행됨), 그리고 가능한 경우 국소 신경학적 징후의 기타 증거를 기반으로 분명하다. 특발성 국소 또는 분절성 근육긴장이상은 대개 치료약물과 무관하게 며칠 또는 몇 주 동안 지속된다. 근육긴장이상의 가족력도 있을 수 있다. 항정신병 치료약물 또는 기타 도파민 수용체 차단제를 포함하여 치료약물 노출에 따른 지연성 근육긴장이상은 급성 발병이 없으며, 항정신병 치료약물의 용량을 낮출 때 분명해지는 편이다. 다른 신경학적 상태(예, 뇌전증 경련, 바이러스 및 세균 감염, 외상, 말초신경계 또는 중추신경계의 공간 점유 병변) 및 내분비 병증(예, 부갑상선기능저하증)도 치료약물로 유발된 급성 근육긴장이상을 닮은 증상(예, 강축증)을 일으킬 수 있다. 급성 치료약물로 유발된 근육긴장이상을 모방하는 다른 진단으로 아나필락시스와 지연성 후두 근육긴장이상,

그리고 호흡성 운동이상이 있다. 신경이완제 악성 증후군도 근육긴장이상을 일으킬 수 있으나, 발열과 전신 강직 또한 동반한다는 점에서 다르다.

기분장애 또는 조현병과 연관된 긴장증은 증상과 항정신병 치료에 노출 사이의 시간적 관계(예, 항정신병 치료약물 노출에 선행하는 근육긴장이상)와 약리학적 중재에 대한 반응(예, 항정신병 치료약물 용량을 낮춘 후에 또는 항콜린제 투여에 반응하여 개선이 없음)으로 구별될 수 있다. 더 나아가, 치료약물로 유발된 급성 근육긴장이상이 있는 사람들은 일반적으로 근육긴장이상 반응에 대해 괴로워하며, 대개 중재를 구한다. 대조적으로, 지체형 긴장증이 있는 사람들은 전형적으로 함구하고 위축되며 자신의 상태에 대해 주관적인 고통을 표현하지 않는다.

치료약물로 유발된 급성 좌불안석 Medication-Induced Acute Akathisia

G25.71 치료약물로 유발된 급성 좌불안석

치료약물로 유발된 급성 좌불안석의 본질적 특징은 안절부절에 대한 주관적 호소와 다음의 관찰된 움직임 중 최소 하나다. 그런 움직임에는 앉아 있는 동안 다리를 가만두지 못하거나 까닥거림, 서 있는 동안 발을 동동 구름 또는 '제자리 걷기', 안절부절을 해소하기 위해 서성거림, 최소 몇 분을 가만히 앉거나 서 있지 못함 등이 있다. 가장 심각한 형태의 치료약물로 유발된 급성 좌불안석을 경험하는 사람들은 몇 초 이상 어떤 자세도 유지하지 못할 수 있다. 주관적 호소로는 내적 안절부절감(가장 흔하게는 다리에), 다리를 움직이려는 강박, 다리를 움직이지 말라는 요청을 받으면 괴로움, 그리고 불쾌감과 불안이 포함된다. 증상은 전형적으로 좌불안석을 일으킬 수 있는 치료약물(예, 항정신병 치료약물 및 기타 도파민 수용체 차단제, 삼환계 항우울제, 선택적 세로토닌 재흡수 억제제, 도파민 효현제, 칼슘 채널 차단제)의 용량을 시작하거나 증량한 후 4주 이내에 발생하며, 때때로 급성 추체외로 증상의 치료나 예방에 사용되는 치료약물(예, 항콜린제) 감량 후에 발생할 수도 있다. 증상이 정신질환(예, 조현병, 물질 금단, 주요우울 또는 조증 삽화로 인한 초조, 주의력결핍 과잉행동장애에서의 과잉행동)에 의해 더 잘 설명되지 않으며, 신경학적 또는 기타 의학적 상태(예, 파킨슨병, 철 결핍성 빈혈)로 인한 것이 아니다.

좌불안석으로 인한 주관적인 고통은 상당하며 항정신병제 또는 항우울제 치료에 대한 불순응을 야기할 수 있다. 좌불안석은 불쾌감, 짜증, 공격성 또는 자살 시도와 연관될 수 있다. 정신병적 증상이나 행동적 조절불능의 악화는 치료약물 용량 증가를 야기해 문제를 악화시킬 수 있다. 좌불안석은 원인 치료약물의 시작이나 증량 후에 매우 빠르게 발생할 수 있다. 좌불안석의 발생은 용량 의존적이며, 특별한 높은 역가의 항정신병 치료약물 또는 중추 도파민 수용체에 대한 친화도가 더 높은 약물과 더 자주 연관되는 것으로 보인다. 급성 좌불안석은 원인 치료약물이 계속되는 한 지속되는 경향이 있지만, 시간이 지나면서 강도가 변동될 수 있다. 항정신병 치료약물이나 기타 도파민 수용체 차단제를 투여받는 사람들 사이에서 보고된 좌불안석의 유병률은 매우 다양하다(20~75%). 보고된 유병률의 다양성은 정의, 항정신병제 처방 관행, 연구 설계, 연구 대상 인구통계 변수 등에서의 일관성 부족에 기인할 수 있다.

감별진단 Differential Diagnosis

치료약물로 유발된 급성 좌불안석은 특정 신경학적 또는 기타 의학적 상태로 인한 안절부절 증후군 및 정신질환(예, 조증 삽화)의 일부로 나타나는 초조와 임상적으로 구별되지 않을 수 있다. 파킨슨병 및 철 결핍성 빈혈의 좌불안석은 치료약물로 유발된 급성 좌불안석과 현상학적으로 유사하다. 치료약물 시작 또는 증량 직후 안절부절이 자주 갑자기 나타나는 것이 대개 치료약물로 유발된 급성 좌불안석을 구별하게 한다.

세로토닌 특이적 재흡수 억제 항우울 치료약물은 항정신병 치료약물이나 기타 도파민 수용체 차단제로 유발된 좌불안석과 현상학 및 치료 반응 면에서 동일한 것으로 보이는 좌불안석을 일으킬 수 있다. 지연성 운동이상 또한 항정신병 치료약물이나 기타 도파민 차단제를 투여받는 사람에서 좌불안석과 공존할 수 있는 전반적 안절부절의 구성 요소를 종종 갖고 있다. 항정신병 치료약물 및 기타 도파민 차단제로 유발된 급성 좌불안석은 움직임의 특성 및 치료약물 시작과의 관계에 따라 항정신병 치료약물 및 기타 도파민 차단제로 유발된 지연성 운동이상과 구별된다. 치료약물 용량 변화와 관련된 증상 발현의 시간 경과는 이러한 구별에 도움이 될 수 있다. 항정신병 치료약물의 증량이 좌불안석을 악화시키는 경우가 흔한 반면, 지연성 운동이상의 증상을 일시적으로 완화시키는 경우가 흔하다.

치료약물로 유발된 급성 좌불안석은 정신질환으로 더 잘 설명되는 증상과 구별되어야 한다. 우울 삽화, 조증 삽화, 범불안장애, 조현병 스펙트럼 및 기타 정신병적 장애, 주의력결핍 과잉행동장애, 주요 신경인지장애, 섬망, 물질 중독(예, 코카인 사용) 또는 물질 금단(예, 아편유사제) 또한 좌불안석과 구별하기 어려운 초조를 드러낼 수 있다. 이 사람들 중 일부는 좌불안석을 이전에 경험한 느낌과 다르게 경험함으로써, 좌불안석을 정신질환의 특징인 불안, 안절부절 및 초조와 구별할 수 있다. 안절부절이나 초조가 정신질환으로 더 잘 설명될 수 있다는 다른 증거로는 원인 치료약물에 노출되기 전에 초조가 시작됨, 원인 치료약물의 증량으로 안절부절이 증가하지 않음, 약리학적 중재로 완화되지 않음(예, 원인 치료약물 감량 후에 혹은 좌불안석 치료 목적의 다른 약물로 치료한 후에 개선되지 않음) 등이 있다.

지연성 운동이상 Tardive Dyskinesia

G24.01 지연성 운동이상

지연성 운동이상의 본질적인 특징은 1세대 및 2세대 항정신병 치료약물과 위장장애에 대한 메토클로프라미드 같은 기타 치료약물처럼 시냅스 후 도파민 수용체를 차단하는 치료약물의 사용과 연관되어 발생하는 혀, 턱, 몸통 또는 사지의 비정상적 불수의 운동이다. 움직임은 최소 4주에 걸쳐 나타나며, 본질적으로 무도병적(빠른, 확 움직이는, 반복적이지 않은), 느린 비틀림(느린, 구불구불한, 연속적인) 또는 반율동적(예, 상동증)일 수 있다. 그러나 움직임은 치료약물로 유발된 파킨슨증에서 보통 보이는 율동적인(3~6Hz) 떨림과는 확연히 다르다. 지연성 운동이상의 징후 또는 증상은 항정신병 치료약물이나 기타 도파민 차단제에 노출되는 동안 또는 경구제 금단 4주 이내에(또는 장기지속형 주사제 금단 8주 이내에) 발생한다. 최소 3개월(또는 60세 이상의 사람에서 1개월) 동안 문제의 약제 사용 이력이 있어야 한다. 많은 역학 연구에서 도파민 차단 약물 사용과 지연성 운동이상 사이의 병인적 관계가 확립되었지만, 항정신병 치료약물을 투여받는 사람에서 어떤 운동이상이 있다고 해서 반드시 지연성 운동이상인 것은 아니다.

비정상적 구강안면 운동은 지연성 운동이상의 가장 명백한 표징이며, 지연성 운동이상을 앓고 있는 대부분의 사람에서 관찰되어 왔다. 그러나 대략 1/2은 사지 침범이 있을 수 있고, 1/4까지는 목, 어깨 또는 몸통의 축성 운동이상이 있을 수 있다. 다른 근육군(예, 인두, 횡격막, 복부)의 침범이 일어날 수는 있으나 흔하지는 않으며, 특히 구강안면부, 사지 또는 몸통의 운동이상이 없는 경우 흔하지 않다. 구강안면 침범이 없는 사지 또는 몸통 운동이상이 젊은 사람들에서 더 흔할 수 있는 반면, 구강안면 운동이상은 고령의 사람들에서 전형적이다.

지연성 운동이상의 증상은 자극제, 항정신병 치료약물 금단, 항콜린성 치료약물(치료약물로 유발된 파킨슨증 관리에 보통 사용되는 벤즈트로핀 같은)에 의해 악화되는 경향이 있으며, 영향을 받지 않는 신체 부위의 수의적 운동 동안 정서적 각성, 스트레스 및 주의산만에 의해 일시적으로 악화될 수 있다. 운동이상의 비정상적 움직임들은 영향을 받는 신체 부위의 이완 및 수의적 운동에 의해 일시적으로 감소된다. 그런 움직임들이 수면 중에는 일반적으로 없다. 운동이상은 항정신병 치료약물 증량에 의해 적어도 일시적으로 억제될 수 있다.

장기간 항정신병 치료약물로 치료를 받은 사람들에서 지연성 운동이상의 종합 유병률은 20%에서 30% 사이다. 젊은 사람들에서 종합 발병률은 연간 3%에서 5% 사이다. 중년 및 노년의 사람들은 최대 50%로 보고된 유병률과 항정신병 치료약물에 평균 1년이 누적 노출 후 25 30%의 발생률로 지연성 운동이상이 더 자주 발생하는 것으로 보인다. 유병률은 또한 환경에 따라 다르며, 만성적으로 시설에 수용된 사람들 사이에서 지연성 운동이상이 더 흔한 경향이 있다. 보고된 유병률의 다양성은 지연성 운동이상의 정의,

항정신병제 처방 관행, 연구 설계, 연구 대상 인구의 인구통계 요인 등의 일
관성 부족에 기인할 수 있다.

지연성 운동이상에 대한 감수성에 분명한 젠더 차이는 없지만, 폐경 후
여성에서 위험성이 다소 더 클 수 있다. 항정신병 치료약물의 더 많은 누
적량과 급성 추체외로 부작용(예, 치료약물로 유발된 파킨슨증)의 조기 발생
은 지연성 운동이상의 가장 일관된 2개의 위험 요소다. 기분장애(특히 주요
우울장애), 신경학적 상태 및 알코올사용장애 역시 일부 집단의 사람들에서
위험 요소임이 밝혀져 왔다. 2세대 항정신병제가 1세대 항정신병제와 비교
해 지연성 운동이상의 다소 더 낮은 발생률과 연관되나, 1세대 항정신병제
의 용량을 특별히 고려할 때 그 차이는 한때 생각했던 것만큼 그리 크지 않
다. 가장 중요한 위험 요소는 연령과 누적 노출이다.

지연성 운동이상의 발병은 어느 나이에서든 일어날 수 있으며, 거의 항상
잠행성이다. 징후는 전형적으로 발병 시에 최소나 경미 수준이며, 예리한
관찰자를 제외하면 알아차리기 어렵다. 많은 경우에 지연성 운동이상이 객
관적으로는 경미하지만, 미용상의 문제로 여겨지면서 상당한 고통 및 사회
적 회피와 연관될 수 있다. 심한 경우에는 의학적 합병증(예, 볼 및 혀 궤양,
치아 상실, 거대설증, 걷기·삼키기·숨쉬기 곤란, 웅얼거림, 체중 감소, 우울증, 자
살 사고)과 연관될 수 있다. 고령자에서 지속적인 항정신병 치료약물 사용
으로 지연성 운동이상이 더 심각하거나 더 일반화될 가능성이 더 크다. 항
정신병 치료약물을 중단하면 일부 사람들은 시간이 지남에 따라 증상 개선
을 경험하나, 다른 사람들은 지연성 운동이상이 지속될 수 있다.

감별진단 Differential Diagnosis

치료약물로 유발된 파킨슨증을 관리하기 위해 보통 사용되는 치료법(즉, 항
콜린성 치료약물)이 지연성 운동이상과 연관된 비정상적 운동의 움직임을 악
화시킬 수 있으므로, 치료약물로 유발된 파킨슨증과 지연성 운동이상의 구
별은 반드시 이루어져야 한다. 더욱이 지연성 운동이상을 관리하기 위해
사용되는 치료법(즉, VMAT2 억제제)이 치료약물로 유발된 파킨슨증의 증상
을 악화시킬 수 있다.

 항정신병 치료약물이나 기타 도파민 수용체 차단제를 중단하는 동안 나타나는 운동이상은 치료약물을 계속 중단하면 완화될 수 있다. 운동이상이 최소 4주 동안 지속되면, 지연성 운동이상 진단이 정당해진다. 지연성 운동이상은 구강안면 및 신체 운동이상의 다른 원인과 구별되어야 한다. 이러한 상태에는 헌팅턴병, 윌슨병, 시덴함(류마티스) 무도병, 전신홍반루프스, 갑상선중독증, 중금속 중독, 맞지 않는 의치, L-도파 또는 브로모크립틴과 같은 다른 치료약물로 인한 운동이상, 자연적 운동이상 등이 있다. 구별에 도움이 될 수 있는 요인은 항정신병 치료약물이나 기타 도파민 수용체 차단제에 노출되기 전에 증상이 선행했거나, 다른 국소 신경학적 징후가 있다는 증거다. 다른 운동장애가 지연성 운동이상과 공존할 수 있다는 점에 유의해야 한다. 자연적 운동이상이 사람들의 5% 이상에서 발생할 수 있고 노인에서 더 흔하기도 하기 때문에, 항정신병 치료약물이 특정 개인에게 지연성 운동이상을 일으켰다는 것을 증명하기가 어려울 수 있다. 지연성 운동이상은 치료약물로 유발된 급성 운동장애(예, 치료약물로 유발된 파킨슨증, 급성 근육긴장이상, 급성 좌불안석)로 인한 증상과 구별되어야 한다. 항정신병 치료약물 또는 기타 도파민 수용체 차단제 용량을 시작하거나 증량한 후(혹은 급성 추체외로 증상 치료에 사용되는 치료약물을 감량한 후), 급성 근육긴장이상 및 급성 좌불안석은 수 시간 내지 수일 내에 빠르게 발생할 수 있으며, 치료약물로 유발된 파킨슨증은 수 주 내에 발생한다. 반면에 지연성 운동이상은 일반적으로 항정신병 치료약물에 장기간 노출(수개월에서 수년)된 후에 발생하며, 항정신병 치료약물 금단 후에도 나타날 수 있다. 지연성 운동이상 진단에 요구되는 최소 노출 이력은 적어도 3개월(또는 중년 및 고령자에서 1개월) 동안의 항정신병 치료약물 사용이다.

지연성 근육긴장이상 Tardive Dystonia

지연성 좌불안석 Tardive Akathisia

G24.09 지연성 근육긴장이상
G25.71 지연성 좌불안석

이 범주는 치료 경과에서 뒤늦게 나타나 항정신병 치료약물 또는 기타 도파민 수용체 차단제를 중단하거나 감량해도 수개월 내지 수년간 지속될 가능성이 크다는 점에서 구별이 되는 다른 유형의 운동 문제, 즉 근육긴장이상이나 좌불안석 같은 문제를 수반하는 지연성 증후군을 위한 것이다.

치료약물로 유발된 체위떨림 Medication-Induced Postural Tremor

G25.1 치료약물로 유발된 체위떨림

이 상태의 본질적인 특징은 자세를 유지하려는 시도 동안에 생기는 미세한 떨림이며, 이는 치료약물 사용과 연관하여 발생한다. 이러한 떨림이 연관될 수 있는 치료약물에는 리튬, β-아드레날린성 약물(예, 이소프로테레놀), 자극제(예, 암페타민), 도파민성 치료약물, 항경련성 치료약물(예, 발프로산), 항우울성 치료약물, 메틸크산틴(예, 카페인, 테오필린) 등이 있다. 떨림은 팔다리(가장 일반적으로 손과 손가락), 머리, 입 또는 혀의 규칙적·율동적 진동이며, 초당 8~12주기의 빈도가 보통이다. 영향을 받은 신체 부위를 지속적인 자세(예, 손을 뻗은 상태, 입을 벌린 상태)로 유지할 때, 가장 쉽게 관찰된다. 영향을 받은 신체 부위를 의도적으로 움직일 때, 떨림의 심각도가 악화될 수 있다(활동떨림). 개인이 체위떨림과 일치하는 떨림을 묘사하나, 임상의가 떨림을 직접 관찰하지 못하는 경우, 떨림이 생긴 상황을 재현하도록 하는 것이 도움이 될 수 있다(예, 컵과 받침 접시에 담긴 물 마시기).

대부분의 이용 가능한 정보는 리튬으로 유발된 떨림에 관한 것이다. 리튬 떨림은 치료 용량에서 흔하고, 대개 양성이며, 잘 견뎌지는 부작용이다. 그러나 일부 사람들에게는 사회적 당혹감, 직업상의 어려움, 치료 불응을 일으킬 수 있다. 혈청 리튬 수치가 독성 수치에 가까워지면 떨림이 더 거칠어지면서 근육움찔수축, 근육섬유다발수축 또는 운동실조가 동반될 수 있다. 무독성 리튬 떨림은 시간이 지나면서 저절로 개선될 수 있다. 다양한 요인이 리튬 떨림의 위험을 증가시킬 수 있다(예, 연령 증가, 높은 혈청 리튬 수치, 항우울 또는 항정신병 치료약물 또는 다른 도파민 수용체 차단제 병용, 과도한 카페인 섭취, 떨림의 개인력 또는 가족력, 알코올사용장애의 존재, 연관된 불안 등). 떨림에 대한 호소의 빈도는 리튬 치료 기간에 따라 감소하는 것 같다. 떨림을 악화시킬 수 있는 요인으로는 불안, 스트레스, 피로, 저혈당, 갑상선중독증, 갈색세포종, 저체온, 알코올 금단 등이 있다. 떨림은 세로토닌 증후군의 초기 특징일 수도 있다.

감별진단 Differential Diagnosis

치료약물로 유발된 체위떨림은 치료약물의 효과로 인한 것이 아닌 기존의 떨림과 구별되어야 한다. 떨림이 이미 존재했음을 입증하는 데 도움이 되는 요인에는 치료약물 시작과의 시간적 관계, 치료약물 혈청 수준과의 상관성 부족, 치료약물 중단 후 지속 등이 있다. 치료약물로 악화되는 기존의 비약리적으로 유발된 떨림(예, 본태성 떨림)이 있다면, 그런 떨림은 치료약물로 유발된 체위떨림으로 간주되지 않는다. 치료약물로 유발된 체위떨림의 심각도에 기여할 수 있는 앞에 기술된 요인들(예, 불안, 스트레스, 피로, 저혈당, 갑상선중독증, 갈색세포종, 저체온, 알코올 금단)도 치료약물과 무관한 떨림의 원인이 될 수 있다.

떨림이 치료약물로 유발된 파킨슨중에 의해 더 잘 설명된다면 치료약물로 유발된 체위떨림은 진단되지 않는다. 치료약물로 유발된 체위떨림은 대개 휴식 시에는 없고, 영향을 받은 부위가 행위를 시작하거나 지속적 자세를 취하면 심해진다. 대조적으로, 치료약물로 유발된 파킨슨중과 관련된 떨림은 대개 빈도가 낮고(3~6Hz), 휴식 시 악화되고, 의도적인 움직임 동안 억제되며, 대개 치료약물로 유발된 파킨슨중의 다른 증상(예, 운동불능, 강직)과 연관되어 일어난다.

기타 치료약물로 유발된 운동장애
Other Medication-Induced Movement Disorder

G25.79   기타 치료약물로 유발된 운동장애

이 범주는 앞에 열거된 특정한 장애 중 어느 것에도 해당되지 않는 치료약물로 유발된 운동장애를 위한 것이다. 그 예로는 ① 신경이완제 악성 증후군과 유사하나 항정신병 치료약물 및 기타 도파민 수용체 차단제 이외의 치료약물과 연관되는 발현 징후와 ② 기타 치료약물로 유발된 지연성 상태가 있다.

항우울제 중단 증후군 Antidepressant Discontinuation Syndrome

T43.205A   초기 대면
T43.205D   후속 대면
T43.205S   후유증

중단 증후군은 모든 유형의 항우울제 치료에 뒤이어서 생길 수 있다. 이 증후군의 발병률은 복용 치료약물의 용량과 반감기, 치료약물의 감량 속도에 따라 다르다. 짧은 반감기의 치료약물을 점차적으로 감량하지 않고 갑자기 중단하는 것(또는 용량을 크게 줄이는 경우)은 가장 큰 위험을 초래할 수 있다. 속효성 항우울제인 파록세틴과 벤라팍신이 중단 증후군과 가장 흔히 연관되는 약제다. 항우울제 중단 증후군이 간헐적인 치료 불순응의 맥락에서 생길 수도 있으므로, 치료약물 복용을 실제로 중단하지 않은 사람들 일부에서 불규칙하게 있을 수 있다. 이는 매우 짧은 반감기의 치료약물(예, 벤라팍신)에서 특히 그렇다. 대조적으로, 플루옥세틴과 같은 긴 반감기의 치료약물은 유의미한 중단 효과를 좀처럼 나타내지 않는다.

아편계, 알코올 및 기타 물질과 연관된 금단 증후군과 달리, 항우울제 중단 증후군은 질병 특유의 증상이 없다. 그 대신에 증상은 모호하고 가변적인 경향이 있으며, 전형적으로 마지막 항우울제 복용 후 2~4일째에 시작한다. 선택적 세로토닌 재흡수 억제제의 경우, 어지러움, 이명, '전기충격'

같은 감각, 불면, 급성 불안 등과 같은 증상이 묘사된다. 중단 전 항우울제의 사용은 경조증이나 혼합 상태를 초래한 것이 아니어야 한다(즉, 중단 증후군이 이전 치료와 연관된 기분 안정성 변동의 결과가 아니라는 확신이 있어야 한다). 삼환계 항우울제의 경우, 갑작스러운 중단은 위장관 증상(경련—항콜린성 삼환계 항우울제 중단 후 콜린성 과활성을 반영)뿐 아니라 반동 경조증과도 연관되어 왔다.

항우울제 중단 증후군은 약리적 요소에만 기초하며, 항우울제의 증강 효과와 관련되지 않는다. 아편계 같은 강화 효과가 있는 물질의 중단과 달리, 약물 갈망이 생기지 않는다. 또한 항우울을 증강하기 위해 자극제를 사용할 때, 갑작스러운 중단은 여기 기술된 항우울제 중단 증후군이 아닌 자극제 금단 증상('물질관련 및 중독 장애' 장의 '자극제 금단' 참조)을 일으키기도 한다.

항우울제 중단 증후군의 유병률은 잘 알려져 있지 않으나, 치료약물의 중단 전 용량, 반감기(즉, 짧은 반감기의 치료약물에서 더 흔하게 생김), 수용체 결합력(예, 세로토닌 재흡수 억제제에서 생길 가능성이 더 큼), 그리고 아마도 그 치료약물에 대한 개인의 유전성 대사율과 같은 요인들의 어떤 것에 따라서도 차이가 있을 것으로 생각된다. 그러므로 중단 반응이 짧은 반감기의 치료약물에서 더 빈번히 생기기는 하나, 항우울제를 대사하는 사이토크롬 효소의 고속 또는 초고속 대사자 상태에 의해 영향을 받을 수도 있다.

종단 연구가 없어 항우울제 중단 증후군의 임상 경과는 별로 알려져 있지 않다. 증상은 시간을 두고 아주 점진적으로 용량을 낮춤으로써 경감되는 것으로 보인다. 증상은 대개 2주 이상 지속됨 없이 짧게 지나가며, 중단 후 3주 이상 지속되는 경우는 좀처럼 없다.

감별진단 Differential Diagnosis

항우울제 중단 증후군의 감별진단은 치료약물이 처방된 장애(예, 우울증 또는 공황장애)의 재발, 신체증상장애, 혼합 특징을 갖는 제I형 양극성 또는 제II형 양극성 장애, 물질사용장애, 편두통 또는 뇌혈관 사고 등을 포함한다. 중단 증상은 흔히 지속성 불안장애의 증상 혹은 처음으로 치료약물이 사용된 우울증의 신체 증상으로의 회귀와 유사하다. 중단 증후군을 치료약물이 처방되었던 원래의 우울 또는 불안 장애의 재발과 혼동하지 않는 것이 중요하다. 항우울제 자체는 강화 효과 혹은 쾌감 효과가 없다는 점에서 항우울제 중단 증후군은 물질 금단과 다르다. 사람들은 전형적으로 치료약물의 용량을 스스로 늘리지 않으며, 일반적으로 추가적 치료약물을 얻으려는 약물 추구 행동에 빠지지 않는다. 물질사용장애에 대한 기준은 충족되지 않는다.

치료약물의 기타 부작용 Other Adverse Effect of Medication

T50.905A   초기 대면
T50.905D   후속 대면
T50.905S   후유증

이 범주는 이러한 부작용이 임상적 관심의 주요 초점이 될 때 치료약물의 부작용(운동 증상 제외)을 부호화하기 위해 임상의가 선택적으로 이용할 수 있다. 예를 들면, 심한 저혈압, 심장 부정맥, 지속발기가 있다.

임상적 관심의 초점이 될 수 있는 기타 상태
Other Conditions That May Be a Focus of Clinical Attention

이 장은 임상적 관심의 초점이 될 수 있는, 혹은 한 사람 정신질환의 진단, 경과, 예후 또는 치료에 영향을 줄 수 있는 상태들과 심리사회적 혹은 환경적 문제들을 포함한다. 이러한 상태들은 ICD-10-CM의 해당 부호(대개 Z부호)로 나타난다. 이 장의 상태나 문제는 ① 그것이 현재 내원의 이유이거나, ② 검사, 처치 또는 치료 필요성 설명에 도움을 주거나, ③ 정신질환의 시작 또는 악화에 역할을 하거나, ④ 전체 관리 계획에서 고려되어야 하는 문제를 구성하는 것이라면 부호화될 수 있다.

이 장에 열거된 상태와 문제들이 정신질환은 아니다. DSM-5-TR에 이들이 포함된 의미는 정기적 임상 실제에서 만날 수 있는 추가적 쟁점 분야에 대한 주목과 이러한 쟁점 기록에 있어 임상의에게 유용한 체계적 목록 제공에 있다.

이 편의 모든 부호에 대한 빠른 참조를 위해서는 DSM-5-TR 분류를 보면 된다. 임상적 관심의 초점이 될 수 있는 상태 및 문제들은 다음과 같이 이어지는 본문으로 나열된다.

1. **자살 행동**(최소한 어느 정도 죽을 의도가 있는 잠재적으로 자해적인 행동) **및 비자살적 자해**(자살 의도가 없는 상태에서 신체에 의도적으로 입히는 상해)
2. **학대 및 방임**(예, 아동 및 성인 가학 및 방임 문제, 신체적 학대, 성적 학대, 방임, 심리적 학대 포함)
3. **관계 문제**(예, 부모-아동 관계 문제, 형제자매 관계 문제, 배우자나 친밀 동

반자와의 관계 고충, 별거나 이혼에 의한 붕괴)

4. **교육 문제**(예, 문맹과 저학력, 학교교육 이용불가 및 달성불가, 학교 시험 실패, 학교에서의 저성취)

5. **직업 문제**(예, 실직, 이직, 일자리 상실 위협, 스트레스를 주는 업무 일정, 상사 및 동료와의 불화)

6. **주거 문제**(예, 노숙; 부적절한 주거; 이웃이나 세입자 또는 임대주와의 불화)

7. **경제 문제**(예, 적절한 식량 또는 안전한 식수 부족, 극도의 가난, 저소득)

8. **사회 환경과 관련된 문제**(예, 혼자 살기와 관련된 문제, 문화 적응의 어려움, 사회적 배척이나 거부)

9. **사법 체계와의 상호작용과 관련된 문제**(예, 형사 소송에서 유죄 판결, 구속 또는 기타의 구금, 출감과 관련된 문제, 기타 법적 상황과 관련된 문제)

10. **기타 정신사회적 · 개인적 · 환경적 상황과 관련된 문제**(예, 원하지 않는 임신과 관련된 문제, 범죄의 피해자, 테러의 피해자)

11. **의학적 치료 및 기타 건강관리에 대한 접근과 관련된 문제**(예, 건강관리 기관이 없거나 가기 어려움)

12. **개인력의 상황**(예, 심리적 외상의 개인력, 군대 배치의 개인력)

13. **상담과 의학적 조언을 위한 기타 건강 서비스 대면**(예, 성 상담, 기타 상담 또는 자문)

14. **임상적 관심의 초점이 될 수 있는 추가적 상태 또는 문제**(예, 정신질환과 연관된 배회, 단순 사별, 생의 단계 문제)

자살 행동 및 비자살적 자해

Suicidal Behavior and Nonsuicidal Self-Injury

ICD-10-CM 자살 행동을 위한 부호 참조

T 부호만을 위해 일곱 번째 문자가 다음과 같이 부호화되어야 한다.

A (초기 대면)—개인이 상태에 대해 능동적 치료(예, 새로운 임상의에 의한 응급실 진료 및 평가와 치료)를 받고 있는 동안에 사용하시오. 혹은

D (후속 대면)—개인이 상태에 대해 능동적 치료를 받은 후에, 치

유기나 회복기 동안의 그 상태에 대해 일상적 관리(예, 치료약물 조정, 기타 후속관리 및 추적 진료)를 받고 있을 때, 대면을 위해 사용하시오.

자살 행동 Suicidal Behavior

이 범주는 행위의 결과로 최소한 어느 정도는 죽을 의도로 잠재적으로 자해적인 행동에 빠진 사람들을 위해 사용될 수 있다. 삶을 끝내려는 의도의 증거는 행동이나 상황에서 명시적이거나 추론될 수 있다. 자살 시도는 실제적 자해로 이어질 수도 있고, 그렇지 않을 수도 있다. 개인이 다른 사람에 의해 설득되거나, 행동을 시작하기 전에 마음이 바뀌면, 이 범주는 적용되지 않는다.

현재 자살 행동

T14.91XA　초기 대면: 자살 행동이 임상적 발현 징후가 있는 초기 대면의 부분일 경우

T14.91XD　후속 대면: 자살 행동이 임상적 발현 징후가 있는 후속 대면의 부분일 경우

Z91.51　**자살 행동의 과거력**
자살 행동이 개인의 일생 동안 일어났던 경우

비자살적 자해 Nonsuicidal Self-Injury

이 범주는 자살 충동이 없는 상태에서 출혈, 타박상 또는 통증을 유발할 수 있는 일종의 의도적인 자해적 상해(예, 칼로 긁음, 불태움, 찌름, 때림, 과도한 문지름)에 빠진 사람들을 위해 사용될 수 있다.

R45.88　**현재 비자살적 자해**
비자살적 자해 행동이 임상적 발현 징후의 부분일 경우

Z91.52　**비자살적 자해의 과거력**
비자살적 자해 행동이 개인의 일생 동안 일어났던 경우

학대 및 방임 Abuse and Neglect

가족 구성원(예, 보호자, 친밀 성인 동반자)이나 비친척에 의한 가학은 현재의 임상적 초점의 영역일 수 있으며, 혹은 그런 가학이 정신질환이나 기타 의학적 상태가 있는 사람들의 평가와 치료에 중요한 요소일 수 있다. 학대와 방임의 법적 함의 때문에, 이러한 상태들을 평가하고 이러한 부호를 부여하는 데는 주의를 기울여야 한다. 학대나 방임의 과거력은 많은 정신질환에서 진단과 치료 반응에 영향을 줄 수 있고, 그래서 진단과 더불어 적시되기도 한다.

뒤이은 범주에서는 학대나 방임이 확인된 혹은 의심이 되는 사건의 목록에 더하여, 현재의 임상적 대면이 학대나 방임의 희생자든 가해자든 정신건강 서비스를 제공하는 것이라면 사용을 위해 다른 부호가 제공된다. 별도의 부호 또한 학대나 방임의 과거력을 지정하기 위해 제공된다.

ICD-10-CM 학대와 방임 상태를 위한 부호 참조

T 부호만을 위해 일곱 번째 문자가 다음과 같이 부호화되어야 한다.

A (초기 대면)—개인이 상태에 대해 능동적 치료(예, 새로운 임상의에 의한 수술적 치료, 응급실 진료, 평가와 치료)를 받는 동안에 사용하시오. 혹은

D (후속 대면)—개인이 상태에 대해 능동적 치료를 받은 후에, 치유기나 회복기 동안의 그 상태에 대해 일상적 관리(예, 캐스트 교체나 제거, 체외나 체내 고정장치 제거, 치료약물 조정, 기타 후속관리 및 추적 진료)를 받고 있을 때, 대면을 위해 사용하시오.

아동 가학 및 방임 문제 Child Maltreatment and Neglect Problems
아동 신체적 학대 Child Physical Abuse

이 범주는 아동 신체적 학대가 임상적 관심의 초점일 때 사용될 수 있다. 아동 신체적 학대는 주먹질, 구타, 발길질, 물어뜯음, 흔들어 댐, 내동댕이침, 찌름, 목 조름, (손, 막대기, 줄 또는 기타의 물건으로) 때림, 화상 입힘 또는 다른 방법의 결과로 일어나는 아동에 대한 비우발적 신체 상해이며, 부모,

보호자, 아동에 대한 책임이 있는 다른 사람 등의 가해에 따른 가벼운 멍부터 심각한 골절이나 죽음에 이르기까지 다양하다. 그런 상해는 보호자의 아동에 대한 위해 의도 여부와 관계없이 학대로 고려된다. 엉덩이 때리기나 찰싹 때리기와 같은 체벌은 이치에 맞고 아동에게 신체적 상해를 일으키지 않는 한 학대로 고려되지 않는다.

아동 신체적 학대, 확인됨

T74.12XA　초기 대면

T74.12XD　후속 대면

아동 신체적 학대, 의심됨

T76.12XA　초기 대면

T76.12XD　후속 대면

아동 신체적 학대와 관련된 기타 상황

Z69.010　부모에 의한 아동 신체적 학대의 피해자에 대한 정신건강 서비스를 위한 대면

Z69.020　비양친성 아동 신체적 학대의 피해자에 대한 정신건강 서비스를 위한 대면

Z62.810　아동기 신체적 학대의 개인력(과거력)

Z69.011　양친성 아동 신체적 학대의 가해자에 대한 정신건강 서비스를 위한 대면

Z69.021　비양친성 아동 신체적 학대의 가해자에 대한 정신건강 서비스를 위한 대면

아동 성적 학대 Child Sexual Abuse

이 범주는 아동 성적 학대가 임상적 관심의 초점일 때 사용될 수 있다. 아동 성적 학대는 부모, 보호자, 아동에 대한 책임이 있는 다른 사람 등에게 성적 희열을 제공하도록 강요되는 아동에서 일어나는 성적 행위를 일컫는다. 성적 학대에는 성기 애무, 삽입, 근친상간, 강간, 남색 행위, 성기 노출 등과 같은 행위가 있다. 성적 학대에는 또한 부모나 보호자에 의한 비접촉

착취도 포함된다. 예를 들어, 아동과 학대자 사이에 직접적 신체 접촉 없이 타인의 성적 희열을 위한 행위에 가담하도록 아동을 강요, 기만, 유인, 위협, 압박하는 행위가 여기에 해당된다.

아동 성적 학대, 확인됨

T74.22XA   초기 대면

T74.22XD   후속 대면

아동 성적 학대, 의심됨

T76.22XA   초기 대면

T76.22XD   후속 대면

아동 성적 학대와 관련된 기타 상황

Z69.010   부모에 의한 아동 성적 학대의 피해자에 대한 정신건강 서비스를 위한 대면

Z69.020   비양친성 아동 성적 학대의 피해자에 대한 정신건강 서비스를 위한 대면

Z62.810   아동기 성적 학대의 개인력(과거력)

Z69.011   양친성 아동 성적 학대의 가해자에 대한 정신건강 서비스를 위한 대면

Z69.021   비양친성 아동 성적 학대의 가해자에 대한 정신건강 서비스를 위한 대면

아동 방임 Child Neglect

이 범주는 아동 방임이 임상적 관심의 초점일 때 사용될 수 있다. 아동 방임은 연령에 따라 기본적으로 필요한 것들을 박탈하여 아동에게 신체적 혹은 심리적 위해를 실제로 일으키거나 일으킬 가능성이 큰, 아동의 부모나 다른 보호자에 의한 어떤 확인된 혹은 의심되는 어처구니없는 행위나 태만으로 정의된다. 아동 방임에는 내다 버림; 적절히 돌보지 않음; 정서적 혹은 심리적으로 꼭 필요한 것들에 주의를 기울이지 않음; 필수적 교육, 의학적 돌봄, 영양, 주거, 의복 등을 제공하지 않음 등이 포함된다.

아동 방임, 확인됨

T74.02XA　　초기 대면

T74.02XD　　후속 대면

아동 방임, 의심됨

T76.02XA　　초기 대면

T76.02XD　　후속 대면

아동 방임과 관련된 기타 상황

Z69.010　　부모에 의한 아동 방임의 피해자에 대한 정신건강 서비스를
　　　　　　 위한 대면

Z69.020　　비양친성 아동 방임의 피해자에 대한 정신건강 서비스를 위
　　　　　　 한 대면

Z62.812　　아동기 방임의 개인력(과거력)

Z69.011　　양친성 아동 방임의 가해자에 대한 정신건강 서비스를 위한
　　　　　　 대면

Z69.021　　비양친성 아동 방임의 가해자에 대한 정신건강 서비스를 위
　　　　　　 한 대면

아동 심리적 학대 Child Psychological Abuse

이 범주는 아동 심리적 학대가 임상적 관심의 초점일 때 사용될 수 있다. 아동 심리적 학대는 아동에게 상당한 심리적 위해를 일으키거나 일으킬 가능성이 높은, 아동의 부모나 보호자에 의한 우발적이지 않은 언어적 혹은 상징적 행위다(신체적 학대와 성적 학대 행위는 이 범주에 포함되지 않는다). 아동에 대한 심리적 학대의 예로는 아동을 질책 및 폄하하고 창피를 줌, 아동을 위협함, 아동이 좋아하는 사람이나 물건을 해침/갖다 버림, 혹은 범죄자라는 사람이 해칠/갖다 버릴 것이라고 함, 아동을 감금함(아동의 팔이나 다리 결박, 아동을 가구나 다른 물건에 묶음, 아동을 작은 밀폐 공간[예: 옷장]에 가둠 등의 방법으로), 아동을 지독하게 희생양으로 만듦, 스스로 고통을 가하도록 아동을 강압함, 신체적 또는 비신체적 수단으로 과도하게(즉, 신체적 학대 수준은 아니더라도 극히 높은 빈도나 지속 기간으로) 아동을 훈련시킴 등이 있다.

아동 심리적 학대, 확인됨

T74.32XA   초기 대면

T74.32XD   후속 대면

아동 심리적 학대, 의심됨

T76.32XA   초기 대면

T76.32XD   후속 대면

아동 심리적 학대와 관련된 기타 상황

Z69.010   부모에 의한 아동 심리적 학대의 피해자에 대한 정신건강 서
비스를 위한 대면

Z69.020   비양친성 아동 심리적 학대의 피해자에 대한 정신건강 서비
스를 위한 대면

Z62.811   아동기 심리적 학대의 개인력(과거력)

Z69.011   양친성 아동 심리적 학대의 가해자에 대한 정신건강 서비스
를 위한 대면

Z69.021   비양친성 아동 심리적 학대의 가해자에 대한 정신건강 서비
스를 위한 대면

성인 가학 및 방임 문제 Adult Maltreatment and Neglect Problems

배우자나 동반자 신체적 폭력 Spouse or Partner Violence, Physical

이 범주는 배우자나 동반자 신체적 폭력이 임상적 관심의 초점일 때 사용
될 수 있다. 배우자나 동반자 신체적 폭력은 친밀 동반자에게 신체적 위해
를 가하거나 가할 가능성이 큰, 혹은 동반자에게 상당한 공포감을 일으키는
물리력의 비우발적 행위들이다. 물리력의 비우발적 행위로는 떠밀기, 뺨
때리기, 머리카락 잡아당기기, 강박하기, 흔들기, 내던지기, 물어뜯기, 발로
차기, 주먹이나 물건으로 때리기, 화상 입히기, 독성 물질 먹이기, 목 조르
기, 숨 막히게 하기, 머리를 물에 처박기, 무기 사용하기 등이 있다. 신체적
으로 자신이나 자신의 동반자를 보호할 목적의 행위는 제외된다.

배우자나 동반자 신체적 폭력, 확인됨

T74.11XA   초기 대면

T74.11XD   후속 대면

배우자나 동반자 신체적 폭력, 의심됨

T76.11XA   초기 대면

T76.11XD   후속 대면

배우자나 동반자 신체적 폭력과 관련된 기타 상황

Z69.11   배우자나 동반자 신체적 폭력의 피해자에 대한 정신건강 서비스를 위한 대면

Z91.410   배우자나 동반자 신체적 폭력의 개인력(과거력)

Z69.12   배우자나 동반자 신체적 폭력의 가해자에 대한 정신건강 서비스를 위한 대면

배우자나 동반자 성적 폭력 Spouse or Partner Violence, Sexual

이 범주는 배우자나 동반자 성적 폭력이 임상적 관심의 초점일 때 사용될 수 있다. 배우자나 동반자 성적 폭력은 물리적 힘이나 심리적 속박을 사용해 동반자로 하여금 의지에 반해 성행위에 임하도록 하는 강요를 수반하며, 그 행위가 끝까지 이루어졌는가는 상관없다. 또한 동의할 수 없는 친밀 동반자와의 성행위도 이 범주에 포함된다.

배우자나 동반자 성적 폭력, 확인됨

T74.21XA   초기 대면

T74.21XD   후속 대면

배우자나 동반자 성적 폭력, 의심됨

T76.21XA   초기 대면

T76.21XD   후속 대면

배우자나 동반자 성적 폭력과 관련된 기타 상황

Z69.81   배우자나 동반자 성적 폭력의 피해자에 대한 정신건강 서비스

를 위한 대면

Z91.410   배우자나 동반자 성적 폭력의 개인력(과거력)

Z69.12   배우자나 동반자 성적 폭력의 가해자에 대한 정신건강 서비스
를 위한 대면

배우자나 동반자 방임 Spouse or Partner Neglect

이 범주는 배우자나 동반자 방임이 임상적 관심의 초점일 때 사용될 수
있다. 배우자나 동반자 방임은 의존 동반자에게서 기본적으로 필요한 것들
을 박탈하는, 그래서 의존 동반자에게 신체적 또는 심리적 위해를 가하거나
가할 가능성이 큰, 한 동반자의 어떤 지독한 행위나 방치다. 이 범주는 한
동반자가 일상적 활동 영위에 필요한 돌봄이나 조력을 위해 다른 동반자에
게 극도로 의존하는 관계의 맥락에서 사용되는 편이다. 예를 들어, 상당한
신체적, 심리적/지적 또는 문화적 한계(예, 외국 문화권에 살기 때문에 다른 사
람들과의 소통과 일상적 활동을 해내지 못함) 때문에 자기관리를 하기 어려운
동반자가 여기에 해당된다.

배우자나 동반자 방임, 확인됨

T74.01XA   초기 대면

T74.01XD   후속 대면

배우자나 동반자 방임, 의심됨

T76.01XA   초기 대면

T76.01XD   후속 대면

배우자나 동반자 방임과 관련된 기타 상황

Z69.11   배우자나 동반자 방임의 피해자에 대한 정신건강 서비스를
위한 대면

Z91.412   배우자나 동반자 방임의 개인력(과거력)

Z69.12   배우자나 동반자 방임의 가해자에 대한 정신건강 서비스를
위한 대면

배우자나 동반자 심리적 학대 Spouse or Partner Abuse, Psychological

이 범주는 배우자나 동반자 심리적 학대가 임상적 관심의 초점일 때 사용될 수 있다. 배우자나 동반자 심리적 학대는 다른 동반자에게 상당한 위해를 가하거나 가할 가능성이 큰, 한 동반자의 비우발적 언어적 혹은 상징적 행위들을 일컫는다. 심리적 학대의 행위에는 모멸감이나 창피를 줌; 다그쳐 심문함; 자유롭게 오가지 못하게 막음; 조력(예, 법 집행, 법조기관, 보호기관, 의료기관)을 받을 수 없게 방해함; 신체적 위해를 가하거나 성폭행으로 위협함; 좋아하는 사람이나 물건을 해치거나 해치겠다고 위협함; 경제 자원에 대한 접근이나 사용을 부당하게 제한함; 가족이나 친구, 사회적 지지 자원 등으로부터 고립시킴; 스토킹함; 제정신임을 의심하게 만들려고 함('가스라이팅') 등이 있다.

배우자나 동반자 심리적 학대, 확인됨

T74.31XA   초기 대면

T74.31XD   후속 대면

배우자나 동반자 심리적 학대, 의심됨

T76.31XA   초기 대면

T76.31XD   후속 대면

배우자나 동반자 심리적 학대와 관련된 기타 상황

Z69.11   배우자나 동반자 심리적 학대의 피해자에 대한 정신건강 서비스를 위한 대면

Z91.411 배우자나 동반자 심리적 학대의 개인력(과거력)

Z69.12   배우자나 동반자 심리적 학대의 가해자에 대한 정신건강 서비스를 위한 대면

배우자나 동반자가 아닌 사람에 의한 성인 학대 Adult Abuse by Nonspouse or Nonpartner

이 범주는 한 성인에 대한 친밀 동반자가 아닌 다른 성인에 의한 학대가 임상적 관심의 초점일 때 사용될 수 있다. 그런 가학에는 신체적, 성적 또

는 정서적 학대의 행위들이 포함될 수 있다. 성인 학대의 예로는 신체적 위해를 가하거나 가할 가능성이 큰, 혹은 상당한 공포감을 일으키는 물리력의 비우발적 행위(예, 밀치기/떠밀기, 할퀴기, 뺨 때리기, 상해를 입힐 수 있는 물건 던지기, 주먹질하기, 물어뜯기), 강요된 성행위, 심리적 위해를 일으킬 가능성이 있는 언어적 혹은 상징적 행위(예, 모멸감이나 창피를 줌; 다그쳐 심문함; 조력을 받을 수 없게 방해함; 위협함; 좋아하는 사람이나 물건을 해치거나 해치겠다고 위협함; 경제 자원에 대한 접근이나 사용을 제한함; 가족이나 친구, 사회적 지지 자원 등으로부터 고립시킴; 스토킹; 스스로 미쳤다고 생각하게 만들려고 함) 등이 포함된다. 자신이나 타인을 물리적으로 보호하기 위한 목적의 행위는 제외된다.

배우자나 동반자가 아닌 사람에 의한 성인 신체적 학대, 확인됨
T74.11XA　　초기 대면
T74.11XD　　후속 대면

배우자나 동반자가 아닌 사람에 의한 성인 신체적 학대, 의심됨
T76.11XA　　초기 대면
T76.11XD　　후속 대면

배우자나 동반자가 아닌 사람에 의한 성인 성적 학대, 확인됨
T74.21XA　　초기 대면
T74.21XD　　후속 대면

배우자나 동반자가 아닌 사람에 의한 성인 성적 학대, 의심됨
T76.21XA　　초기 대면
T76.21XD　　후속 대면

배우자나 동반자가 아닌 사람에 의한 성인 심리적 학대, 확인됨
T74.31XA　　초기 대면
T74.31XD　　후속 대면

배우자나 동반자가 아닌 사람에 의한 성인 심리적 학대, 의심됨

T76.31XA   초기 대면

T76.31XD   후속 대면

배우자나 동반자가 아닌 사람에 의한 성인 학대와 관련된 기타 상황

Z69.81   배우자나 동반자가 아닌 사람에 의한 성인 학대의 피해자에 대한 정신건강 서비스를 위한 대면

Z69.82   배우자나 동반자가 아닌 사람에 의한 성인 학대의 가해자에 대한 정신건강 서비스를 위한 대면

관계 문제 Relational Problems

핵심적 관계들, 특히 친밀한 성인 배우자 관계와 부모/보호자-아동 관계는 해당 관계에 있는 사람들의 건강에 상당한 영향을 미친다. 이러한 관계들은 건강 증진에 기여할 수 있고, 건강 결과에 보호적으로, 중립적으로, 혹은 유해하게 작용할 수도 있다. 극단의 예로, 이러한 가까운 관계들은 피해자에게 심각한 신체적·심리적 후유증을 남기는 가학이나 방임과 연관될 수 있다. 관계 문제는 개인이 건강관리를 찾는 이유로, 혹은 개인의 정신질환이나 기타 의학적 상태의 경과, 예후, 치료 등에 영향을 주는 문제로 임상적 관심의 대상이 되기도 한다.

부모-아동 관계 문제

Z62.820   부모-생물학적 자식

Z62.821   부모-입양된 자식

Z62.822   부모-양육된 자식

Z62.898   기타 보호자-자식

이 범주에서 **부모**라는 용어는 아동의 주 보호자 중 하나를 지칭하는 데 사용되며, 여기서 주 보호자는 생물학적 부모나 입양 부모 또는 양육 부모일 수도 있고, 아동에게 부모 역할을 하는 다른 친척(예, 조부모)일 수도 있다. 이 범주는 임상적 관심의 주요 초점이 부모-자식 관계의 질을 다루는 것일 때, 혹은 부모-자식 관계의 질이 정신질환이나 기타 의학적 상태의 경

과, 예후, 치료 등에 영향을 줄 때 사용될 수 있다. 전형적으로 부모–자식 관계 문제는 행동적, 인지적, 혹은 정동적 영역의 기능 손상과 연관된다. 행동 문제의 예로는 자식에 대한 부모의 부적절한 통제와 감독 및 간섭, 부모의 과잉보호, 부모의 지나친 압박, 신체적 폭력의 위협으로 확대되는 언쟁, 문제해결 없는 회피 등이 있다. 인지 문제로는 타인의 의도에 대한 부정적 해석, 타인에 대한 적대나 희생양화, 부당한 소외감 등이 있다. 정동 문제로는 관계에 있는 다른 사람에 대한 비애, 무감각, 분노 등의 느낌들이 있다. 임상의들은 아동의 발달에 필요한 것들과 문화적 맥락을 고려해야 한다.

Z62.891 　형제자매 관계 문제

이 범주는 임상적 관심의 초점이 개인이나 가족 기능에 상당한 손상과 연관되거나 형제자매 중 하나 또는 둘 이상에서 증상 발달과 연관되는 형제자매 사이의 상호작용 양상일 때, 혹은 형제자매 관계 문제가 한 형제자매의 정신질환이나 기타 의학적 상태의 경과, 예후, 치료 등에 영향을 주고 있을 때 사용될 수 있다. 이 범주는 초점이 형제자매 간의 관계에 있다면 아동이나 성인 모두에서 사용될 수 있다. 이러한 맥락에서 형제자매들에는 완전 · 반 · 이복 · 양육 · 입양 형제자매들이 다 포함된다.

Z63.0 　배우자나 친밀 동반자와의 관계 고충

이 범주는 임상적 접촉의 주요 초점이 친밀(배우자나 동반자) 관계의 질을 다루는 것일 때, 혹은 그 관계의 질이 정신질환이나 기타 의학적 상태의 경과, 예후, 치료 등에 영향을 주고 있을 때 사용될 수 있다. 동반자는 동성일 수도 있고 이성일 수도 있다. 전형적으로 관계 고충은 행동적 · 인지적 · 정동적 영역의 기능 손상과 연관된다. 행동 문제의 예로는 갈등 해소의 어려움, 위축, 과잉간섭 등이 있다. 인지 문제는 타인의 의도에 대한 만성적 부정 귀인이나 동반자의 긍정적 행동에 대한 외면으로 발현될 수 있다. 정동 문제는 다른 동반자에 대한 만성적 비애, 무감각 및/또는 분노 등을 포함한다.

가족 환경과 관련된 문제 Problems Related to the Family Environment

Z62.29   부모와 떨어진 양육

이 범주는 임상적 관심의 주요 초점이 부모와 떨어져 양육된 아동에 대한 쟁점과 관련될 때, 혹은 이러한 분리 양육이 정신질환이나 기타 의학적 상태의 경과, 예후, 치료 등에 영향을 줄 때 사용될 수 있다. 아동은 정부 보호 시설에 있는 아이이거나 친족 위탁 또는 일반 위탁 보육에 맡겨진 아이일 수 있다. 법원이 위임이나 인가를 받지 않은 부모 외 친척의 집이나 친구 집에 살고 있는 아이일 수도 있다. 공동주거시설이나 고아원에 사는 아이들과 관련된 문제들도 포함된다. Z59.3 주거시설 생활 관련 문제와 관련된 쟁점들은 이 범주에서 제외된다.

Z62.898   부모의 관계 고충에 의해 영향받는 아동

이 범주는 임상적 관심의 초점이 가족 내 아동에 대한 부모의 관계 불화(예, 고도의 갈등, 고충, 경멸)의 부정적 영향일 때 사용될 수 있으며, 부정적 영향은 아동의 정신질환이나 기타 의학적 상태에 영향을 끼치는 것을 포함한다.

Z63.5   별거나 이혼에 의한 가족 붕괴

이 범주는 친밀히 짝을 이루던 동반자가 관계 문제 때문에 떨어져 살게 되거나 이혼 과정에 있을 때 사용될 수 있다.

Z63.8   가정 내 고도의 표출 정서

표출 정서란 가정 환경에 드러난 정서(특히 환자인 가족 구성원을 향한 적대감, 정서적 과잉간섭, 비난)의 '양'에 대한 질적 측정치로 사용되는 구성체다. 이 범주는 가정 내 고도의 표출 정서가 임상적 관심의 초점이거나 가족 구성원의 정신질환이나 기타 의학적 상태의 경과, 예후, 치료 등에 영향을 주고 있을 때 사용될 수 있다.

교육 문제 Educational Problems

이 범주는 학업이나 교육 문제가 임상적 관심의 초점이거나 개인의 진단,

치료, 예후 등에 영향을 줄 때 사용될 수 있다. 고려되는 문제로는 문맹이나 저학력, 이용불가 또는 달성불가로 학교교육 접근 부재, 학업 성적 문제(예, 학교 시험 실패, 불합격이나 낙제점을 받음)나 저성취(개인의 지적 능력에 미루어 예상되는 것보다 아래), 교사나 학교 직원 혹은 다른 학생들과의 불화, 부적절한 가르침과 관련된 문제, 교육 및/또는 문맹도와 관련된 기타 문제 등이 있다.

Z55.0   **문맹과 낮은 문해력**

Z55.1   **학교교육 이용불가 및 달성불가**

Z55.2   **학교 시험 실패**

Z55.3   **학교에서의 저성취**

Z55.4   **교육적 부적응과 교사 및 급우들과의 불화**

Z55.8   **부적절한 가르침과 관련된 문제**

Z55.9   **교육 및 문해력과 관련된 기타 문제**

직업 문제 Occupational Problems

이 범주들은 직업적 문제가 임상적 관심의 초점이거나 개인의 치료나 예후에 영향을 줄 때 사용될 수 있다. 고려되는 영역으로는 고용이나 직장 환경에서의 문제들로, 현재의 군대 배치 상태와 관련된 문제; 실직; 최근의 이직; 일자리 상실 위협; 스트레스를 주는 업무 일정; 진로 선택에 대한 불확실성; 직장 내 성희롱; 직장 내 대표·상사·동료 혹은 기타 사람들과의 불화; 성질에 맞지 않는 혹은 적대적인 직장 환경, 업무와 관련된 기타 신체적 혹은 정신적 부담, 고용 및/또는 직업과 관련된 기타 문제 등이 있다.

Z56.82   현재의 군대 배치 상태와 관련된 문제

이 범주는 개인의 군대 배치 상태와 관련된 직업적 문제가 임상적 관심의 초점이거나 개인의 진단, 치료, 예후 등에 영향을 줄 때 사용될 수 있다. 배치에 대한 심리적 반응은 이 범주에 포함되지 않는다. 그런 반응은 적응장애나 다른 정신질환 진단이 더 적합할 것이다.

Z56.0   실직

Z56.1	이직
Z56.2	일자리 상실 위협
Z56.3	스트레스를 주는 업무 일정
Z56.4	상사 및 동료와의 불화
Z56.5	성질에 맞지 않는 직장 환경
Z56.6	업무와 관련된 기타 신체적·정신적 부담
Z56.81	직장 내 성희롱
Z56.9	고용과 관련된 기타 문제

주거 문제 Housing Problems

Z59.01   보호 노숙

이 범주는 보호 노숙이 개인의 치료나 예후에 영향을 줄 때 사용될 수 있다. 일차적 야간 거처가 노숙자 숙소, 대피소, 가정 폭력 보호소, 모텔, 혹은 임시 또는 과도기 거주 상황 등이면, 해당인은 보호 노숙자로 고려된다.

Z59.02   비보호 노숙

이 범주는 비보호 노숙이 개인의 치료나 예후에 영향을 줄 때 사용될 수 있다. 공공장소(예, 터널, 역, 쇼핑몰), 주거용이 아닌 건축물(예, 버려진 구조물, 폐공장), 자동차, 동굴, 판지상자 또는 어떤 다른 임시 거주 상황 같은 사람이 거주할 수 없는 장소에 살면, 해당인은 비보호 노숙자로 고려된다.

Z59.10   부적절한 주거

이 범주는 적절한 주거의 결여가 개인의 치료나 예후에 영향을 줄 때 사용될 수 있다. 부적절한 주거 조건의 예로는 (추위에) 난방이 되지 않거나 전기가 들어오지 않음, 벌레나 생쥐가 들끓음, 배관과 화장실 설비가 부적절함, 과밀함, 잘 공간이 마땅치 않음, 소음이 과도함 등이 있다. 이 범주에 힐딩하기 선에 문화석 표준을 고려하는 것이 숭요하다.

Z59.2   이웃, 세입자 또는 임대주와의 불화

이 범주는 이웃, 세입자 또는 임대주와의 불화가 임상적 관심의 초점이거나 개인의 치료나 예후에 영향을 줄 때 사용될 수 있다.

Z59.3   주거시설 생활과 관련된 문제

이 범주는 주거시설에서의 생활과 관련된 문제(또는 문제들)가 임상적 관심의 초점이거나 개인의 치료나 예후에 영향을 줄 때 사용될 수 있다. 생활 상황의 변화에 대한 심리적 반응은 이 범주에 포함되지 않는다. 그런 반응은 적응장애 진단이 더 적합할 것이다.

Z59.9   기타 주거 문제

이 범주는 앞에 명시된 것 이외의 주거 상황과 관련된 문제가 있을 때 사용될 수 있다.

경제 문제 Economic Problems

이 범주들은 경제 문제가 임상적 관심의 초점이거나 개인의 치료나 예후에 영향을 줄 때 사용될 수 있다. 고려되는 영역으로 적절한 식량 결여(식량 불안정)나 안전한 식수 결여, 극도의 가난, 저소득, 불충분한 사회보험 또는 건강보험이나 복지 지원, 혹은 어떤 다른 경제 문제들이 포함된다.

Z59.41   **식량 불안정**

Z58.6   **안전한 식수 부족**

Z59.5   **극도의 가난**

Z59.6   **저소득**

Z59.7   **불충분한 사회보험 또는 건강보험이나 복지 지원**

이 범주는 사회적 지원이나 복지 지원 대상 자격을 충족하지만 그런 지원을 받고 있지 못한 사람들, 요구에 부합하기에는 불충분한 지원을 받는 사람들, 혹은 그 외에 필요한 보험이나 지원 프로그램에 대한 접근이 어려운 사람들을 위해 사용될 수 있다. 예를 들면, 주소에 대한 적절한 서류나 증거가 없어서 복지 지원 자격을 얻지 못하는 경우, 연령이나 기존 상태 때문에 적절한 건강보험에 가입하지 못하는 경우, 과도하게 엄격한 수입이나 기타 요건 때문에 지원을 거부당하는 경우 등이다.

Z59.9　기타 경제 문제

이 범주는 앞에 명시된 것 이외의 경제 상황과 관련된 문제가 있을 때 사용될 수 있다.

사회 환경과 관련된 문제
Problems Related to the Social Environment

Z60.2　혼자 살기와 관련된 문제

이 범주는 혼자 살기와 연관된 문제가 임상적 관심의 초점이거나 개인의 치료나 예후에 영향을 줄 때 사용될 수 있다. 그런 문제의 예로는 만성적 고독감과 고립, 그리고 일상생활의 활동 수행에서 체계 결여(예, 불규칙한 식사 및 수면 일정, 들쑥날쑥한 집안일 수행) 등이 있다.

Z60.3　문화 적응의 어려움

이 범주는 새로운 문화(예, 이민 후) 적응에 어려움이 임상적 관심의 초점이거나 개인의 치료나 예후에 영향을 줄 때 사용될 수 있다.

Z60.4　사회적 배척이나 거부

이 범주는 타인들에 의한 반복적인 사회적 배척이나 거부가 있는 것처럼 사회적 힘의 불균형이 있을 때 사용될 수 있다. 사회적 거부의 예로는 타인들에 의한 집단적 괴롭힘과 놀림 및 공갈, 타인들에 의한 언어적 학대와 창피 주기의 표적이 됨, 소속 사회 환경에서 동료들과의 활동에서 의도적으로 배제됨 등이 있다.

Z60.5　(지각된) 부정적 차별이나 박해의 표적

이 범주는 특정 범주에서 개인의 회원정신(또는 인지된 회원정신)에 근거하여 인지되거나 경험된 차별 혹은 박해가 있을 때 사용될 수 있다. 전형적으로 그런 범주에 포함되는 것으로는 젠더나 성 정체성, 인종, 민족, 종교, 성적 기호, 출신 국가, 정치적 신념, 장애 상태, 계층, 사회적 상태, 체중, 외모 등이 있다.

Z60.9 사회 환경과 관련된 기타 문제

이 범주는 앞에 명시된 것 이외의 개인의 사회 환경과 관련된 문제가 있을 때 사용될 수 있다.

사법 체계와의 상호작용과 관련된 문제
Problems Related to Interaction With the Legal System

이 범주들은 사법 체계와의 상호작용과 관련된 문제가 임상적 관심의 초점이거나 개인의 치료나 예후에 영향을 줄 때 사용될 수 있다. 고려되는 영역으로는 형사 소송에서 유죄 판결, 구속 또는 기타의 구금, 출감과 관련된 문제, 기타 법적 상황과 관련된 문제(예, 민사 소송, 자녀 양육 또는 양육비 소송) 등이 있다.

Z65.0 불구속 상태의 형사 소송에서 유죄 판결
Z65.1 구속 또는 기타의 구금
Z65.2 출감과 관련된 문제
Z65.3 기타 법적 상황과 관련된 문제(예, 민사 소송, 자녀 양육 또는 양육비 소송)

기타 정신사회적 · 개인적 · 환경적 상황과 관련된 문제
Problems Related to Other Psychosocial, Personal, and Environmental Circumstances

Z72.9 생활방식과 관련된 문제

이 범주는 생활방식 문제가 치료의 특정한 초점이거나, 정신질환이나 기타 의학적 상태의 경과나 예후, 혹은 치료에 직접적으로 영향을 줄 때 사용될 수 있다. 생활방식 문제의 예로는 신체적 운동 부족, 부적절한 다이어트, 고위험의 성적 행동, 수면위생 불량 등이 있다. 정신질환의 증상에 기인하는 문제는 그 문제가 치료의 특정한 초점이거나 개인의 경과나 예후, 혹은 치료에 직접적으로 영향을 주는 것이 아니라면 부호화되지 말아야 한다. 그런 경우에는 정신질환과 생활방식 문제 둘 다 부호화되어야 한다.

Z64.0	**원하지 않는 임신과 관련된 문제**
Z64.1	**임신 반복과 관련된 문제**
Z64.4	**보호관찰관, 사례관리자, 사회복지사 등과 같은 사회복지 제공자와의 불화**
Z65.4	**범죄의 피해자**
Z65.4	**테러나 고문의 피해자**
Z65.5	**재앙, 전쟁 또는 기타 적대 행위에 노출**

의학적 치료 및 기타 건강관리에 대한 접근과 관련된 문제
Problems Related to Access to Medical and Other Health Care

이 범주들은 의학적 치료나 기타 건강관리에 대한 접근과 관련된 문제가 임상적 관심의 초점이거나 개인의 치료나 예후에 영향을 줄 때 사용될 수 있다.

Z75.3	**건강관리 기관이 없거나 가기 어려움**
Z75.4	**기타 도움을 주는 기관이 없거나 가기 어려움**

개인력의 상황
Circumstances of Personal History

Z91.49	**심리적 외상의 개인력**
Z91.82	**군대 배치의 개인력**

상담과 의학적 조언을 위한 기타 건강 서비스 대면
Other Health Service Encounters for Counseling and Medical Advice

Z31.5   유전 상담
이 범주는 자기 자신 및 기존 자녀들을 포함한 다른 가족 구성원에게 중요한 유전적 요소가 있는 정신질환(예, 양극성장애)이 발병할 위험성과 미래의 자녀들에서의 위험성을 이해하기 위해 유전 상담을 원하는 사람들을 위해 사용될 수 있다.

Z70.9   성 상담

이 범주는 개인이 성교육, 성 행동, 성 기호, 성 태도(당황, 수치), 타인의 성 행동과 성 기호(예, 배우자, 동반자, 자녀), 성 향유, 기타 성 관련 이야깃거리와 관련된 상담을 원할 때 사용될 수 있다.

Z71.3   다이어트 상담

이 범주는 개인이 체중 관리 같은 다이어트 쟁점과 관련된 상담을 원할 때 사용될 수 있다.

Z71.9   기타 상담 또는 자문

이 범주는 이 장에서 앞에 명시되지 않은 그 밖의 문제(예, 청소년에서 약물 남용 예방에 관한 상담)를 위해 상담이 제공되거나 조언/자문이 필요할 때 사용될 수 있다.

임상적 관심의 초점이 될 수 있는 추가적 상태 또는 문제
Additional Conditions or Problems That May Be a Focus of Clinical Attention

Z91.83   정신질환과 연관된 배회

이 범주는 돌아다니려는 욕구가 상당한 임상적 관리나 안전에 대한 염려를 불러일으키는 정신질환이 있는 사람들을 위해 사용될 수 있다. 예를 들어, 주요 신경인지장애나 신경발달장애가 있는 사람들은 계속해서 배회하려는 충동을 경험해 낙상의 위험에 놓이게 되며, 또한 통제감독이 없는 환경에 가게 되는 원인을 제공하기도 한다. 의도가 원하지 않는 주거 상황에서 벗어나려고 하는 것인 사람들(예, 집에서 가출하려는 아이들, 병원에 더 입원해 있고 싶지 않은 사람들), 혹은 치료약물로 유발된 좌불안석의 결과로 걸어 다니는 사람들은 이 범주에서 제외된다.

> **부호화 시 주의점**: 먼저 연관된 정신질환(예, 주요 신경인지장애, 자폐스펙트럼장애)을 부호화하고, 그다음 Z91.83 [특정 정신질환]과 연관된 배회를 부호화하시오.

Z63.4　　단순 사별

이 범주는 임상적 관심의 초점이 애정 대상의 죽음에 따른 정상적 반응일 때 사용될 수 있다. 그런 상실에 대한 반응의 부분으로 비통함에 빠진 사람들의 일부는 주요우울 삽화의 특징적 증상, 예를 들어 비애감과 불면, 식욕 부진, 체중 감소 같은 연관 증상들을 나타낸다. 사별자가 불면이나 식욕 부진 같은 연관 증상의 경감을 위해 전문적인 도움을 청할 수는 있지만, 전형적으로는 우울 기분을 '정상'이라 간주한다. '정상' 사별의 지속 기간과 표현은 다른 문화 집단들 사이에 상당한 차이가 있다. 비통함을 주요우울 삽화 및 지속적 비탄장애와 구별하기 위한 추가적 지침은 각각의 해당 본문에서 제공된다.

Z60.0　　생의 단계 문제

이 범주는 생의 주기 전환(특히 발달기)에 적응하는 문제가 임상적 관심의 초점이거나 개인의 치료나 예후에 영향을 줄 때 사용될 수 있다. 그런 전환의 예로는 학교 입학이나 졸업, 독립하여 부모의 통제를 벗어남, 결혼, 새 일 시작, 부모가 됨, 자식들이 집을 떠난 후 '빈 둥지'에 적응, 은퇴 등이 있다.

Z65.8　　종교적 또는 영적 문제

이 범주는 임상적 관심의 초점이 종교적 혹은 영적 문제일 때 사용될 수 있다. 예로는 신념의 상실이나 회의에 수반되는 괴로운 경험, 새로운 신념으로의 전환과 연관된 문제, 조직화된 교회나 종교기관과 필연적으로 관련되는 것은 아닌 영적 가치에 대한 회의 등이 있다.

Z72.811　　성인 반사회적 행동

이 범주는 임상적 관심의 초점이 정신질환(예, 품행장애, 반사회성 성격장애) 때문이 아닌 성인 반사회적 행동일 때 사용될 수 있다. 예로는 전문적 도둑, 폭력배, 불법 물질 밀매자 등의 행동이 있다.

Z72.810　　아동 또는 청소년 반사회적 행동

이 범주는 임상적 관심의 초점이 정신질환(예, 간헐적 폭발장애, 품행장애) 때문이 아닌 아동 또는 청소년에서의 반사회적 행동일 때 사용될 수 있다.

예로는 아동이나 청소년에 의한 외딴 반사회적 행위가 있다(반사회적 행동의 양상은 아님).

Z91.199 의학적 치료를 멀리함

이 범주는 임상적 관심의 초점이 정신질환이나 다른 의학적 상태 치료의 중요한 측면을 멀리하는 것일 때 사용될 수 있다. 그런 멀리함의 이유로는 치료로 생긴 불편(예, 치료약물 부작용), 치료비, 개인적 가치 판단 혹은 치료 목적에 대한 종교나 문화적 믿음, 연령 관련 쇠약, 정신질환(예, 조현병, 성격장애)의 존재 등이 있다. 이 범주는 문제가 독립적인 임상적 관심을 요할 정도로 충분히 심각하면서, 기타 의학적 상태에 영향을 주는 심리 요인의 진단기준을 충족하지 않을 때에만 사용될 수 있다.

E66.9 과체중 또는 비만

이 범주는 과체중이나 비만이 임상적 관심의 초점일 때 사용될 수 있다.

Z76.5 꾀병

꾀병의 핵심적 특징은 거짓 또는 지나치게 과장된 신체 또는 심리 증상을 의도적으로 만들어 내는 것으로, 그 동기는 병역 의무 회피, 업무 회피, 재정적 보상 획득, 범죄의 소추 모면, 약물 입수 등과 같은 외적 보상에 있다. 어떤 상황에서는 꾀병이 적응 행동으로 나타나기도 한다. 전쟁 기간에 적의 포로가 되었을 때 병이 있는 것처럼 가장하는 경우가 그 예다. 다음 사항 중 2가지가 있으면 꾀병이 강하게 의심된다고 보면 된다.

1. 발현 징후가 의료법적 맥락(예, 평가를 위해 변호사에 의해 임상의에게 의뢰된 사람, 혹은 소송이나 형사고발 진행 중에 스스로를 의뢰한 사람)에 있음
2. 개인이 주장하는 스트레스나 장애와 객관적인 소견 및 관찰 사항 사이에 현저한 차이가 있음
3. 진단평가에 협조하지 않고 처방 약물을 제대로 복용하지 않음
4. 반사회성 성격장애가 있음

꾀병에서는 증상 생성의 동기가 외적 보상인 반면, 인위성장애에서는 외

적 보상이 없다는 점에서, 꾀병은 인위성장애와 다르다. 꾀병은 증상의 의 도적 생성 및 그와 연관된 명백한 외적 보상이 있다는 점에서 기능성 신경 학적 증상장애(전환장애) 및 기타 신체 증상 관련 정신질환과 구별된다. 속 임수에 대한 틀림없는 증거(예, 기능 상실이 평가 동안에는 있는데 집에서는 없 다는 분명한 증거)는 그 목표가 환자인 척하는 데 있다면 인위성장애의 진단 을, 돈과 같은 보상을 얻는 데 있다면 꾀병을 시사하는 것이라고 볼 수 있다.

R41.81   나이 관련 인지 쇠퇴

이 범주는 임상적 관심의 초점이 개인의 나이를 감안할 때 정상 한계 이 내에 있는 노화 과정으로 인한 객관적으로 확인된 인지기능의 쇠퇴일 때 사 용될 수 있다. 이 상태를 가진 사람들은 이름이나 약속을 기억하는 데 문제 가 있다고 보고하거나, 복잡한 문제를 해결하는 데 어려움을 겪을 수 있다. 이 범주는 인지 손상이 특정 정신질환으로 더 잘 설명되지 않거나, 신경학 적 상태에 기인하는 것으로 결정된 후에만 고려되어야 한다.

R41.83   경계선 지적 기능

이 범주는 경계선 지적 기능이 임상적 관심의 초점이거나 개인의 치료나 예후에 영향을 줄 때 사용될 수 있다. 경계선 지적 기능과 경도의 지적발달 장애(지적장애)를 구별하기 위해서는 지적 기능과 적응 기능, 그리고 두 기 능 간의 불일치에 대한 세심한 평가가 필요하다. 이는 표준검사 절차에 대 한 순응성에 영향을 줄 수 있는 병발 정신질환(예, 심한 충동성을 동반한 조현 병이나 주의력결핍 과잉행동장애)이 있을 때 특히 그렇다.

R45.89   손상적 감정폭발

이 범주는 임상적 관심의 초점이 상당한 기능 손상을 유발하는 분노 혹 은 언어적(예, 언어적 격노, 조절되지 않은 울음), 그리고/또는 행동적(예, 사람 들, 사물 또는 자신을 향한 신체적 공격)으로 표출된 고통일 때 사용될 수 있다. 많은 다른 정신질환(예, 주의력결핍 과잉행동장애, 자폐스펙트럼장애, 적대적 반 항장애, 범불안장애, 외상후 스트레스장애, 기분장애, 정신병적 장애)의 맥락에서 일어나는 것에 더하여, 어린아이들에서 흔한 사례처럼 이들은 다른 상태에 독립적으로도 일어날 수 있다.

찾아보기

A군 성격장애 352

B군 성격장애 354

C군 성격장애 357

HIV 감염으로 인한 주요 또는 경도 신경인지장애 343

가정 내 고도의 표출 정서 409
가족 환경과 관련된 문제 409
간헐적 폭발장애 256
강박 및 관련 장애 181
강박성 성격장애 358
강박장애 181
개인력의 상황 415
건강관리 기관이 없거나 가기 어려움 415
경계선 지적 기능 419
경계성 성격장애 355
경도 신경인지장애 329
경제 문제 412
고용과 관련된 기타 문제 411

공황발작 명시자 173
공황장애 172
과다수면장애 224
과체중 또는 비만 418
관계 문제 407
관음장애 361
광장공포증 174
교육 문제 409
교육 및 문해력과 관련된 기타 문제 410
교육적 부적응과 교사 및 급우들과의 불화 410
구속 또는 기타의 구금 414
군대 배치의 개인력 415
극도의 가난 412
급성 스트레스장애 197
급속안구운동수면 행동장애 232
급식 및 섭식 장애 213
기능성 신경학적 증상장애(전환장애) 208
기면증 226
기타 경제 문제 413
기타 도움을 주는 기관이 없거나 가기 어려움 415

기타(또는 미상의) 물질관련장애 308

기타(또는 미상의) 물질 금단 310

기타(또는 미상의) 물질로 유발된 정신
질환 311

기타(또는 미상의) 물질사용장애 308

기타(또는 미상의) 물질 중독 310

기타 법적 상황과 관련된 문제 414

기타 상담 또는 자문 416

기타 성격장애 359

기타 신경발달장애 108

기타 의학적 상태에 영향을 주는 심리적
요인 209

기타 정신사회적·개인적·환경적 상
황과 관련된 문제 414

기타 정신질환 및 추가적 부호 369

기타 주거 문제 412

기타 치료약물로 유발된 운동장애 392

기타 환각제사용장애 281

기타 환각제 중독 283

긴장증 122

꾀병 418

나이 관련 인지 쇠퇴 419

남성성욕감퇴장애 245

노출장애 362

다른 의학적 상태로 인한 강박 및 관련
장애 187

다른 의학적 상태로 인한 긴장성장애
122

다른 의학적 상태로 인한 달리 명시되
는 정신질환 369

다른 의학적 상태로 인한 명시되지 않
는 정신질환 370

다른 의학적 상태로 인한 불안장애 179

다른 의학적 상태로 인한 성격 변화 359

다른 의학적 상태로 인한 양극성 및 관련
장애 139

다른 의학적 상태로 인한 우울장애 160

다른 의학적 상태로 인한 정신병적 장애
121

다른 의학적 상태로 인한 주요 또는 경도
신경인지장애 347

다른 정신질환과 연관된 긴장증(긴장증
명시자) 122

다이어트 상담 416

다중 병인으로 인한 주요 또는 경도 신경
인지장애 347

단기 정신병적 장애 113

단순 사별 417

달리 명시되는 강박 및 관련 장애 188

달리 명시되는 과다수면장애 238

달리 명시되는 급식 또는 섭식 장애 218

달리 명시되는 배설장애 222

달리 명시되는 변태성욕장애 366

달리 명시되는 불면장애 237

달리 명시되는 불안장애 179

달리 명시되는 섬망 326

달리 명시되는 성격장애 360

달리 명시되는 성기능부전 249

달리 명시되는 수면 각성장애 238

달리 명시되는 신경발달장애 108

달리 명시되는 신체증상 및 관련 장애
211

달리 명시되는 양극성 및 관련 장애 139

달리 명시되는 외상 및 스트레스 관련
장애 201

달리 명시되는 우울장애 161

달리 명시되는 정신질환 370

달리 명시되는 젠더 불쾌감 253

달리 명시되는 조현병 스펙트럼 및 기타
정신병적 장애 124

달리 명시되는 주의력결핍 과잉행동장애
101

달리 명시되는 틱장애 107

달리 명시되는 파괴적, 충동조절, 그리고
품행 장애 261

달리 명시되는 해리장애 205

담배관련장애 305

담배 금단 306

담배로 유발된 정신질환 307

담배사용장애 305

대마관련장애 275

대마 금단 277

대마로 유발된 정신질환 278

대마사용장애 275

대마 중독 277

도박장애 313

되새김장애 213

루이소체 주요 또는 경도 신경인지장애
337

마찰도착장애 362

말소리장애 92

망상장애 111

명시되지 않는 강박 및 관련 장애 189

명시되지 않는 과다수면장애 238

명시되지 않는 급식 또는 섭식 장애
219

명시되지 않는 기분장애 141, 162

명시되지 않는 기타(또는 미상의) 물질
관련장애 312

명시되지 않는 긴장증 123

명시되지 않는 담배관련장애 307

명시되지 않는 대마관련장애 279

명시되지 않는 배설장애 222

명시되지 않는 변태성욕장애 366

명시되지 않는 불면장애 237

명시되지 않는 불안장애 180

명시되지 않는 섬망 326

명시되지 않는 성격장애 360

명시되지 않는 성기능부전 249

명시되지 않는 수면-각성장애 239

명시되지 않는 신경발달장애 109

명시되지 않는 신경인지장애 349

명시되지 않는 신체증상 및 관련 장애
211

명시되지 않는 아편계관련장애 293

명시되지 않는 알코올관련장애 273

명시되지 않는 양극성 및 관련 장애 141

명시되지 않는 외상 및 스트레스 관련
   장애 202

명시되지 않는 우울장애 162

명시되지 않는 의사소통장애 94

명시되지 않는 자극제관련장애 304

명시되지 않는 정신질환 371

명시되지 않는 젠더 불쾌감 253

명시되지 않는 조현병 스펙트럼 및 기타
   정신병적 장애 124

명시되지 않는 주의력결핍 과잉행동장애
   102

명시되지 않는 지적발달장애(지적장애)
   91

명시되지 않는 진정제, 수면제 또는 항
   불안제 관련장애 298

명시되지 않는 카페인관련장애 275

명시되지 않는 틱장애 108

명시되지 않는 파괴적, 충동조절, 그리고
   품행 장애 261

명시되지 않는 펜시클리딘관련장애 285

명시되지 않는 해리장애 206

명시되지 않는 환각제관련장애 286

명시되지 않는 흡입제관련장애 289

문맹과 낮은 문해력 410

문화 적응의 어려움 413

물질관련 및 중독 장애 263

물질관련장애 266

물질로 유발된 장애 267

물질사용장애 266

물질/치료약물로 유발된 강박 및 관련
   장애 185

물질/치료약물로 유발된 불안장애 176

물질/치료약물로 유발된 성기능부전
   246

물질/치료약물로 유발된 수면장애 234

물질/치료약물로 유발된 양극성 및 관련
   장애 136

물질/치료약물로 유발된 우울장애 157

물질/치료약물로 유발된 정신병적 장애
   118

물질/치료약물로 유발된 주요 또는 경도
   신경인지장애 340

물품음란장애 365

미상의 병인으로 인한 주요 또는 경도
   신경인지장애 349

반사회성 성격장애 259, 354

반응성 애착장애 191

발기장애 242

발달성 협응장애 105

발모광(털뽑기장애) 184

배설장애 221

배우자나 동반자가 아닌 사람에 의한
   성인 학대 405

배우자나 동반자 방임 404

배우자나 동반자 성적 폭력 403

배우자나 동반자 신체적 폭력 402

배우자나 동반자 심리적 학대 405

배우자나 친밀 동반자와의 관계 고충 408

범불안장애 175

범죄의 피해자 415

변태성욕장애 361

별거나 이혼에 의한 가족 붕괴 409

병적 도벽 260

병적 방화 260

보호관찰관, 사례관리자, 사회복지사
　　등과 같은 사회복지 제공자와의 불화
　　415

보호 노숙 411

복장도착장애 365

부모-아동 관계 문제 407

부모와 떨어진 양육 409

부모의 관계 고충에 의해 영향받는 아동
　　409

부적절한 가르침과 관련된 문제 410

부적절한 주거 411

분리불안장애 169

불구속 상태의 형사 소송에서 유죄 판결
　　414

불면장애 223

불안장애 169

불충분한 사회보험 또는 건강보험이나
　　복지 지원 412

비급속안구운동수면 각성장애 230

비물질관련장애 313

비보호 노숙 411

비자살적 자해 397

사건수면 230

사법 체계와의 상호작용과 관련된 문제
　　414

사정지연 241

사회불안장애 171

사회적 배척이나 거부 413

사회적(실용적) 의사소통장애 93

사회 환경과 관련된 기타 문제 414

사회 환경과 관련된 문제 413

상담과 의학적 조언을 위한 기타 건강
　　서비스 대면 415

상동증적 운동장애 105

상사 및 동료와의 불화 411

생의 단계 문제 417

생활방식과 관련된 문제 414

선택적 함구증 170

섬망 322

성격장애 351

성격장애 일반 351

성기-골반통/삽입장애 244

성기능부전 241

성 상담 416

성인 가학 및 방임 문제 402

성인 반사회적 행동 417

성적가학장애 363

성적피학장애 363

성질에 맞지 않는 직장 환경 411

소아성애장애 364

손상적 감정폭발 419

수면-각성장애 223

수면관련 환기저하 228

수집광 183
순환성장애 136
스트레스를 주는 업무 일정 411
식량 불안정 412
신경발달장애 85
신경성 식욕부진증 215
신경성 폭식증 216
신경이완제 악성 증후군 378
신경인지장애 315
신체이형장애 182
신체증상 및 관련 장애 207
신체증상장애 207
실직 410
심리적 외상의 개인력 415

아동 가학 및 방임 문제 398
아동기 발병 유창성장애(말더듬) 93
아동 또는 청소년 반사회적 행동 417
아동 방임 400
아동 성적 학대 399
아동 신체적 학대 398
아동 심리적 학대 401
아편계관련장애 289
아편계 금단 292
아편계로 유발된 정신질환 293
아편계사용장애 289
아편계 중독 291
악몽장애 231
안전한 식수 부족 412
알츠하이머병으로 인한 주요 또는 경도

신경인지장애 334
알코올관련장애 269
알코올 금단 271
알코올로 유발된 정신질환 272
알코올사용장애 269
알코올 중독 271
양극성 및 관련 장애 127
양극성 및 관련 장애의 명시자 141
언어장애 92
업무와 관련된 기타 신체적·정신적 부담
   411
여성극치감장애 242
여성 성적 관심/흥분장애 243
연극성 성격장애 355
외상 및 스트레스 관련 장애 191
외상성 뇌손상으로 인한 주요 또는 경도
   신경인지장애 339
외상후 스트레스장애 193
우울장애 151
우울장애의 명시자 162
운동장애 105
원하지 않는 임신과 관련된 문제 415
월경전불쾌감장애 156
유뇨증 221
유분증 221
유전 상담 415
의사소통장애 92
의존성 성격장애 357
의학적 치료를 멀리함 418
의학적 치료 및 기타 건강관리에 대한

접근과 관련된 문제 415
이식증 213
이웃, 세입자 또는 임대주와의 불화 411
이인성/비현실감 장애 204
이직 411
인위성장애 210
일자리 상실 위협 411
일주기리듬 수면-각성장애 229
임상적 관심의 초점이 될 수 있는 기타
    상태 395
임상적 관심의 초점이 될 수 있는 추가적
    상태 또는 문제 416
임신 반복과 관련된 문제 415

자극제관련장애 299
자극제 금단 303
자극제로 유발된 정신질환 304
자극제사용장애 299
자극제 중독 302
자기애성 성격장애 356
자살 행동 397
자살 행동 및 비자살적 자해 396
자폐스펙트럼장애 95
잠정적 틱장애 107
재앙, 전쟁 또는 기타 적대 행위에 노출
    415
저소득 412
적대적 반항장애 255
적응장애 199
전두측두엽 주요 또는 경도 신경인지장애

335
전반적 발달지연 91
정신질환과 연관된 배회 416
제II형 양극성장애 132
제I형 양극성장애 127
젠더 불쾌감 251
조기사정 245
조현병 115
조현병 스펙트럼 및 기타 정신병적 장애
    111
조현성 성격장애 352
조현양상장애 114
조현정동장애 117
조현형 (성격)장애 111
조현형 성격장애 353
종교적 또는 영적 문제 417
주거 문제 411
주거시설 생활과 관련된 문제 412
주요 및 경도 신경인지장애 327
주요 신경인지장애 327
주요우울장애 152
주의력결핍 과잉행동장애 99
중추성 수면무호흡증 228
(지각된) 부정적 차별이나 박해의 표적
    413
지속성(만성) 운동 또는 음성 틱장애 107
지속성 우울장애 155
지속적 비탄장애 200
지연성 근육긴장이상 390
지연성 운동이상 386

지연성 좌불안석 390

지적발달장애(지적장애) 85

직업 문제 410

직장 내 성희롱 411

진정제, 수면제 또는 항불안제 관련장애
294

진정제, 수면제 또는 항불안제 금단 297

진정제, 수면제 또는 항불안제로 유발된
정신질환 298

진정제, 수면제 또는 항불안제 사용장애
294

진정제, 수면제 또는 항불안제 중독 296

질병불안장애 208

추가적 부호 371

출감과 관련된 문제 414

치료약물로 유발된 급성 근육긴장이상
381

치료약물로 유발된 급성 좌불안석 384

치료약물로 유발된 운동장애 및 치료약
물의 기타 부작용 373

치료약물로 유발된 체위떨림 390

치료약물로 유발된 파킨슨증 374

치료약물의 기타 부작용 394

카페인관련장애 273

카페인 금단 274

카페인으로 유발된 정신질환 274

카페인 중독 273

탈억제성 사회적 유대감 장애 192

테러나 고문의 피해자 415

투렛장애 106

특정공포증 170

특정학습장애 102

틱장애 106

파괴적 기분조절부전장애 151

파괴적, 충동조절, 그리고 품행 장애
255

파킨슨병으로 인한 주요 또는 경도 신경
인지장애 345

펜시클리딘사용장애 279

펜시클리딘으로 유발된 정신질환 284

펜시클리딘 중독 283

편집성 성격장애 352

폐쇄성 수면 무호흡 저호흡 227

폭식장애 217

품행장애 257

프라이온병으로 인한 주요 또는 경도
신경인지장애 344

피부뜯기장애 184

하지불안 증후군 233

학교교육 이용불가 및 달성불가 410

학교 시험 실패 410

학교에서의 저성취 410

학대 및 방임 398

항우울제 중단 증후군 392

해리성 기억상실 204

해리성 정체성장애 203

해리장애 203

헌팅턴병으로 인한 주요 또는 경도 신경
인지장애 346

현재의 군대 배치 상태와 관련된 문제
410

혈관성 주요 또는 경도 신경인지장애 338

형제자매 관계 문제 408

호흡관련 수면장애 227

혼자 살기와 관련된 문제 413

환각제관련장애 279

환각제로 유발된 정신질환 285

환각제 지속성 지각장애 284

회피성 성격장애 357

회피적/제한적 음식섭취장애 214

흡입제관련장애 286

흡입제로 유발된 정신질환 288

흡입제사용장애 286

흡입제 중독 288

역자 소개

권준수(Jun Soo Kwon, M. D., Ph. D.)는 서울대학교 의과대학을 졸업하고, 서울대학교병원에서 전공의 수련을 마친 후, 미국 하버드 대학교 의과대학 정신과에서 조현병에 대한 뇌영상술 연수를 하였다. 현재 서울대학교 정신과 교수로 재직 중이다. 한국과학기술한림원, 대한민국의학한림원 정회원이며, 분쉬의학상, 아산의학상, 서울대학교 학술연구자상 등을 수상한 바 있다. DSM-5-TR 한국어판의 대표 역자이며, 『뇌를 읽다, 마음을 읽다: 뇌과학과 정신의학으로 치유하는 고장 난 마음의 문제들』(21세기북스, 2021), 『뇌 Brain: 모든 길은 뇌로 통한다』(공저, 휴머니스트, 2017), 『강박증의 통합적 이해』(공저, 학지사, 2009), 『나는 왜 나를 피곤하게 하는가』(올림, 2000) 등을 저술하였고, 『만족』(북섬, 2006), 『뇌와 기억, 그리고 신념의 형성』(공역, 시그마프레스, 2004) 등을 번역하였다.

DSM-5-TR 간편
정신질환진단통계편람
Desk Reference to the Diagnostic Criteria
from DSM-5-TR®

2024년 3월 20일 1판 1쇄 발행
2024년 8월 20일 1판 2쇄 발행

지은이 • APA
옮긴이 • 권 준 수
펴낸이 • 김 진 환
펴낸곳 • (주) **학지사**

04031 서울특별시 마포구 양화로 15길 20 마인드월드빌딩 5층

대표전화 • 02) 330-5114   팩스 • 02) 324-2345

등록번호 • 제313-2006-000265호

홈페이지 • http://www.hakjisa.co.kr
인스타그램 • https://www.instagram.com/hakjisabook

ISBN 978-89-997-3056-6 93510

정가 **27,000원**

출판미디어기업 **학지사**

간호보건의학출판 **학지사메디컬** www.hakjisamd.co.kr
심리검사연구소 **인싸이트** www.inpsyt.co.kr
학술논문서비스 **뉴논문** www.newnonmun.com
원격교육연수원 **카운피아** www.counpia.com
대학교재전자책플랫폼 **캠퍼스북** www.campusbook.co.kr